응급 및 재난간호

EMERGENCY & DISASTER NURSING

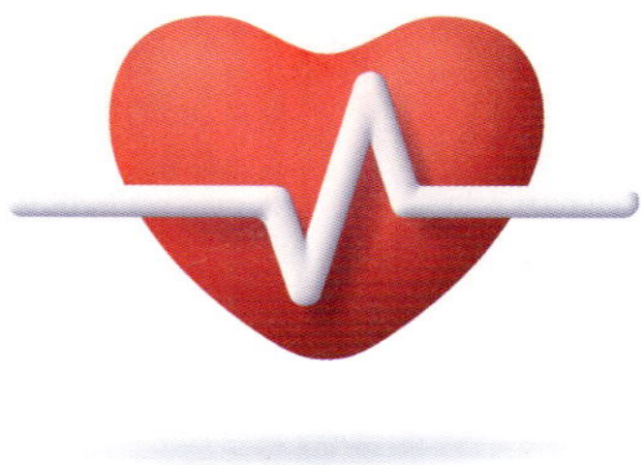

Pacific Books

집필진

- **고봉연** 동남보건대학교
- **김태경** 동주대학교
- **남호희** 마산대학교
- **부윤정** 제주한라대학교
- **윤수지** 영산대학교
- **윤영숙** 동주대학교
- **이나경** 청암대학교
- **정경숙** 부산과학기술대학교
- **정은영** 청암대학교
- **조은희** 군산간호대학교

(가나다 순)

INTRODUCTION

「응급 및 재난간호학」 교재는 우리 생활과 임상현장에서 자주 발생되는 응급간호뿐만 아니라 국가 사회 안전의 근간이 되는 재난간호에 관한 내용으로 발간하게 되었습니다.

우리나라가 응급환자를 위한 특별한 의료체계가 필요하다고 인정하기 시작한 것은 선진 외국에 비하여 상당히 늦은 시기였습니다. 간호 역사에서 보면 응급처치 기술의 발전은 사상자가 많이 발생하는 전쟁과 더불어 이루어졌으며, 사회가 복잡해지고 다양화됨에 따라 우연히 발생하는 건축현장에서의 사고, 각종 약물로 인한 약물중독, 질병증상의 갑작스런 발현 등으로 인한 응급상황도 점차 증가하는 실정으로 우리의 일상사나 생활주변에서 생명을 위협받고 있습니다. 이에 따라 최근에는 체계적인 의료시스템을 통하여 신속한 외상처치 제공이 가능하게 되었습니다.

현재 우리가 경험하는 재난은 자연재해 뿐 아니라 원자력발전소의 사고로 인한 방사능누출, 항공기 사고, 교통사고, 겨울철 화재 등까지 포함하고 있습니다. 그동안 여러 재난 사고들을 통하여, 우리나라 재난의료시스템의 체계적 확립의 필요성이 대두되어 왔습니다.

특히, 2014년도 발생한 세월호 침몰사고와 더불어 MERS 사태를 통해 국가 재난시스템의 근본적 준비가 필요함을 느끼게 되었습니다. 지난 2년간의 코로나바이러스감염증－19(COVID-19, 코로나19, Coronavirus disease 2019; 이하 본문 코로나19 표기)로 인해 전 국민이 뜻하지 않은 어려움과 위기를 맞는 상황에서 국가 재난시스템은 안정적인 K－방역 재난시스템을 갖추게 되었습니다.

「응급 및 재난간호학」은 제1부는 응급상황이 발생한 현장에서부터 의료기관 이송 후 전문의료인의 처치를 받게 되기까지 응급환자 처치에 필요한 기본적인 개념과 원리에 대한 지식, 응급처치의 단계별 업무와 수행과정, 응급의료장비 및 약물,

머/리/말

응급환자의 심전도 리듬 분석에 대한 기초적인 내용까지 담고자 하였습니다. 또한 우리 생활과 임상에서 자주 발생되는 질환별 응급상황에 따라 차별화된 응급간호를 제공할 수 있도록 전문적인 응급처치에 대한 내용도 포함하였습니다. 제2부는 재난간호의 이해와 간호사 역량, 응급환자 분류도구와 재난대응 체계 및 재난의료 지원팀의 역할과 기능, 최근 증가하는 감염병과 관련된 재난간호 대응능력 향상에 도움을 줄 수 있는 정보들로 구성하였습니다.

코로나19의 어려운 상황에서 간호인력이 의료의 일선 현장에서 국민의 건강과 안위를 위해 최선을 다해 주심에 진심어린 경의를 표합니다. 「응급 및 재난간호학」 교재가 차세대 응급간호 인력들이 응급간호에 대한 지식과 임상 실무기술을 익혀 다양한 응급의료 분야에서 활동할 수 있는 간호사로 거듭나는데 실제적인 도움이 되길 바랍니다.

끝으로 이 책을 출간함에 있어 사회적 거리두기로 어려운 실정에서도 많은 도움 주신 집필진 교수님들께 감사의 인사를 전합니다. 또한 「응급 및 재난간호학」 교재는 지속적인 보완을 통해 더욱 충실해지도록 노력하겠습니다.

2022년 8월

대표저자 일동

CONTENTS

제1부 응급

Part.1 개 요 _11

Part.2 기본소생술 _35

Part.3 전문소생술 _69

Part.4 심뇌혈관 응급환자 관리 _109

CONTENTS

Part.5 내외과계 _135

Part.6 외 상 _175

Part.7 특수상황응급 _223

CONTENTS

제2부 재난

EMERGENCY & DISASTER NURSING

제 1 부

응급

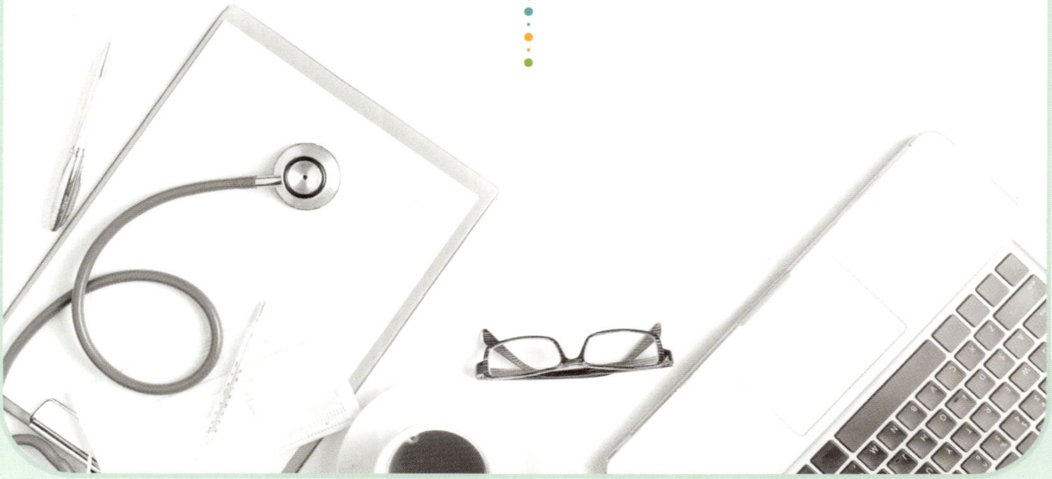

01
P·A·R·T

개 요

학|습|목|표

- 응급의료 개념을 설명할 수 있다.
- 응급의료체계의 구성요소를 이해할 수 있다.
- 우리나라 응급의료의 역사를 설명할 수 있다.
- 응급의료에 관한 법률을 설명할 수 있다.
- 응급의료기관의 종류와 역할을 설명할 수 있다.
- 응급의료체계의 문제점과 발전 방향을 설명할 수 있다.
- 응급간호사의 역할을 설명할 수 있다.

PART 1 개 요

1 응급의료의 개념

응급의료는 여러 전쟁을 겪으며 발전하기 시작하였다. 미국의 남북전쟁 당시 클라라 발톤(Clara Barton)이 현장에서 부상자들을 위한 처치를 제공하기 시작한 것을 시초로 하여, 이를 기반으로 미국 적십자사가 설립되며 응급의료의 기틀을 마련하였다. 이후 1차 세계대전이 발발하면서 자원봉사자로 구성된 야전구급차군단(ambulance corps)이 응급의료의 발전을 가속화하였으며, 한국전쟁과 베트남 전쟁을 거치면서 전문인력이 제공하는 응급처치를 통해 체계화된 응급의료를 구성하였다. 현재에 이르러 중증외상이나 독극물, 감염 및 화상 등을 세분화하여 응급의료를 제공하는 전문응급의료센터의 발전영역이 정부와 민간을 아우르며 더욱 확대되고 있는 추세이다.

시대적 발전을 거치면서 현재의 응급의료에서는 병원 전단계의 현장 응급처치와 전문적 역량을 갖춘 구급차 이송을 통해 전문적인 병원 처치를 받기까지의 지속적인 체계를 갖춘 응급처치의 중요성을 강조하고 있다. 병원전 응급처치를 체계화하고, 응급처치를 수행할 수 있는 인적자원 훈련의 필요성이 대두되어 응급의료체계 구축으로 발전되어 왔다.

우리나라의 응급의료법 제17786호, 제2조 응급환자의 정의는 질병, 분만, 각종 사고 및 재해로 인한 부상이나 그 밖의 위급한 상태로 인하여 즉시 필요한 응급처치를 받지 아니하면 생명을 보존할 수 없거나 심신에 중대한 위해가 발생할 가능성이 있는 환자 또는 이에 준하는 자로서 보건복지부령이 정하는 자를 말한다. 응급의료에 관한 법률 시행규칙은 응급증상과 응급에 준하는 증상을 정의하고 있다. 그러나 이는 증상에 대한 응급의료 처치자의 주관적 판단에만 치우칠 우려가 있어 일부 전문가의 의견에서는 환자가 응급이라고 생각하면, 응급환자로 정의되고 그에 맞는 처치를 받아야 한다는 지적도 거론되고 있다.

응급의료는 응급환자가 발생한 때부터 생명의 위험에서 회복되거나 심신상의 중대한 위해가 제거되기까지의 과정에서 응급환자를 위하여 하는 상담, 구조, 이송, 응급처치 및 진료 등의 조치를 하는 의료행위를 뜻한다.

응급처치는 응급의료행위의 하나로서 응급환자의 기도를 확보하고 심장박동의 회복, 그 밖에 생명의 위험이나 증상의 현저한 악화를 방지하기 위하여 긴급히 필요로 하는 처치를 말한다.

응급 환자 발생시 119에 신고하고 이 신고를 접수하는 전화상담원(dispatcher)으로부터 현장으로 출동하는 구급차 및 응급구조사, 의료기관의 의사 및 간호사(trained crisis counselors)를 포함하여 응급통신체계, 재난관리체계 등과 같은 여러 기관의 복합된 협조체계가 효율적으로 운영되어야 한다.

응급의료요원은 현장의 응급환자에 대하여 먼저 응급정도를 판별하고, 응급처치 필요성 여부를 결정하게 된다.

이 단계에서 즉시 응급처치가 필요한 위급한 환자와 위급하지 않은 경증환자로 구분이 된다. 위급한 환자의 경우 숙련된 소생술이 즉각적으로 적용되지 않으면 생명의 보전이 어렵다. 경증 환자의 경우 일반적인 응급처치 제공이 필요한 경우를 말한다.

과거 응급환자의 응급 정도를 분류한 통계에 따르면, 전체 환자의 10～15% 내외가 진정한 의미의 응급환자이고 나머지 85～90%의 경우는 급하지 않은 경증환자로 분류되어 보고된 바 있다.

1) 응급의료의 법적, 윤리적 원칙

(1) 권리와 의무

응급의료인은 여러 가지 의학적, 법적, 윤리적 지침에 의해 규제를 받는다. 이러한 규정과 윤리적 고려사항들을 종합하여 각 의료인 별 업무 범위가 정해져 있으며, 환자를 돕기 위하여 시행하는 의학적 조치와 기술은 법으로 규정되어 있다. 일반적인 윤리적 고려사항은 환자의 관리와 안녕의 우선시이고, 이를 위해서는 개인의 희생까지도 요구된다.

모든 국민은 성별, 나이, 민족, 종교, 사회적 신분 또는 경제적 사정 등을 이유로 차별받지 아니하고 **응급의료를 받을 권리**를 가진다. 국내에 체류하고 있는 외국인도 또한 같다. 또한 **응급환자에 대한 신고 및 협조의무**가 있다. 즉 누구든지 응급환자를 발견하면 즉시 응급의료기관 등에 신고해야 한다. 응급의료종사자가 응급의료를 위하여 필요한 협조를 요청하면 누구든지 적극 협조해야 한다.

응급환자를 돕는 처치를 보호하기 위하여 **선의의 응급의료에 대한 면책**이 법에 규정되어 있다. 일명 선한 사마리아인 법(Good samaritan law)이다. 생명이 위급한 응급환자에게 다음 각 호의 어느 하나에 해당하는 응급의료 또는 응급처치를 제공하여 발생한 재산상 손해와 사상에 대하여 고의 또는 중대한 과실이 없는 경우 그 행위자는 민사책임과 상해에 대한 형사 책임을 지지 아니하며 사망에 대한 형사책임은 감면한다.

- 다음 각 목의 어느 하나에 해당하지 아니하는 자가 한 응급처치
  가. 응급의료 종사자
  나. <선원법> 제86조에 따른 선박의 응급처치 담당자, <119 구조 구급에 관한 법률> 제10조에 따를 구급대 등 다른 법령에 따라 응급처치 제공 의무를 가진 자
- 응급의료종사자가 업무수행 중이 아닌 때 본인이 받은 면허 또는 자격의 범위에서 한 응급의료
- 제1호 나목에 따를 응급처치 제공의무를 가진 자가 업무 수행 중이 아닌 때에 한 **응급처치 응급의료 등의 방해 금지 조항**도 있다. 누구든지 응급의료종사자(의료기사와 간호조무사 포함)의 응급환자에 대한 구조, 이송, 응급처치 또는 진료를 폭행, 협박, 위계, 위력, 그 밖의 방법으로 방해하거나 의료기관 등의 응급의료를 위한 의료용 시설, 기자재, 의약품 또는 그 밖의 기물을 파괴, 손상하거나 점거해서는 아니 된다.

(2) 응급의료종사자

응급의료기관 등에서 근무하는 응급의료종사자는 **응급의료의 거부 금지** 의무가 있다. 응급환자를 항상 진료할 수 있도록 응급의료 업무에 성실히 종사해야 한다. 응급의료종사자는 업무 중에 응급의료를 요청받거나 응급환자를 발견하면 즉시 응급의료를 해야 하며 정당한 사유 없이 이를 거부하거나 기피하지 못한다.

응급의료종사자는 다른 환자보다 **응급환자에 우선 응급의료**를 제공하여야 한다. 응급환자에 상담, 구조 및 응급처치를 하고 진료를 위하여 필요한 최선의 조치를 해야 한다. 응급의료종사자는 응급환자가 2명 이상이면 의학적 판단에 따라 더 위급한 환자부터 응급의료를 실시해야 한다.

응급의료종사자는 **응급의료의 설명 및 동의** 의무가 있다. 법적으로 성인이며, 의료행위와 관련하여 이성적인 결정을 할 수 있는 정신적 능력을 갖춘 사람에 의하여 이루어진 동의를 명시적 동의하고 한다. 의식이 없는 환자의 경우에는 동의를 얻은 것으로 간주하게 된다. 이를 묵시적 동의라고 한다. 응급의료종사자는 응급환자가 의사결정능력이 없는 경우 또는 설명 및 동의 절차로 인하여 응급의료가 지체되면 환자의 생명이 위험해지거나 심신상의 중대한 장애를 가져오는 경우를 제외하고는 응급환자에게 응급의료에 관하여 설명하고 그 동의를 받아야 한다.

응급의료종사자는 **응급의료 중단 금지**의 의무가 있다. 정당한 사유가 없으면 응급환자에 대

한 응급의료를 중단해서는 안된다. 소생금지(DNR) 지시는 말기질환을 앓고 있는 환자이거나 다른 위중한 응급상황에서 심폐소생술로 생명을 연장하기를 원치 않는다고 기술한 것으로, 일반적으로 환자와 의사가 서명한 법률적인 문서를 말한다.

처치를 시작한 후 응급의료종사자가 동일하거나 그 이상의 의학적 훈련을 받은 사람에게 환자를 인계하기 전에 환자 곁을 떠나는 것을 **유기**라 한다.

응급의료종사자는 **비밀유지**의 의무가 있다. 환자 처치에 관련된 정보를 다른 보건의료전문가에게 공개한 경우, 소환장에 의하거나 법정에서 공개하는 경우, 환자가 정보 공개를 허락하는 서명을 했을 경우를 제외하고는 환자에 대한 정보를 제공하지 않아야 하는 의무가 있다.

2 응급의료체계

응급의료체계는 '불의의 사고로 질병 발생 시 신속한 응급처치 및 병원진료를 통해 응급환자의 신체나 생명에 대한 중대한 위협을 예방 또는 감소시킬 수 있도록 응급환자의 병원전 처치, 신속한 이송체계, 병원 전 진료와 각 병원 진료를 연결시키는 통신체계의 유기적인 연결체계'를 일컫는다. 즉 응급의료를 지역사회에 효과적으로 적용시키기 위한 사회적 조직망을 의미한다. 병원전 단계(prehospital stage)에서 발생하는 상황 이외에도 병원 내에 충분한 시설(응급센터, 입원실, 중환자실, 수술실 등)과 최고의 의료수준을 갖추고, 응급환자를 치료하기 위하여 필요한 인력, 장비, 자원 등을 효과적으로 조직하여 운영하는 것을 응급의료서비스체계(Emergency medical services system; EMSS)라고 한다.

1) 응급의료체계 구성요소

응급의료체계의 근간을 이루는 것은 ① 현장응급처치 ② 환자이송체계 ③ 응급통신망 ④ 병원응급처치 ⑤ 전문적 집중치료이다. 모든 과정은 상호 유기적인 협조 체제하에 일관된 조직으로 구축되어야 한다. 즉 응급정보센터를 구축으로 하여 훈련된 응급처치팀이 조직적인 기동력을 발휘하여 현장, 이송과정 및 응급센터를 적절하게 연결시킬 수 있는 방향으로 모색되어야 한다. 이러한 과정이 원활히 이루어지려면 응급의료체계를 구성하는 다음의 15가지 요소가 갖추어져야 한다〈표 1-1〉.

표 1-1 응급의료체계의 15가지 구성요소

• 응급의료 인력	• 중환자 치료 병원	• 의무기록 표준화
• 교육	• 공익안전단체	• 일반인 홍보 및 교육
• 통신체계	• 일반인 참여	• 평가기관
• 이송수단	• 신고체계	• 재난계획
• 응급의료기관	• 이송체계	• 상호협력체계

(1) 응급의료 인력

현장처치를 간단하게 할 수 있는 최초반응자(경찰, 안전요원, 구조대원 등) 및 현장처치와 환자이송을 전문적으로 시행할 수 있도록 자격을 갖춘 응급구조사, 병원에서 전문적인 응급처치를 시행할 수 있는 응급의학 전문의와 응급간호사가 있다.

(2) 교육

일반인에 대한 응급처치법의 교육을 비롯하여, 응급의료에 참여하는 요원(최초반응자, 응급구조사, 응급간호사(응급전문간호사), 응급의료진 등)을 전문화시킬 수 있도록 교육을 책임있게 진행하는 전문교육과정이 갖추어져야 한다.

(3) 통신체계

응급의료에 참여하는 요원들이 상호 긴밀히 연락을 취할 수 있는 통신체계가 갖추어져야 하며, 최근에는 기존의 무선통신망 및 유선통신망과 더불어 휴대전화를 사용한 통신체계가 강조되고 있다.

(4) 이송수단

응급환자를 신속하고 안전하게 이송할 수 있는 구급차, 항공기, 선박 등이 갖추어져야 하며, 각 이송수단의 내부에는 전문적인 응급처치 장비가 구비 되어야 한다.

(5) 응급의료기관

적절한 응급의료를 제공하여 환자의 생명을 구하고 합병증을 최소화시킬 수 있는 의료기관이 있어야 한다. 응급의료기관은 처치 능력 별로 3~4단계로 구분되어서 응급환자의 중증도에 따라서 최상의 의료를 제공 받을 수 있도록 필요한 조건(인력, 시설, 운영지침 등)을 각 등급 별로 만족시켜야 한다. 우리나라에서는 중앙응급의료센터, 권역응급의료센터, 지역응급의료센터, 전문응급의료센터, 권역외상센터, 지역외상센터, 지역응급의료기관 등이 있다.

(6) 중환자 치료 병원

중증의 응급환자나 특수한 응급환자를 전문적으로 치료할 수 있는 의료기관이 지역별로 편성되어서 전문적인 치료가 지연되지 않도록 운영되어야 한다. 법률상 전문응급의료센터로 구분되고 있는 것은 독극물전문센터, 외상센터, 화상센터, 심혈관센터 등이다.

(7) 공익안전단체

응급환자의 발생을 예방하고 응급환자 발생시 기본적인 응급처치를 시행할 수 있는 기관이 필요하다. 예를들면, 산림안전단체, 수상안전단체, 도로교통안전협회 등이 대표적이다.

(8) 일반인 참여

응급의료체계를 전문요원만으로는 운영하기 어려우므로 응급의료의 수혜자인 일반인들이 운영지침이나 의료계획에 적극 참여함으로서 적절한 응급의료체계를 구축할 수 있다.

(9) 신고체계

응급환자의 발생을 신속히 신고할 수 있는 일원화된 체계를 구축해야 한다. 최근에는 전산시스템을 도입한 GIS(Geographic information system)나 GPS(Global position satellite)를 신고체계에 접속시킴으로서 신속성과 정확성을 강화시키고 있다.

(10) 이송체계

환자가 발생한 현장에서 응급의료기관으로의 이송, 의료기관에서 전문의료기관으로 병원간 환자이송 등을 체계화시키는 업무가 필요하다.

(11) 의무기록 표준화

응급환자의 의료정보를 기록하는 의무기록지를 표준화하여 모든 요원들이 환자상태를 신속히 판단하고, 의료정보를 공유할 수 있도록 추구하는 요소이다.

(12) 일반인 홍보 및 교육

일반인들이 응급상황에서 응급의료체계를 신속하고 정확하게 이용할 수 있도록 홍보하고 교육하는 것이 중요하다. 또한 응급환자를 발견하면 신고와 함께 기본적인 응급처치를 시행할 수 있도록 교육하는 것이다.

(13) 평가기관

구축된 응급의료체계를 지속적으로 감시하고 평가함으로서 보다 발전된 방향으로 응급의료체계를 개선시킬 수 있는 단체나 기관이 필요하다. 현재는 중앙응급의료센터(국립의료원내)가 이러한 역할을 주로 담당하고 있다.

(14) 재난대책

대량 응급환자가 발생할 수 있는 재난에 대비하여 응급의료체계를 최대한 활용할 수 있는 대책과 매년 정기적인 재난대비 훈련을 하여야 하며, 훈련이 시행된 이후에는 훈련결과에 대하여 평가해야 한다.

(15) 상호협력체계

응급의료에 관려하는 소방, 경찰, 의료기관 등이 상호 유기적으로 협력하고 통합적으로 운영될 수 있는 운영체계가 갖추어져야 한다.

3 국내 응급의료의 역사

우리나라의 응급의료는 1970년대 초, 경제의 발전으로 생활양식과 질병 구조의 변화가 발생하였고 전반적으로 응급환자가 급증하였으나, 일반인뿐 아니라 의료인이나 의료단체는 응급의료가 전무한 현실에 개선이 필요하다고 느꼈다. 1978년 이후 국가적으로 의료를 보장하기 위한 의료보험을 시작한 이후, 병원을 찾는 환자가 급속히 증가하고 종합병원으로 환자가 집중되는 현상이 심화되어 병원을 이용하는 것이 불편해지기 시작하였다.

1979년 대한의사협회가 주관하여 서울시내의 병원과 의원을 분류하고, 당직의사 개념으로 야간 응급환자 신고센터를 정하여 운영한 것이 응급의료체계의 시작으로 볼 수 있다. 1982년에는 서울시를 중심으로 10여개의 소방서에서 119구급대를 운영하기 시작하면서 공공기관에 의한 응급의료체계가 시작되었다.

1990년을 전후하여 대형병원의 입원실 부족현상으로 인하여 위급한 응급환자들이 입원실을 구하기 어려웠으며, 비현실적인 의료수가를 이유로 의료단체는 응급환자에 대하여 소극적인 자세를 취하였다. 이러한 의료계의 소극적 태도로 인하여 응급환자에 대한 진료거부 사건들, 예를 들면, 1992년 구정연휴사고, 대구시와 부산시의 응급환자 사망사고 등이 발생하였다.

이러한 사건들은 환자들에게는 물론 의료진에게도 응급의료체계의 운영에 관한 측면에서 불만을 유발하게 되었다.

1990년 응급의료체계 구축에 관한 대통령 담화를 계기로 정부가 주도하여 응급의료체계를 구축하기 위한 준비가 시작되었다. 1991년에는 응급의료관리 규칙(보건사회부령)이 공포되어 응급센터와 응급의료 지정병원이 선정되고 응급차량의 기준이 마련되었다. 또한 129 응급정보센터(현 1339 응급의료정보센터)를 전국 11개 도시에 설치하였고, 이를 기반으로 88개의 응급의료센터만 마련되어 통신망의 기능은 유지 되었지만 응급출동을 요청받고도 출동할 응급차량과 응급구조사가 없어 기능적인 면에서는 비효율적이었다. 이러한 문제점을 보완하기 위하여 1992년 현장에서 응급처치를 담당할 응급구조사를 양성하기 위한 응급구조사 수습기준(안)이 마련되었고, 1994년 '응급의료에 관한 법률'을 제정하여, 1995년 1월 본 법률을 시행함으로써 법적 기반을 확보하였다. 또한 1995년 2년제 대학(구, 전문대학)에서는 1급 응급구

표 1-2 우리나라 응급의료체계의 변천과정

연도	주요사항
1979	• 야간 응급환자 신고센터(대한의학협회 주관)
1982	• 서울시에서 119 구급대 운영, 야간 구급환자 신고센터 운영지침
1987	• 응급의료체계구축 가시화
1989	• 대한응급의학회 창립
1990	• 응급실 운영지침 공표
1991	• '응급의료관리규칙', 129 응급정보센터 추진 및 응급의료기관 지정
1994	• '응급의료에 관한 법률' 제정
1996	• 응급의학전문의 제도 도입
1997	• '적십자 응급환자 정보센터'로 개칭, 응급환자 전용번호 1339로 변경
2000	• '응급의료센터'로 개칭, 응급 의료정보시스템 전국적으로 확산
2003	• 응급의료기관 운영비 지원
2006	• 응급의료기술지원단 설치·운영규정 제정 및 운영, 응급전문간호사 제도 도입
2010	• 국립중앙의료원 내부직제로 중앙응급의료센터 설치(응급의료지원팀, 항공의료사업단)
2013	• 응급의료정보센터 1339는 119와 통합운영
2014	• 외상사업관리단 신설 • 재난 응급의료상황실 신설
2015	• 응급의료정보센터 → 응급의료정보지원센터로 명칭변경 및 업무확대

조사를 양성하기 위한 응급구조학과가 개설되었고, 소방학교와 국군군의학교에서는 2급 응급구조사를 양성하기 시작하여 응급구조사의 교육 및 양성이 가능하게 되었다.

최근까지 응급의료체계와 관련된 부서는 119 구급대, 1339 응급의료정보센터 등이 나뉘어 있었으나 현재는 소방청 소속 119구급대에서 1339의 역할까지 통합하여(2013년) 관리하고 있다.

4 응급의료에 관한 법률

응급의료에 관한 법률은 국민들이 응급상황에서 신속하고 적절한 응급의료를 받을 수 있도록 응급의료에 관한 국민의 권리와 의무, 국가 및 지방자치단체의 책임, 응급의료제공자의 책임과 권리를 정하고 응급의료자원의 효율적 관리에 필요항 사항을 규정함으로써 응급환자의 생명과 건강을 보호하고 국민의료를 적정하게 함을 목적으로 1994년 1월에 제정하여 1995년 1월에 시행하였다.

응급의료에 관한 법률은 제1장 총칙, 제2장 국민의 권리와 의무, 제3장 응급의료종사자의 권리와 의무, 제4장 국가 및 지방자치단체의 책임, 제5장 재정, 제6장 응급의료기관등, 제7장 응급구조사, 제8장 응급환자 이송 등, 제9장 보칙, 제10장 벌칙 등으로 구성되어 있다.

중요한 항목으로는 응급환자는 질병, 분만, 각종 사고 및 재해로 인한 부상이나 그 밖의 위급한 상태로 인하여 즉시 필요한 응급처치를 받지 아니하면 생명을 보존할 수 없거나 심신에 중대한 위해가 발생할 가능성이 있는 환자 또는 이에 준하는 보건복지부령으로 정하는 사람으로 정의되었다. 또한 **응급환자의 기준**은 응급증상이 있거나 응급증상에 준하는 증상이 있는 환자를 말한다. 응급증상에 해당하지 않는 사람이 응급실에 오는 경우 응급관리료를 환자가 전액 부담하기 때문에 비용이 추가되며, 이런 방법으로 조금이나마 응급실 이용자 수를 조절하는 것이다.

응급증상은 **신경학적 응급증상**(급성의식장애, 급성신경학적 이상, 구토 및 의식장애 등의 증상이 있는 두부손상), **심혈관계 응급증상**(심폐소생술이 필요한 증상, 급성 호흡곤란, 심장질환으로 인한 급성 흉통, 심계항진, 박동이상 및 쇼크), **중독 및 대사장애**(심한 탈수, 약물 알콜 또는 기타 물질의 과다복용이나 중독, 급성대사장애(간부전, 심부전, 당뇨병 등), **외과적 응급증상**(개복술을 요하는 급성복증－급성복막염, 장폐색증, 급성췌장염 등 중한 경우에 한함), 광범위한 화상(외부신체 표면적의 18%이상), 관통상, 개방성 다발성 골절 또는 대퇴부 척추의 골절, 사지를 절단할 우려가 있는 혈관 손상, 전신마취하에 응급수술을 요하는 증상, 다발성 외상), **출혈**(계속되는 각혈, 지혈이 안되는 출혈, 급성 위장관 출혈), **안과적 응급증상**(화학물질에 의한 눈의 손상, 급성 시력손실), **알러지**(얼굴 부종을 동반한 알러지 반응), **소아과적 응급증상**(소아경련성 장애), **정신과적 응급증상**(자신 또는 다른 사람을 해할 우려가 있는 정신장애) 등이다.

응급증상에 준하는 증상은 **신경학적 응급증상**(의식장애, 현훈), **심혈관계 응급증상**(호흡곤란, 과호흡), **외과적 응급증상**(화상, 급성복증을 포함한 배의 전반적인 이상증상, 골절, 외상 또는 탈골, 그 밖에 응급수술을 요하는 증상, 배뇨장애), **출혈**(혈관손상), **소아과적 응급증상**(소아 경련, 38℃ 이상인 소아 고열(공휴일 야간 등의 의료서비스가 제공되기 어려운 때에 8세 이하의 소아에게 나타나는 증상을 말함), **산부인과적 응급증상**(분만 또는 성폭력으로 인하여 산부인과적 검사 또는 처치가 필요한 증상), **이물에 의한 응급증상**(귀, 눈, 코, 항문 등에 이물이 들어가 제거술이 필요한 환자) 등이다.

응급의료를 효율적으로 수행하기 위하여 **응급의료기금**을 설치하여 운용한다. 응급의료기금은 국민건강보험법에 따른 지원금과 과징금, 응급의료기관 출연금 및 기부금, 정부의 출연금 및 도로교통법에 따른 과태료, 범칙금 등으로 마련한다. 기금의 사용은 ① 응급환자의 진료비 중 미수금 ② 응급의료기관 등의 육성 발전과 의료기관의 응급환자 진료를 위한 시설 등의 설치에 필요한 자금의 융자 또는 지원 ③ 응급의료 제공체계의 원활한 운영을 위한 보조사업 ④ 재해 등이 발생하였을 때의 의료지원 ⑤ 구조 및 응급처치 요령 등 응급의료에 관한 교육 홍보 사업 ⑥ 응급의료를 위한 조사 연구 사업 ⑦ 응급의료를 위한 조사 연구 사업 ⑧ 기본계획 및 지역응급의료시행계획의 시행지원 ⑨ 응급의료종사자의 양성 등 지원에 사용한다.

응급의료기관의 장은 응급실의 입구에 환자분류소를 설치하여 보건복지부장관이 정하는 교육을 이수한 의사, 간호사 또는 1급 응급구조사가 **응급환자 등의 중증도를 분류**하고, 감염병 의심환자 등을 선별하도록 해야 한다, 응급환자 등의 중증도를 분류하거나 감염병 의심환자 등을 선별할 때에는 환자의 주요증상, 활력징후(호흡, 맥박, 혈압, 체온), 의식수준, 손상기전, 통증 정도 등을 고려해야 하며 그 세부적인 기준, 방법 및 절차는 보건복지부장관이 고시하는 한국 응급환자 중증도 분류기준에 따른다. 한국형 응급환자 분류도구(Korean triage and acuity scale; KTAS)에 따라 5단계로 분류되며, KTAS 1－소생, KTAS 2－긴급, KTAS 3－응급, KTAS 4－준응급, KTAS 5－비응급으로 분류한다.

5 응급의료기관

응급의료기관은 24시간 응급환자를 진료할 수 있는 인력과 시설 및 장비를 갖춘 기관을 의미한다. 그 외에 구급차, 응급의료정보센터와 공유할 수 있는 정보와 통신장비, 타 병원으로 전원에 필요한 구급차 등을 구비해야 한다.

응급실은 응급의료체계에서 병원처치를 시작하는 곳으로 환자를 분류할 수 있는 장소, 소생실, 수술실, 관찰구역 등 응급의료 수행에 적합한 설비를 구축해야 한다. 국가에서는 각 병원의 응급실을 규정에 따라 평가하여 응급의료기관으로 지정하고, 지역의 인구나 인근 지역과의 균형 등을 고려하여 등급과 함께 합당한 업무를 부여하고 있다.

지속적인 응급의료기관의 수준 향상을 위해 우리나라에서는 응급의학전문의 진료체계 완비, 응급실 근무인력의 고급화, 시설 및 장비의 선진화를 위해 중장기 계획을 수립하여 매년 응급의료기관을 평가하고 그 결과에 따라 재정지원을 하고 있다. 그래서 응급의료기관의 수

표 1-3 우리나라 응급의료기관의 기능

응급의료기관 분류	기능
중앙응급의료센터	• 응급의료기관 등에 대한 평가 및 질을 향상시키는 활동에 대한 지원 • 응급의료종사자에 대한 교육훈련 • 응급의료에 관한 법률 제26조에 따른 권역응급의료센터 간의 업무조정 및 지원 • 응급의료 관련 연구 • 국내외 재난 등의 발생 시 응급의료 관련 업무의 조정 및 그에 대한 지원 • 응급의료정보통신망의 운영 지원 • 그 밖에 보건복지부장관이 정하는 응급의료 관련 업무
권역응급의료센터	• 응급환자의 진료 • 대형재해 등 발생 시 응급의료지원 • 권역안의 응급의료종사자에 대한 교육·훈련 • 기타 보건복지부장관이 정하는 권역안의 응급의료 관련 업무
전문응급의료센터	• 보건복지부장관은 시·도지사와의 협의를 거쳐 외상환자, 화상환자 및 독극물중독 환자 등에 대한 응급의료를 위하여 종합병원 중에서 분야별로 전문응급센터를 지정할 수 있다.
지역응급의료센터	• 시·도지사는 관할 지역의 주민에게 적정한 응급의료를 제공하기 위하여 종합병원 중에서 지역응급의료센터를 지정하여 운영함
지역응급의료기관	• 시장·군수·구청장은 관할 지역의 주민에게 적절한 응급의료를 제공하기 위하여 종합병원과 「의료법」 제3조제2항제1호가목 및 같은 항 제3호가목에 따른 의원 및 병원 중에서 지역응급의료기관을 지정함

는 지역의 신규 지정 및 지정 취소에 따라 수시로 변동될 수 있다.

중앙응급의료센터는 ① 응급의료기관 등에 대한 평가 및 질을 향상시키는 활동에 대한 지원 ② 응급의료종사자에 대한 교육훈련 ③ 권역응급의료센터 간의 업무조정 및 지원 ④ 응급의료 관련 연구 ⑤ 국내외 재난 등의 발생시 응급의료 관련 업무의 조정 및 그에 대한 지원 ⑥ 응급의료 통신망 및 응급의료 전산망의 관리 운영과 그에 따른 업무 ⑦ 응급처치 관련 교육 및 응급장비 관리에 관한 지원 ⑧ 응급환자 이송체계 운영 및 관리에 관한 지원 ⑨ 응급의료분야 의료취약지 관리 업무 등 ⑩ 그 외 응급의료 관련 업무를 한다.

권역응급의료센터는 ① 중증응급환자 중심의 진료 ② 재난 대비 및 대응 등을 위한 거점병원으로서 보건복지부령으로 정하는 업무 ③ 권역 내에 있는 응급의료종사자에 대한 교육, 훈련 ④ 권역 내에 있는 다른 의료기관에서 이송되는 중증응급환자에 대한 수용 ⑤ 그 외 권역 내 응급의료 관련 업무 등을 한다.

전문응급의료센터는 보건복지부장관이 소아환자, 화상환자 및 독극물 중독환자 등에 대한 응급의료를 위하여 중앙응급의료센터, 권역응급의료센터, 지역응급의료센터 중에서 분야별로 전문응급의료센터를 지정할 수 있다.

지역응급의료센터 및 지역응급의료기관은 ① 응급환자의 진료 ② 응급환자에 대하여 적절한 응급의료를 할 수 없다고 판단한 경우 신속한 이송을 시행한다.

6 응급의료체계의 문제점과 발전방향

보건복지부에서 발표한 <2018～2022년 응급의료 기본계획>에 담긴 정책방향을 기반으로 현재 효율적 응급의료체계에 대해 초기적인 논의단계에 있다. 응급의료의 성장을 위해 성숙한 토론, 고찰, 집행, 평가 등이 순리대로 진행되면 좋겠지만 트라우마처럼 남아있는 성수대교 붕괴사건, 삼풍백화점 붕괴 사고, 메르스 사태를 거쳐 이번에는 코로나바이러스감염증－19(COVID-19, 코로나19, Coronavirus disease 2019; 이하 본문 코로나19 표기) 사태까지 맞으며 응급의료체계 개선을 위하여 중증응급환자의 사망을 줄이기 위한 응급의료법 개정안의 발표가 있었다. 이러한 논의를 통해 예방 가능한 외상 사망률 지표가 10년간 변하지 않으며 지역간 격차가 크다는 점에서 응급의료체계 개선, 응급환자 이송체계 개선, 응급의료인력 충원이 필요하고 이를 지원하기 위하여 법적 규정이 필요하다는데 의견을 같이 하였다. 중증응급환자의 높은 사망률의 원인으로 환자의 중증도를 고려하지 않은 부적절 환자이송, 응급의료 취약지와 공급과잉이 혼재하는 지역간 불균형, 제대로 작동하지 않는 응급센터의 당직체계, 중앙응급의료센터의 제한된 기능으로 진단하였고, 개선 방안으로 ① 부적절 이송 개선 ② 응급의료 접근성 보장과 공급과잉 해소 ③ 응급의료 당직체계를 개선 ④ 중앙응급의료센터 기능을 추가적인 법적 규정으로 강화하여 응급의료체계를 개정하자고 일부 전문가가 주장하였다.

1) 우리나라 응급의료체계의 문제점

(1) 응급의료 자원공급의 부족과 지역 간 불균형

우리나라의 응급의료는 대부분을 민간에 의존하기 때문에 절대적인 양적 부족과 함께 지역 간 불균형이 심하다. 종합병원급 이상에 해당하는 지역응급의료센터가 부족한 지역으로 경기도 북부 지역, 강원도, 경상남도 서부 지역, 충청남도 서부 지역이 있으며, 병원급에 해당하는 지역응급의료기관이 없어 응급의료서비스를 이용할 수 없는 지역은 대부분이 군 지역이다. 90여 개의 시·군·구는 응급의학과 전문의가 없는 실정이다.

(2) 응급의료체계 구성요소별 문제점

① 병원 전 단계의 문제점

- 부적절한 중증응급환자 이송의 개선 및 응급의료 접근성 보장과 공급과잉 해소

응급환자가 발생한 현장에서 병원까지 이송하는 병원 전 단계에서의 적절한 처치는 응급환자의 생존율을 높일 수 있다. 그러나 이송체계의 양적인 팽창에도 불구하고, 현장 및 이송단계 수준은 여전히 미흡한 실정이다.

2004년 조사에 따르면 현장 및 이송 중 응급처치 실시율은 36.8%로 나타났으며, 특히 병원 전 단계 응급환자 적절 치료율은 3.1%에 불과하였다. 환자의 중증도에 따라 치료가 가능한 병원으로 이송하지 않는 부적절 이송률도 78.7%에 이르고 있으며, 2009년 12월 기준으로 소방의 구급인력 중 1급 및 2급 응급구조사의 비율은 66%였다. 이는 응급구조를 위한 재원 및 능력의 부족으로 인하여 현장 및 이송 중 응급처치 수준이 선진국에 비해 현저히 낮음을 보여주는 통계치라고 볼 수 있다. 그리고 소방 중심의 병원 전 단계 응급의료에서는 의학적 자문이 필수적인 요소인데 우리나라의 현행 체계에서는 소방서에 대한 구급업무의 의료적 관점에서 의료 지도, 자문, 평가, 환류체계가 적절하게 작동되지 않고 있기도 하다. 점차 다방면의 소방중심의 개선 방안을 세워 개선하고 있지만 미흡한 실정이다.

특히 119 구급대원은 중증응급환자에서 가장 중요한 단계인 병원 전단계에서의 응급처치와 환자 이송을 전담하고 있음에도 불구하고 응급처치에 법적 제한이 있고, 응급환자의 중증

도 평가를 위한 평가도구가 없으며, 환자 이송과 관련된 지침이 없고 그 제도도 체계적이지 않다. 특히 중증외상환자를 적절한 권역외상센터에 이송하지 못하여 거대 예산이 들어간 권역외상센터가 제 기능을 못하고 환자 사망률이 증가하는 원인을 제공한다는 우려도 있다. 이에 119가 환자를 제대로 이송하도록 중증도 평가 결과에 따른 맞춤형 이송 지침을 제정하고, 이송 환자 사례를 검토해 그 적절성을 평가하여 결과에 따라 적절한 수준의 응급의료기관으로 이송하는 시스템을 갖추도록 관련 조항을 신설하여야 한다는 제안이 있었다.

또한, 300병상 이상의 병원이 있는 지역에 비해 그렇지 않은 지역에선 중증 응급환자 사망률이 1.33배 높은 것으로 나타났다. 따라서 응급의료에 대한 접근성 보장으로 중앙 응급의료위원회와 시도 응급의료위원회가 응급의료센터에 대한 접근성을 고려한 균형적인 센터의 배치 개혁을 수립하고, 그 배치 개혁에 따라 재지정이 이루어져야 한다는 발제가 있었다. 잘못된 우선순위로 인한 의료 불균형이 일어나고 있어 접근성 보장을 위한 법안의 개정 및 공급과잉인 39개 진료권의 지역응급의료센터 편차를 해소하고, 과소 지역의 적정 규모병원을 지역응급의료센터로 신규 지정 및 증축하여 지리적으로 균형있는 응급의료자원배치 계획을 수립하며, 이와 더불어 전문응급센터 지정에 심혈관, 뇌혈관, 정신질환 전문응급의료센터를 추가하지는 내용이다.

② 병원 단계의 문제점

- 응급의료 당직체계 개선 및 중앙응급의료센터 기능의 강화

병원 전 단계뿐만 아니라 병원 단계의 응급의료를 위한 전문 인력 또한 부족한 실정이다. 응급실은 업무의 과중함, 의료사고의 높은 위험성, 환자나 보호자로부터의 신변위협 등으로 의료인들이 기피하는 부서가 되었다. 2008년 기준으로 응급의학 전문의의 법정 최소 인력요건을 충족한 기관은 60% 수준이었으며, 24시간 전문의의 진료가 가능한 지역응급의료센터는 전체의 71% 수준이었다.

병원 단계에서 또 다른 문제로는 경증환자가 응급실을 이용하거나 또는 비응급환자가 응급실을 대형병원에 입원하기 위한 중간단계로 이용하고 있다는 점이다. 응급실을 이용하는 환자의 82%는 방문 후 6시간 이내 퇴원하는 환자이며, 외래 및 야간진료서비스 성격과 중복되는 경우가 많아 응급환자에 대한 입원대기, 관찰병상 제공 등 효과적인 서비스가 제공되기 곤란한 경우가 발생하기도 한다.

우리나라 중증응급환자의 전원율[1]은 권역응급센터 4.9%, 상급종합병원 지역응급센터 4.1%로 미국의 0.7%보다 높고, 전원된 환자는 전원되지 않은 환자에 비해 사망률이 3배나 됨을

1) 병원에서 병원 간 이루어지는 환자 이송을 전원이라고 한다.

지적하며 원인으로 당직 전문의의 부재가 큰 원인이 됨을 강조하였다. 따라서 한 센터에 발생하는 모든 중증환자가 그 센터에서 다 해결 되면 좋겠지만 그러기 위해 필요한 자원과 인력을 반드시 고려해야 하며 이에 병원간 네트워킹이 포함된 기능적 응급의료체계가 더 효율적이다. 이를 위해서는 지역별 중증응급질환의 최종 치료 수요를 파악하는 것이 우선이고 이를 토대로 네트워크 시스템을 구축해 해결해 가는 것이 현실적이다.

또한 현재 중앙응급의료센터의 기능 대부분의 권한은 복지부에 집중되어 있고, 센터 지정 자체도 정책이나 정권의 변화에 따라 언제든 다른 곳으로 바뀔 수 있는 불안정성을 가지고 있다. 이를 해소하기 위해 센터의 독립성을 확보 할 필요성이 있다는 문제 제기가 있었고, 이에 중앙응급의료센터를 설치하도록 법률에 명시하고 중앙응급의료센터 기능에 관련된 응급의료기금 관련 집행기능 부여 등 기금관리 투명성, 독립성을 강화하는 방향으로 개선이 필요하다.

2) 우리나라 응급의료체계의 발전 방향

(1) 응급의료자원 공급의 적정수급 개선 방안

응급의료는 국민의 생존권을 보장하는 중요한 사회적 안전장치로 응급환자의 생명은 질환별 적정치료를 받아야 하는 황금시간(golden time)이 있다. 따라서 치료가 늦어질 경우에는 생명에 치명적이므로 이송 및 의료자원의 지역 간 균형 배치가 필수적이다. 이에 응급의료자원의 공급 부족과 지역별 불균형 문제는 반드시 해소해야 할 과제이다. 이를 위하여 지역응급의료의 수요와 공급을 지속적으로 파악하기 위한 모니터링 체계를 확보하고 합리적인 자원분배 원칙과 방법을 개발해야만 한다.

또한 응급의료기관 취약지역에 대한 응급의료기관 지원 정책이 필요하다. 응급센터가 수요에 비하여 부족한 진료권에는 응급의료기관 중 일부에 대한 선별적 지원을 통하여 적정 수의 지역응급의료센터를 확보해야 하며, 반대로 응급센터가 과잉 공급된 지역에서는 질적 수준이 높은 응급센터만을 선별하여 지원함으로써 장기적 관점으로 공급량을 적정화해 나가야 한다. 이와 더불어 취약 지역의 응급의료 공백을 해소하기 위해서 공중보건의사가 근무하는 보건소·보건지소를 연결하는 취약지역 응급의료네트워크를 형성하는 방안도 생각해 볼 수 있을 것이다.

지역적 응급의료 접근성의 불균형은 지속적으로 문제제기와 개선 요구가 있어왔던 부분이지만 2015년부터 시행 된 취약지 응급의료 원격협진 네트워크 구축사업은 시행 참여 기관의 부족으로 실적이 저조한 것이 현실이며 중앙관리형식의 센터 추가 지정과 재배치만으로는 인력이나 예산, 수가 등의 문제로 당장은 현실적 한계가 있어 보인다. 센터의 추가 지정 및 재배치는 중장기 목표로 두되 현재 각 지역에 이미 구축되어있는 자원을 더 효율적으로 활용할 수 있는 방법을 우선 강구하여 지역응급의료체계를 강화, 활성화 하는 방향이 현실적으로 도움이 될 것이라 생각한다. 면밀한 수요 조사가 우선되어야 하며 앞서 언급한대로 119 구급대원 인력을 확충하여 병원 전 단계에서의 처치와 이송체계 및 직접의료지도, 시범 사업 중인 스마트 의료지도사업을 강화하여 응급이송체계를 보완하는 것이 가장 중요하다고 생각한다. 또한 한 의료기관에서 해결하지 못하는 환자가 발생했을 때 기관마다 병원간 적절한 치료가능 병원이 어디인지 신속하게 모니터링 할 수 있는 시스템이나 전담 코디네이터를 두도록 인력을 강화하고, 인터넷 기반 실시간 의료자원활용 가능여부 등을 보여줄 수 있는 네트워크나 연락망을 보완하여 지역적 자원을 효율적으로 사용하는 방법들을 통해 지역응급의료체계를 활성화 하는 것이 불균형을 해소할 수 있는 첫 단계일 것이다.

(2) 병원 전 단계의 개선방안

응급환자 발생 시 119 구급대와 구급차가 현장에 도착하기 전에 일반인에 의한 기본 응급처치를 위한 교육이 지속적으로 필요하다. 또한 현장이송 중 처치 적절성을 높이기 위하여 응급구조사에 대한 의사의 지도 기능도 강화되어야 한다.

이와 함께 구급차가 현장에 도착하여 구급대원에 의한 전문 응급처치가 시행되고 환자가 이송 중 적절한 응급처치를 시행하기 위한 의료지도 시행과 적절한 이송병원의 선정, 응급의료기관에서의 응급환자 처치 준비 및 병원 간 이송을 위한 민간이송단의 관리체계 연계 방안 마련과 함께 업무의 표준화도 필요하다.

부적절한 중증응급환자 이송체계의 개선과 시스템 구축에 앞서 병원 전단계에서의 전문인력 확대 및 교육이 선행되어야 할 것이다. 우리나라의 119 구급대원들의 역할은 다른 선진국에 비해 상당히 제한되어 있다. 병원 전 단계의 응급처치와 이송을 책임지고 있으며 원칙적으로 이송병원 선정의 책임과 권한도 119 구급대에 있으나 이를 신뢰하지 않는 환자 및 보호자의 이송병원 요구에 대한 어려움을 현장에서 겪고 있어 명확한 지침이 구축되어야 한다. 현재 북미나 유럽권(프랑스의 SAMU)에서는 Paramedic이라고 응급구조사를 지칭하며, 이들은 난이도 있는 외과적 처지와 투약을 담당하고 있으며, 이들 중 일부는 의사로 구성되어 있다. 영역을 넓혀 일반인의 교육과 손상 예방 분야에서도 적극적인 역할을 담당하고 있다. 반면 우리나라의 경우 환자 이송에 대한 국민의 인식과 대형병원 이외의 의료기관에 대한 신뢰도가 낮은 데다 특히 병원 전단계에서 응급환자에게 줄 수 있는 약물, 처치가 법적으로 제한되어 있다. 응급환자에게 반드시 필요하나 법으로 명시된 처치 이상의 행위를 하게 될 경우 불법이

되는 점도 이들의 역할을 축소하는데 한 몫 하고 있다. 응급환자에게는 현장에서부터 응급치료가 필요한 경우가 많고, 이송 중에도 치료가 중단되지 않아야 생존과 회복에 유의미한 결과를 도출할 수 있다. 병원 전 단계 전문인력의 법적 권한의 제한은 119 이송관련 지침을 개발하여 적절한 응급기관으로 이송을 하게 된다 하더라도 119 구급대원의 역할 확대가 없는 한, 지켜야 할 제도적 규제만 늘어날 뿐이다. 따라서 1급 응급구조사 혹은 간호사 등의 유자격자 구급대원의 법적 권한을 확대하고 인력의 확충이 반드시 선행되어야 한다. 시스템의 구축과 적절한 이송을 법령으로 완성하기까지 현재 119 구급대원에게 시행중인 직접, 간접 의료지도 및 시험운행중인 스마트 의료지도의 지속적인 개선 등을 통해 실제적 법안 개정이 이루어질 때까지 그 가교의 역할을 해야 한다.

(3) 병원 단계의 개선방안

적정한 응급의료 수가는 응급병상 및 응급의료 인력을 결정하는 중요한 요인으로 병원 단계의 응급의료수준 향상에 기여할 수 있다. 또한 응급실이 중증의 응급환자에 대한 최적의 응급의료서비스를 제공하기 위해서는 응급의료전달체계의 확립이 필수적이다. 비응급환자의 응급실 이용을 제한할 수 있는 제도적 장치의 마련과 함께 응급실 근무자에 대한 인력 충원과 안전성 확보는 응급환자의 진료를 위해 기본적으로 보장되어야 할 문제이다.

국민이 의료기관을 신뢰할 수 있도록 응급의료기관의 단계별 기능을 명확히 하여야 한다. 2012년 보건복지부에서 응급의료 제도 개선을 위해 제시했던 문제점들 중 응급의료기관의 종별기능강화와 적정응급의료기관 이용이 얼마나 해소 되었는지에 대해서, 아직도 요원 해 보인다. 병실이 없어 입원이 되지 않으며 중환자실 부재로 중증응급환자를 타병원으로 전원 하는 비율도 아직까지 높은 상태이고, 본인이 응급한 환자라며 119 구급대를 불러 대형병원으로 방문하지만 사실은 경증인 경우도 빈번하다. 실제적으로 응급의료기관의 종별 유형을 인지하고 있는 국민은 많지 않으며 본인 증상의 위중도 판단하기 어려운 경우가 대부분이다. 경증환자는 중소병원 응급실을 이용하고 중증응급환자가 3차병원을 이용하는 이송 체계에 대한 인지가 없어 의료비용과 의료자원의 낭비가 이루어지고 이로 인해 중증응급환자에 대한 적절 의료전달체계의 실패로 이어지는 것을 근본적으로 제한해야 한다. 응급의료의 공공성을 위협하는 오남용을 지양하고 그 가치와 공적 자원을 효율적으로 사용할 국민의 책임이 있다는 사실을 일깨우는 인식 개선을 위한 국가적인 캠패인이나 교육, 홍보를 시행해야 하며 필요하다면 의료비보장보험의 제한, 법적 강제 또한 고려하여 적정한 응급의료기관 이용 문화를 만들어야 할 것이다.

모든 응급의료기관이 모든 응급환자를 해결 할 수는 없으므로 응급의료는 다양한 제공자들로 분산된 책임이 긴밀한 연계를 통해 조정되어 이루어진다. 그러한 구조적 취약성이 전제되어 있음을 인정하고 각 제공자에게 주어진 역할이 책임 있게 적절히 수행되어야 한다. 이는 응급의료 당직체계의 개선과도 그 방향을 같이 하는 부분이라고 생각하며, 한 센터에 모든 관련 전공과 전문인력들을 배치하여 24시간 모든 중증환자가 해결되는 모델보다는 병원간 전원과 의료자원활용 네트워크의 구축 및 활성화 방안을 모색하여 해결해야 한다. 권역외상센터나 심혈관, 뇌혈관 전문중증응급센터를 추가로 지정하기 보다는 전원조정센터의 전원 시스템을 강화하여 병원 간 이송 조정 기능이 상시 원활하게 전국적으로 가동될 수 있도록 해야 하며, 중증외상환자의 병원간 이송을 신속하게 해결 할 수 있는 닥터헬기의 확대나 서울에서 운행중인 중증응급환자의 안전한 병원간 이송을 위한 이송서비스(Seoul mobile intensive care unit; SMICU)모델을 전국적으로 확대하는 등의 시스템 구축을 통해 한정된 자원에서 보다 효율적 응급의료진료체계를 도모해야 할 것이다.

7 응급간호사의 역할

응급간호는 통증을 호소하거나 손상받은 환자의 변화에 대해 특수한 간호중재를 제공하는 것으로 정의한다. 환자는 불안정하며 복합적인 요구를 가지고 있고, 위급하지만 조심스럽고 신중한 간호를 요구한다. 응급실을 방문한 이유와 상관없이 모든 환자는 자신의 문제가 응급이라고 여긴다.

응급실을 방문한 환자의 질환 중 응급증상 및 그에 준하는 증상에 해당하는 경우가 아니라면 차등적으로 분류된 응급관리료를 지불하게 된다. 이를테면 단순 장염이나 몸살, 감기와 같이 가벼운 증상으로 비응급상태로 분류되어 응급실 진료를 보는 경우 의료관리료(지역응급의료기관 18,280원, 지역응급의료센터 47,520원, 전문응급의료센터 47,520원, 권역응급의료센터 54830원/2021년도 기준)에 더하여 응급관리 산정료가 추가되는 것이다. 또한 응급실에 내원하면 KTAS(한국형 응급환자 분류도구)에 의거하여 환자 중증도를 분류한다. KTAS는 1~5단계로 구분되며, 소생, 긴급, 응급, 준응급, 비응급으로 분류하여 등급이 낮은 환자가 빠른 치료가 필요한 환자로 분류를 시행하여 분류에 따라 치료를 시행한다. 응급실 특성 상 응급환자를 빠르게 검사 및 처치해야 하므로 생명을 위협하는 환자를 놓치지 않도록 중증도에 따라 처치 순서를 정하여 시행한다.

응급간호사는 모든 환자와 가족 구성원을 간호의 범위에 포함시켜, 가능한 한 그들을 면밀하게 관찰하고 사정하여 최선의 간호를 제공할 수 있도록 환경을 마련하고, 제공한 간호에 대한 지속적인 관찰과 확인에 대한 책임을 가진다. 특히 응급실 환경의 실무에서는 환자의 요구에 초점을 두기 위해 치료적이고 따뜻한 환경을 제공한다. 간호가 표준지침과 프로토콜에 근거하고 있다고 해도 간호는 각 환자 마다 개별화 되어야 하며 또한 간호실무는 안전한 환경을 유지하며 응급실에 머무는 동안 온정적이고 공손한 태도로 환자 및 가족과 상호작용하여야 하며 예기치 않게 환자가 사망했을 경우 가족을 지지해야 한다.

응급간호사는 환자의 간호과정 모든 부분에 대해 책임이 있다. 간호사는 각각의 단계에서 비판적 사고를 적용해야 한다.

(1) 사정

응급간호는 지속적인 상황속에서 미묘한 변화에 대한 환자를 사정하고 사용하고 있는 모든 장비에 대한 모니터링 할 것을 요구하며, 응급환자에 대한 간호는 항상 신체적 및 정신적 상태를 포함한 환자사정을 해야 한다. 응급간호사는 환자사정의 일부분으로써 심장모니터기, 두개내압 감시장치와 같은 고도의 특수장비를 사용하게 되며 환자를 사정할 때 임상검사와 진단검사의 결과를 병합할 수 있어야 한다.

(2) 계획

계획은 환자의 정신적 및 생리적 요구를 고려하고 현실적인 환자의 목표를 설정해야 한다. 목표는 환자에 대한 개별화된 간호계획이다. 응급환경에서 안전을 책임지기 위해 환자상태의 변화를 예측할 수 있어야 한다.

환자의 분야별 문제를 사정하고 현재 드러난 문제와 잠재적 문제를 사정하면서 환자의 간호계획을 설정한다. 예를 들면 통증, 심부정맥, 호흡곤란, 의식상태 변화, 변경된 혈역학적 상태, 손상된 신체적 부위, 손상된 피부 통합성, 체액 부족 등 다양한 문제를 사정하여 간호계획을 세워 증상과 징후를 호전시킨다.

(3) 수행

간호사로서 환자의 현재 드러난 문제와 잠재적 문제를 다루기 위해 심부정맥을 모니터하고 통증을 관리하며 치료에 대한 반응을 모니터 하며 간호 중재를 수행한다. 간호중재는 환자의 중증도를 고려한 치료의 우선순위에 따라 수행해야 한다.

(4) 평가

중재에 대한 환자의 반응을 지속적으로 평가해야 한다. 대부분의 응급상황은 원인이 밝혀지지 않은 경우가 많으므로 다양한 가능성을 열어두고 원인을 파악하며 응급처치를 수행한다.

응급간호사는 다양한 응급환자의 특수성으로 인하여 전문성이 요구되고 있으며, 응급실 내에서의 간호활동 뿐만 아니라 병원 외에서도 일부 역할을 수행하고 있고, 항공이송, 재난관리 등과 같은 특수 분야에서도 활동하게 된다. 특히 현장처치를 하며 이송된 환자를 받는 최초의 응급간호사는 현장의 상황이나 손상기전 등을 정확하게 인계받아 의료진에 전달하여 외상 등 환자의 손상부위 및 중증도를 파악하는 귀한 자료가 될 수 있다.

우리나라는 간호사 면허 소지자로 응급전문간호사의 자격 인정을 받으려면 해당 전문간호사 과정을 이수한 자로서 보건복지부장관이 실시하는 자격시험에 합격해야 한다. 응급전문간호사 과정 교육기간은 2년 이상으로 하는데, 전문간호사 과정을 이수하고자 하는 교육 개시일을 기준으로 이전 10년간 해당 실무 분야에서 3년 이상 경력을 가진 자에 한하며, 보건복지부장관이 지정하는 기관에 등록해야 한다. 대학원 과정에서는 최신 응급처치 기구의 사용을 익히고 응급간호 분야 연구 능력을 키운다. 응급전문간호사는 돌발적이고 예기치 못한 응급상황에 처한 대상자의 생명을 구하고 질병이나 손상의 악화방지를 위해 신체적, 심리적 문제를 즉시 사정하고 진단하여 치료를 제공할 수 있는 높은 수준의 지식과 기술을 가지고 상급수준의 전문적 간호를 제공함을 목적으로 한다. 응급전문간호사 과정 교육을 실시하는 곳은 가천대학교 간호대학원, 아주대학교 일반대학원, 울산대학교 산업대학원, 인제대학교 일반대학원에서 응급전문간호사 대학원과정을 운영하고 있다.

R.E.F.E.R.E.N.C.E

- 연세대학교 원주의과대학 응급의학교실. (2017). 응급구조와 응급처치. 군자출판사.
- 최슬기. (2019). 응급의학과 전공의가 바라본 우리나라 응급의료체계의 문제점과 개선 방안. 한국보건의료학회지. vol 3. 177～183.
- 김동옥 외. (2018). 사례를 통해 배우는 응급과 재난간호학. 퍼시픽북스.
- 김진희 외. (2021). 응급간호 및 재난간호. 고문사.
- 유명란 외. (2021). 재난 및 응급간호학. 은학사.
- 대한응급의학회. (2021). 한국형 응급환자 분류도구－제공자 교육 매뉴얼. 군자출판사.

02
P·A·R·T

기본소생술

학|습|목|표

- 심장정지의 원인 및 발생기전을 설명할 수 있다.
- 심폐소생술 시 생존사슬에 대해 설명할 수 있다.
- 심폐소생술의 원리에 대해 설명할 수 있다.
- 심폐소생술 중 모니터링에 대해 설명할 수 있다.
- 심폐소생술의 법적인 측면에 대해 설명할 수 있다.
- 심폐소생술과 관련된 윤리에 대해 설명할 수 있다.
- 심폐소생술 시 감염과 관련된 고려사항에 대해 설명할 수 있다.
- 성인 심장정지의 기본소생술을 이해하고 설명할 수 있다.
- 소아 심장정지의 기본소생술을 이해하고 설명할 수 있다.
- 자동제세동기의 원리를 이해하고 설명할 수 있다.
- 이물질에 의한 기도폐쇄 시 응급처치 방법을 설명할 수 있다.

PART 2 기본소생술

1 심장정지

심장정지는 원인과 관계없이 심장 박동이 갑자기 정지된 상태를 말한다. 심장 박동이 정지되면 각 조직으로의 혈류가 중단되고 조직이 생체활동을 유지하는데 필수적인 산소와 영양분의 공급이 중단되어 세포가 손상되고 괴사되며 각 기관의 기능이 비가역적으로 상실되어 사망하게 된다. 심장정지 시 생명현상 유지를 위해 심폐소생술을 시행하게 된다. 심장정지와 심폐소생술에 대한 소생과정 이해를 위한 심장정지의 원인 및 발생과정, 사망과정에 대하여 기술하였다.

1) 심장정지(Cardiac arrest)

심장정지는 다양한 원인으로 인해 발생된다. 심장정지의 발생원인을 일차적으로 심장기능의 장애로 인해 심장정지가 발생하는 심인성(cardiogenic) 심장정지와 심장질환 외 다른 질환의 합병증으로 심장정지가 발생하는 비심인성(non-cardiogenic) 심장정지로 나눌 수 있다.

(1) 심인성 심장정지

심인성 심장정지는 임상적으로 급성 심장사의 형태로 나타나는데, 이는 심장이 원인이 되어 발생하는 사망으로, 심혈관 상태의 변화가 발생한 지 1시간 이내에 사망에 이르는 임상상태이다.

(2) 비심인성 심장정지

비심인성 심장정지는 심장이 정상적인 기능을 유지하더라도 다른 장기의 기능부전에 의하여 이차적으로 심장정지가 유발되는 경우를 말한다.

표 2-1 심장정지 주요 원인

분류	원인질환	
심인성	관상동맥질환	• 급성관상동맥증후군(불안정형 협심증(UA), ST분절상승심근경색(STEMI), ST분절상승이 나타나지 않는 심근경색(NSTEMI)) • 관상동맥연축, 관상동맥염, 관상동맥박리
	심근비후 초래 질환	• 비대심근병증 • 고혈압 • 본태성 또는 이차성 폐동맥 고혈압
	심부전 초래 질환	• 울혈성 심장근육병증, 허혈성 심장근육병증 • 심근경색 • 급성 심실중격결손, 급성 승모판폐쇄부전 • 심근염
	심장판막 질환	• 대동맥판 협착증, 대동맥판 폐쇄부전, 승모판 탈출증 • 인공판막 기능부전 • 심장내막증
	선천성 심장질환	• 폐동맥 고혈압을 초래하는 단락질환 • 선천성 관상동맥질환
	부정맥 유발 질환	• 전도계질환, 중추신경장애 • 긴 QT 증후군 • Brugada 증후군, 조기흥분증후군 • 약물중독
비심인성	호흡부전 초래 질환	• 이물에 의한 기도폐쇄 • 급성호흡부전, 만성폐쇄성폐질환 • 패혈증, 익수, 교살
	순환혈액량 감소 초래 질환	• 외상, 위장관출혈 • 탈수
	중추신경계 질환	• 외상성뇌출혈 • 뇌출혈, 뇌졸중 • 중추신경계 감염
	대사질환	• 당뇨케톤산증 • 약물중독
	정맥환류의 급격한 감소 초래 질환	• 심장압전, 긴장성 기흉 • 폐색전증, 폐동맥 고혈압에 의한 우심실부전
	체온 이상	• 32℃ 이하의 저체온증 • 41℃ 이상의 고체온증

2) 심장정지의 발생기전

심장정지는 저산소증의 지속 또는 혈액순환량 감소의 결과로서 발생한다.

(1) 저산소증에 의한 심장정지

조직에 산소가 부족하면 포도당의 혐기성 대사로 젖산이 축적되고, ATP가 감소하므로 세포가 정상 기능을 수행할 수 없다. 산소가 부족한 상태가 해결되지 않고 지속되면 신체의 각 장기는 기능을 유지하지 못하고 결국 심장정지 상태에 이르게 된다.

(2) 순환정지에 의한 심장정지

심실세동(ventricular fibrillation) 등 부정맥이 발생하여 조직으로의 혈류가 갑자기 중단되면 조직의 산소는 신속히 고갈된다. 순환이 정지되면 대뇌의 산소는 10초 이내의 고갈되며, 5분이 경과하면 ATP의 고갈로 비가역적 뇌손상이 시작된다. 그러나 순환정지로 심장정지가 발생한 환자에서는 심장정지가 발생하기 전까지 비교적 조직 혈류량이 정상으로 유지된 경우가 많으므로 심장박동이 회복되면 조직의 기능이 회복될 가능성이 크다.

3) 심정지 환자의 부정맥

심장정지가 발생한 사람의 심전도는 다양한 양상으로 관찰될 수 있으나, 전기충격이 필요한 리듬인 심실세동(ventricular fibrillation) 및 무맥성 심실빈맥(pulseless ventricular tachycardia)과 전기충격이 필요하지 않은 리듬인 무수축(asystole), 무맥성 전기활동(pulseless electrical activity)으로 분류할 수 있다.

4) 사망 과정

사망 과정은 심정정지가 발생한 이후부터 시작되며, 심장정지 직후 상태를 임상적 사망, 조직이 비가역적으로 손상되어 회복될 수 없는 상태를 생물학적 사망이라고 한다.

(1) 임상적 사망

마지막 호흡이나 마지막 심장의 수축으로부터 시작된다. 호흡과 순환이 중단되고 외부 자극에 반응하지 않고 동공 확대, 반사 기능 소실이 나타난다. 그러나 조직의 비가역적 손상이 완전히 진행되지 않아 심장 박동을 회복시켰을 때 다시 생존할 수 있는 상태이다.

(2) 생물학적 사망

개체 내 세포 대부분이 비가역적 손상을 받아 다시 소생될 수 없는 상태를 말한다. 효과적인 심폐소생술 후 장기의 기능은 회복되나 뇌는 다른 조직보다 쉽게 손상되므로 뇌 기능은 회복되지 않을 수 있다, 대뇌의 비가역 손상 상태를 뇌사(brain death)라고 한다. 따라서 심정지 후 소생되면 뇌사를 예방하기 위해 목표체온 유지술 등 뇌를 소생 시키키 위한 처치를 적극적으로 시행하며 이를 심폐뇌소생술(Cardio pulmonary cerebral resuscitation; CPCR)이라고 한다.

2 심폐소생술

1) 심폐소생술

산소를 함유한 혈액을 전신의 조직 세포로 순환시키는 펌프 기능을 대신하는 '가슴압박'과 환자의 폐를 통해 환자의 혈액 속에 산소를 불어 넣는 '인공호흡'을 교대로 반복해 주는 것을 '심폐소생술'이라 한다. 넓은 의미로는 '가슴압박'과 '인공호흡'에 더하여 환자의 심장 박동을 정상상태로 회복시켜주는 '심장 충격'과 환자의 상태를 안정시키는 목적의 소생술용 '약물투여'까지를 함께 포함하여 '심폐소생술'이라고 말하고 있다(대한심폐소생협회, 2015). 심폐소생술의 목적은 임상적 사망상태의 환자를 소생시키는 것으로서 심장정지 상태에서 뇌와 심장으로 혈액 및 산소공급을 유지시켜 조직손상을 최소화하고 기능을 최대한 유지하는 것과 자발순환(Return of spontaneous circulation; ROSC)을 회복하는 것이다. 기본심폐소생술에는 심장정지의 인지 및 구조요청, 심장정지의 확인을 위한 평가, 심폐소생술 및 자동제세동 등 심장정지의 초기 응급치료를 위한 행동요령과 술기가 포함된다.

2) 생존사슬

생존사슬(chain of survival)은 심장정지가 발생한 사람을 구하기 위해 실행되어야 하는 가장 중요한 요소의 연결고리이다. 심장정지가 발생했을 때 생존사슬의 각 요소가 효과적으로 실행되면 심장정지 환자의 생존 가능성이 커진다. 2021년 개정된 '2020년 한국심폐소생술 가이드라인'에서 병원 내 심장정지와 병원 밖 심장정지의 생존사슬을 분리하여 제시하였다.

• **병원 내 심장정지 생존사슬**

병원 내 심정정지 생존 환경의 중요한 요소는 신속대응팀 운영, 직원 심폐소생술 교육, 병원 내 심장정지 치료체계 구축, 평가 및 관리이다. 심장정지 생존 환경은 생존사슬의 각 요소를 효율화함으로써 생존사슬을 강화한다. 병원 내 심장정지 생존사슬은 조기인지와 소생팀 호출 → 고품질의 심폐소생술 → 제세동 → 전문소생술 → 소생 후 치료이다.

• **병원 밖 심장정지 생존사슬**

병원 밖 심장정지 생존 환경의 중요한 요소는 심장정지 예방, 심폐소생술 교육, 심장정지 치료 체계 구축, 평가 및 질 관리이다. 병원 밖 심장정지 생존사슬은 심장정지 인지 및 구조요청 → 목격자 심폐소생술 → 제세동 → 전문소생술 → 소생 후 치료이다.

(1) 심장정지 인지와 구조요청

심장정지 발생 이후에는 적절한 심폐소생술이 시행되어도 생존율이 매우 낮게 나타나므로 심장정지 인지와 구조요청은 매우 중요하다. 소아에서는 질병보다는 사고 또는 손상에 의한 심장정지 발생률이 높으므로 심정지를 예방할 수 있다. 성인에서도 심장, 뇌혈관 질환에 의한 위험인자를 줄임으로써 심장정지의 발생을 예방할 수 있다. 심장정지의 일반적인 임상증상은 의식소실, 무호흡, 무맥박이지만 심장정지가 발생한 직후 임종호흡(agonal gasp)이나 경련이

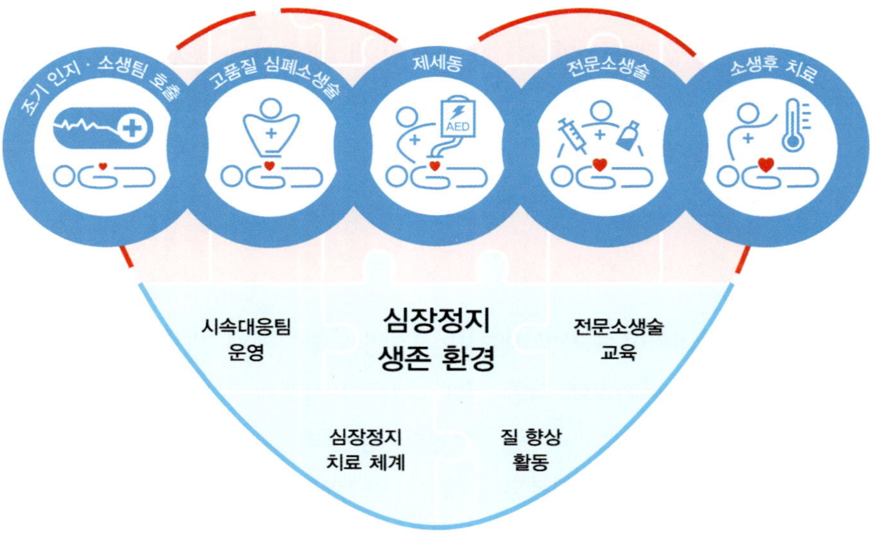

그림 2-1 병원 내 심장정지 생존 환경과 생존사슬

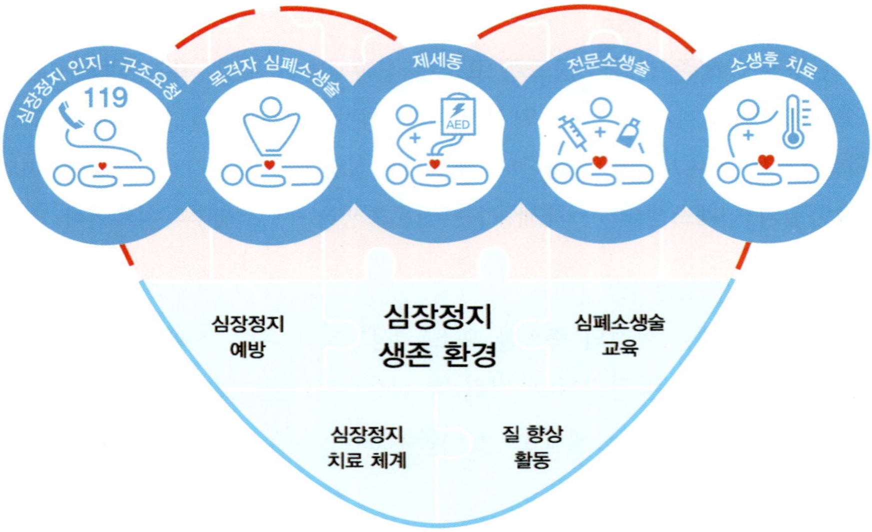

그림 2-2 병원 밖 심장정지 생존 환경과 생존사슬

발생할 수 있다. 목격자가 심장정지 발생을 신속히 인지하여 구조요청을 하면 심장정지 치료가 빨리 시작됨으로써 생존율이 향상된다. 또한 구급상황(상담)관리사는 응급 신고 전화를 받았을 때 환자가 심장정지 상태인지를 판단할 수 있도록 교육을 받아야 하며, 심장정지를 판단하기 위한 표준화된 알고리듬과 기준을 사용해야 한다. 병원에서는 심장정지 발생 전에 나타나는 조기 경고 징후 지표를 사용하고 심장정지 발생을 예방하고 대응할 수 있는 신속반응팀(rapid respinse team) 또는 원내응급팀(medical emergency team)을 운영하는 것이 중요하다. 구조요청은 목격자가 심장정지를 인지한 후 가장 먼저 해야 하는 행동이다. 병원 밖에서는 목격자가 주변 사람에게 구조를 요청하고 119에 전화함으로써 응급의료체계가 활성화된다. 병원내에서는 주변 의료인에게 도움을 청하고 전문소생팀을 호출함으로써 구조요청 과정이 수행된다.

(2) 심폐소생술

신속한 신고 후 구급대원이 도착할 때까지 심장정지 환자에게 가장 필요한 처치는 목격자에 의한 심폐소생술이다. 목격자에 의한 심폐소생술이 시행된 경우에는 시행하지 않은 경우보다 심정지 환자의 생존율을 2~3배 증가시킨다. 병원 밖 심장정지의 경우 현장에서 심폐소생술을 실시했음에도 자발순환이 회복되지 않는다면 병원 이송을 결정해야하며, 현장 응급의료팀이 기본소생술만 가능한 경우에는 6분, 전문소생술이 가능한 경우에는 10분의 심폐소생술을 현장에서 시행한 후 병원 이송을 고려해야 한다. 병원 내에서 심장정지가 발생한 경우에는 심폐소생술팀이 현장에 도착할 때까지 부서 내에서 심폐소생술을 시행해야 한다.

(3) 제세동(Defibrillation)

제세동 처치는 빨리 시행할수록 효과적이다. 심실세동이 발생한 후 제세동이 1분 지연될 때마다 제세동 성공 가능성은 7～10%씩 감소한다. 신속한 제세동을 위해 구급차에 자동제세동기가 보급되었고, 법률을 제정하여 다중이용시설을 포함한 공공장소 또는 거주지에 자동제세동기 설치를 의무화하여 심장정지가 발생했을 때 일반인이 자동제세동기를 사용하도록 하고 있으나 병원 전 단계에서 일반인에 의해 자동제세동기 사용은 1% 정도에 불가하다. 그러므로 제세동 교육 프로그램을 확산하고 활성화시킬 필요가 있다. 병원 내 심장정지 상황에서는 수동 제세동기 사용을 권장한다. 그러므로 전문소생술팀은 제세동을 필요로 하는 리듬여부와 제세동 사용법을 숙지하고 있어야 한다. 또한, 신속한 제세동을 위하여 필요한 장소에 자동제세동기를 설치하고 직원을 교육하여 심장정지가 발생했을 때 즉시 사용할 수 있어야 한다.

(4) 효과적인 전문소생술

심폐소생술과 제세동을 포함한 기본소생술에도 자발순환(ROSC)이 회복되지 않는 환자에게는 약물투여로의 확보와 혈관수축제 또는 항부정맥제 등의 약물 투여, 전문기도유지술 등의 전문소생술을 시행해야 한다. 병원 밖 심장정지 치료과정에서 법률적 제약이 없다면, 현장 구급대원은 의료지도(medical control)를 받아 약물주사를 위한 투여로 확보, 에피네프린 투여, 전문기도기 삽관을 포함한 전문소생술을 시행한다. 병원내 심장정지 치료과정에서 전문소생술팀은 체외순환 심폐소생술을 포함한 고도의 전문소생술 시행을 고려해야 한다.

(5) 소생 후 치료

소생 후 치료는 심장정지 후 생존율과 신경학적 예후를 증가시키기 위한 생존사슬의 중요한 마지막 요소이다. 자발 순환이 회복된 모든 심장정지 환자는 통합치료를 위해 집중치료시설에 입원하여 집중 감시, 심장정지 원인 규명을 위한 검사, 심장정지 후 증후군에 대한 치료를 포함한 소생 후 치료를 받아야 한다. 소생 후 치료에는 폐 환기 유지, 혈역학적 감시, 중환자 집중치료와 더불어 목표체온유지 치료, 급성관상동맥증후군에 대한 응급관상동맥조영술 및 경피관상동맥중재술, 심장정지 원인 치료, 신경학적 예후를 평가하기 위한 검사가 포함된다. 그러므로 심장정지로부터 순환회복된 환자를 심장정지 치료를 할 수 있는 적절한 시설, 인력, 장비를 보유한 의료기관으로 이송하여 소생 후 치료와 신경학적 후유증에 대한 재활 치료를 하도록 한다.

3) 심폐소생술 원리

(1) 구조자 호기(Expired air)에 의한 인공호흡

인공호흡을 하는 구조자의 호기에는 16~18% 정도의 산소가 포함되어 있다. 호흡이 없는 환자에게 인공호흡을 하면 환자의 동맥혈 산소압은 75mmHg 이상, 동맥혈 산소포화도는 90% 이상으로 유지되며, 이산화탄소분압은 환기량 증가로 약간 낮아져 30~40mmHg 정도가 유지된다. 따라서 구조자의 호기만으로 환자에게 충분한 산소를 제공하여 체내 이산화탄소를 제거할 수 있다.

(2) 가슴압박에 의한 혈액순환 기전

① 심장펌프기전(Cardiac pump mechanism)

구조자가 가슴을 압박하면 흉골과 척추 사이의 가장 큰 장기인 심장이 압박되고, 특히 심실이 압박됨으로써 증가한 심실 내 압력에 의하여 순환이 이루어진다. 즉, 좌심실과 우심실이 압박되면 심실 내 압력의 증가로 승모판과 삼첨판이 폐쇄되고 대동맥판과 폐동맥판이 열리면서 체순환과 폐순환이 이루어진다는 것이다.

② 흉강펌프기전(Thoracic pump mechanism)

흉강 압력이 상승하면서 상승한 흉강 내부 압력과 흉강 외부 압력의 차이에 의해 순환이 이루어진다. 따라서 가슴이 압박되면 폐포 내 압력이 증가하고, 흉강 내 압력이 증가하면서 흉강 안에서 외부로 혈류가 발생하고 동맥과 정맥의 압력 차이가 생겨 혈류가 발생한다는 것이다. 공기조끼를 사용하여 환자의 가슴 전체에 높은 압력을 가하면 흉골 부위를 압박하는 것보다 더 많은 순환량을 유발할 수 있다는 연구 결과도 있다.

(3) 심폐소생술 중 관상동맥 관류압과 뇌 혈류

관상동맥관류압과 뇌혈류는 심장정지 환자의 소생 여부를 결정하는 가장 중요한 요소이며 적절한 관상동맥 관류압이 유지되지 않으면 자발순환이 회복되지 않으며, 적절한 뇌 혈류가 유지되지 않으면 뇌 손상이 발생한다.

① 관상동맥 관류압(Coronary perfusion pressure; CPP)

관상동맥 관류압은 대동맥 이완기압과 우심방 이완기압의 차이에 의해 유발되며, 심근으로의 혈류 유지에 매우 중요하다. 심폐소생술 중 관상동맥관류압이 20mmHg 이상으로 유지되어야 자발순환이 다시 시작될 수 있다. 가슴압박에 의한 혈류는 주로 수축기압만 증가시키므로 이완기압은 매우 낮다. 그러므로 혈관수축제인 에피네프린(epinephrine, adrenaline), 바소프레신(vasopressin, V1 receptor agonist) 등을 투여하여 관상동맥관류압을 상승시키도록 한다.

② 뇌 관류압(Cerebral perfusion pressure; CPP)

뇌관류압은 심폐소생술 중 압박 수축기 시 경동맥과 경정맥의 차이로 유발되며, 30mmHg 이상 유지되어야 한다. 그러나 심장정지 초기에 심폐소생술이 수행되면 심장정지 발생 10분 이내에는 뇌관류압이 15~20mmHg로 유지되어도 뇌손상을 줄일 수 있다. 심폐소생술 중 혈관 수축제를 투여하면 피부나 근육, 장으로 가는 혈류를 감소시키고 내경동맥의 혈류를 증가시켜 뇌관류압을 증가시킨다.

4) 심폐소생술 중 모니터링

심폐소생술을 시행하고 있는 동안 구조자가 심폐소생술을 적절히 수행하고 있는지, 효과적인 생리학적 효과를 유발하고 있는지를 평가하는 것이다.

(1) 동공

심폐소생술 동안 충분한 관류압이 발생하면 뇌 혈류가 유지됨으로써 동공 크기의 변화와 동공반사가 생기는 것으로 추정되므로, 심폐소생술 도중 동공을 관찰하면 심폐소생술의 생리학적 효과를 간접적으로 알 수 있다.

(2) 맥박

심폐소생술 동안 가슴압박이 효과적인지 여부를 추정할 수 있다. 만약 맥박이 만져지지 않는다면 가슴압박이 효과적이지 않다는 것을 의미한다. 하지만 맥박의 강도가 심폐소생의 효과적 결과를 시사하는 대동맥 이완기압과 관련된 관상동맥 혈류압이 충분하다는 것을 반영하는 것은 아니다. 그 이유는 수축기압보다 이완기압이 낮으면 맥박은 강하게 만져지지만 관상동맥압은 오히려 낮아질 수 있기 때문이다. 맥박확인은 순환회복을 확인하는데 유용한 방법이며, 도플러초음파는 무맥성 심정지 환자의 혈류 유무를 확인하는데 유용하다. 심폐소생술 동안 경동맥 맥박은 심근관류나 뇌관류와 관계가 없다.

(3) 호기말 이산화탄소분압(End-tidal CO_2; $ETCO_2$)

호기말 이산화탄소분압은 환자의 호기 마지막 부분에 포함된 이산화탄소의 압력이다. 정상 순환상에서는 호기말 이산화탄소분압은 35~40mmHg이다. 심폐소생술 중 심정지 환자의 심박출량은 10~30%에 불과하여 호기말 이산화탄소분압은 폐환기량에 관계없이 매우 낮다. 심폐소생술이 시행되는 동안 호기말 이산화탄소 분압이 지속적으로 낮으면 순환량이 적다는 것을 시사하므로, 심폐소생술이 적절히 시행되고 있는지 확인하여야 한다. 심폐소생술 중 호기말 이산화탄소 분압이 10mmHg 이하로 유지되면 가슴압박의 적절성을 재평가한다. 또한 심폐소생술 후 20분이 지난 상황에서 호기말 이산화탄소분압이 10mmHg 이하면 생존을 기대하기 어려우며 20mmHg 이상으로 유지되는 경우에는 심폐소생술이 효율적으로 진행되고 있다고 판단할 수 있으며 환자의 생존가능성도 크다. 순환회복이 이루어지면 폐 혈류량이 증가하여 호기말 이산화탄소분압이 30~40mmHg로 상승하게 된다.

(4) 경동맥 도플러

심폐소생술에서 유발된 혈류를 동맥에서 도플러 초음파(Doppler ultrasound)를 사용하여 측정할 수도 있다. 도플러 초음파는 특히 심전도상 무맥성 전기활동이 관찰되는 환자에서 혈류의 유무를 확인하는데 매우 유용하다.

(5) 동맥혈압 측정

심폐소생술이 시행되는 동안 동맥 내 도자를 통해 혈압을 직접 측정함으로써 심폐소생술이 적절히 시행되고 있는지를 알수 있다. 이 경우 수축기압 뿐 아니라 이완기압을 직접 측정할 수 있으므로 관상동맥 관류압을 높이기 위한 치료를 시도하고 그 효과를 관찰할 수 있다.

5) 심폐소생술 중 법적인 측면

응급의료종사자의 심폐소생술 시행에 대한 법적 문제는 없다. 일반인 구조자의 경우 응급의료에 관한 법률 제5조에 "누구든지 응급환자를 발견하면 즉시 응급의료기관 등에 신고하여야 한다"라는 신고 의무와 "응급의료종사자가 응급의료를 위하여 필요한 협조를 요청하면 누구든지 적극적으로 협조하여야 한다"라는 협조 의무만을 규정하고 있다. 그러나 같은 법의 제4조에는 "모든 국민은 응급상황에서의 응급처치 요령, 응급의료기관 등의 안내 등 기본적인 대응방법을 알 권리가 있으며, 국가와 지방자치단체는 그에 대한 교육·홍보 등 필요한 조치를 마련하여야 한다."고 규정하고 있다. 따라서 심폐소생술을 모든 국민에게 교육하고 응급상황에서 시행할 수 있게 하는 것은 국민의 기본권리에 해당한다.

또한, 응급의료에 관한 법률에 선의의 응급의료에 대한 면책조항(선한 사마리아인 법; Good samaritan law)이 있다. 제5조 제2항(선의의 응급의료에 대한 면책)은 "생명이 위급한 응급환자에게 해당하는 응급의료 또는 응급처치를 제공하여 발생한 재산상 손해와 사상에 대하여 고의 또는 중대한 과실이 없는 경우 그 행위자는 민사 책임과 상해에 대한 형사 책임을 지지 아니하며 사망에 대한 형사 책임은 감면한다"고 규정함으로써 선의의 구조자를 보호할 수 있는 법적 근거를 제공하고 있다. 상기 법률의 행위자에는 일반인 및 업무시간 외의 응급의료 종사자가 포함된다.

6) 심폐소생술과 관련된 윤리

(1) 윤리적 접근 원칙

① 자율권의 존중

의학적 또는 법적으로 정상이 아닌 경우를 제외하고 모든 성인은 스스로 의사결정 능력이 있다고 여겨지므로, 치료에 대한 올바른 결정은 의료인과 환자와의 충분한 소통이 전제되어야 하며 다음의 3단계 과정이 필요하다.

- 환자는 현재의 상태, 예후, 앞으로의 치료방법과 다른 치료방법의 장점과 위험에 대해 정확한 정보를 받고 충분히 이해해야 한다.
- 환자가 정확히 이해하고 있는지를 확인하기 위해, 의사가 설명한 내용을 환자 스스로 말로 다시 표현해보도록 한다.
- 환자는 본인이 선택할 수 있는 치료 방법을 심사숙고하여 선택, 결정함으로써 본인의 결정을 정당화한다.

② 심폐소생술 시행 여부에 대한 사전의사결정

2016년 호스피스 완화의료 및 임종 과정에 있는 환자의 연명의료 결정에 관한 법률이 제정되고 2018년부터 시행되었다. 이에 따라 사전연명의료 의향서 및 연명의료계획서 작성과 연명의료 결정에 대한 이행비율이 미약하지만 조금씩 높아지고 있다. 그러나 병원 밖과 응급실처럼 연명의료 결정에 대한 절차를 수행하기 어려운 환경과 취약자에 대해서는 연명의료결정법을 적용하기 어렵다는 현실적인 문제가 있다. 따라서 의료인은 환자의 심장정지 발생이 예측될 때는 사전에 환자 자신의 치료에 관하여 결정을 하도록 알려주어야 한다.

(2) 병원 밖 심장정지 환자에 대한 심폐소생술을 유보하거나 중단하는 상황

① 병원 밖 심장정지에서 심폐소생술 유보

일반적으로 심장정지 환자에게는 즉시 심폐소생술을 제공해야 하지만 유보해야 하는 사항이 있다.

- 심폐소생술을 하는 구조자가 심각한 위해를 입을 위험에 처해 있는 상황
- 사망의 확실한 임상적 징후(예 : 사후경직, 시반, 참수, 신체 절단, 부패)가 있는 경우
- 심폐소생술을 원하지 않는다는 의학적 지시 또는 소생술 시도 금지(Do not attempt resuscitation; DNAR) 표식이 있는 경우

② 병원 밖 심장정지에서 심폐소생술 중단

- 응급의료종사자에게 치료 인계
- 자발순환회복(ROSC)
- 구조자가 지치거나 위험한 상황에 빠진 경우
- 심폐소생술 시행 중에 심폐소생술 유보의 조건이 확인된 경우

(3) 병원 내 심장정지 환자에 대한 심폐소생술을 유보하거나 중단하는 상황

① 병원 내 심장정지에서 심폐소생술 유보

병원 내에서는 심폐소생술 유보에 대한 사전 의사결정이 없다면 심폐소생술은 시작되어야 한다.

② 병원 내 심장정지의 심폐소생술 중단

병원 안에서 심폐소생술 중단에 대한 근거와 절차에 대한 가이드라인이 있다면 심폐소생술 중단 결정에 도움이 된다. 심폐소생술 중단은 목격된 심장정지 인지 여부, 심폐소생술 시행시간, 심장정지 최초 심전도 리듬, 제세동까지의 시간, 동반 질환, 심장정지 이전의 상태, 심폐소생술 동안 자발순환회복의 여부 등을 고려하여 결정한다.

7) 감염과 관련된 고려사항

심폐소생술을 시행할 때는 환자와 구조자가 접촉하게 되므로 감염전파의 가능성이 있다. 특히 병원 밖 심장정지의 경우에는 환자의 감염 여부를 정확히 알 수 없으므로 감염병 유행 시기에는 구조자가 감염의 우려 때문에 심폐소생술 시행을 꺼릴 수 있다. 하지만 심폐소생술에 포함된 술기의 종류에 따라 감염전파의 위험도는 차이가 있으며 적절한 보호장구를 착용하는 등의 예방조치를 한다면 감염에 대한 우려 없이 심장정지 환자의 생존을 보장할 수 있다.

(1) 감염 또는 감염 의심환자에 대한 일반인 구조자의 기본소생술 순서

일반인 구조자는 감염차단을 위해 보건용 마스크(KF94)를 착용해야 하며, 반응과 호흡을 확인할 때 환자의 기도를 여는 조작을 하거나 얼굴을 환자의 얼굴에 가까이 가져가지 않도록 한다. 가슴압박을 시작하기 전에 환자의 호흡기에서 배출될 수 있는 분비물 차단을 위해 환자에게 마스크를 착용시키거나 코와 입을 천이나 수건 등으로 덮을 것을 권장한다. 또한, 감염위험을 줄이기 위해 인공호흡은 시행하지 않고 가슴압박만 시행하도록 권장하며, 제세동이 필요한 경우 감염전파에 유의하면서 적극적으로 시행할 것을 권장한다.

(2) 감염 또는 감염 의심환자에 대한 의료종사자의 기본소생술 순서

의료종사자는 감염 또는 감염 의심상황에서도 가슴압박과 인공호흡을 반복하는 표준 심폐소생술을 시행하도록 권장하며 감염으로부터 적절한 보호를 위해 공기 전파를 차단할 수 있는 마스크(KF94 이상), 일회용 장갑, 일회용 방수성 긴 팔 가운, 고글(또는 안면 마스크) 등을 포함한 개인보호장구 착용을 권장한다. 인공호흡은 백마스크를 사용하되 가능하다면 헤파필터(High efficiency particulate air filter; HEPA)를 연결하고, 두 손을 이용하여 환자얼굴에 밀착시켜 사용한다.

3 기본소생술(Basic life support; BLS)

의식이 없는 환자를 발견하면 먼저 현장의 안전을 확인하고 환자의 반응을 관찰한다. 환자가 반응이 없으면 119신고와 제세동기를 요청한 후 호흡과 맥박을 확인한다. 심장정지가 의심되면 즉시 기본소생술을 시작한다.

1) 심폐소생술에서의 소아와 성인의 구분

소아와 성인은 심장정지 원인에 차이가 있으며, 체구도 다르므로 심폐소생술 방법에도 약간의 차이가 있다. 그러나 소아의 체구가 커서 성인과의 구분이 어려울 때는 구조자의 판단에 따라 소아 또는 성인 심폐소생술을 적용하면 된다. 심폐소생술 시행 시 신생아는 출산부터 4주까지, 영아는 만 1세 미만의 아기, 소아는 만 1세부터 만 8세 미만까지를 말하며 만 8세 이상은 성인으로 간주한다. 비록 구조자가 심장정지 환자의 나이를 잘못 판단하였더라도 환자에게 중대한 위해를 초래하지는 않는다.

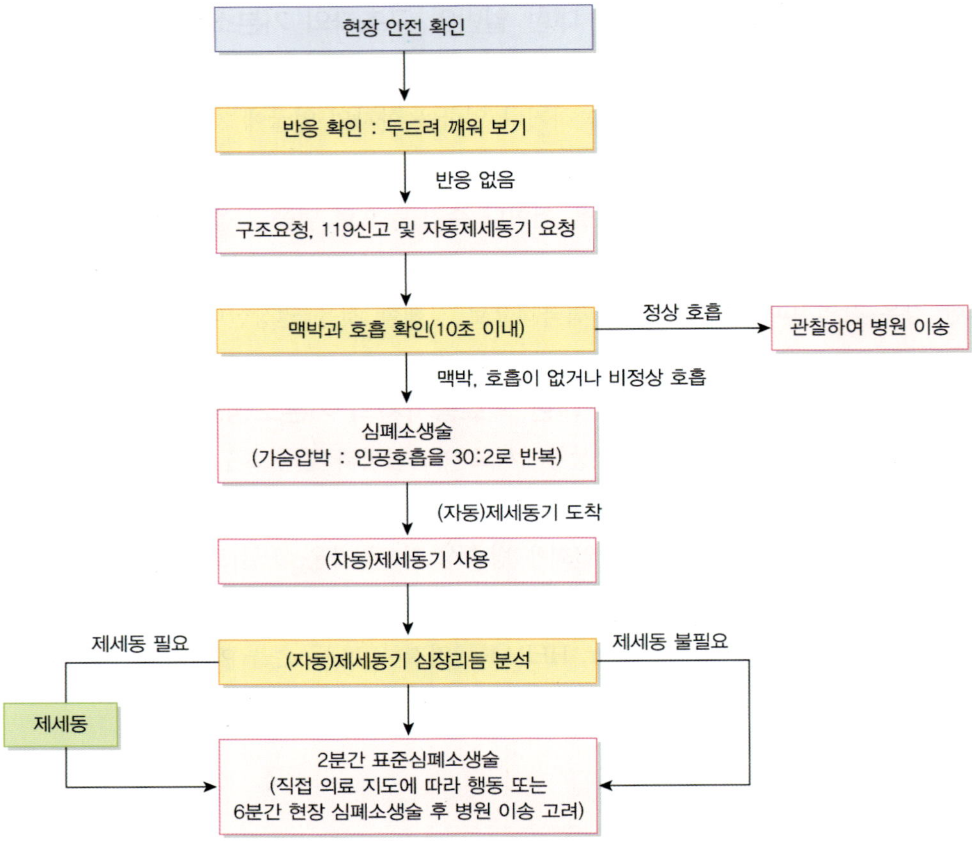

그림 2-3 기본심폐소생술(보건의료인용)

2) 성인 심장정지의 기본소생술

의식이 없는 환자를 발견한 후 구조를 요청하고 흉부압박, 기도유지, 인공호흡 및 자동제세동을 시행하는 심폐소생술의 초기 단계이다. 기본소생술의 목적은 환자 발생을 응급의료체계에 알려 전문소생술이 빠른시간 내로 시행되도록 하고 인공순환과 인공호흡을 시도하여 환자의 심장박동이 회복될 때까지 뇌와 심장에 산소를 공급하는 것이다.

(1) 현장 안전과 환자 반응 확인

쓰러져 있는 환자를 발견하면 먼저 주변 상황이 안전한지, 감염 가능성은 없는지를 확인한다. 안전하다고 판단되면 환자의 어깨를 가볍게 두드리거나 흔들면서 "괜찮으세요?"라고 물어보면서 환자의 반응을 관찰한다. 쓰러져 있는 사람의 머리나 목의 외상이 의심되면 불필요한 움직임을 최소화하여 손상이 악화되지 않도록 한다. 일부의 환자에게 심장정지 발생 직후 일시적인 경련이 발생할 수도 있다. 환자의 반응을 살피는 동안 호흡을 관찰하며, 호흡이 없거나 심정지 호흡을 포함한 비정상적인 호흡을 보이면 심장정지로 판단하고 응급의료체계를 활성화한다.

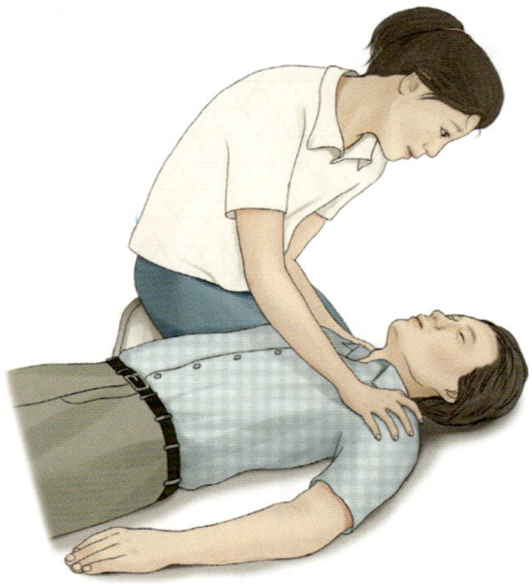

그림 2-4 반응 확인

(2) 응급의료체계 활성화

병원 밖 환경에서는 주변에 큰 소리로 도움을 요청하고 제세동기를 요청한다. 119구급대에 신고하여 발생 위치, 발생 상황, 환자의 숫자와 상태 등을 알리고 환자의 상태를 자주 확인한다. 만약 신고자가 심폐소생술을 전혀 배우지 않았거나 심폐소생술 시행에 자신이 없다면 휴대전화의 스피커를 켜거나 핸즈프리 기능을 활성화하여 구급상황(상담)요원의 지시에 따라야 한다. 구조자는 구급상황(상담)요원이 전화를 끊어도 된다고 할 때까지 전화 지시를 따르면서 심폐소생술을 계속한다.

병원 내 환경에서는 심장정지 방송을 통해 전문소생술팀을 활성화하고 심전도 감시장치 및 제세동기를 요청한다.

응급의료체계를 활성화한 후 편평하고 바닥이 단단한 곳에 환자를 눕힌다. 환자가 침대 위에 있는 경우에는 무리해서 환자를 바닥으로 옮기지 말고 침대 위에서 심폐소생술을 한다.

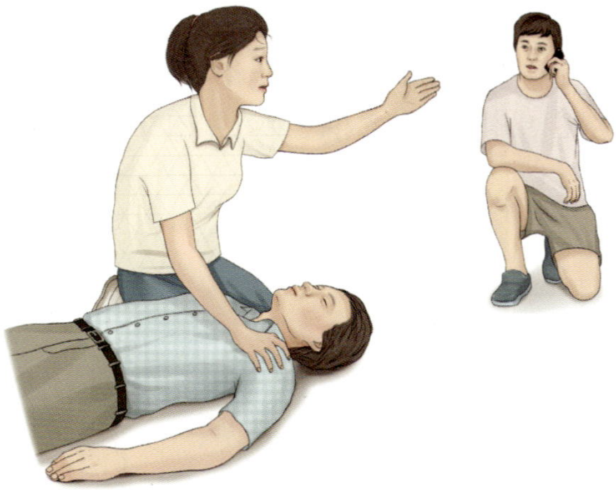

119 신고

그림 2-5 응급의료체계 활성화 ①

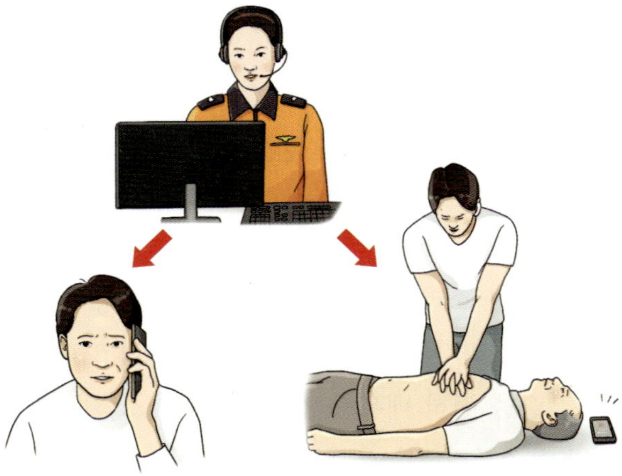

구급상황(상담)요원 지시에 의한 심폐소생술

그림 2-6 응급의료체계 활성화 ②

(3) 호흡과 맥박확인

일반인 구조자의 경우 반응이 없는 환자가 정상적인 호흡을 보이지 않으면 맥박 확인 없이 바로 가슴압박을 하도록 한다. 그러나 보건의료인은 10초 이내로 경동맥을 촉지하여 맥박을 확인하고 동시에 눈으로 호흡유무를 확인한다. 만약 10초 이내에 맥박이 있는지 확신할 수 없다면 맥박이 없는 것으로 간주하고 가슴압박을 시행해야 한다. 이는 의료인도 맥박을 확인하는데 시간을 소비하여 심폐소생술 시작이 지연되지 않도록 하기 위함이다.

호흡이 있고 외상의 흔적이 없으면 구토로부터 기도보호를 위해 옆(측와위)으로 눕혀 회복 자세(recovery position)를 취해준다.

(4) 가슴압박(인공순환)

심장정지 환자에게서 가슴압박의 목적은 적절한 뇌 혈류 및 관상동맥 혈류를 유지하는 것으로, 직접 심장이 눌리는 심장펌프 기전과 흉강내압의 변화에 의해 혈류가 발생되는 흉강펌프 기전이 함께 작용하여 혈액순환을 발생시키는 것으로 알려졌다. 심장정지가 발생한 직후에는 인공호흡보다는 가슴압박이 더 중요하므로 가능한 가슴압박을 충분히 하여 조직으로의 산소공급량을 증가시키는 것이 생존율을 높인다. 또한 가슴압박이 10초 이상 중단되면 대동맥압과 관상동맥 관류압의 급격한 저하를 초래하여 생존 가능성이 낮아진다. 그러므로 심폐소생술을 효과적으로 시행하기 위해서는 가슴압박을 충분한 깊이(5～6cm)와 충분한 빠르기(분당 100～120회)로 시행해야 하며 충분한 이완과 가슴압박의 중단을 최소화(10초 이내), 2분마다 가슴압박자의 교대를 시행하며, 과환기를 하지 말아야 한다.

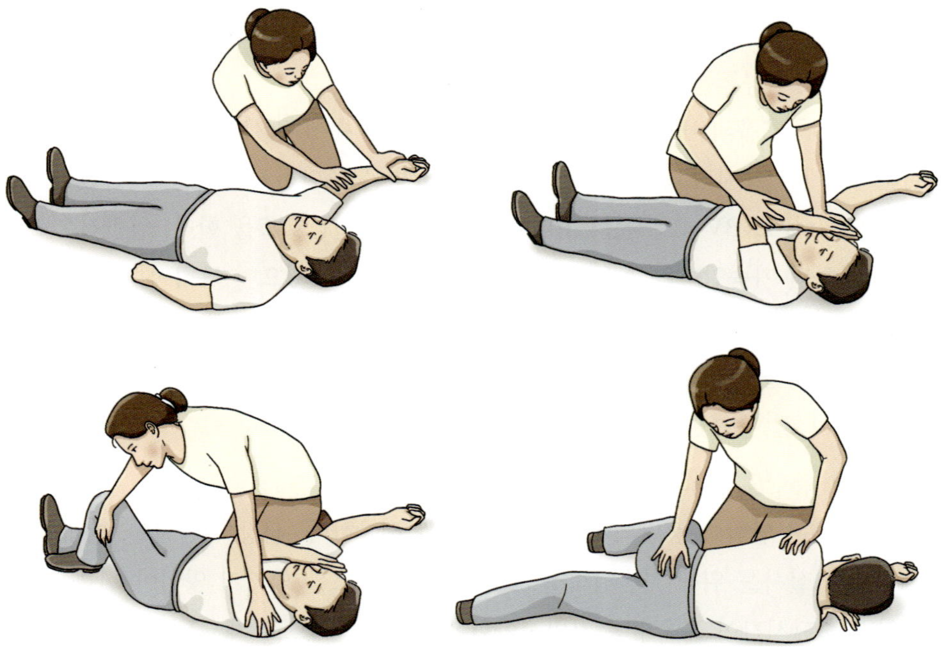

그림 2-7 회복 자세

① 가슴압박 자세

가슴압박은 환자를 똑바로 눕힌자세(앙와위)로 해야한다. 가슴이 효과적으로 압박될 수 있도록 바닥이 단단한 곳에 환자를 눕히거나 환자가 침대에 있는 경우에는 침대에서 내리지 말고 등에 단단한 판자를 대도록 한다.

② 가슴압박 위치

가슴압박으로 혈류를 효과적으로 유발하려면 가슴의 중앙에 있는 복장뼈(흉골)를 이등분했을 때 아래쪽 하부의 중간부위를 강하게 규칙적으로, 그리고 빠르게 압박해야 한다. 가슴압박 위치에 구조자의 한쪽 손바닥 뒤꿈치를 대고 그 위에 다른 한 손을 겹쳐 두 손으로 압박한다. 손가락은 흉곽에 닿지 않도록 하면서 팔꿈치는 펴고 팔이 환자와 수직을 이룬 상태에서 체중을 이용하여 압박한다.

③ 가슴압박 깊이와 속도

성인은 흉골이 약 5cm(압박 깊이가 6cm가 넘으면 가슴압박으로 인한 골절 등 합병증 증가)가 압박될 정도의 강도로 압박한다.

가슴압박 속도는 분당 100~120회를 유지한다. 1회의 가슴압박에서 압박기와 이완기의 비율은 50 : 50을 유지한다. 이완기에는 정맥 환류가 이루어져야 하므로 환자의 가슴에 구조자의 체중이 실리지 않도록 충분히 이완시켜야 한다. 충분히 이완되지 않고 반복하여 압박하면 흉강 내압이 상승하여 정맥환류량이 줄어들어 가슴압박에 의한 혈류량이 감소한다.

④ 가슴압박과 인공호흡

가슴압박과 인공호흡의 비율은 성인의 경우 구조자의 수에 관계없이 30 : 2이다. 기관내 삽관 등 전문기도기가 유지되고 있는 경우에는 가슴압박을 중단하지 않고 계속하면서 백밸브마스크(Bag valve mask; BVM)로 분당 10회(6초당 1회)로 인공호흡을 한다. 일반적으로 가슴압박을 1분 이상하면 가슴압박의 효율이 낮아진다고 보고되고 있으며 특히 심폐소생술 1.5분~3분 사이 가슴압박 깊이가 낮아진다고 알려지고 있다. 그러므로 구조자가 2인 이상일 경우 매 2분 마다 가슴압박을 교대해주는 것이 구조자의 피로도를 줄이고 고품질의 심폐소생술을 제공하는데 도움이 될 수 있다.

⑤ 가슴압박 중단의 최소화

가슴압박 중에는 압박이 중단되는 시간을 최소화 해야한다. 심장리듬 확인, 맥박확인, 인공호흡 등 제세동 실시를 위해 가슴압박을 중단할 경우 10초를 넘기지 않아야 한다. 제세동 전후 가슴 압박 중단시간이 짧을수록 자발순환회복률이 높아지므로 제세동 후 즉시 가슴압박을 시작해야 한다.

⑥ 가슴압박에 의한 합병증

가슴압박이 적절히 시행되더라도 늑골골절이 발생할 수 있으며, 드물게 기흉, 혈흉, 폐좌상, 간 열상, 지방색전증, 혈심낭염, 대동맥열상, 비장 손상 등이 발생할 수 있다. 그러나 심폐소생술에 의한 합병증 발생 가능성과 심폐소생술에 의한 소생 가능성의 효과를 비교한다면 심장정지가 의심되는 환자에게 심폐소생술을 시행할 것을 권고한다.

(5) 인공호흡

의식이 없는 환자는 혀와 인두를 구성하고 있는 근육이 이완되어 인두와 후두부위가 좁아지고 혀에 의해 기도가 폐쇄되므로 인공호흡을 위해 기도가 개방되어야 한다.

① 기도유지 방법

• **머리 젖히고−턱들어올리기**(Head tilt-chin lift)

한 손을 환자의 이마에 대고 손바닥으로 압력을 가하여 환자의 머리를 등 쪽으로 신전시키고 다른 손의 손가락으로 아래턱의 뼈 부분을 머리 쪽으로 당겨 턱을 받쳐주는 방법이다. 이때 턱을 받쳐주는 손가락이 턱 주위의 연부조직을 깊게 누르면 오히려 기도를 막을 수 있으므로 주의해야 한다.

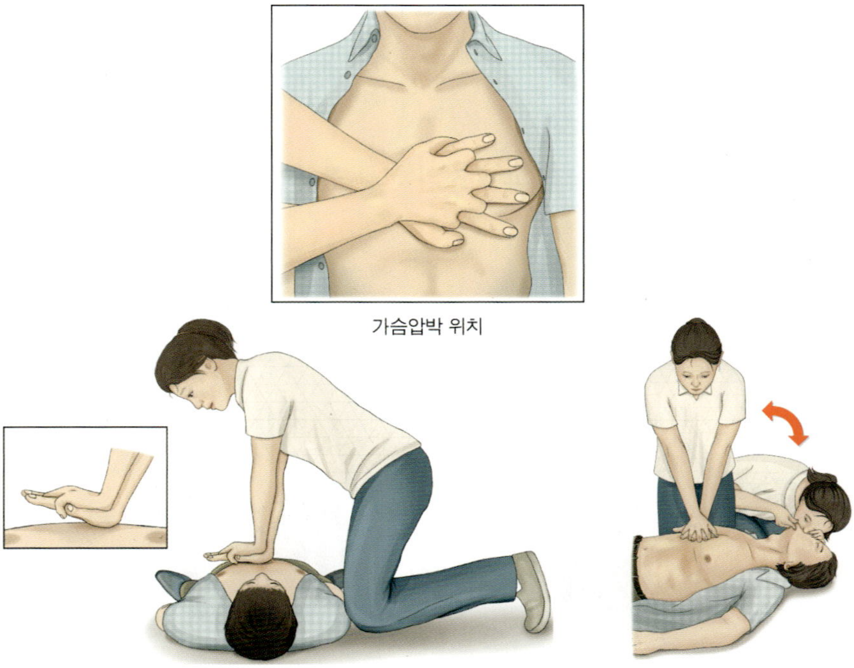

가슴압박 위치

가슴압박 방법

가슴압박과 인공호흡

그림 2-8 성인의 가슴압박과 인공호흡

• **턱 밀어올리기**(Jaw thrust)

환자의 머리 쪽에서 두 손을 사용하여 환자의 아래턱뼈 각(mandibular angle)을 잡아 위로 들어올린다. 입술이 닫히면 엄지손가락으로 아랫입술을 밀어 열리게 한다. 외상환자에게 경추 손상이 의심될 때 기도 확보를 위해 시행하며, 이 방법이 적절한 환기를 제공해주지 못한다면 머리젖히고 턱들어올리기 방법을 사용한다.

② 인공호흡 방법

심폐소생술에서 인공호흡의 일차적 목적은 적절한 산소화를 유지하는 것이며, 이차적 목적은 이산화탄소를 제거하는 것이다. 인공호흡을 할 때 1회 호흡량은 500~600mL(6~7ml/kg)가 권장되며 낮은 압력으로 1초에 걸쳐서 불어넣는다. 인공호흡 중에는 환자의 가슴이 부풀어 오르는지 지속적으로 관찰한다.

• **입-입 인공호흡**

환자의 기도를 개방한 뒤 환자의 코를 막은 다음 공기가 새지 않도록 구조자의 입을 환자의 입에 완전히 밀착시킨 후 서서히 공기를 불어넣는다. 통상적으로 흡기를 한 후 흡기된 양만큼의 공기로 인공호흡을 실시한다. 구조자가 과호흡을 하게 되면 환자의 폐가 과다팽창될 수 있고 구조자는 어지러움이나 두통이 발생할 수 있다. 공기를 불어 넣은 후 막았던 코를 놓아주어 호기가 이루어지도록 한다.

• **입-코, 입-창**(Stoma) **인공호흡**

입-코 인공호흡은 환자의 입을 막고 환자의 코를 통하여 인공호흡을 시행한다는 점을 제

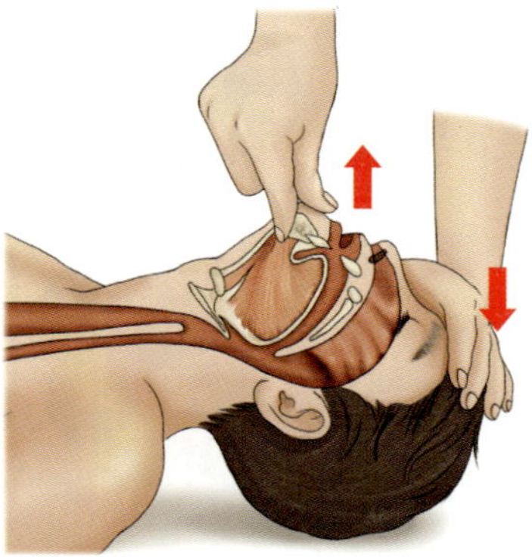

머리젖히고 턱들어올리기

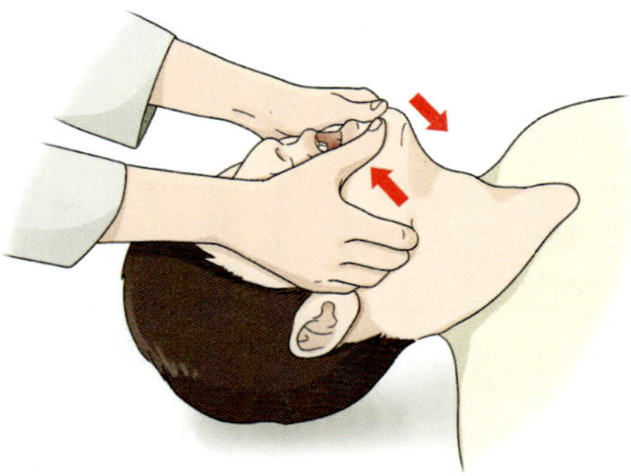

턱 밀어올리기

그림 2-9 기도유지

외하면 입－입 인공호흡과 같은 방법으로 시행한다. 인공호흡 시 환자의 입을 막았다가 인공호흡 후 환자의 입을 열어주어 호기가 될 수 있도록 한다.

입－창(stoma) 인공호흡은 기관절개술을 받은 환자에게 시행하며 기관의 창(stoma)를 통해 인공호흡을 한다. 입과 코를 막은 후 기관지 창에 구조자의 입을 밀착시켜 공기를 불어넣고 입을 떼고 호기시킨다.

- **입－마스크 인공호흡**

마스크는 구조자가 환자의 입과 직접 접촉하지 않고 인공호흡을 할 수 있으며, 특히 일 방향 밸브(one-way valve)가 달린 마스크는 환자의 호기가 구조자에게 노출되지 않고 대기로 빠져나가도록 만들어져 있어 인공호흡을 통한 전염성 질환의 감염에 대한 두려움을 없애줄 수 있다.

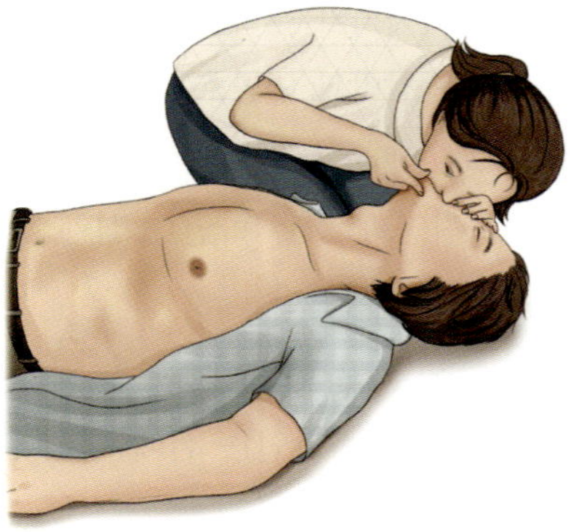

입-입 인공호흡

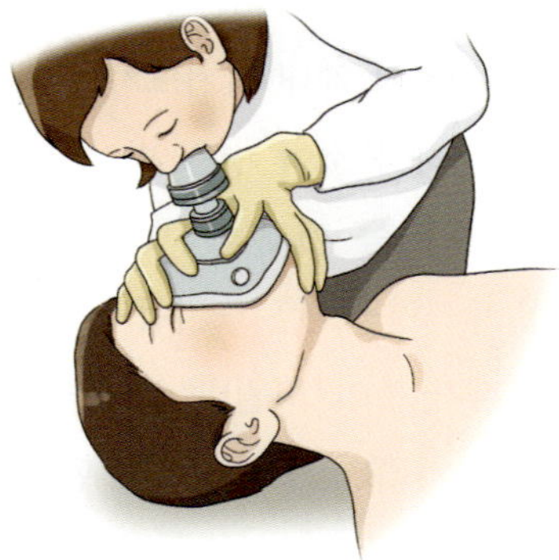

입-마스크 인공호흡

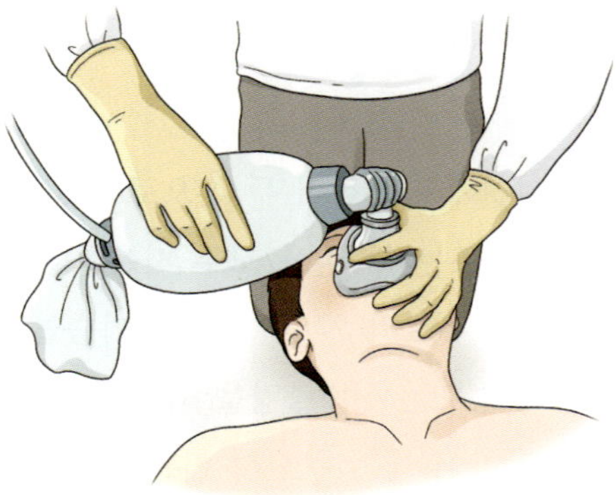

백-마스크 인공호흡

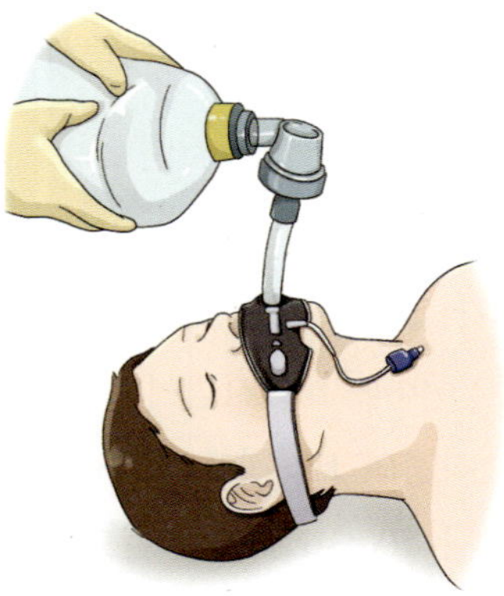

전문기도기 삽관 후 인공호흡

그림 2-10 인공호흡

• **백-마스크 인공호흡**

백-마스크 인공호흡기(bag-mask device)는 안면 마스크에 인공호흡용 백이 연결된 기구이다. 마스크를 환자의 얼굴에 고정한 상태에서 백을 압박하여 인공호흡을 한다. 1회 호흡량이 성인 환자의 경우 500~600mL(6~7ml/kg)이 유지되도록 하며 1초에 걸쳐 인공호흡을 한다. 적절한 호흡량을 유지하려면 1L 백을 사용할 때는 1/2~2/3 정도를 누르거나 2L 백을 사용할 때는 1/3정도만 누르도록 하며 반드시 가슴의 상승을 관찰한다.

• **전문기도기 삽관 후 인공호흡**

기도유지를 위해 전문기도유지술(기관내 삽관, 성문상 기도기 삽관 등)이 시행되면 인공호흡을 위해 가슴압박을 중단할 필요가 없다. 분당 100~120회의 속도로 가슴압박을 계속하면서 6초에 1회씩(분당 10회) 인공호흡을 한다.

3) 소아 심장정지의 기본소생술

소아 심장정지에 대한 기본소생술 순서는 성인 심장정지에서와 같다. 다만, 성인과 소아는 체구가 다르고 체구와 체내 장기크기의 비율이 다르므로 가슴압박과 인공호흡 방법에 차이가 있다.

일반인 구조자가 소아 병원 밖 심장정지 환자를 구조할 때에는 현장 안전 확인-반응 확인-구조요청 및 자동 제세동기 요청-심장정지 판단(움직임과 호흡 확인)-심폐소생술(가슴압박-기도유지-인공호흡)-자동제세동기 사용의 순서로 시행한다.

의료종사자가 소아 병원밖 심장정지를 구조할 때는 현장 안전 확인-반응 확인-구조요청 및 자동제세동기 요청-심장정지 판단(움직임과 호흡 및 맥박 확인)-심폐소생술(가슴압박-기도유지-인공호흡)-자동제세동기 사용의 순서로 시행한다.

병원내에서는 성인에서와 마찬가지로 조기 경고 징후가 발견되거나 심장정지가 확인되면 전문심폐소생술팀을 호출하고 즉시 심폐소생술을 시작한다.

(1) 가슴압박

소아의 가슴은 성인보다 크기가 작고 약하므로 성인에서와 같이 두 손으로 체중을 실어 압박할 필요가 없다. 그러나 소아의 체구가 크면 한 손 또는 두 손을 모두 사용한다. 가슴압박 위치는 흉골 아래 1/2 지점이며 검상돌기와 갈비뼈를 누르지 않도록 한다. 가슴압박 깊이는 흉곽 전후 직경의 1/3 정도로 4~5cm이다. 가슴압박 속도는 심박출량을 좌우하므로 성인에서와 같이 분당 100~120회의 속도로 시행하며 가슴압박 후에는 완전히 이완시켜 정맥혈 환류가 충분히 이루어지도록 한다. 소아에서는 심장정지 상태에서 뿐 아니라 맥박수가 분당 60회 미만이면서 혈액순환 장애의 증상(청색증, 창백한 피부)이 있으면 가슴압박을 시작한다.

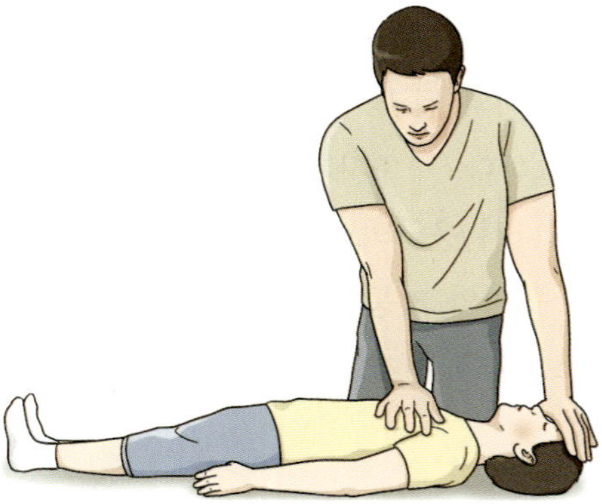

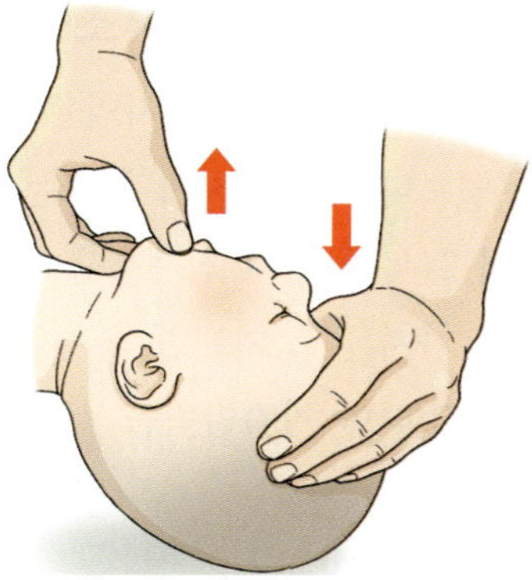

그림 2-11 소아의 가슴압박과 기도유지

(2) 기도유지

소아는 혀와 후두부가 체구에 비하여 크며 후두와 후두개가 성인보다 앞쪽에 있고 기도의 지름이 상대적으로 작아 기도가 쉽게 폐쇄되므로 성인에서보다 기도유지가 중요하다.

성인에서와 같이 머리 젖히고－턱들어올리기(head tilt-chin lift)로 기도를 유지하고, 외상이 의심되는 경우 의료종사자에 한해 턱 밀어올리기(jaw thrust)를 시행한다.

(3) 인공호흡

구조자의 입으로 환아의 입과 코를 동시에 덮어 인공호흡한다. 만약 구조자의 입으로 코와 입을 막을 수 없다면 성인에서와 같이 입－입 또는 입－코 인공호흡을 실시한다. 구조자가 1인일 경우 가슴압박 30회 후 2회의 인공호흡을 실시하고, 구조자가 2인일 경우 가슴압박 15회 후 2회의 인공호흡을 실시한다. 전문기도유지술이 시행된 경우에는 가슴압박을 중단할 필요 없이 분당 10회(6초에 1회)의 인공호흡을 한다. 인공호흡 시 가슴이 올라오는지 반드시 확인한다.

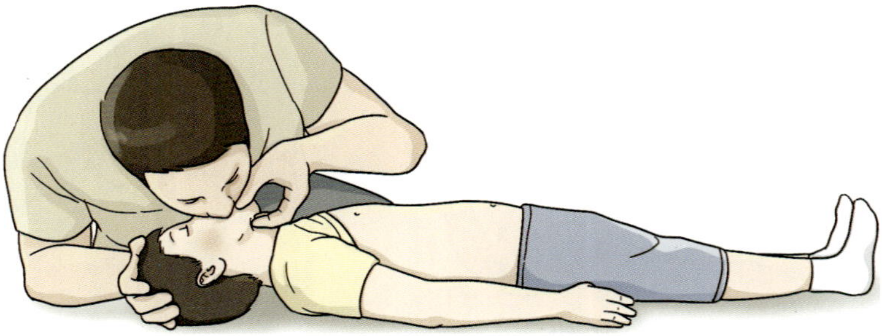

그림 2-12 소아의 인공호흡

4) 영아 심장정지의 기본소생술

신생아와 영아에서 심장정지의 주원인은 성인에서와 달리 질식성 심장정지가 훨씬 흔하기 때문에 무엇보다도 안전하게 돌보는 예방이 중요하다. 구조자가 혼자이고 휴대전화가 없는 상황이라면 2분 간 먼저 심폐소생술을 실시하고 나서 응급의료체계에 신고하고 근처의 자동제세동기를 가져온다. 가능한 환자 곁으로 빨리 돌아와 자동제세동기를 사용하고 만약 자동제세동기가 없다면 가슴압박을 시작으로 심폐소생술을 재개한다.

(1) 영아의 맥박확인

처음 영아를 발견했을 때 움직임이 없고 호흡이 없다면 순환 평가를 위해 맥박을 확인한다. 영아는 목이 매우 짧고 지방이 많아 경동맥 촉지가 어려우므로 상완동맥에서 맥박을 촉지한다.

① 맥박이 잘 만져지면서 호흡이 불충분한 경우

맥박이 분당 60회 이상이지만 호흡이 부적절하다면 자발호흡이 회복될 때까지 분당 12~20회의 속도로 구조호흡을 제공한다. 맥박은 2분마다 재확인하며 맥박확인에 10초를 넘지않도록 한다.

② 서맥이 있고 전신 관류 상태가 불량한 경우

맥박이 분당 60회 이하이고 산소와 환기를 제공해도 관류 상태가 좋지 않다면 가슴압박을 시작한다. 심장정지가 발생하기 이전에 즉각적으로 심폐소생술을 시행한다면 생존율을 더욱 향상시킬 수 있다.

(2) 가슴압박

가슴압박은 평평하고 딱딱한 바닥에 눕혀서 실시하는 것이 가장 좋다. 가슴압박 위치는 유두 사이의 가상선과 흉골이 만나는 지점의 직하부를 두 손가락을 사용하여 압박한다(두 손가락 가

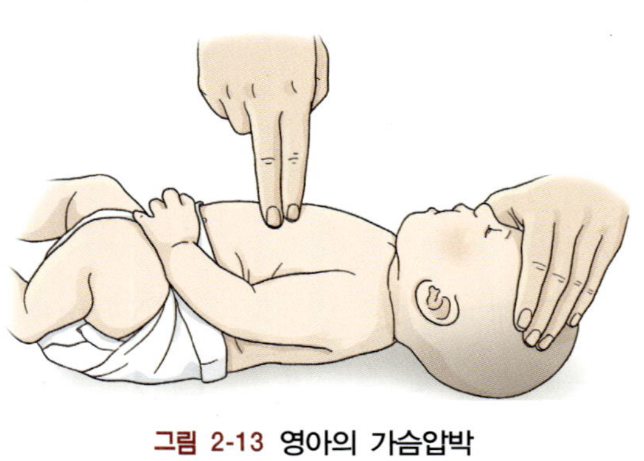

그림 2-13 영아의 가슴압박
(두 손가락 가슴압박법)

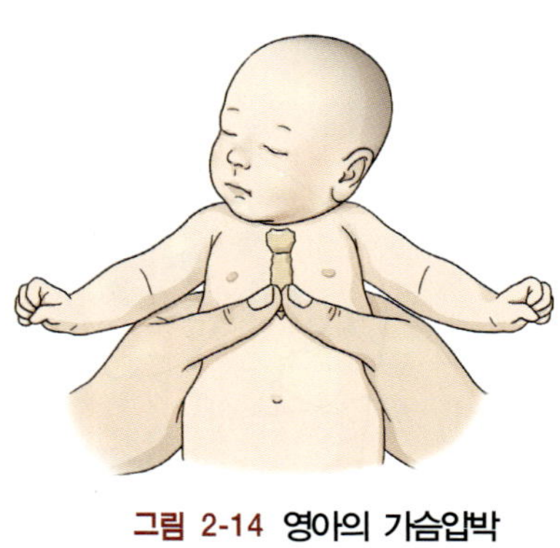

그림 2-14 영아의 가슴압박
(양손 감싼 두 엄지 가슴압박법)

슴압박법 : two-finger technique). 2인 구조 시 가슴압박을 시행하는 구조자는 가슴을 두 손으로 감싼 후 구조자의 양손의 엄지손가락으로 가슴압박을 하는 방법(양손 감싼 두 엄지 가슴압박법 : two thumb-encircling hands technique)을 사용할 수 있다. 가슴압박의 깊이는 흉곽 전후 직경의 1/3 정도로 4cm이며 가슴압박 속도는 분당 100~120회이다. 유아의 간과 비장은 횡경막 바로 아래 위치하며 복부에서 차지하는 비율이 성인에서보다 크므로 부적절한 위치에서 가슴압박을 시행할 경우 간과 비장을 손상시킬 수 있으므로 유의한다.

(3) 기도유지

질식성 심장정지가 흔한 영아소생술의 경우 가슴압박과 인공호흡을 함께 제공해야 좋은 결과를 얻을 수 있다. 해부학적 구조 상 영아는 성인과 같이 두부를 후굴시키면 오히려 기도가 폐쇄되므로 가벼운 하악전굴법만을 시행하는 것이 기도를 유지하는데 유리하다. 다른 방법으로는 환아의 등 뒤에 타올을 대어주면 기도를 똑바로 유지할 수 있다.

(4) 인공호흡

영아의 폐와 기도의 지름은 성인에 비해 작으므로 효과적인 호흡을 위해 필요한 공기의 양도 성인보다 적을 뿐 아니라 공기 흐름에 대한 저항도 성인보다 크므로 인공호흡을 할 때에는 낮은 압력으로 1초에 걸쳐서 숨을 불어넣어야 한다. 빠른 속도로 인공호흡을 하거나 높은 압력으로 인공호흡을 시도하면 위의 팽창을 가져와 구토나 위 내용물 역류를 초래할 수 있다. 인공호흡의 속도는 소아 인공호흡과 마찬가지로 1인 구조 시 가슴압박 30회에 2회의 인공호흡을, 2인 구조 시 가슴압박 15회에 2회의 인공호흡을 제공한다. 심박동이 회복되면 분당 12~20회(3~5초당 1회)의 속도로 구조호흡을 제공한다.

5) 자동제세동

심실세동은 심장정지의 가장 흔한 원인으로 제세동(defibrillation)이 가장 중요한 치료방법이다. 심실세동 발생으로부터 1분이 지날 때마다 제세동 성공률은 7~10%씩 감소하므로 신속하게 시행되어야 한다. 자동제세동기는 신속하게 사용할 수 있도록 많은 사람들이 이용하는 공공장소에 설치되어야 하며 심정지를 발견한 사람은 누구라도 지체없이 자동제세동기를 사용해야 한다.

(1) 자동제세동기(Automated external defibrillator; AED)

자동제세동기는 일반인들이나 의료제공자들이 쉽게 사용할 수 있도록 환자의 심전도를 자동으로 분석하여 제세동이 필요한 심정지를 구분해주어 사용자가 제세동을 할 수 있도록 유도하는 장비이다. 자동제세동기는 가슴에 부착하는 두 개의 접착성 패드를 통해 심전도를 분석하고 제세동이 필요한 경우 에너지를 충전하여 제세동을 시행할 수 있다. 일반적으로 120~200J의 에너지를 사용하는 이상파형 제세동(biphasic defibrillation)을 시행하도록 설계되어 있다. 소아에게 자동제세동기를 사용할 때는 소아용 충격량 감쇠기(전극에 장착되어 있거나 제세동기에 선택 스위치가 있음)를 적용하며, 만약 소아용 충격량 감쇠기가 없다면 성인용 패드를 사용하여 성인에서와 같이 자동제세동기를 사용한다. 1세 미만의 영아에게는 수동제세동기를 사용하는 것이 좋다. 소아나 영아에게 자동제세동기를 사용할 때는 서로 패드가 닿지 않도록 가슴 전후에 패드를 부착하기도 한다.

(2) 자동제세동기 사용법

제조사마다 모양이나 버튼의 위치 등이 약간 차이가 있으나 대부분 자동제세동기 사용은 4단계로 진행된다.

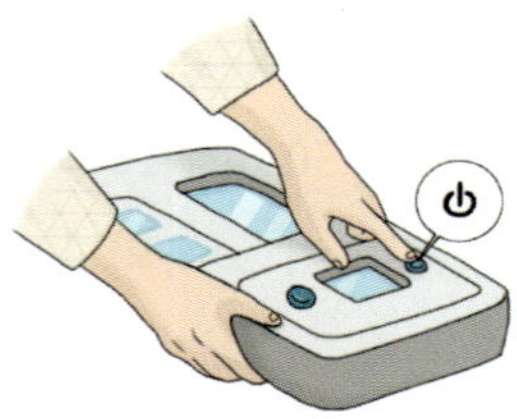

① 전원을 켠다.

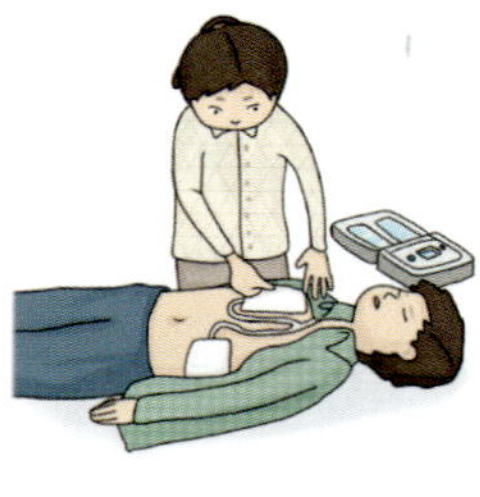

② 두 개의 패드 부착

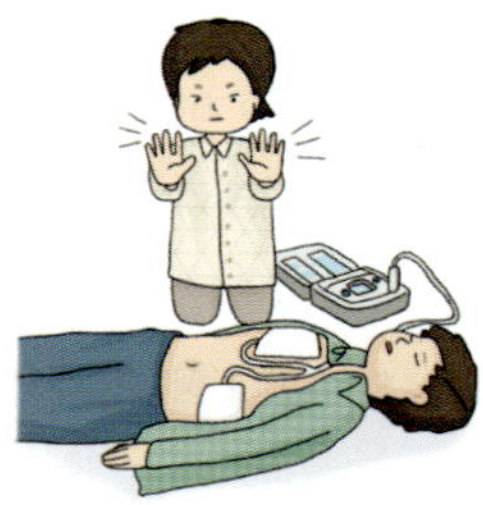

③ 심장리듬 분석

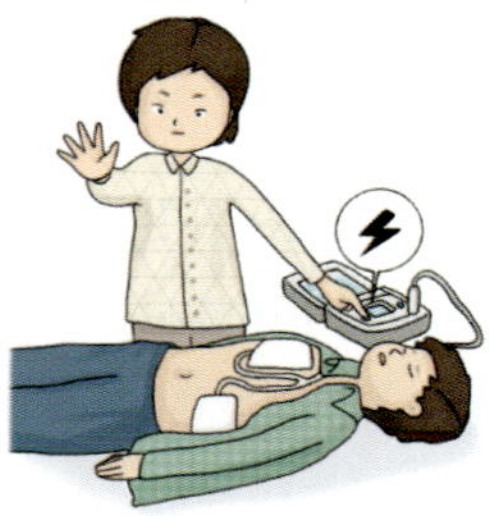

④ 제세동 시행

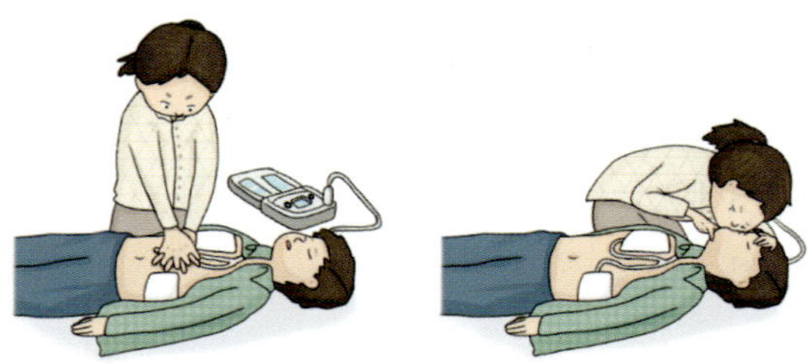

⑤ 즉시 심폐소생술 다시 시행

그림 2-15 자동제세동기 사용방법

① 전원 켜기

- 심폐소생술에 방해가 되지 않는 위치에 두고 전원 버튼을 누른다.
- 일부 모델은 덮개를 열면 자동으로 전원이 켜진다.

② 패드 부착

- 환자의 상의를 벗기고 두 개의 패드를 포장지에 그려져 있는 위치에 단단히 부착한다. 패드의 부착상태가 좋지 않으면 '패드를 확인하라'는 음성메세지가 나오게 된다. 패드 부착부위에 땀이나 기타 이물질이 있으면 제거한 뒤 다시 패드를 부착한다.
- 패드는 우측 쇄골의 중간 아래에 한 개를 붙이고 다른 한 개의 패드는 좌측 유두선 아래 중앙액와선(mid-axillary line)에 부착한다. 심장을 전기가 통과하여야 하므로 좌측 중앙액와선상에 부착하는 죄측 패드를 충분히 뒤쪽까지 부착하여야 한다.

③ 심전도 분석

- 패드가 부착되면 자동제세동기가 심전도를 분석하기 위해 '모두 떨어지세요'라는 음성 메시지가 나온다. 이때 심전도 분석에 혼선을 주지 않도록 하기위해 환자와의 모든 접촉을 피하고, 환자의 몸이 움직이지 않도록 한다. 심전도 분석결과는 제세동이 필요한 경우와 필요하지 않은 경우로 나타난다. 제세동이 필요한 경우 '제세동이 필요합니다'라는 음성 메세지와 함께 에너지를 충전하고, '제세동이 필요하지 않습니다'라는 음성 메시지가 나오면 즉시 가슴압박을 시작한다. 분석후 충전 중에는 압박중단시간을 최소화하기 위해 흉부압박을 시행한다.

④ 제세동

- 충전이 다 되면 경고음과 함께 '제세동 버튼을 누르세요'라는 음성 메시지가 나온다. 이때 구조자는 먼저 자신이 환자와 접촉하고 있지는 않은지 확인하고, '모두 떨어지세요'라고 소리치며 다른 사람이 접촉되어 있지 않는지 확인하고 제세동 버튼을 누른다.

⑤ 즉시 심폐소생술 다시 시작

- 제세동을 시행한 후에는 지체없이 가슴압박을 시작한다.
- 자동제세동기는 2분마다 환자의 심전도를 자동으로 분석하여 제세동의 필요성을 판단한다. 그러므로 119구조대가 도착하거나 환자가 회복될 때까지 심폐소생술과 제세동을 반복하여 시행한다.

(3) 자동제세동기 사용 시 발생문제 및 해결

① 가슴에 털이 많은 경우 반창고나 면도기 등을 사용하여 털을 제거하고 패드를 부착한다.

② 가슴에 땀이나 물 또는 액체로 피부가 젖어 있는 경우 가슴의 물기를 최대한 제거한 후 패드를 부착하고 제세동을 시행한다.

③ 패드 부착부위에 약물 패치 등이 붙어있다면 제거한 후 패드를 부착한다.

④ 인공심박조율기(pacemaker)나 체내 삽입형 제세동기(internal defibrillator)를 가지고 있는 환자는 삽입부위를 피해서 패드를 부착한다.

6) 이물질에 의한 기도폐쇄

기도의 완전한 폐쇄는 수 분내에 사망을 초래할 수 있는 중요한 응급상황이다. 환자가 목을 쥐고 기침을 하고 있으면(choking sign) 구조자는 목에 뭐가 걸렸는지 물어보고 환자가 고개를 끄덕거린다면 이물질에 의한 기도폐쇄를 확인할 수 있다. 소아의 경우 갑자기 호흡이 정지되고 청색증이 발생하면서 의식이 소실되거나 노인의 경우 삼킴장애가 있는 경우 급격한 청색증과 무호흡이 발생한다면 이물질에 의한 기도폐쇄를 의심해야 한다.

(1) 기도폐쇄의 구분

① 부분폐쇄

의식이 있고 말을 할 수 있거나 기침이 가능하여 환기상태가 비교적 양호한 상태로 환자의 상태를 관찰하면서 계속 기침을 유도한다. 지속적인 기침에도 이물질이 배출되지 않고 발성이 불가능해지거나 흡기 시 고음의 소리가 들리며 의식이 혼미해지면 완전폐쇄로 진행된 것으로 판단한다.

② 완전폐쇄

의식이 없거나 발성이나 기침이 불가능하고 청색증이 발견되어 환기상태가 불량한 상태로 즉각적인 응급처치를 시행해야 한다.

(2) 이물에 의한 기도폐쇄 응급처치

이물질에 의한 기도폐쇄가 발생하였을 때 가장 효과적인 치료는 환자가 기침하는 것이다. 기침을 효율적으로 하고 있다면, 구조자는 자발적인 기침을 하도록 두고 환자의 상태를 자세히 관찰한다. 그러나 반복적인 기침으로도 이물질이 빠져나오지 않고 환자의 환기 상태가 불량해지면, 이물질을 제거하는 응급조치를 시도한다. 등 두드리기와 복부 밀어내기 등 한가지 이상

표 2-2 성인, 소아 및 영아에서 심폐소생술 차이점

심폐소생술 수기 \ 나이구분		성인	소아	영아
응급의료체계 활성화 순서		구조요청 후 심폐소생술		
기도유지		머리 기울이고 턱들어올리기		
1회 인공호흡량		6~7mL/kg		
의료종사자에 의한 인공호흡 (호흡만 보조하는 경우)		10~12회/분	12~20회/분	
의료종사자에 의한 인공호흡 (전문기도기가 삽관된 경우)		10회/분		
이물에 의한 기도폐쇄		등두드리기-하임리히법		등두드리기 및 가슴밀기 (back slaps and chest thrusts)
맥박확인	일반인	확인 안함		
	의료종사자	경동맥	경동맥 또는 대퇴동맥	상완동맥
가슴압박 위치		흉골 아래쪽 1/2 지점		유두 연결선과 흉골이 만나는 곳의 바로 아래
압박 방법		두손으로 압박	한 손 또는 성인과 동일	2개의 손가락 또는 두 엄지손가락
압박 깊이		약 5cm	흉곽 전후 직경의 1/3 (4~5cm)	흉곽 전후 직경의 1/3 (4cm)
압박 속도		분당 100~120회		
압박-호흡 비율		30 : 2	30 : 2(일반인 또는 의료종사자 1인) 15 : 2(의료종사자 2인 이상)	
가슴이완		가슴압박 사이에는 완전한 가슴압박		
자동제세동		성인용 패드 사용	소아용 충격량 감쇠기 사용	수동제세동기 사용 권장

더 효율적인 방법을 시도해 볼 것을 권하며 항상 머리를 기도보다 낮게 유지시켜 시행한다. 또한 이물 제거 시도를 하다가 환자가 의식이 없어지면 즉시 심폐소생술을 시작한다. 단 심폐소생술을 시행하면서 인공호흡 전에 이물이 보이는지 눈으로 입속을 확인하여야 한다.

① 구강 내 이물질 제거

의식이 없는 환자에서 이물질이 구조자의 시야에 보일 경우에만 시행한다. 이물질이 보이면 턱과 혀를 동시에 한 손으로 쥐고 들어 올리면서 손가락을 이용하여 훑어내기 방법(finger sweep)으로 제거한다. 만약 손으로 제거하기 힘들면 보조기구(Kelly clamp 또는 Magill forcep)를 사용할 수도 있다. 환자가 의식이 있을 때는 절대로 손가락으로 이물질을 제거하려고 시도해서는 안된다.

② 등 두드리기

의식이 있는 기도폐쇄 환자에게 이물질을 제거하기 위한 응급처치로써 가장 먼저 권장되는 방법이다. 등 두드리기는 구조자의 손바닥으로 환자의 양쪽 견갑골 사이의 등을 강하게 치는 방법으로, 중력으로 이물질이 배출되도록 환자에게 허리를 굽혀 머리를 기도보다 낮게 유지하도록 한다.

③ 복부 밀어내기(하임리히법)

의식이 있는 기도폐쇄 환자에게 이물 제거를 위해 등 두드리기를 했으나 실패했을 경우 권장하는 방법으로, 횡경막을 급격히 상승시킴으로써 기도 내 압력을 증가시켜 기도 내 있는 이물질이 밀려나오도록 조작하는 것이다. 그러나 복부 장기를 손상할 가능성이 크므로 정확한 방법으로 시행해야 한다. 복부 밀어내기는 환자의 검상돌기 하부에 한 손을 주먹 쥔채로 대고

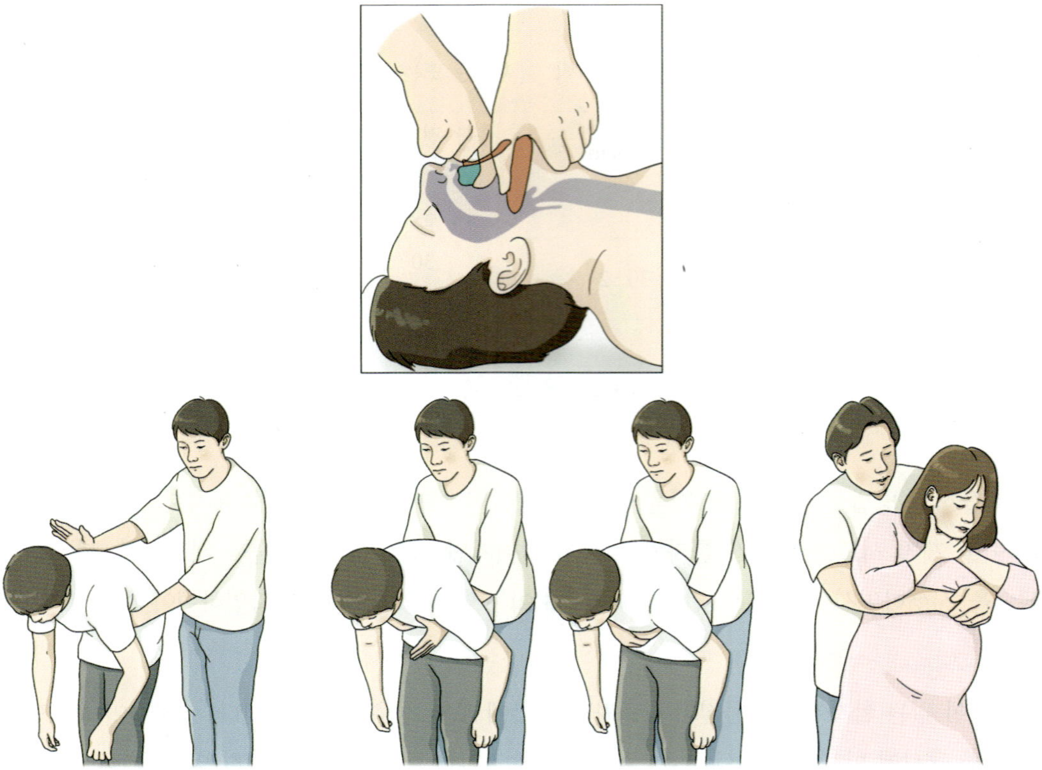

그림 2-16 기도폐쇄 시 응급간호

다른 한손으로 그 위를 잡은 후 후상방으로 복부를 강하게 압박한다. 등 두드리기와 마찬가지로 머리를 기도보다 낮게 위치시킨다.

④ 가슴 밀어내기

복부 팽만으로 인하여 복부 밀어내기가 불가능한 임산부나 고도 비만이 있는 사람에게 적용한다. 구조자가 환자의 등 쪽에서 환자의 가슴을 감싸 안은 후 한 손의 주먹을 환자의 흉골 중앙에 위치시킨 상태에서 강하게 뒤쪽으로 압박한다.

(3) 영아의 기도폐쇄 응급처치

기도가 폐쇄된 영아는 샌드위치법으로 안아서 무릎을 이용해 눕힌 후 등 두드리기 5회와 가슴밀치기 5회를 1초에 한 번 정도의 속도로 이물질이 나올 때까지 시행한다. 이물이 나오지 않고 의식을 잃으면 심폐소생술을 시행한다.

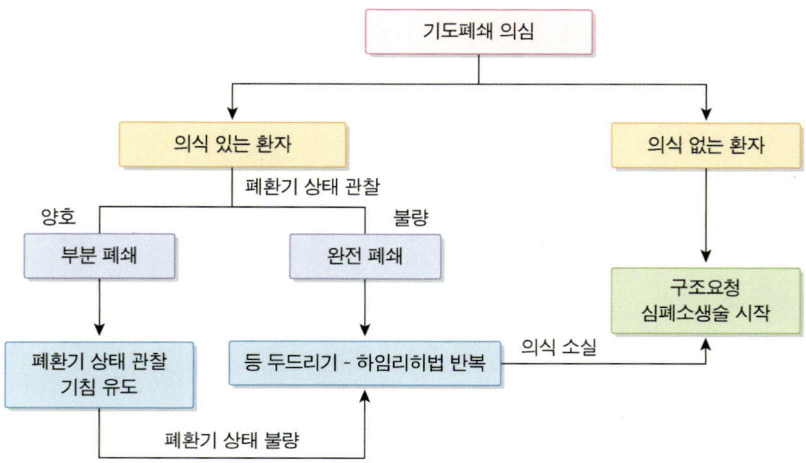

그림 2-17 기도폐쇄가 의심되는 환자의 응급조치 순서

R.E.F.E.R.E.N.C.E

- 김동욱 외. (2018). 사례를 통해 배우는 응급과 재난간호학. 퍼시픽북스.
- 김옥숙 외. (2018). 응급 및 재해간호. 수문사
- 김진희 등. (2021). 응급간호와 재난간호. 고문사.
- 대한심폐소생협회. (2018). 기본소생술(KBLS). 군자출판사.
- 이은자 외. (2019). 응급간호. 수문사.
- 황성오 외. (2021). 심폐소생술과 전문심장소생술 제6판, 군자출판사.
- https://www.kacpr.org/(대한심폐소생협회)

03
P·A·R·T

전문소생술

학|습|목|표

- 심전도 리듬을 분석할 수 있다.
- 심정지 환자의 리듬별 제세동 유무를 선택할 수 있다.
- 전기적 심조율 전환술을 보조할 수 있다.
- 경피인공심장박동조율술을 보조할 수 있다.
- 심정지 환자의 전문기도유지술을 시행할 수 있다.
- 심정지 환자의 약물투여를 시행할 수 있다.
- 소생팀으로써 팀워크를 기반으로 협력할 수 있다.
- 제세동 가능 리듬 시 응급처치를 수행할 수 있다.
- 제세동 불가능 리듬 시 응급처치를 수행할 수 있다.
- 심정지 후 처치를 설명할 수 있다.

P·A·R·T 3 전문소생술

전문심장소생술(Advanced cardiovascular life support; ACLS)은 의료인에게 있어 업무에 부합하는 기본적이고 필수적인 술기이다. 심정지 환자를 만나면 먼저 심정지 유무를 확인한 후 즉시 기본소생술을 시행하며 제세동기 리듬 분석을 시행하고 리듬에 따라 전기치료, 전문기도유지술, 약물투여 등 적절한 전문소생술을 시행하여야 하며, 이는 팀 접근을 통하여 효율적으로 진행하여야 한다. 이런 전문심장소생술은 기본소생술과 더불어 응급의료의 핵심적인 응급처치 술기이므로 응급의료종사자 뿐 아니라 응급환자를 다루는 간호사가 필수적으로 알아야 하는 내용이다. 이 장에서는 간호사로서 병원이나 병원 전 실무현장에서 심정지 환자를 마주했을 때 전문소생술을 이해하고 초기 응급처치를 적절하게 시행하기 위하여 기본이 되는 내용을 간단하게 기술하였다.

1 전문소생술에 필요한 핵심술기

1) 심전도 리듬 분석

(1) 심전도의 기초

심전도는 심장의 전기적 활동 심장의 심장박동주기에 따라 심방에서 심실로 전달되는 탈분극과 재분극의 전기적 활동의 크기와 방향을 심전도 기록지에 유도에 따라 기록한 것이다. 이 전기적 활동은 피부에 부착된 전극을 통해 감지된다.

심전도 기록지 가로인 수평축은 시간의 흐름이 초단위로 기록되고, 세로인 수직축은 전기의 세기가 밀리미터 단위로 기록된다. 가로 1mm인 작은 한칸은 0.04초이며, 5mm 짙은 선은 0.2초이다(1초=25mm=큰칸 5칸). 세로 1mm인 작은 한칸은 0.1mV의 진폭을 의미한다〈그림 3-1〉.

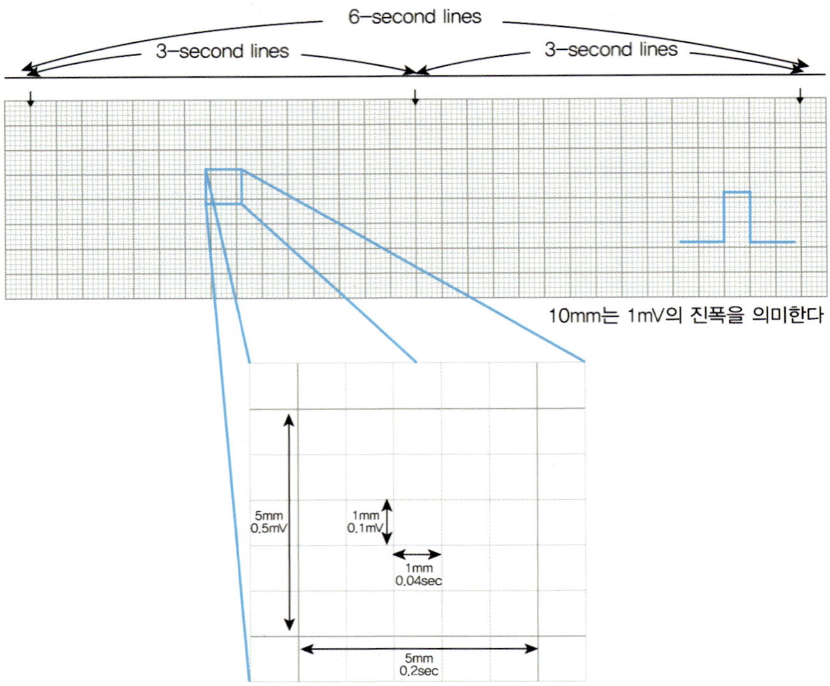

그림 3-1 심전도 기록지

심장에서 발생하는 전기적 활동은 가로인 시간의 흐름에 따라 심방과 심실의 탈분극과 재분극 시 발생된 전류가 전극을 통해 감지되고 증폭되어 표시된다. 이 전류는 심전도 파형으로 나타난다.

심전도 파형 사이에 평평한 선인 기저선(iso-electric line, 등전위선)이 있다. 심방의 탈분극(수축)은 P파로, 심실의 탈분극은 QRS파(군)로, 심실의 재분극(이완)은 T파로 나타난다. 심실의 탈분극인 QRS파는 시간변수가 중요한데 0.04~0.12초 이내에 있어 좁은 QRS파로 나타나야 정상이다. 반면 0.12초보다 넓은 QRS파는 심실성 리듬으로 비정상 파형이다. PR간격은 심방에서 수축하여 심실까지 자극이 전달되는 시간으로, P파의 시작점부터 QRS파의 시작되기 이전까지 지점이다. PR간격은 0.12~0.2초 사이가 정상이며 0.12초보다 짧은 경우 조기흥분증후군일 수 있으며, 0.2초보다 길어지면 방실차단 리듬일 수 있다. ST분절은 QRS파의 끝부분에서 T파의 시작점까지로 기저선 상에 있어야 정상이다. ST분절이 기저선보다 올라가 있으면 ST분절의 상승으로 심근의 손상 시 나타나는 심전도의 이상소견이다. ST분절의 상승을 판독할 때 중요한 지점이 J점(point)로 QRS파와 ST분절이 만나는 지점을 말하며, 보통 12유도 심전도를 판독할 때 1mm이상 상승 시 심근손상을 의심하며 급성심근경색에서 주목하여 판독하여야 하는 심전도 변화이다 〈그림 3-2〉.

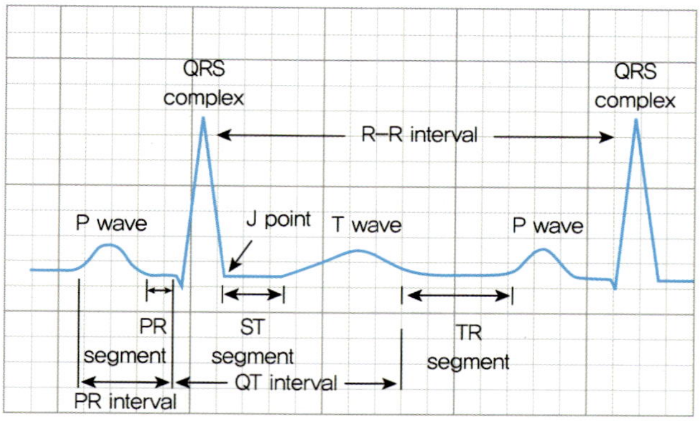

그림 3-2 심전도의 구성요소

12유도 심전도는 심장의 전기적 활동을 심전도 모니터에서 관찰할 수 있도록 모니터나 심전도 측정기에 연결된 와이어가 있고 이 끝에 전극을 부착하여 여러 방향으로 심장의 전기적 활동을 관찰하는 것으로, 심전도 유도는 사지유도와 흉부유도가 있다.

사지유도는 표준사지유도 3개, 증폭사지유도 3개 하여 6방향으로 관상면(frontal plane)을 관찰한 것이다.

표준사지유도는 양극유도로 유도Ⅰ, 유도Ⅱ, 유도Ⅲ이다. 유도Ⅰ은 왼팔(+)과 오른팔(−)사이의 전류를 측정한 것이다. 유도Ⅱ는 왼다리(+)과 오른팔(−)사이의 전류를 측정한 것으로 대표 유도로 많이 쓰인다. 유도Ⅲ은 왼다리(+)와 왼팔(−)사이의 전류를 측정한 것이다. 증폭사지유도는 aVR, aVL, aVF이다. 유도 aVR은 심장으로부터 오른쪽 팔(+)로, 유도 aVL은 심장으로부터 왼쪽 팔(+)로, 유도 aVF는 심장으로부터 왼쪽 다리(+)로 증폭되는 단극유도이다. 오른쪽 다리는 유도에는 포함되지 않는 그라운드 유도로 사용되기도 한다. 또한 상황에 따라 팔다리보다 몸통에 사지유도를 부착하기도 한다 〈그림 3–3,4,5〉.

흉부유도는 단극성으로 수평면으로 심장을 보는 유도이다. 흉부유도(V)의 적절한 위치는 12유도 심전도기록지를 정확하게 해석하는데 아주 중요하다. 유도 V1은 네 번째 갈비사이와 복장뼈 오른쪽, 유도 V2는 네 번째 갈비사이와 복장뼈 왼쪽, 유도 V3는 V2와 V4사이 중간, 유도 V4는 다섯 번째 갈비사이 왼쪽 빗장중앙선, 유도 V5는 다섯 번째 갈비사이 왼쪽 앞겨드랑이선, 유도 V6는 다섯 번째 갈비사이 왼쪽 중앙겨드랑이선이다. 간혹 우심실 경색이 의심되는 경우 오른쪽 가슴에 유도를 부착하고 심전도를 찍는데(reversed), 유도 V4R은 다섯 번째 갈비사이 오른쪽 빗장중앙선이며, 유도 V5R은 다섯 번째 갈비사이 오른쪽 앞겨드랑이선에서 찍은 유도이다 〈그림 3–6,7〉.

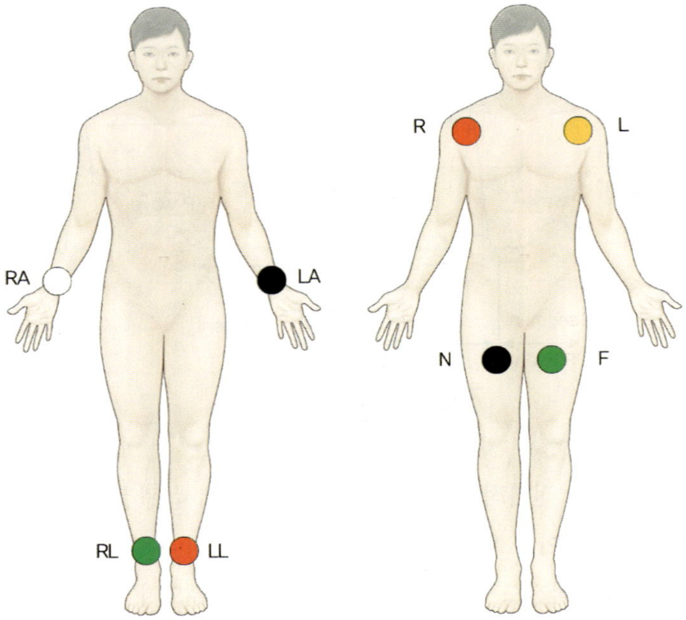

그림 3-3 사지 전극의 부착 부위

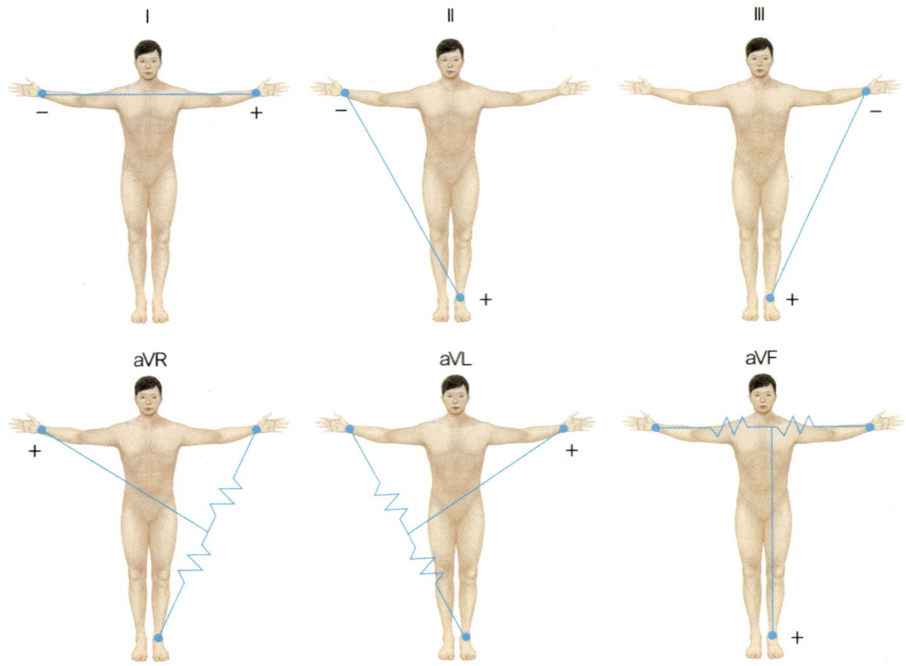

그림 3-4 6개의 사지 유도

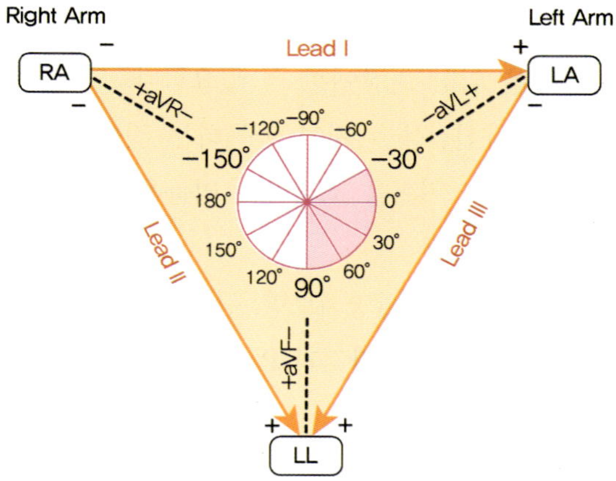

그림 3-5 아인토벤의 삼각형(Einthoven's triangle)

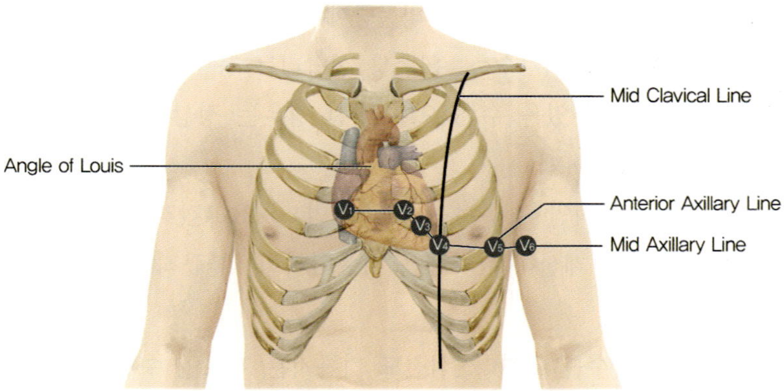

그림 3-6 흉부 전극 부착 부위

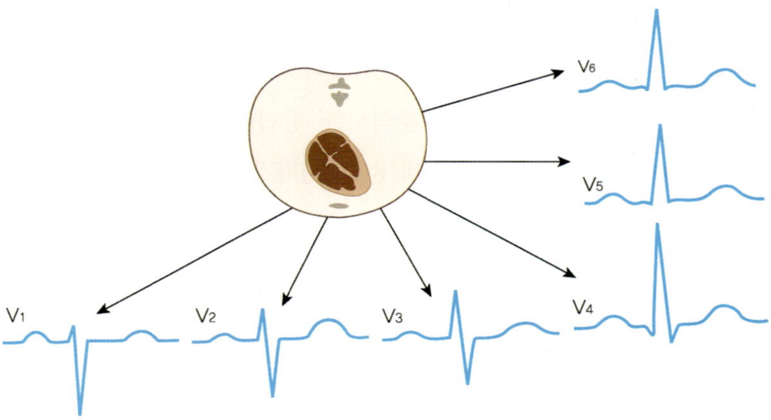

그림 3-7 흉부 유도

(2) 심전도 리듬분석

심전도 리듬을 분석하는 것은 임상 현장에서 꼭 필요하다. 그러므로 간호사는 심전도 판독을 위해 체계적으로 접근하여 자신감을 가지고 판독하는 것이 중요하다. 특히 응급상황에서는 정확한 모든 리듬의 판독보다는 위험을 초래하는 리듬을 빠르게 판독하여 초기 대처를 잘 해야 한다.

심전도 판독의 단계는 5단계로 쉽게 설명해보면, 규맥PPQ라고 한다. 리듬의 규칙성(규), 맥박수(맥), P파의 유무와 모양 확인(P), PR간격과 P : QRS 비가 1 : 1인지 확인(P), QRS파의 폭과 모양을 확인(Q)하는 순서이다.

- **1단계 : 리듬의 규칙성을 확인한다(규)**

R-R간격이 일정한지를 보면 규칙성을 알수 있다. 규칙성이 있는지, 불규칙한 부분이 있는지, 아주 불규칙한지를 분석한다. 심실상성 리듬중에 R-R간격이 불규칙한 리듬은 심방세동이 대표적이며 심방조동이나 심방조기수축, 유주성 심방리듬 등이 있다. 정상동성리듬(NSR)도 호흡에 따라 약간의 불규칙이 있을 수 있으며 이런 경우는 정상적인 경우이다.

- **2단계 : 맥박수를 분석한다(맥)**

맥박수는 R-R간격이 규칙적인 경우는 ① 300/N법 ② R-R간격을 초로 계산하여 60초에 R(QRS)파가 몇 번 나오는지 계산하는 방법을 사용하며 ③ 불규칙하거나 서맥인 경우 6초법을 사용한다.

① 300/N으로 N은 큰 칸수를 말한다. 심전도 기록지는 가로인 수평축이 시간으로 큰 칸이 0.2초다. 그래서 60초에는 큰 칸이 300칸이 지나간다. 그래서 R-R간격이 큰 칸 마다 나오면 300회의 분당 박동수가, 2칸마다 나오면 150회, 3칸마다 나오면 100회, 4칸마다 나오면 75회가 나와서 300/N으로 계산하면 쉽게 맥박수를 계산할 수 있다 〈그림 3-8,9〉. 간호사는 빠른 박동수 계산을 위해 300-150-100-75-60-50을 암기하는 것이 도움이 된다.

② R-R간격을 초로 계산하여 맥박수를 분석하는 방법이다. 큰칸 4칸과 작은칸 두칸이면 4×0.2＋2×0.04＝0.88초인 경우, 60초에 R(QRS)파가 몇 번 나오는지 계산하면 60/0.88＝68. 회가 나오게 된다.

③ 6초법은 서맥이거나 맥박이 불규칙한 경우 R-R간격이 불규칙하므로 ①, ②방법 보다는 ③방법을 사용한다. 심전도 기록지에는 3초마다 표시가 있는 경우가 있어 6초 이내에 R(QRS)파가 몇 번 있는지를 찾아보는 방법이다. 3초는 큰 칸 15칸이며 6초는 큰 칸 30칸이다 〈그림 3-10〉. 맥박수를 분석하여 분당 60회 이하인 경우 서맥, 100회 이상인 경우 빈맥, 60～100회 사이는 정상리듬 박동수임을 분석한다.

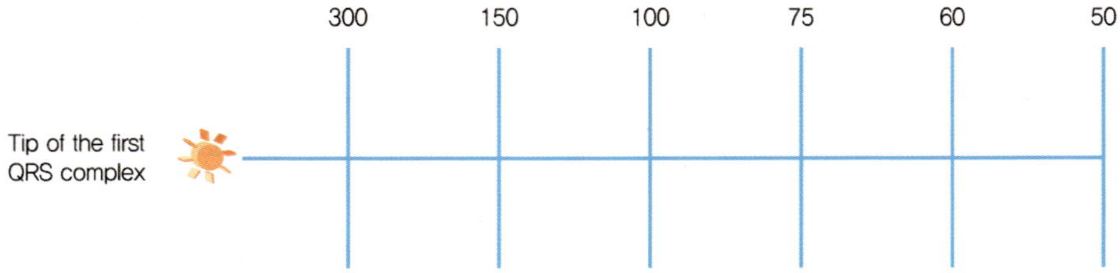

그림 3-8 RR 간격을 이용한 심박수 계산

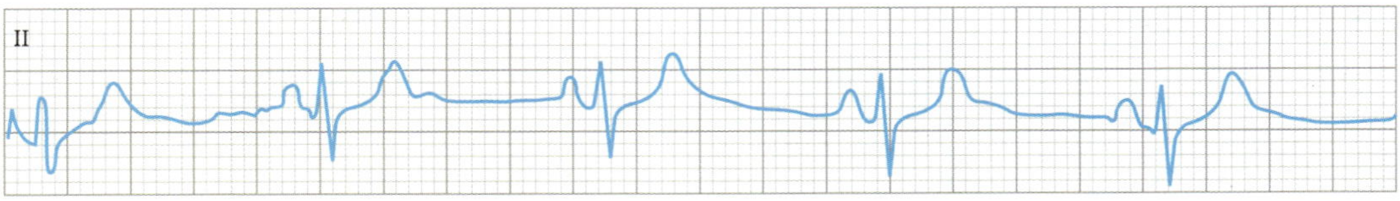

그림 3-9 R-R간격을 이용한 심박수 계산(300/4~300/5:75~60회)

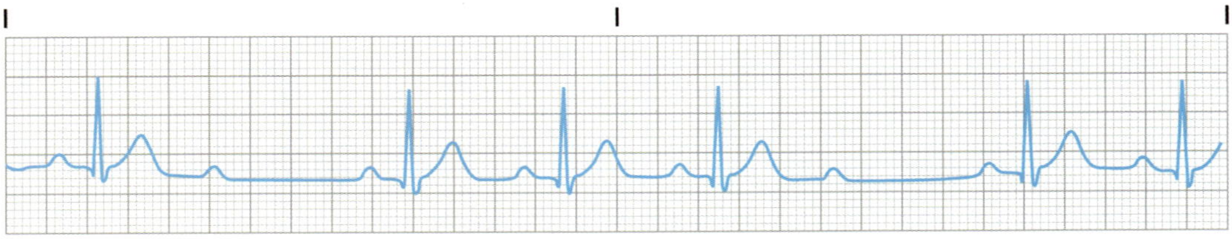

그림 3-10 3초 표기를 이용한 심박수 계산

- **3단계 : P파의 유무와 모양 확인한다(P)**

정상 P파는 유도Ⅱ에서 상향의 완만한 곡선을 그리는 파이다. 정상에서는 QRS파 앞에 항상 P파가 나오지만, 방실차단에서는 P파 다음에 QRS파가 안나올 수도 있으며, 결정성 리듬이나 심실성 리듬은 P파가 없이 QRS파가 나오기도 한다. 또한 비정상 P파는 정상 P파와 다른 형태를 보인다. P파는 유도Ⅱ에서 상향의 완만한 곡선을 그리나 하향파나 모양이 뾰족한 모양이나 변형된 모양이 보일 수도 있다. 또한 P파가 톱니 모양이거나 가는 잔떨림 모양인 경우도 있다. 여기서는 심방의 박동이 정상인지 여부를 분석한다.

- **4단계 : PR 간격과 P : QRS 비가 1 : 1인지 확인한다(P)**

PR 간격은 심방에서 수축하여 심실까지 자극이 전달되는 시간으로, P파의 시작점부터 QRS파의 끝나는 지점까지이며, 0.12~0.2초 사이가 정상이다. P : QRS 비는 1 : 1인지, 즉 P파가 나오면 반드시 QRS파가 나오는지를 확인하는 것이다. 방실차단은 P파 후에 QRS파가 2도나 3도 방실차단에서는 나오지 않는 경우가 있다. 여기서는 방실차단 정도를 분석한다. 1도 방실차단은 PR 간격이 0.2초 이상으로 전도가 지연되나 QRS파가 항상 P파 후에 나온다

(=1 : 1, P파=QRS파의 수). 2도 1형 방실차단은 P파 후에 QRS파가 나오지 않아 차단이 나타나면(≠1 : 1, P파>QRS파의 수) PR 간격은 점점 길어지다가 사라진다. 2도 2형 방실차단은 P파 후에 QRS파가 나오지 않아 차단이 나타나면(≠1 : 1, P파>QRS파의 수) PR 간격은 일정하다가 사라진다. 3도 방실차단은 P파 후에 QRS파가 나오지 않아 차단이 나타나며(≠1 : 1, P파>QRS파의 수) PR 간격은 불규칙하고 P-P간격과 R-R간격은 일정하다. 즉 심방과 심실의 박동은 각각 일정하지만 방실간 전도가 되지 않아 완전방실차단이라 한다.

• **5단계 : QRS파의 폭과 모양을 확인한다(Q)**

QRS파가 0.12초 미만이면 좁은 QRS로 정상이고 심실상성 리듬이며, 0.12초 이상인 경우 넓은 QRS로 비정상으로 심실성 리듬이다.

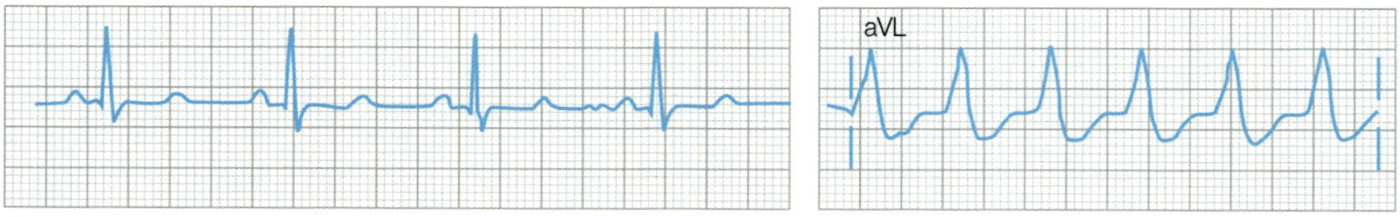

좁은 QRS(<0.12초) 넓은 QRS(>0.12초)

그림 3-11 QRS의 폭의 정상유무 확인

심전도 리듬분석의 5단계를 통하여 리듬이 어디서 시작되었는지 알 수 있다. P파, QRS파, PR간격과 P : QRS 비를 분석하여 리듬이 어디서 시작되었는지 확인하고 리듬명을 정하는 것이다. 즉 심박조율기(pacemaker)가 심장의 어느 부위냐에 따라 심박조율기 주도적 페이스메이

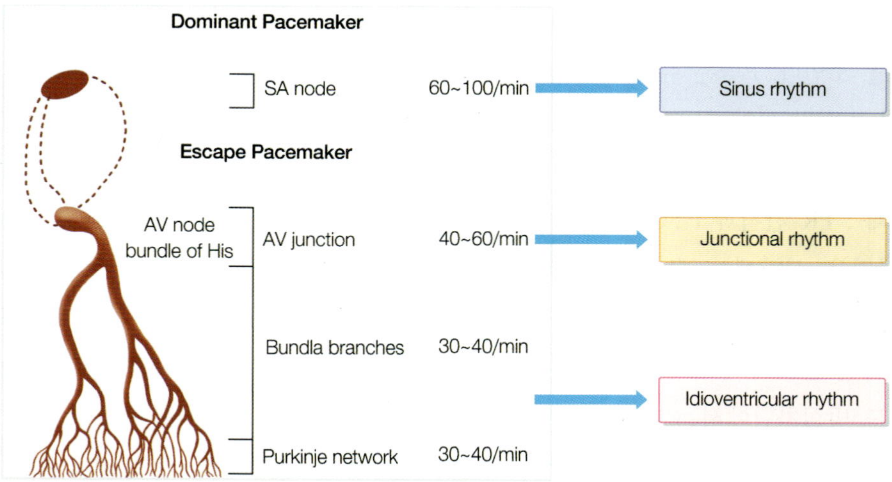

그림 3-12 심박조율기

커가 동방결절에 있고 거기에서 박동이 시작하면 60～100회/분의 박동을 하며 이것을 동성리듬이라 한다. 이소성 페이스메이커인 방실접합부에서 박동이 시작하면 접합부리듬이라 하고, 좌우 각이나 프르키네섬유망에서 박동하게 되면 심실고유리듬이라 한다. 다시말해 P파가 정상이면서 QRS파가 정상이며 PR간격과 P : QRS＝1 : 1이면서, 심장수축이 동방결절에서부터 시작되어 정상 전도로를 따라 전도된 리듬은 동성 리듬이다. P파가 비정상이면서 다른 QRS파나 PR간격 등이 정상일 때는 심방 리듬이다. P파가 없고 좁은 QRS파를 가진 리듬은 결정성 리듬(접합부성 리듬)이다. P파가 없고 넓은 QRS파를 가진 리듬은 심실성 리듬이다.

① 심실상성 리듬들

심실상설 리듬은 좁은 QRS파를 가진다. 그 다음 P파를 분석하여 정상이면 동성 리듬, P파가 비정상이면 심방성 리듬, P파가 없으면 결절성 리듬이다.

- **동성리듬** : P파가 정상이며 분당 박동수가 100회 이상이면 동성 빈맥, 60이하이면 동성서맥, 60～100회이면 동성리듬이다.
- **심방리듬** : P파가 있으나 비정상 모양인 뾰족하거나 이상성이거나 다른 모양이어서 동방결절이 아닌 다른 이소성 심방부위에서 박동이 시작된 리듬이 심방리듬이다. 심방리듬도 박동수에 따라 리듬명이 정해지며, P파의 모양이 다르면 유주성 심방리듬(방황성 심방리듬, 다원성 심방리듬 등)으로 명명한다.
- **심방조동, 심방세동** : 심방의 수축인 P파의 모양이 조동파(flutter파)이거나 세동파(잔떨림파, fibrillation파) 모양이다. R-R간격의 규칙성 부분에서 대부분 심방조동은 규칙적이거나 약간 불규칙한 정도이며 조동파가 보이는데, 심방세동은 R-R간격이 완전히 불규칙하

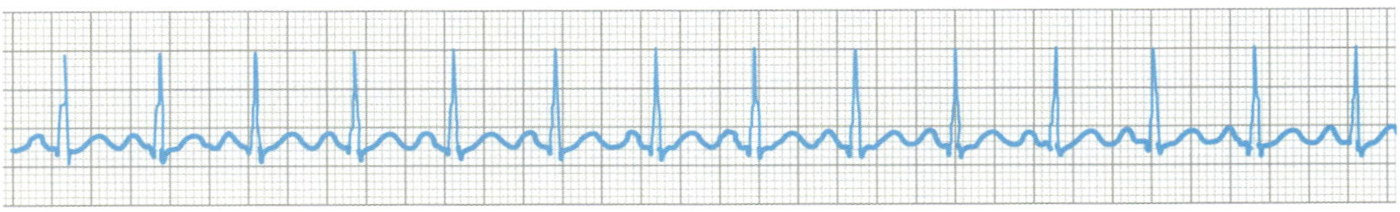

그림 3-13 동성빈맥

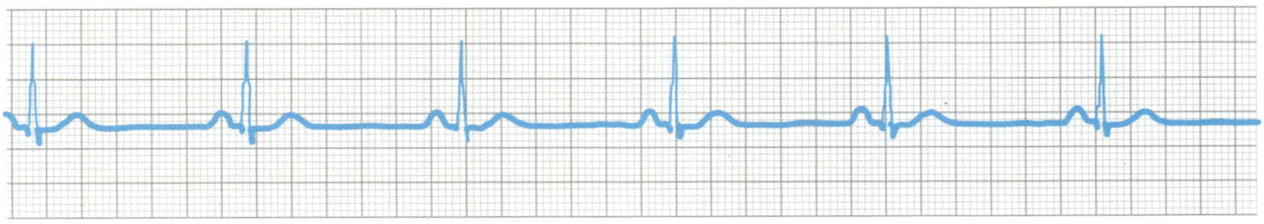

그림 3-14 동성서맥

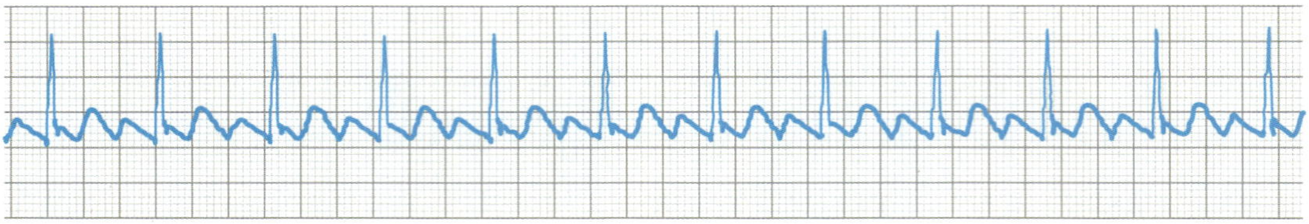

그림 3-15 심방조동

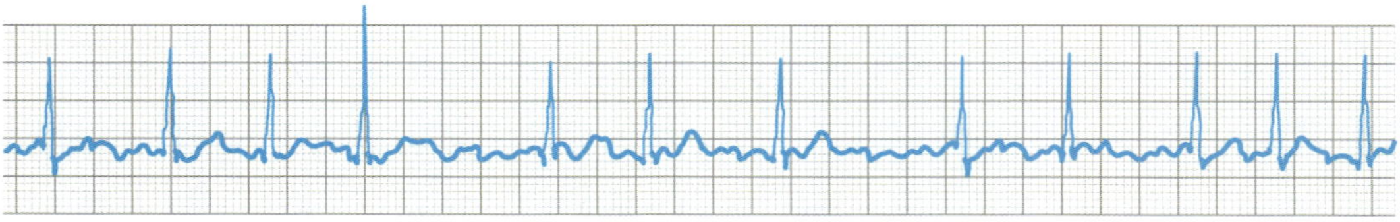

그림 3-16 심방세동

면서 세동파가 보일 수도 있고 파가 안보이고 편편할 수도 있다. 세동파가 안보이고 미세하여도 QRS가 좁으면서 R-R간격이 불규칙하면 심방세동을 고려해 보아야 한다. 특히 심방세동은 혈전이 있는 경우 잘 발생하는 부정맥이므로 응급을 초래하는 부정맥으로 잘 발견해야 한다.

- **결절성 리듬(접합부)** : P파가 보이지 않거나 간혹 QRS파 앞이나 뒤에 보일 수도 있으며 QRS파는 좁은 정상파를 보이는 경우 결절성 리듬이라고 한다.
- **발작성심실상성빈맥**(Paroxysmal supraventricular tachycardia; PSVT) : 갑자기 발생하는 150~250회/분의 좁은 QRS 빈맥으로 P파가 있는지 없는지 빠른 빈맥으로 감별이 잘 되지 않는다. R-R간격이 일정하며 아주 빠른 좁은 QRS 빈맥이다.
- **조기수축** : 조기수축은 R-R간격이 일정하다가 짧아진 경우 자세히 보면 이소성 박동인 조기수축이 나타난 경우가 있다. 심방 조기수축(Premature atrial contraction; PAC)은 P파가 모양이 변하여 존재하며 QRS는 좁고 정상이다. 결절성 조기수축(Premature junctional contraction; PJC)은 P파가 존재하지 않고 좁은 QRS인 경우이며, 심실성 조기수축(Premature ventricular contraction; PVC, VPC, VPB)은 P파가 없고 QRS는 넓은 폭을 가진다.

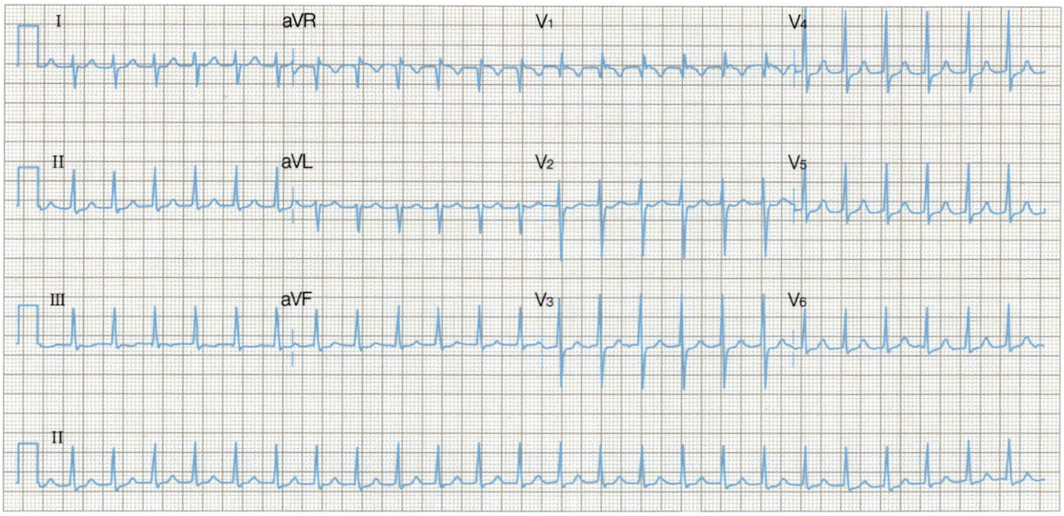

그림 3-17 발작성 상심실성 빈맥

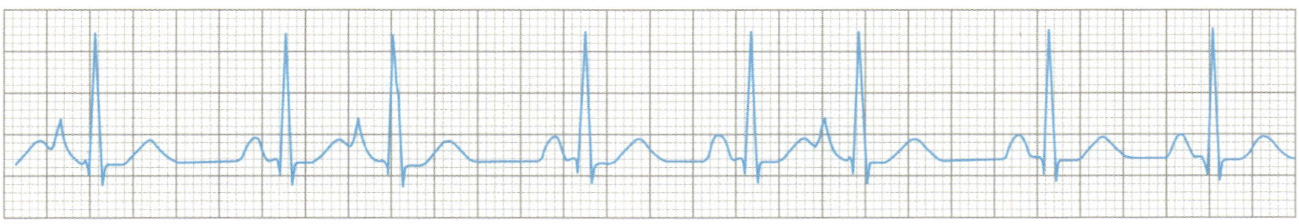

그림 3-18 심방 조기수축

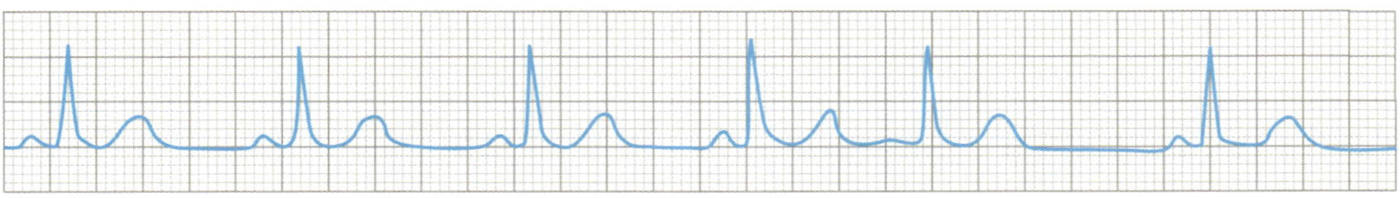

그림 3-19 방실 접합부 조기박동

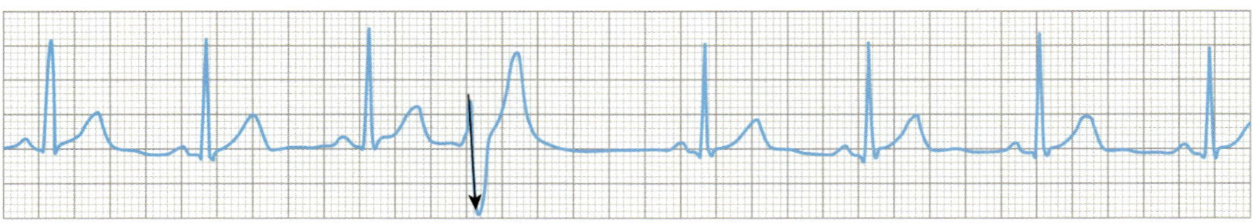

그림 3-20 조기 심실 수축

② 심실성 리듬

• 심실성 리듬은 넓은 QRS파를 가진다.

– **심실조기수축** : 넓은 QRS파가 정상 R-R간격보다 더 먼저 조기수축이 일어난다. 보통 기존 QRS리듬보다 일찍 나오며 보상성 휴지기를 동반하여 다음 QRS파는 늦게 나온다. 보통 크고 넓은 모양의 QRS가 출현하므로 바로 발견할 수 있다. 조기에 수축이 되면 심실조기수축이라 하고 수축이 늦게 나타나면 심실이탈율동이라 한다.

– **심실고유리듬** : 넓은 QRS파가 느리게 20~40회/분 정도로 나타난다. 심실의 이소성 페이스메이커에서 박동하면 20~40회/분의 박동을 하게 되며, 박동수가 60회 내외로 빨라진 경우는 가속성 심실고유리듬이라고 한다.

– **심실빈맥** : 넓은 QRS가 심실의 좌우각이나 푸르키네 섬유에서 이소성 페이스메이커에서 기원한 100~250 회/분의 속도로 박동한다. 같은 모양의 QRS인 경우 단형심실빈맥이라하고 서로 다른 모양의 QRS파가 나타나면 다형 심실빈맥이라 한다. 또한 서로 다

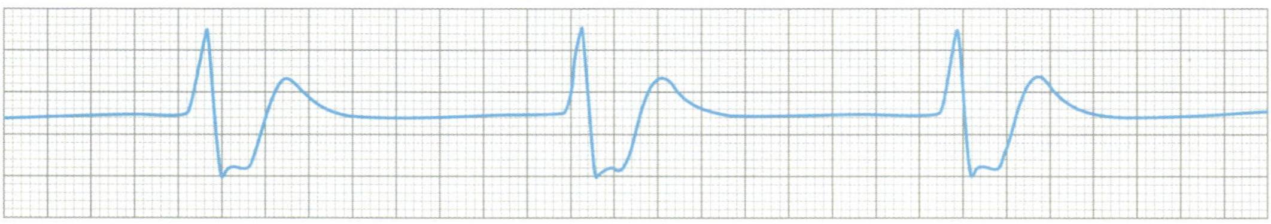

그림 3-21 심실 고유율동

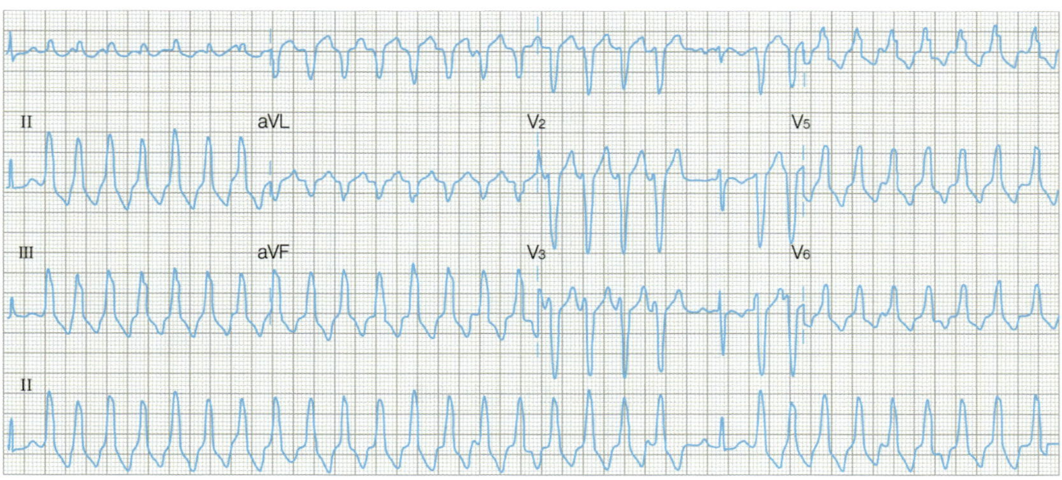

그림 3-22 심실 빈맥

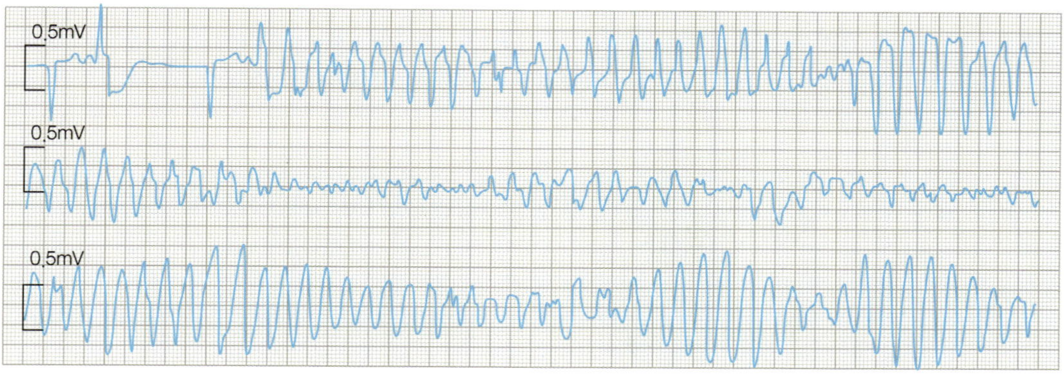

그림 3-23 염전성 심실빈맥(Torsades de pointes)

른 모양의 QRS가 일정한 주기를 가지고 커졌다 작아졌다 하는 경우 염전성 심실빈맥(torsades de pointes)이라 한다. 이 염전성 심실빈맥은 한 지점을 중심으로 꼬임이 나타나는 특성을 가지며 QT간격이 비정상적으로 연장되고 심근의 재분극이 느려지는 결과로 잘 발생한다. 보통 전해질 불균형 등으로 발생한다.

- **심실세동** : 매우 빠르고 형태를 알 수 없는 파형만 보이고 QRS파를 구분할 수 없는 특징이 있는 경우 심실세동이라 한다. 보통 심정지 초기 상황에 전기적 에너지는 심장에 남아있는데 수축이 일어나지 못하고 잔떨림만 하는 경우에 나타난다.

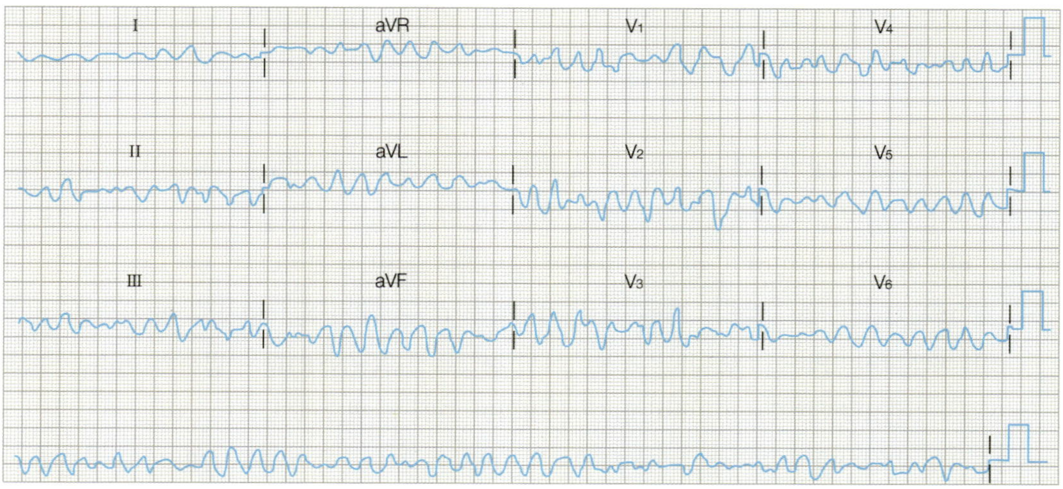

그림 3-24 심실 세동

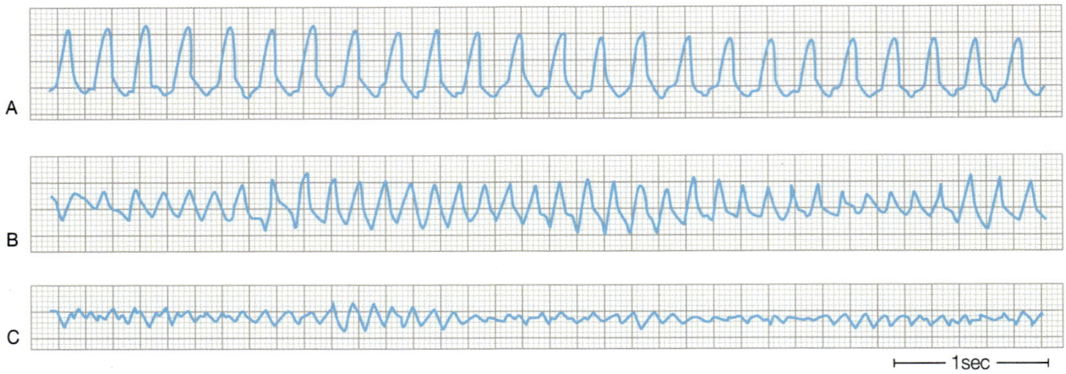

A. 단형심실빈맥(Monomorphic ventricular tachycardia, QRS complex의 모양이 일정하다. P wave가 다양한 위치에서 나타나 방실 해리되었음을 알 수 있다.
B. 다형심실빈맥(Polymorphic ventricular tachycardia, QRS complex의 모양이 각각 다르다.
C. 심실세동(Ventricular fibrillation)

그림 3-25 심실빈맥과 심실세동의 구별

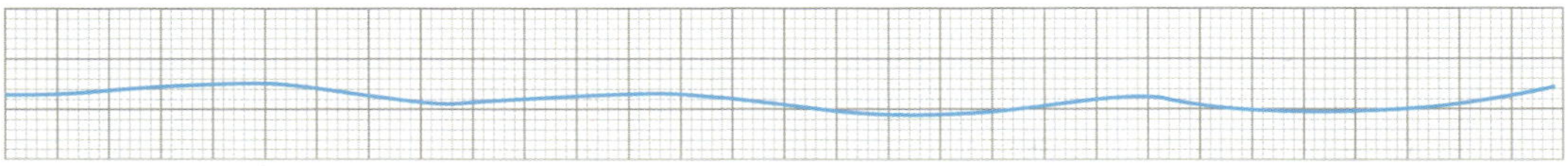

그림 3-26 무수축(asystole)리듬

- **무수축** : 심실내의 전기활동이 없는 상태에 무수축이 나타난다. 전기적 활동이 없으므로 아무 파동이 없고 무수축(flat)이 나타난다. 심정지 후 10분이상 오랜 시간이 경과된 환자이거나 서맥이다가 갑자기 무수축으로 변하는 환자가 있다.

③ 방실차단 리듬들

방실차단 리듬은 PR간격과 P : QRS 비로 판독하여 방실차단의 정도를 판독한다. 방실결절의 전도로에 차단으로 차단된 정도에 따라 방실차단의 종류가 나뉘며 1도보다 2도가, 2도보다 3도 방실차단이 더 많이 방실결절 부위의 전도차단이 있는 것이다.

- **1도 방실차단** : 방실결절을 통한 전도 지연으로 0.2초 이상으로 연장된 PR간격을 가진 리듬이다. 다른 P파와 QRS파는 정상이어서 정상동성리듬(NSR)과 구별하기 어려울 수도 있다. 그래서 PR간격이 0.2초이상 인지 정확한 판독이 필요하다.
- **2도 1형 방실차단** : 2도 방실차단부터는 P : QRS 비가 1 : 1이 아니고 QRS파가 차단됨으로 인해서 결손이 생기는 리듬이다. 2도 1형 방실차단은 PR간격이 점차 길어지다가 P파 다음에 QRS파가 나오지 않는 특징이 있다. 그래서 R파가 그룹이 지어지는 특징이 있다.

- **2도 2형 방실차단** : 2도 2형 방실차단은 PR간격이 일정하다가 P파 다음에 QRS파가 나오지 않는 특징이 있다. 차단 정도가 약한 경우는 여러 번에 한 번씩 없어지지만 심하면 두 번에 한 번씩 QRS파가 없어진다(고도의 2도2형 방실차단).
- **3도 방실차단** : PR간격이 불규칙하며 P파는 P파끼리 QRS파는 QRS파 끼리 일정하다. 즉 방실결절과 히스속, 각을 통한 전도가 완전히 차단되어 P파와 QRS파의 서로 연관성이 없는 방실해리현상이 특징이다. 심방과 심실이 따로 수축하는 현상이라 볼 수 있다.

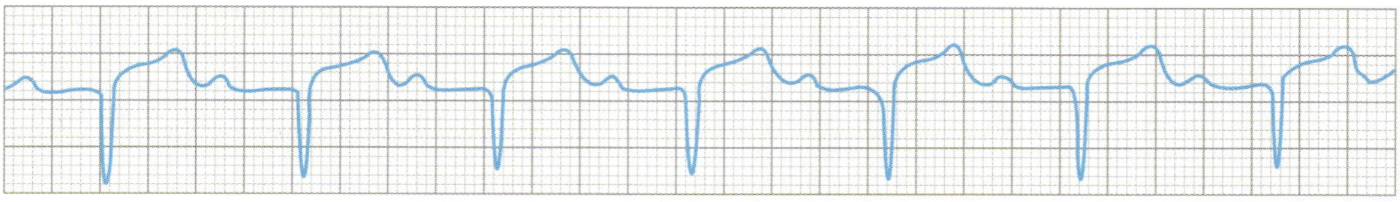

그림 3-27 1도 방실차단, PR간격~0.32s

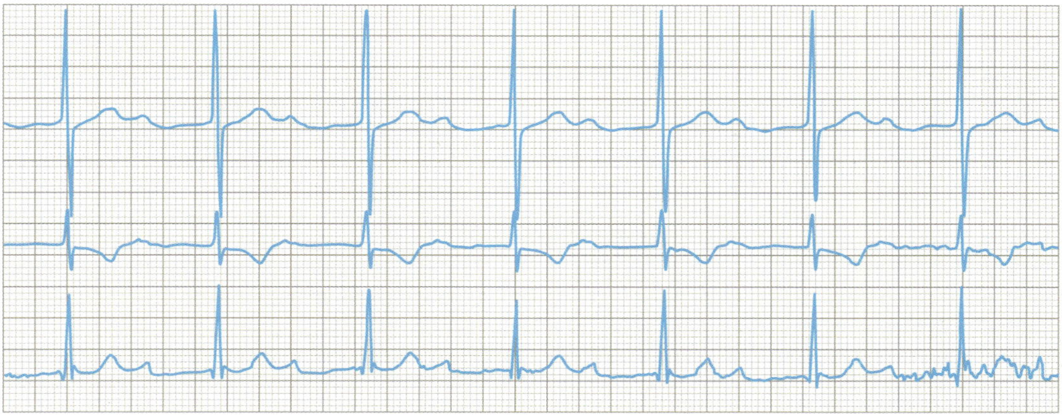

그림 3-28 1도 방실 차단

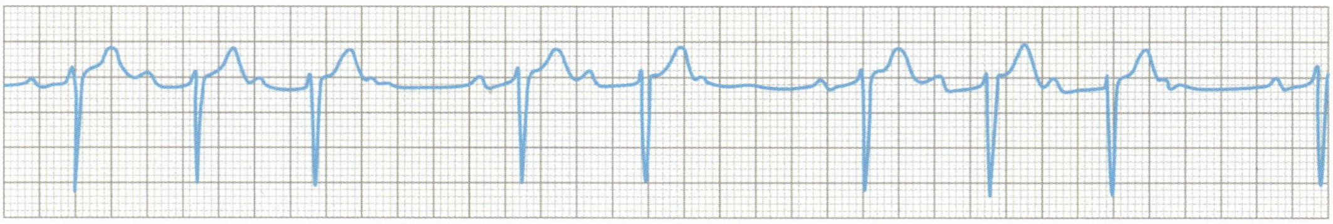

그림 3-29 2도 1형 방실차단(Mobitz type Ⅰ 2도 방실 차단)

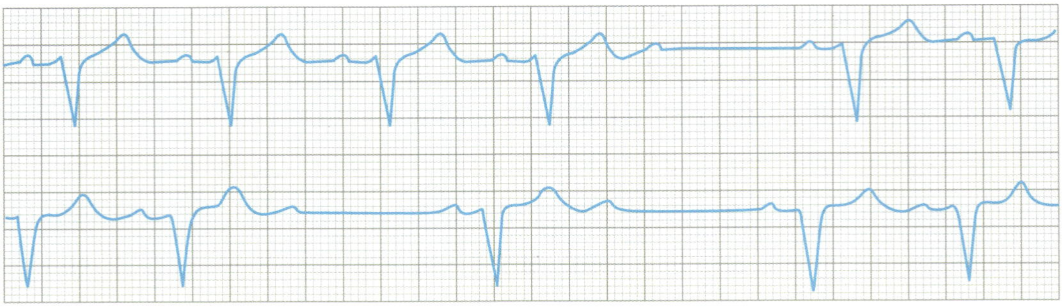

그림 3-30 2도 2형 방실차단(mobitz type II 2도 방실 차단)

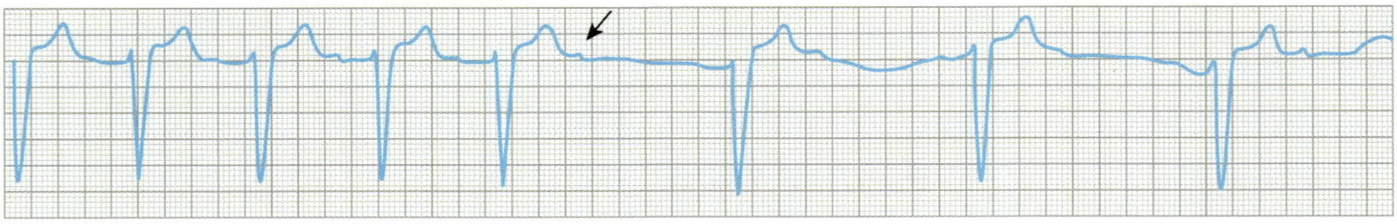

그림 3-31 고도의 2도 2형방실차단(2 : 1 2도 2형 방실 차단)

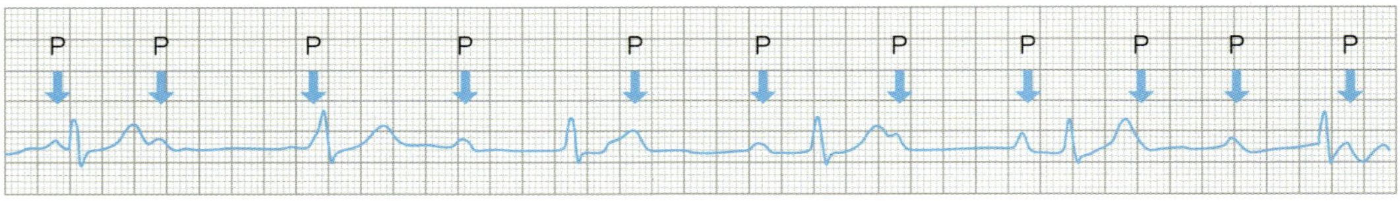

그림 3-32 3도 방실 차단

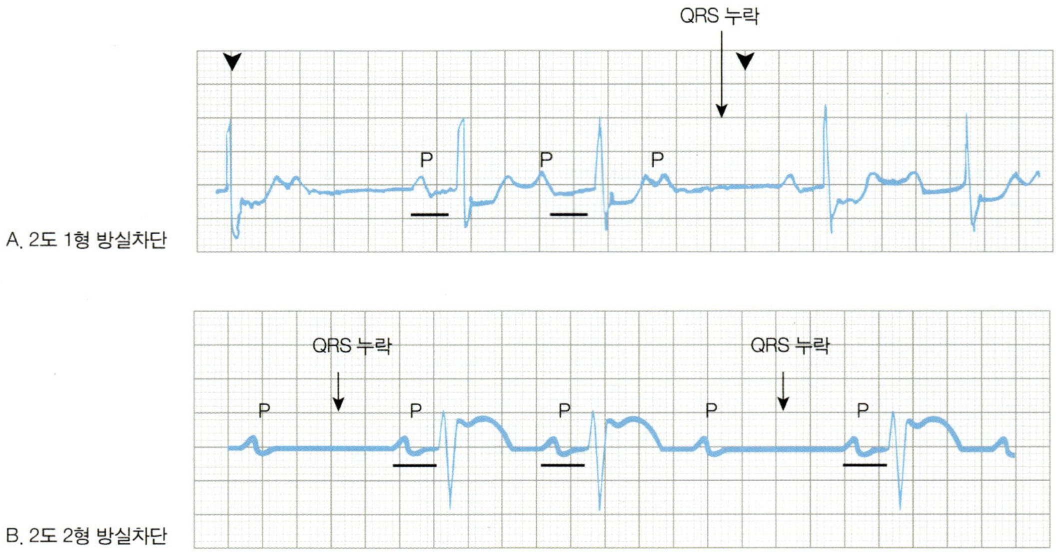

그림 3-33 2도 방실차단

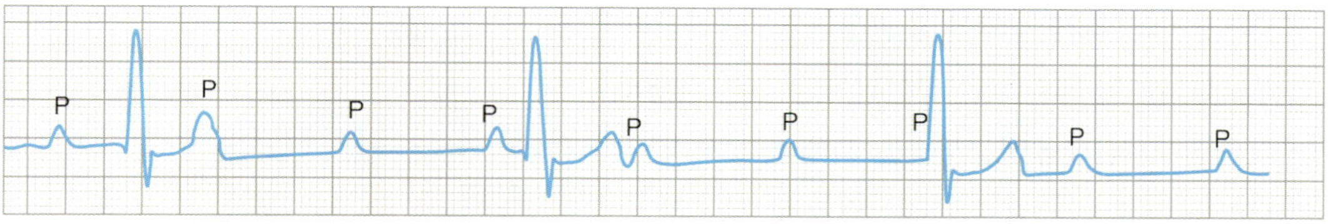

그림 3-34 3도 방실차단

표 3-1 방실차단 분류와 심전도 소견

	PR간격	P : QRS 비(전도)
1도 방실차단	>0.2초 이상	P=QRS(P : QRS=1 : 1)
2도1형 방실차단	점점 길어지다가 사라짐	P>QRS(P : QRS=1≠1)
2도2형 방실차단	일정하다가 사라짐	P>QRS(P : QRS=1≠1)
3도방실차단(완전방실차단)	불규칙	P>QRS(P : QRS=1≠1)

④ 심근경색 리듬

관상동맥내의 혈전으로 인해 허혈이나 손상이나 경색이 나타난다. 심근경색이 나타나면 심전도상의 변화가 발생하며 초기에 심전도의 변화를 발견하여 조기 재관류 및 초기 응급처치를 시행하여야 한다. 가장 응급상황에 나타나는 심전도의 변화는 ST분절의 상승이며, 초기에 나타나는 이 변화를 임상에서는 조기에 발견하여 재관류를 준비하는 것이 심근경색 환자의 생존에 영향을 미친다. 심근경색이 더욱 진행되면 병리적 Q파가 발생하며 비가역적인 변화가 진행된 것을 의미한다. 간호사는 초기 변화인 ST분절의 상승을 조기 발견하는 것이 가장 중요하며, 응급상황은 대부분의 ST분절이 상승한 심근경색(ST elevation myocardial infarction; STEMI)이다.

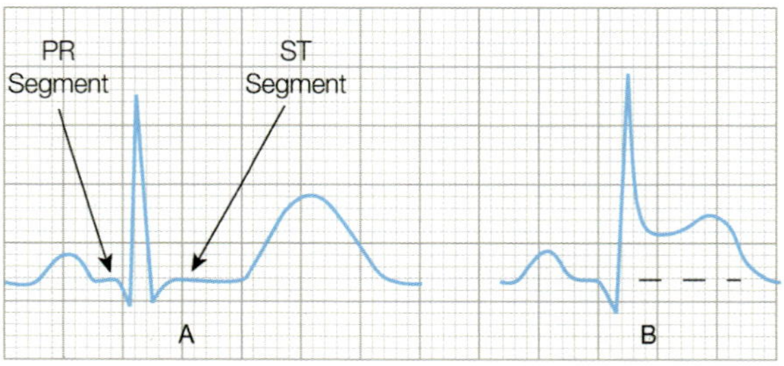

그림 3-35 ST분절 상승

심근경색의 부위는 막힌 혈관에 따라 달라진다. 더욱 정확한 경색부위는 심혈관조영술을 시행하여 확인한 후 관상동맥중재술을 시행한다. ST분절이 QRS군의 J포인트(QRS파와 ST분절 사이의 만나는 지점)보다 0.04초 지난 지점에서 기저선보다 1mm 이상 올라가면 상승으로 판독한다.

ST분절이 상승된 유도에 따라 심근경색 부위를 예측하여 다음과 같이 말한다.

- 전벽 심근경색 : V_3, V_4
- 중격 심근경색 : V_1, V_2
- 하벽 심근경색 : Ⅱ, Ⅲ, aVF
- 측벽 심근경색 : Ⅰ, aVL, V_5, V_6

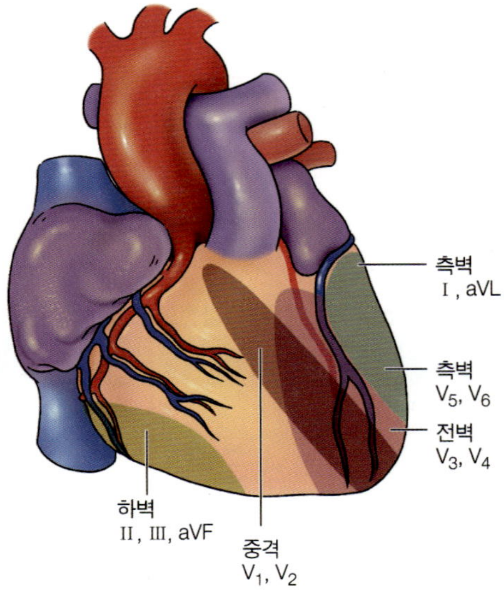

그림 3-36 심근경색의 부위와 심전도 유도

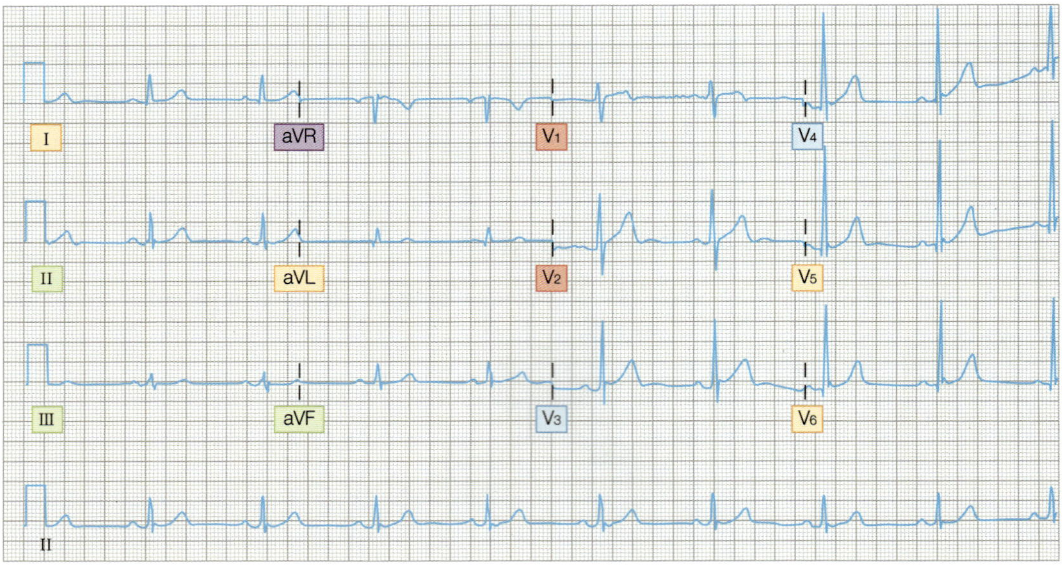

Ⅰ Lateral	aVR	V_1 Septal	V_4 Anterior
Ⅱ Inferior	aVL High Lateral	V_2 Septal	V_5 Lateral
Ⅲ Inferior	aVF Inferior	V_3 Anterior	V_6 Lateral

그림 3-37 심전도 유도와 허혈 손상 부위

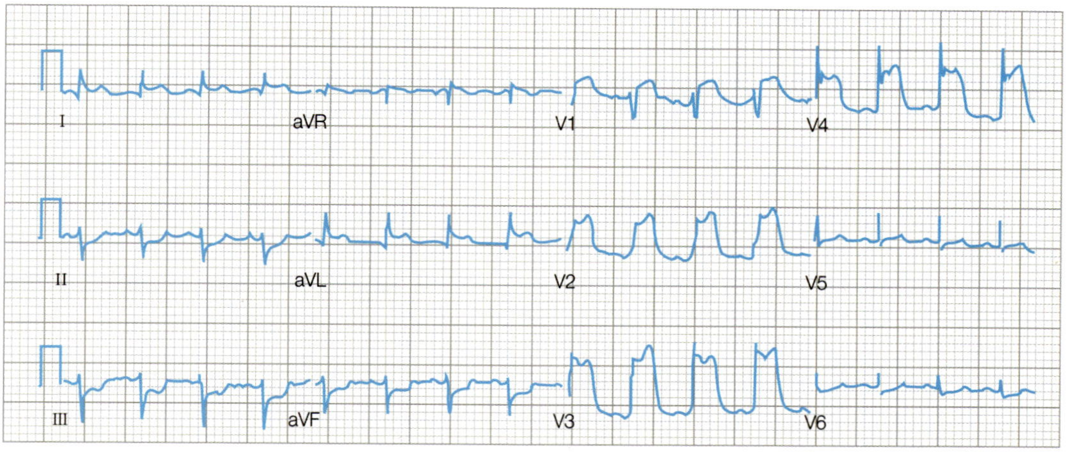

그림 3-38 전 중격 심근경색

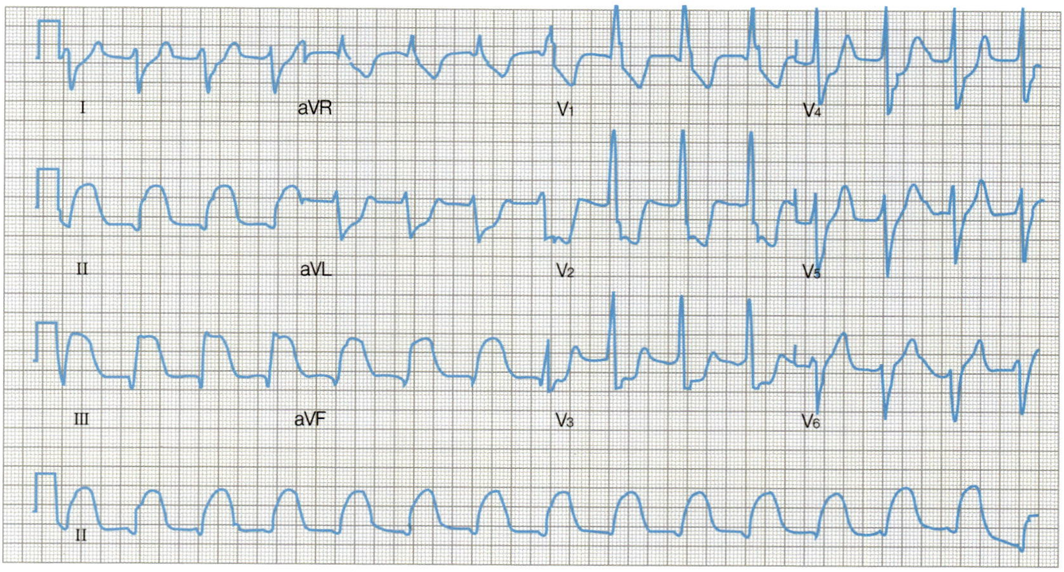

그림 3-39 하벽 심근경색

(3) 심정지 환자의 주요 심전도 리듬 : 심정지 리듬과 심정지가 임박한 리듬들

심정지는 다양한 원인에 의해 유발되지만, 심전도 리듬은 크게 4가지로 구분할 수 있으며 제세동이 가능한 리듬과 제세동이 불가능한 리듬으로 구분한다.

- 제세동 가능 리듬 : 심실세동/무맥성 심실빈맥
- 제세동 불가능 리듬 : 무수축/무맥성전기활동

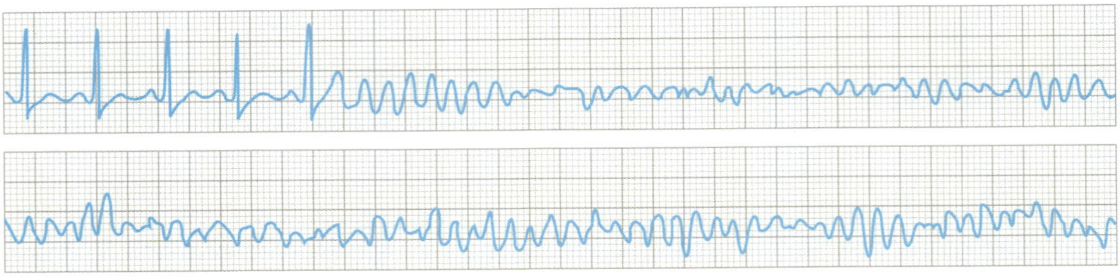

관상동맥질환 환자에서 early VPC에 의해 rapid polymorphic VT가 생기고 금방 VF로 degeneration하는 경우의 예 (기저선이 흔들리고 rate/amplitude/contour가 일정치 않고 systole/diastole의 구분이 없음에 주목)

그림 3-40 심실세동

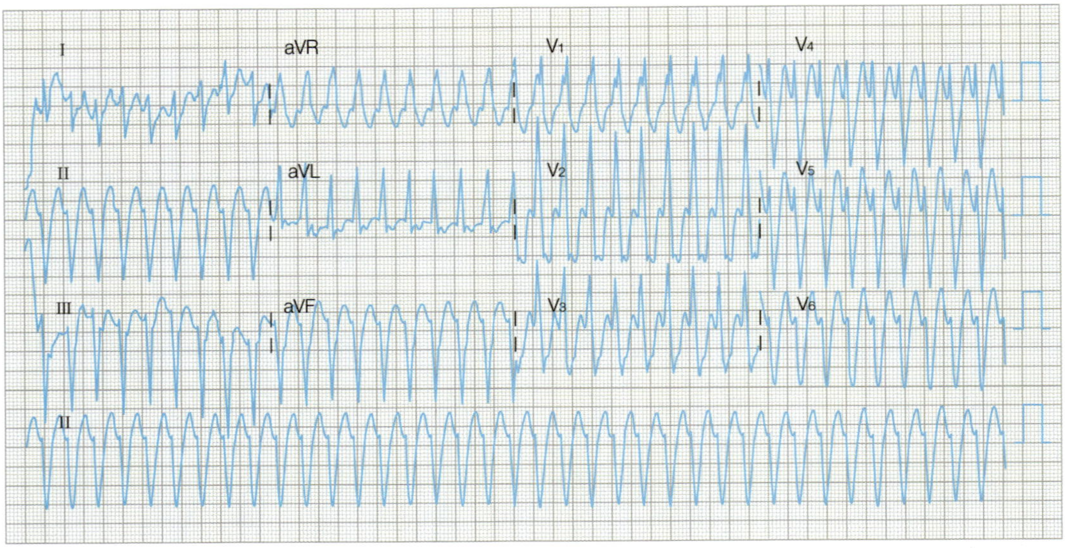

그림 3-41 무맥성 심실빈맥

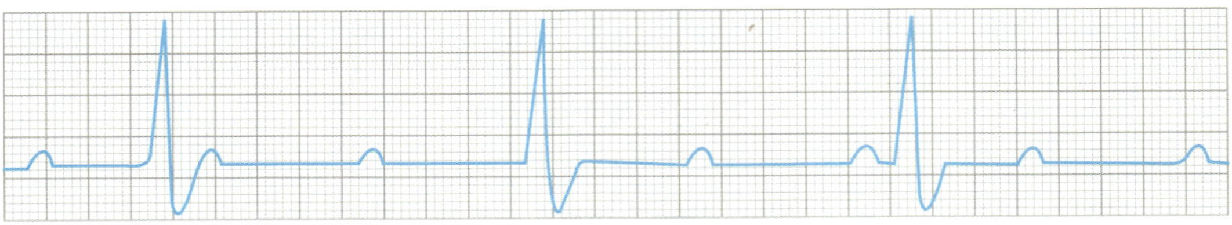

그림 3-42 무맥성 전기활동(3도방실차단)

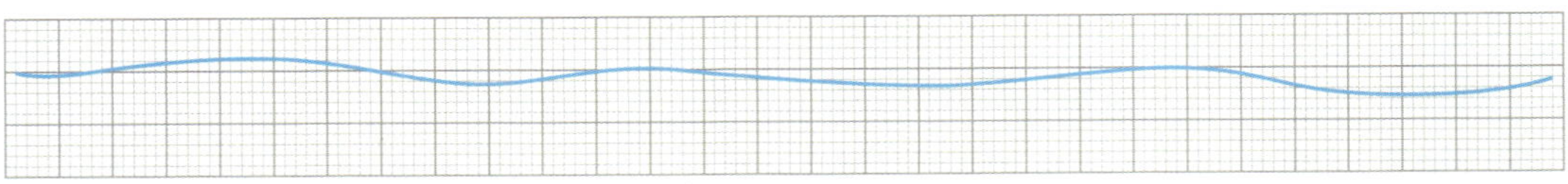

그림 3-43 무수축(asystole)리듬

① 제세동 가능 리듬은 심실세동 〈그림 3-40〉과 무맥성 심실빈맥 〈그림 3-41〉이다. 심실세동 또는 무맥성 심실빈맥이 관찰된 심장정지 환자의 생존율은 충격불가능 리듬(무수축, 무맥성 전기활동)이 관찰된 심장정지 환자의 생존율보다 월등히 높다. 심실세동 또는 무맥성 심실빈맥이 발생한 후 4~5분 이내에는 제세동이 가장 우선되어야 하므로 심실세동 또는 무맥성 심실빈맥 발생이 목격된 경우에는 즉시 제세동기로 제세동을 시도한다.

② 제세동 불가능 리듬은 무맥성 전기활동(Pulseless electrical activity; PEA) 〈그림 3-42〉과 무수축 〈그림 3-43〉이다. 무맥성 전기활동이란 심전도에서 리듬은 관찰되지만, 맥박이 만져지지 않는 상태를 말한다. 박출이 가능한 리듬이나 맥이 없는 상태로 무맥성 전기활동이라 하며 여러 가지 원인의 심정지에서 나타날 수 있지만, 조기에 발견하여 원인치료를 하는 경우 소생 가능성이 높아진다.

중환자의 경우 맥박이 있는 서맥이거나 빈맥인 경우 혈역학적 불안정성을 파악하여 치료를 결정하며, 상태 악화 시에 심정지로 진행되므로 주의 깊게 활력징후 및 환자의 임상 상황을 관찰하여야 한다. 혈역학적으로 불안정해서 심정지로 진행되는 경우 초기 대처가 아주 중요하며, 이를 위해 간호사는 전문심장소생술을 교육받고 항상 준비된 상태로 환자의 건강 악화를 방지해야 한다.

심정지가 발생하면 기본소생술인 심폐소생술과 자동제세동기를 이용한 제세동을 시행한다. 심전도를 모니터 하면서 리듬에 따라 제세동 가능 리듬인 경우 제세동을, 제세동이 불가능한 리듬의 경우 심폐소생술을 하면서 원인분석 및 다른 처치를 시행한다. 또한 심정지 상황은 아니지만 혈역학적으로 불안정한 상태인 경우 약물처치, 전기치료, 기도관리를 팀 접근법을 이용하여 제공하고 환자의 회복을 돕는다.

2) 전기치료

전기치료는 심정지 환자에게 하는 제세동과 혈역학적으로 불안정한 빈맥 환자에게 제공하는 전기적 심장율동전환(cardioversion), 혈역학적으로 불안정한 서맥 환자에게 제공하는 경피인공심장박동조율(transcutaneous cardiac pacing)이 있다. 전기치료에 적응증에서 심정지 상태와 혈역학적으로 불안정한 상태를 구분하여 사용한다. 다시말해 심정지란 호흡과 맥박이 없으면서 심폐정지가 된 상태를 말하며, 혈역학적으로 불안정한 상태란 저혈압, 호흡곤란, 의식저하, 흉통 등 쇼크, 관상동맥 허혈 및 심부전의 임상증상이 있는 것을 말한다.

전기치료를 시행할 수 있는 장비는 자동제세동기와 수동제세동기가 있다.

자동제세동기는 심정지 환자에게만 사용가능하다. 자동제세동기는 병원전 상황에 수동제세동기가 없는 곳에서 일반인이나 기본소생술을 교육받은 처치자가 사용한다. 리듬을 분석하는 기능이 대부분 내장되어 리듬에 따라 자동으로 제세동 가능 리듬에 제세동을 권고하여 시행할 수 있도록 음성메시지를 통해 도와준다. 자동제세동기를 켜고, 패드를 부착하고, 음성메시지에 따라 제세동 하면 된다. 주의해야 할 것은 감전될 수 있으므로 환자와 잘 떨어져서 시행해야 한다는 것이다.

수동제세동기는 에너지를 지정할 수 있으며, 동시발동(syncronized) 버튼을 사용이 가능하며 인공심장박동조율을 시행할 수 있는 모드가 있으며 심전도 모니터나 12유도 심전도도 촬영할 수 있는 기능이 별도로 있고, 심전도 모니터, 경피인공심장박동조율, 전기적 심장율동전환과 제세동을 시행할 수 있다.

(1) 제세동과 전기적심장율동전환, 경피인공심장박동조율의 차이

① 제세동 : 심정지 환자중 심실세동과 무맥성 심실빈맥 환자에게 정해진 에너지(200J이하)를 동시화 버튼을 해지하고 제세동한다.

② 전기적 심장율동전환 : 혈역학적 불안정한 빈맥 환자에게 리듬에 따라 권장 에너지를 선택하여 동시화 버튼을 누르고 동시성 전기적 심장율동전환을 시행한다.

제세동과의 차이점은 에너지를 선택하며, 적응증에 차이가 있고, 동시화 버튼을 반드시 눌러야 한다는 것이다. 동시화 버튼은 R파가 있는 경우 R파에 맞추어 전기치료에너지가 환자에게 전달되는 것으로, 상대적 불응기인 T파의 정점에서부터 하강 시 전기에너지가 전달되면 R on T현상이 일어나서 심실세동에 빠지게 되는 현상 때문에 이 부작용을 피하기 위하여 사용하는 것이다.

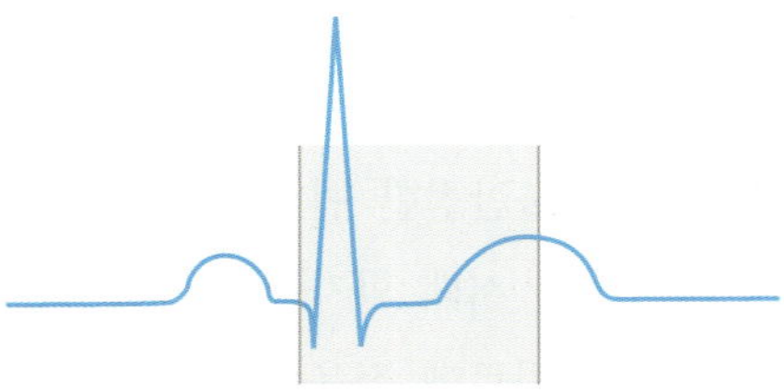

어떠한 자극을 주더라도 재분극이 일어나지 않는 시기

그림 3-44 절대불응기(absolute refractory period)

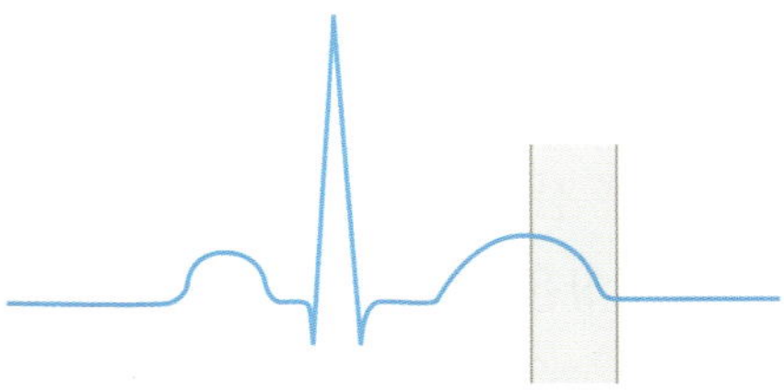

충분하고, 강한 자극이 오면 탈분극을 발생시킬 수 있는 시기

그림 3-45 상대불응기(relative refractory period)

(2) 경피인공심장박동조율

혈역학적 불안정한 서맥 환자에게 환자의 상태에 따라 포획박동 되는 전류를 자극하여 조율하는 치료법이다. 인공심장박동조율은 박동수(60～80회/분, ppm), 수요모드, 전류세기 50mA에서 시작하여 최초의 포획박동이 되는 곳을 찾아서 거기에서 10% 상향된 전류로 셋팅하는 것이다. 포획박동과 함께 심박동이 되는지 임상증상의 호전과 말초맥박을 확인하여 성공 여부를 확인한다.

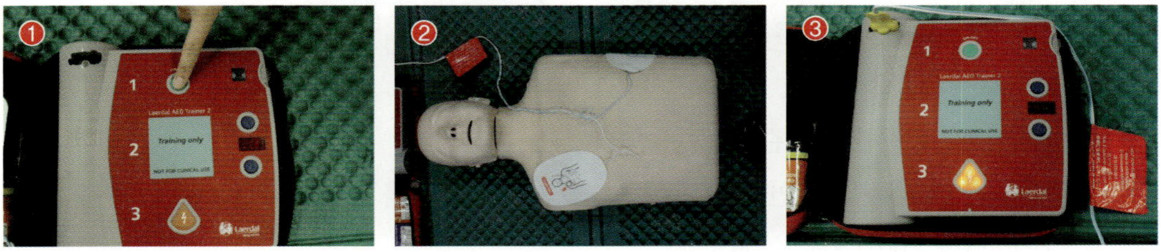

그림 3-46 자동제세동기 사용순서

- **자동제세동 순서**

① 전원을 켜고

② 패드를 부착하고

③ 음성 메시지에 따라 제세동을 시행한다.

- **수동제세동기 사용순서**

① 수동제세동기를 켠다.

② 모니터에 모드를 놓고 리듬을 분석한다.

③ 제세동 가능 리듬인 심실세동과 무맥성 심실빈맥인지 확인한다.

④ 제세동기를 150J(200J이하)로 돌려 에너지를 선택한다.

⑤ 패들에 젤을 바르고 패들을 위치시킨다(패드나 패들은 우측 쇄골하부와 좌측 유두 높이의 중간액와선상 가슴에 부착한다).

⑥ 충전 후에 "물러나세요"라고 소리친 후 접촉자가 없는지 확인하고 10～12kg의 압력으로 누르며 "하나, 둘, 셋"을 세고 제세동한다(쇼크가 들어갈 때까지 누른 후에 기다린다). 제세동 쇼크 후에는 바로 흉부압박을 시작한다.

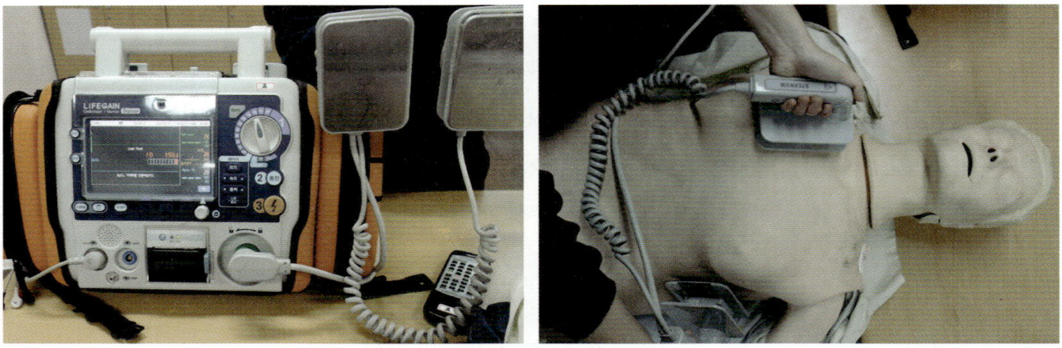

그림 3-47 수동제세동기의 패들사용법

- **전기적 심장율동전환술의 순서**

① 전원을 켜고 리듬을 확인한 후 리듬에 적당한 에너지를 선택한다(심실상성 리듬 50J, 심실성 리듬 100J)

② 동시화 버튼(sync)을 누르고 R파를 확인한다.

③ 젤을 바르고 패들을 위치시킨다(패드나 패들은 우측 쇄골하부와 좌측 유두높이의 중간액와선상 가슴에 부착한다).

④ 충전 후에 "물러나세요"라고 소리친 후 접촉자가 없는지 확인하고 10~12kg의 압력으로 누르며 "하나, 둘, 셋"을 세고 제세동한다(쇼크가 들어갈 때까지 누른 후에 기다린다).

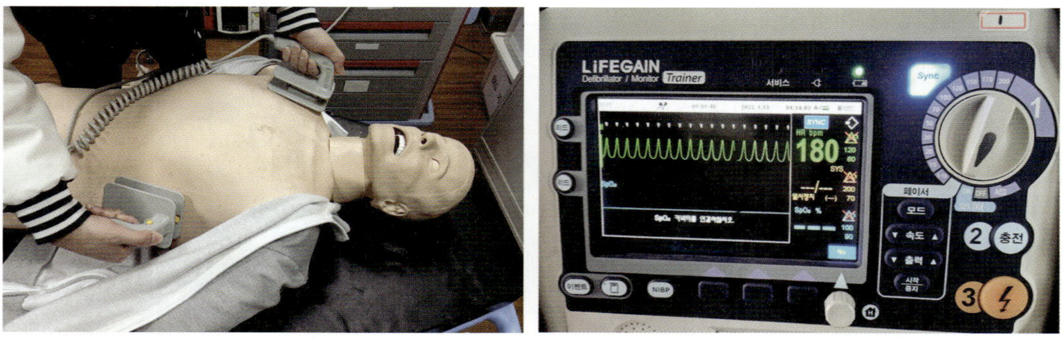

전-외 위치법. 우측 빗장뼈 직하부와 좌측 유두 외측의 액와선 상에 전극을 부착한다

그림 3-48 동시성 심장율동전환(synchronized cardioversion) 동시화 버튼을 누른 경우

• **경피인공심박조율술 순서**

① 심조율이 필요한 서맥(혈역학적 불안정한 서맥)을 확인한다.

② 수동제세동기를 켜고 전극을 환자에게 부착한다(제세동 패드부착부위와 동일).

③ 심조율이 되도록 페이서(pacer) 버튼을 누르거나 돌린다.

④ 심박조율 횟수(rate : 60～80ppm)와 출력(output : 50mA)을 시작하여 포획박동을 확인한다.

⑤ 최초 포획박동이 확인된 지점에서 10% 높은 출력으로 경피심장박동조율을 유지한다.

⑥ 맥박과 포획수가 일치하는지 확인한다.

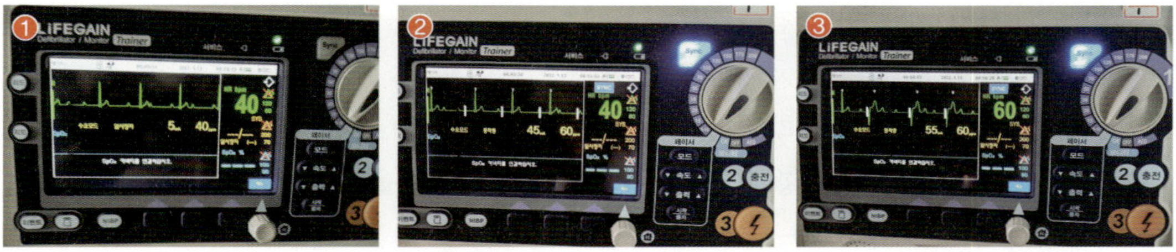

① 서맥 : 페이싱 스타트 전　② 페이싱 스타트 후 포획박동이 안되는 경우　③ 포획박동이 되는 경우

그림 3-49 경피인공심박조율술 : 포획박동 찾기

3) 전문기도유지술

의식이 없는 환자는 머리기울임－턱들어올리기로 환자의 기도를 열어줄 수 있다. 그러나 머리기울임－턱들어올리기만으로는 환자의 기도를 지속적으로 유지하기가 어렵다. 백밸브마스크(BVM)는 소생술 초기 몇 분간과 전문기도유지술이 시행되기 전에 유용하며 이때 기본기도기를 사용하는 것이 효과적이다. 기본기도기의 종류로는 입인두기도기(OPA)와 코인두기도기(NPA)가 있으며, 전문기도술기로는 기관내 삽관, 성문위 기도기(상부기도기, LMA, LT, I-gel)가 있다. 또한 백마스크를 안면마스크나 상부기도기, 기관내삽관에 연결하여 사용이 가능하다.

(1) 기관내삽관(Intubation)

기관내삽관은 기도를 유지하기 위하여 구강 또는 비강을 통하여 기관으로 튜브를 삽입하는 술기로 가장 고전적인 방법이다. 기관내 삽관은 기도내로 튜브가 삽입되므로 기도와 식도가 명확히 분리되어 흡인가능성을 줄이고 호흡기를 연결하여 환자의 상태를 호전시키는데 유용한 장점이 많다. 그러나 삽입이 어려워 훈련이 많이 필요하고, 후두경과 튜브내 속심을 사용하여 환자에게 자극과 불편감을 줄 수 있다.

• 기관내 삽관과정

① 기도유지 후 과환기 실시

② 필요한 장비 선택 및 점검

③ 수지교차 후 후두경으로 기도부에 진입

④ 전상방으로 후두경을 올리고 성문을 확인하면서 튜브를 삽입

⑤ 기관내 삽관튜브(응급상황에 성인은 7.5Fr 사용)가 성문을 지나 삽입되면 후두경을 빼고 앞쪽 위 치아에서 20~22cm에 고정

⑥ 풍선에 공기를 주입하고 BVM으로 환기하면서 청진기로 확인

⑦ 기도삽관 성공 시에 산소연결 및 호기말 이산화탄소 감시장치 연결(성공적 기관내 삽관 확인 : 성대를 보면서 튜브 통과를 직접 확인, 흉부상승 확인, 호흡음 청진, 호기말 이산화탄소 감시기, 기관내 튜브로 위내용물 역류 없음, 김서림, 식도감시장치, 흉부 X-선 검사 등)

⑧ 기관내 튜브가 깊게 삽관되어 우기관지에 삽입된 경우 풍선에 주입된 공기를 제거하고 깊이를 조정해야하며, 식도에 삽관 시에는 완전히 제거한 후 과환기 시도 후에 재시도

(2) 후두마스크 기도기(Laryngeal mask airway; LMA)

후두마스크 기도기는 기관삽관 튜브보다 짧고 풍선형 실리콘 마스크가 튜브 끝에 달려있어 후두를 덮도록 고안된 기도기로, 풍선 커프를 부풀리면 혀의 기저부와 후두부가 막히고 가운데 구멍으로 기도 쪽으로 공기가 들어가는 구조로 되어 있다. 이 기도기는 약간의 교육 및 훈련으로 쉽게 삽입가능하며 후두경을 사용하지 않으므로 간호사 또는 응급구조사가 삽입할 수 있다. 뿐만아니라 직접 성문을 확인하지 않아도 되므로 경추손상 환자에게도 삽입할 수 있으며 간단한 짧은 수술 시에도 자주 사용된다 〈그림 3-50〉.

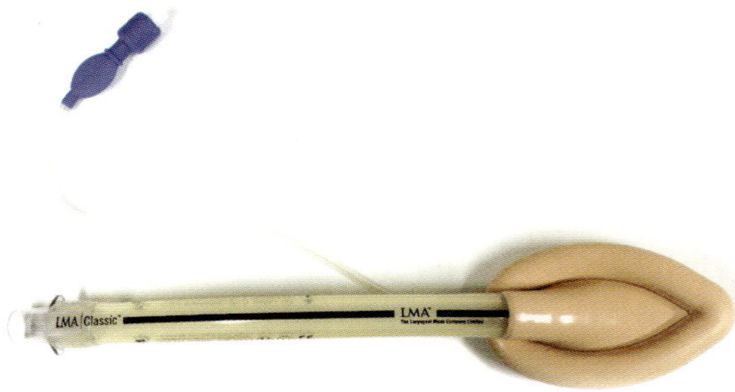

크기	적용범위	공기주입량
#1	5kg 이하	4 ML
#1.5	5～10kg	7 ML
#2	10～20kg	10 ML
#2.5	20～30kg	14 ML
#3	30～50kg	20 ML
#4	50～70kg	30 ML
#5	70～95kg	40 ML
#6	95kg 이상	50 ML

그림 3-50 후두마스크의 종류

(3) 후두튜브 기도기(Laryngeal tube 또는 King laryngeal tube)

후두튜브 기도기는 식도로 삽입되는 튜브와 근위부 및 원위부의 풍선 커프로 구성되어 있으며, 근위부와 원위부 풍선 커프의 사이에 인공호흡을 위한 구멍이 뚫려 있다. 후두튜브는 식도로 삽입한 후 튜브에 달린 풍선 커프를 부풀리면 근위부와 원위부의 풍선 커프가 동시에 부풀어 올라 식도와 후두를 폐쇄한다. 인공호흡을 하면 근위부와 원위부 사이의 구멍을 통하여 공기가 기도로 들어가도록 되어 있다 〈그림 3-51〉.

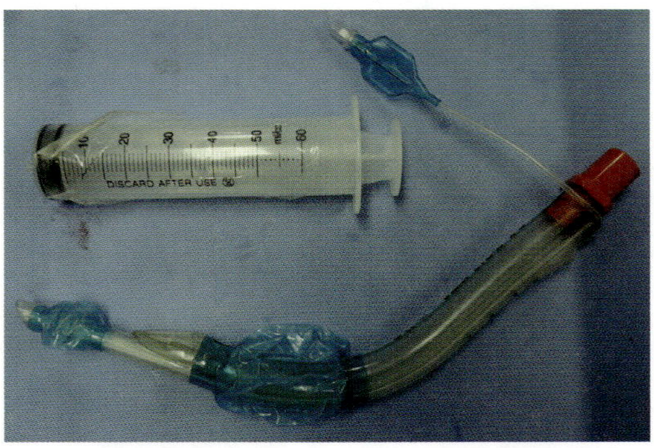

연결단자 색깔	오렌지색	노란색	빨간색	초록색
환자 키(체중)	105～130cm(25～35kg)	122～155cm	155～180cm	＞180cm
튜브 크기	2.5	3	4	5
커프 압력	$60cmH_2O$	$60cmH_2O$	$60cmH_2O$	$60cmH_2O$
커프 용적	30～40mL	45～60mL	60～80mL	70～90mL

그림 3-51 후두튜브 기도기의 종류

(4) 아이젤(I-gel)

I-gel(intersurgical Ltd)는 기존의 laryngeal mask airway(LMA)에서 발전된 새로운 supraglotic airway device로서 cuff가 없는 특징으로 환자의 인후두 부위에 삽입 시, 환자 인후두 모양으로 변형되어 알맞게 거치되는 가소성을 가지는 장점이 있다. 아이젤은 풍선커프가 없어 팽창이 필요하지 않아 쉽고 빠른 삽관이 가능하며 위장관 튜브 삽입, 흡인이 가능하다. 수용성 젤을 바르고 응급상황에 사용가능한 기도기이다 〈그림 3-52〉.

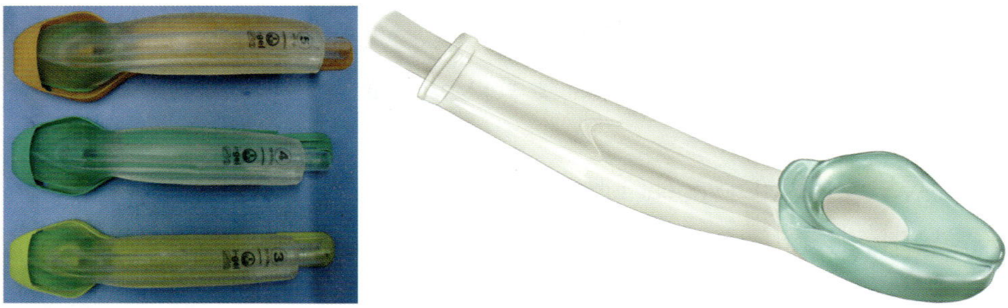

※ 주의사항
1. 기관내삽관보다 탈관의 가능성이 높기 때문에 삽입한 후 청진과 이산화탄소농도를 모니터한다.
2. 완전히 저항이 느껴지는 정도까지 부드럽게 밀어넣는다.
3. #4 크기 아이젤이 대부분의 환자에서 적용 가능하다.

I-gel size	Patient size	Patient weight guidance(kg)
1	Neonate	2～5
1.5	Infant	5～12
2	Small paediatric	10～25
2.5	Large paediatric	25～35
3	Small adult	30～60
4	Medium adult	50～90
5	Large adult＋	90＋

그림 3-52 아이젤의 종류

4) 약물투여방법

심정지 시 약물투여 방법은 (1) 정맥내 (2) 골내투여 (3) 기관내 투여 등이다.

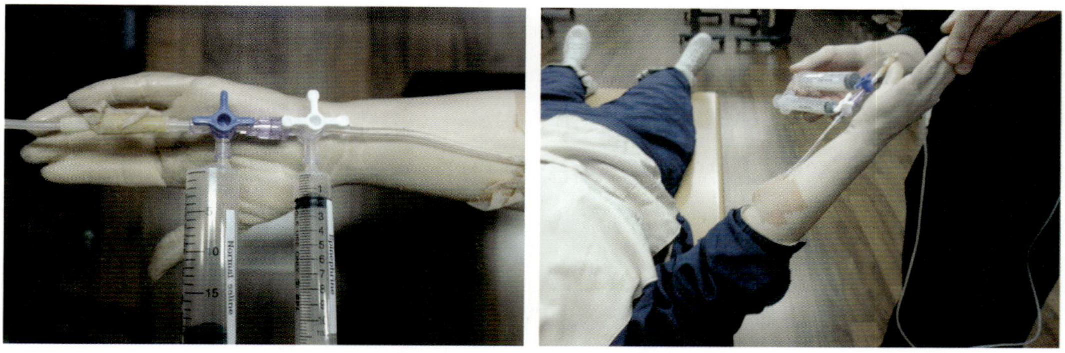

그림 3-53 정맥내 빠른 약물투여(에피네프린, 아데노신 등)

(1) 정맥내 투여

심폐소생술중 가장 권장되는 약물투여방법은 정맥투여(intravenous route)로 가장 쉽게 확보할 수 있는 약물투여로이다. 주로 팔꿈치 앞쪽의 말초정맥(전주 정맥)을 천자하며, 손등이나 손목 등에서 정맥로를 확보한다. 이때 이용되는 카테터의 굵기는 16～18 gauge가 적당하다. 굵은 카테터를 이용하면 수액의 빠른 투여와 수혈 등이 가능하기 때문이다. 또한 약물이 중심순환까지 신속하게 다다르게 하기 위해서는 약물을 일시에 주입한 후 20ml의 생리식염수를 추가로 주입하고 투여한 팔을 20초간 들어준다.

(2) 골내투여

골내투여(intraosseous route)는 정맥로 확보가 어려운 상황에 차선책으로 선택된다. 특히 소아 환자의 말초 정맥은 매우 작으며 허탈상태에 혈관이 위축되어 확보하기 어려운 경우가 많다. 골내투여 장비는 다양하나 국내에서는 드릴형으로 쉽고 빠르게 적용할 수 있다. 심폐소생술 시에는 상완골 경부에, 쇼크 시에는 경골 조면에 삽입한다 〈그림 3-54〉.

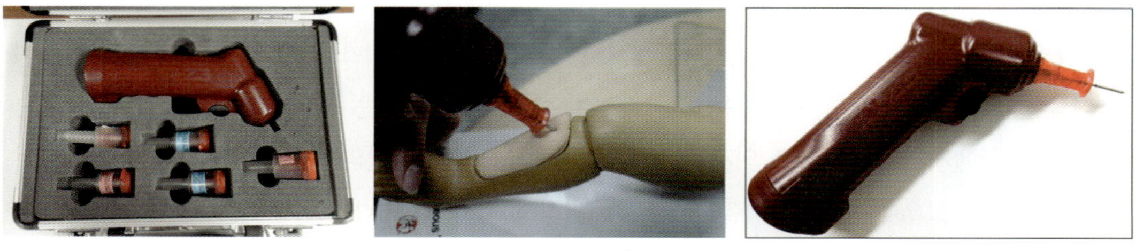

그림 3-54 골내투여(EZ-IO)

(3) 기관내 투여

기관내 투여(intratracheal route)는 정맥로와 골내 투여가 어려운 경우 일부 약물(에피네프린, 리도카인, 아트로핀, 날록손, 바소프레신)에 한하여 투여를 고려할 수 있으나 권고하지는 않는다. 정맥 투여할 약물 용량의 2~2.5배를 생리식염수 10ml에 희석하여 기관내 튜브내로 분사한다.

5) 소생팀의 역할과 의사소통

(1) 소생팀 역할의 중요성

심정지 상황에 여러 명의 의료진이 환자에게 접근하므로 훈련된 소생팀이 체계적인 교육으로 훈련되어 환자에게 접근하면 좋은 팀워크가 되며 결과도 좋아 소생가능성을 높일 수 있다. 팀워크란 상호 보완적인 지식과 기술을 가진 두 명 이상의 의료진이 상호협력하여 환자의 소생이라는 공통의 목표를 가지고 환자의 치료를 수행하는 것이다, 개인의 능력보다는 소생팀의 협업이 강조되며 팀워크를 향상하면 좋은 결과를 얻을 수 있다.

소생팀은 가슴압박, 호흡유지, 제세동 담당, 약물담당, 기록 담당, 리더가 필요하다. 가능한 인원이 효율적으로 업무를 분담하여 심정지 환자의 소생을 돕는다. 좋은 팀은 가슴압박 중단시간이 짧고, 약물의 선택과 제세동의 결정에도 오류가 적다. 서로 환자를 살리는 방법을 찾으려 서로 돕고 협력한다.

(2) 팀워크를 통한 성공적인 소생팀

팀워크를 통한 성공적인 소생팀은 리더십, 의사결정, 팔로우십, 갈등 해결이 중요하다. 모든 소생팀은 팀을 조율할 수 있는 리더가 필요하며 좋은 리더십이 중요하다. 리더십은 명확하게 팀원의 역할을 규정하고 시행할 수 있도록 돕는다. 팀원이 적극적으로 참여할 수 있도록 격려하고 칭찬한다. 환자의 상태와 필요한 일의 우선순위를 팀원에게 알리고 같이 협력할 수 있도록 한다. 팀원에게 환자의 치료 방법을 의논하고 건설적인 중재를 할 수 있도록 개방된 자세를 가진다.

환자평가와 치료방향을 결정하는 과정에서 필요한 정보를 같이 모으고, 치료과정을 검토하며, 그 다음 치료 계획을 함께 의논하는 의사결정이 중요하다. 리더는 소생 치료 동안 문제 상황이 있을 때 팀원에게 미리 알리고 의견을 모아 해결해 나간다. 최선의 방법을 선택하는 것이 좋은 결과로 이끌수 있으며 각자의 역할을 고민하고 상호 협력할 방법을 능동적으로 찾을 수 있다.

팀은 리더가 혼자 만드는 것이 아니라 팀원 전체가 상호작용하여 좋은 방법을 찾고 문제를 해결해 나가는 팔로우십이 중요하다. 환자를 살리기 위한 좋은 방법을 찾고 적극적으로 의견을 전달한다. 또한 다른 팀원의 역할에 주목하며 상호 확인해 주며 잘못이 있는 경우 빨리 해결한다. 상호 역할을 확인하고, 문제 상황을 알리는 것은 팀원의 의무이고 환자 안전을 위한 안전 장치이다.

소생 치료가 시작되면 여러 혼란 속에서 환자의 보호자와 의료진인 의사, 간호사 등 참여한 소생팀간에 갈등이 발생한다. 사람들 간의 의견 차이로 기계나 장비 고장이나, 의료진의 피로, 실수 때문에도 갈등이 생길 수 있다. 좋은 팀은 소생 치료 동안 발생하는 긴장과 갈등을 원만히 해결할 수 있다. 자신의 한계를 인정하고 팀원에게 지원을 요청하여 긴장과 갈등을 해결한다.

(3) 성공적인 소생팀의 의사소통법

급박한 상황에서 성공적인 소생팀은 의료인 간에 원활한 의사소통이 중요하다. 이를 위해 상호존중, 순환형 의사소통, 분명한 의사전달, 분명한 역할과 책임, 지식과 상황의 공유, 건설적인 개입, 자신의 한계인정, 재평가와 요약이 필요하다.

분명한 표현은 간결하고 큰 목소리로 상황을 설명하여 모든 팀원에게 알리는 방법이다. **순환형 의사소통**은 말하는 사람의 말을 받아서 그 내용을 다시 말한다. 말한 사람은 그 내용이 맞는지 재확인하는 방법이다. 순환형 의사소통은 소생팀의 리더와 팀원은 주고받는 대화를 통해 의사소통해야 한다. 협력을 요청할 때는 환자의 상황을 설명하고, 구체적인 행동을 지시해야 한다. 협력을 요청받으면 분명한 대답을 하거나 알겠다는 표현을 하여 의견을 전달받았다는 것을 표현해야 한다. 팀리더는 팀원이 주어진 역할을 다한 것을 확인하고 다음 역할을 요청한다. 리더가 반복해서 팀원과 의사소통할 때 협력의 수준이 높아진다. **건설적인 개입**은 다른 팀원이 힘들어하거나 실수하는 모습을 발견했을 때 그 팀원을 도와주는 방법이다. 비난하거나 서두르면 팀원간 갈등과 스트레스를 유발하므로 상대를 존중하는 표현을 사용하여 조심스럽게 조언한다.

성공적인 리더는 브리핑과 피드백, 디브리핑을 사용하여 팀원의 협력을 이끌어 내야 한다. **브리핑**은 소생술을 시작할 때 리더가 본인이 리더임을 밝히고, 전반적인 치료 계획을 팀원에게 알려준다. 구체적으로 팀원의 역할을 말하고 리더가 정보를 공유하고 협력을 요청하면서 팀원들의 자발적인 참여를 촉구하여 서로 상호존중하는 태도를 보인다. **피드백**은 팀원들이 역할을 잘 수행하는지 확인하고 부족한 점은 팀원간에 도와주며 상호 조정하는 역할이다. **디브리핑**은 소생팀이 환자의 상태에 대한 이해를 높이고, 치료 계획을 신중히 생각하며 바른 치료방법을 찾아가는 방법이다. 환자의 상태를 정리하고 잘 하고 있는지 팀원들간에 다시 생각하고 논의하는 과정이다.

2 심정지 환자의 응급처치

심장정지 환자에서 의식, 반응 여부와 호흡 여부 및 심정지 호흡처럼 비정상 호흡 등 임상 증상과 목동맥, 상완동맥 또는 대퇴동맥의 맥박을 없는 것으로 심정지를 확인한다.

심장정지 환자를 발견하면 바로 구조를 요청하고 심폐소생술을 시작하며 제세동기를 요청하고 세팅한다. 제세동기에 리듬이 보이면 제세동 가능 유무를 확인하고 제세동 가능 리듬인 심실세동이나 무맥성 심실빈맥인 경우 제세동을 바로 시행하며, 제세동 불가능 리듬인 무수축과 무맥성 전기활동은 심폐소생술을 시행하면서 정맥로 확보가 되는대로 에피네프린을 투여한다.

1) 제세동이 가능한 환자의 응급처치 : 심실세동/무맥성 심실빈맥

(1) 1단계

심정지 환자의 심실세동이나 무맥성 심실빈맥 리듬이 확인되면 곧 바로 제세동을 시행한다. 제세동 쇼크를 전달한 후에 즉시 흉부압박을 시작하여 2분간 심폐소생술을 시행하며 정맥로를 확보하고 약물 투여를 시작한다. 대부분 미리 정맥로가 확보된 경우는 즉시 약물 투여를 시행하나 초기에 아직 약물 투여 경로가 미확보된 경우 경로를 확보한다.

(2) 2단계

2분이 경과되면 다시 리듬을 분석하여 제세동 가능 리듬인 경우 다시 제세동하고 즉시 심폐소생술을 시행하며 약물을 투여한다. 첫 번째 약물로는 에피네프린 1mg을 사용하며, 2분이 경과 되면 두 번째 약물엔 항부정맥제인 아미오다론이나 리도카인을 사용한다. 2분이 경과되면 세 번째 약물은 에피네프린이나 바소프레신을 사용할 수 있다. 에피네프린은 3~5분 간격으로 계속 사용할 수 있지만, 바소프레신은 40IU를 한 번만 사용할 수 있다. 에피네프린은 반감기가 짧으므로 반복사용이 가능하지만, 바소프레신은 반감기가 길어 소생술 동안에 한 번밖에 사용할 수 없다. 소생술을 시행하면서 발생 원인이 무엇인지 팀원들 간에 소통하면서 필요한 검사를 하여 원인을 찾아서 원인치료를 시행한다.

(3) 3단계

2분간 심폐소생술을 시행하고 리듬을 분석하여 심실세동이나 무맥성 심실빈맥이 지속되면 제세동 후에 심폐소생술을 다시 2분간 시행하면서 두 번째 약물인 아미오다론 또는 리도카인을 투여한다.

2) 제세동이 불가능한 환자의 응급처치 : 무수축/무맥성전기활동

(1) 1단계

심정지 환자의 무수축이나 무맥성 전기활동(Pulseless electrical activity; PEA)인 경우 제세동이 불가능한 리듬이므로 지속적으로 심폐소생술을 하면서 정맥로 확보와 기도유지를 한다.

무맥성 전기활동은 심전도에서 전기활동이 관찰되지만 맥박이 없는 상태를 말한다. 무맥성 전기활동에서 관찰되는 심전도는 정상 동성 리듬(Normal sinus rhythm; NSR)에서부터 심실 고유리듬(idioventricular rhythm), 3도 방실차단(3rd degree AV block)까지 다양하게 나타날 수 있다. 심전도 리듬 중 심실세동, 심실빈맥, 무수축을 제외한 모든 리듬이 무맥성 전기활동

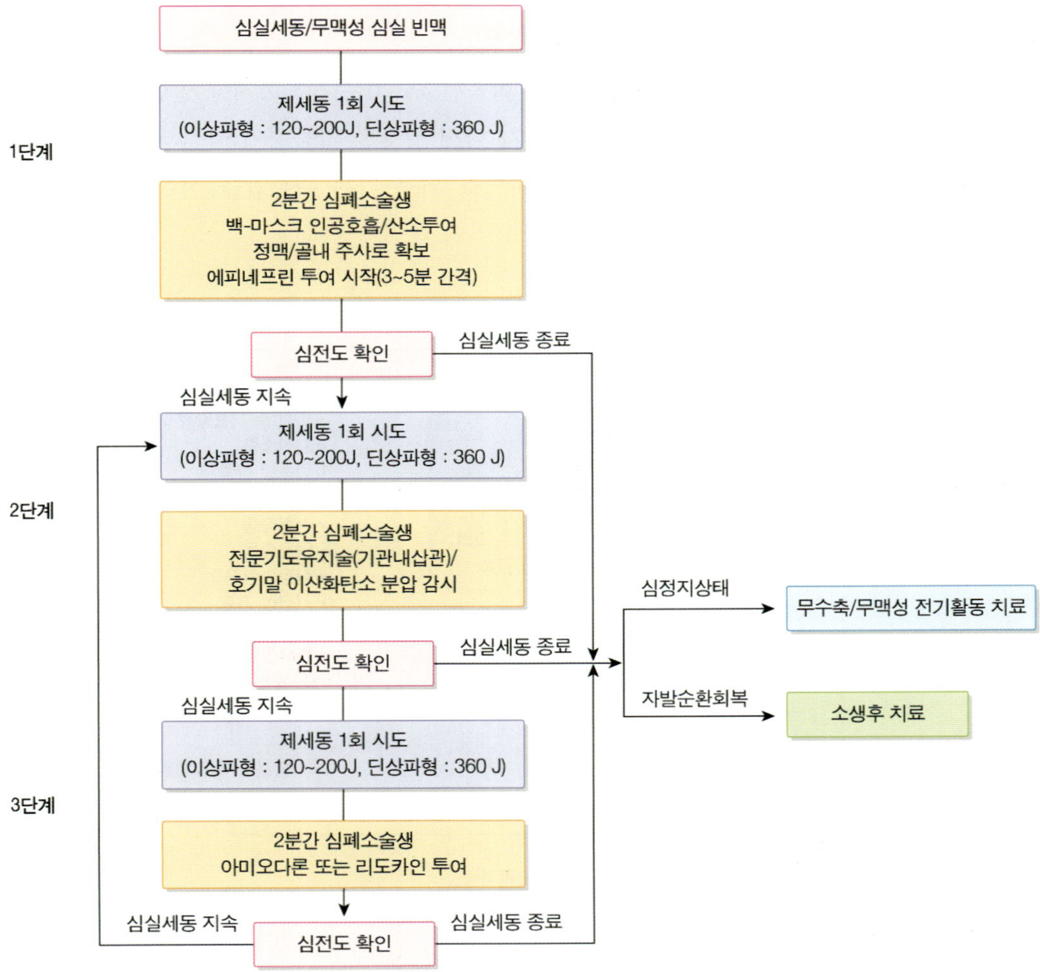

그림 3-55 심실세동의 치료 과정

일 수 있다. 무맥성 전기활동의 원인은 ① 출혈 등 저혈량증 ② 저산소증 ③ 중증의 산증 ④ 저/고칼륨혈증 ⑤ 저혈당증 ⑥ 약물중독 ⑦ 심장눌림증 ⑧ 긴장성 기흉 ⑨ 급성 관상동맥 증후군 ⑩ 폐색전증 등이다. 무맥성 전기활동의 치료 중 가장 중요한 것은 무맥성 전기활동을 유발한 원인을 찾아 교정하는 것이다.

(2) 2단계

심폐소생술을 하면서 기도유지와 인공호흡을 하면서 약물 투여로를 확보한 후 가능한 빨리 1mg의 에피네프린을 투여한다. 에피네프린은 3~5분 간격으로 반복 투여가 가능하며, 에피네프린 대신 바소프레신 40IU를 한번 사용할 수 있다.

3) 심정지 후 응급처치(심폐뇌소생술을 위해)

심장정지에서 소생 직후 상태란 자발순환이 회복된 후 20분 정도까지를 말한다. 소생 직후에는 혈역학적으로 매우 불안정하고, 심장정지가 다시 발생할 가능성이 아직 크다. 또한 심폐가 소생되었다 하더라도 뇌까지 소생되어야 하므로 뇌로 가는 관류압을 적절히 유지하여야 한다.

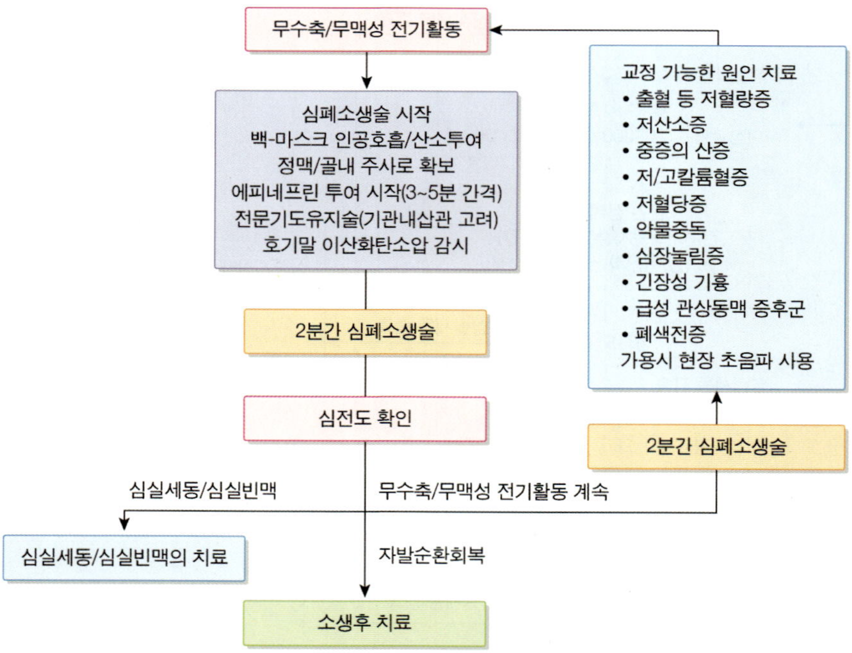

그림 3-56 무맥성 전기활동/무수축의 치료 과정

(1) 자발순환 회복 직후 환자 평가

소생술을 진행중에 의식이나 호흡, 맥박이 회복되거나 또는 기관내 삽관을 하고 있는 경우 호기말 이산화탄소압(End tidal CO_2; $ETCO_2$)을 모니터하고 있는데 갑자기 10mmHg내외에서 30mmHg 내외로 상승하는 경우 자발순환 회복(Return of spontaneous circulation; ROSC)되었음을 의미한다. 자발순환 회복 직후에는 소생술시에 사용된 약물의 효과로 혈압이 급격히 감소할 수 있으므로 주의하여야 한다. 가능하면 저혈압은 빨리 교정하도록 하고 수축기혈압을 100mmHg 이상으로 유지한다.

(2) 적절한 환기 유지 및 혈액학적 안전 유지

심정지로부터 자발순환이 회복된 후 의식이 없는 환자는 기관내 삽관으로 기도를 유지한다. 파형 호기말 이산화탄소 분압을 지속적으로 측정하며 기계환기를 시행한다. 적절한 동맥혈 산소포화도를 감시하며 적절한 산소 농도를 유지한다. 동맥혈 산소포화도는 가능한 94~

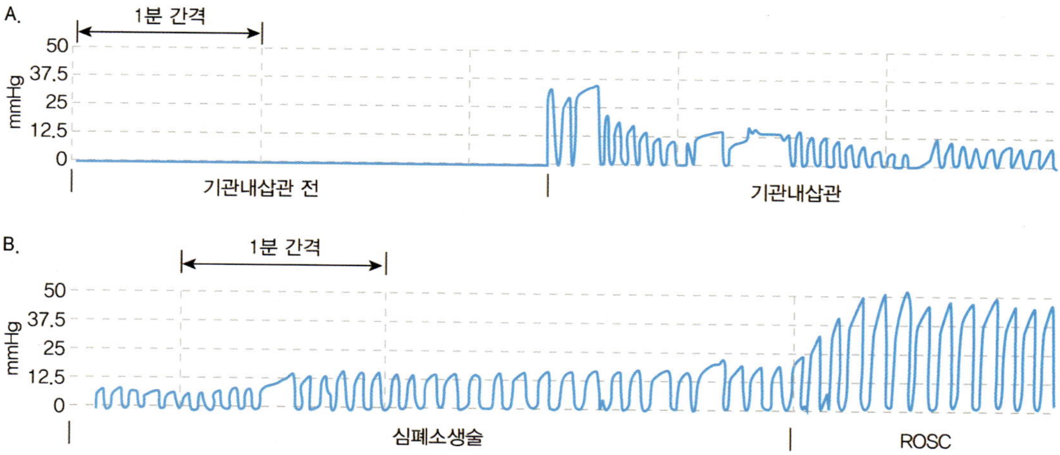

A. 기관내삽관의 위치 확인을 위한 카프노그래피

이 카프노그래피 기록은 기관내삽관술을 수행할 때 시간에 따라 배출되는 호기말이산화탄소분압($PETCO_2$)을 mmHg 단위로 세로 축에 보여준다. 기관내삽관 환자에게서 이산화탄소배출이 탐지되면 기관내관이 적절히 삽입된 것이다.

B. 소생술 처치의 효과를 모니터링 하는 카프노그래피

이 두 번째 카프노그래피 기록은 시간에 따른 $PETCO_2$ 압력을 세로 축에 mmHg 단위로 보여준다. 이 환자는 기관내삽관이 된 상태이며 심폐소생술을 받고 있다. 인공호흡 속도는 분당 8~10회 호흡이라는 것을 알 수 있다. 가슴압박은 분당 100회보다 조금 빠른 속도이지만 이 기록에 나타나지는 않는다. 초기 $PETCO_2$ 압력은 첫 1분 동안 12.5mmHg 미만으로, 매우 낮은 혈류를 나타낸다. 2~3분 사이에서는 지속적인 소생술로 혈류가 증가함에 따라 $PETCO_2$ 압력 12.5mmHg와 25mmHg 사이에서 증가한다. 4분 정도에는 자발순환회복(ROSC)이 발생한다. 자발순환회복은 압력의 급격한 증가로 알 수 있다. 네 번째 세로 선 바로 다음부터 관측되는 것처럼 혈류가 크게 증가함에 따라 $PETCO_2$ 압력이 40mmHg 이상 증가한다.

그림 3-57 카프노그래피 파형

98% 정도를 유지한다. 동맥혈 이산화탄소분압은 35~45mmHg 또는 호기말 이산화탄소분압 30~40mmHg를 목표로 환기를 조절한다.

자발순환 회복직 후 혈역학적 불안정한 상태가 흔히 동반되므로 심전도 감시와 동맥카테터를 신속하게 삽입하여 지속적으로 동맥압을 감시한다.

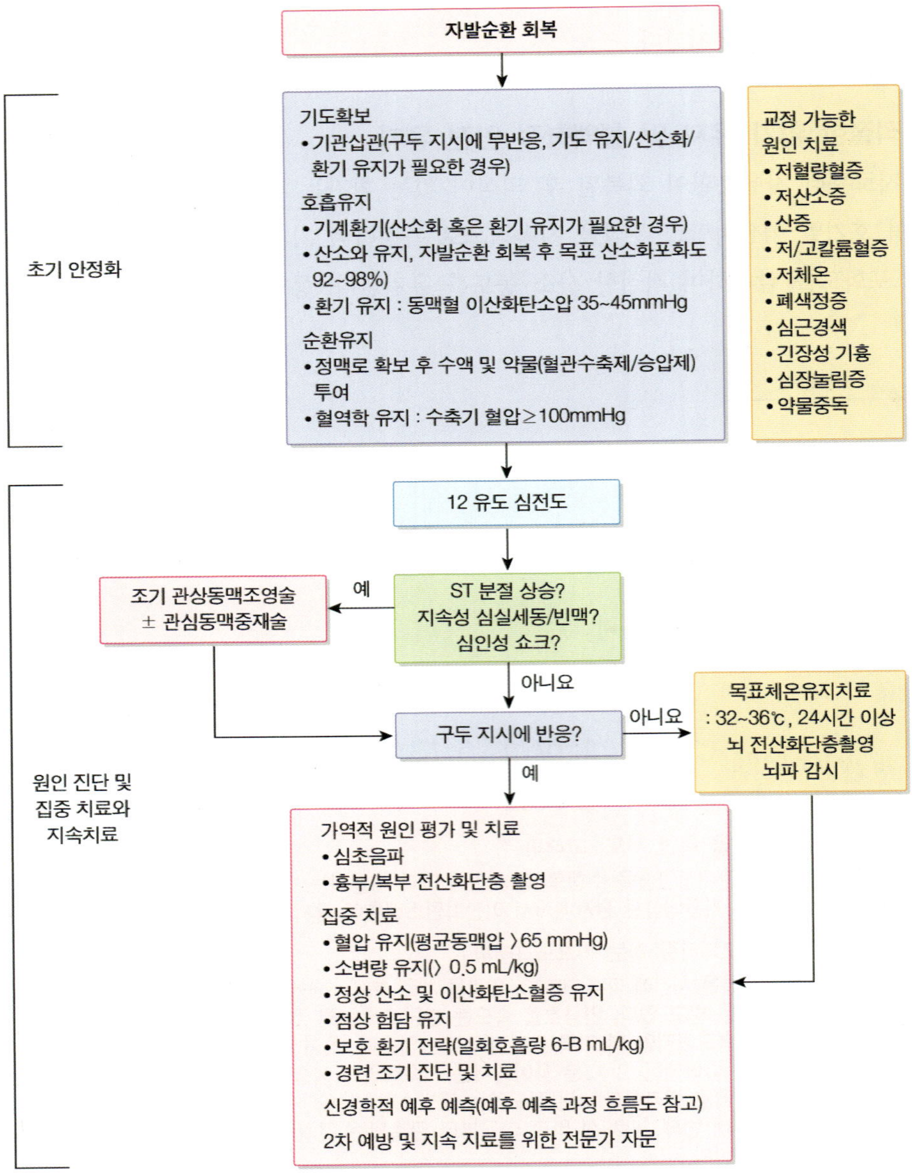

그림 3-58 심장정지후 통합치료의 주요 단계

(3) 심정지 원인조사 및 치료(관상동맥중재술)

전문소생술 동안 자발순환 회복 후에도 심정지의 원인 중 가역적 원인을 파악하고 치료를 위해 노력해야 한다. 급성관상동맥증후군은 심인성 심정지의 가장 흔한 원인이므로 순환회복 후에 12유도 심전도와 심장 표지자 검사를 해야한다. 의식상태와 상관없이 즉시 응급으로 관상동맥조영술의 시행을 고려한다.

(4) 목표체온유지술

자발순환 회복 후에 구두지시에 반응하지 않으면 32~36°C 사이의 목표체온유지술 시행을 고려한다. 목표체온유지치료는 가능한 빨리 시작하며, 적어도 24시간 이상 72시간까지 시행하는 것이 좋다.

(5) 심정지 후 통합치료(중환자실 치료)

자발순환 회복 직후의 응급치료가 끝나면 환자를 즉시 중환자실로 옮긴다. 중환자실에서는 환자의 호흡과 혈역학적 상태를 집중적으로 감시하고 치료하며 목표체온유지술을 시행한다.

- 고자경 외. (2018). 성인간호학. 퍼시픽북스.
- 김경미 외. (2015). 이해하기 쉬운 심전도. 퍼시픽북스.
- 김성환 외. (2017), 기본 심전도. 한미의학.
- 대한심폐소생협회. (2021). 한국전문소생술 4판. 군자출판사.
- 탁양주 외. (2020). 한권으로 끝내는 심전도 기초에서 활용까지. 메디컬사이언스.
- 퍼시픽학술국. (2021). KMLE vol.1 순환기. 퍼시픽북스.
- 황성오 외. (2021). 심폐소생술과 전문심장소생술 6판. 군자출판사.

04 P·A·R·T

심뇌혈관 응급환자 관리

학습목표

- 관상동맥질환의 증상에 대해 설명할 수 있다.
- 관상동맥질환의 응급환자 관리에 대해 설명할 수 있다.
- 심부전 질환의 정의, 원인에 대해 설명할 수 있다.
- 심부전 질환의 증상에 대해 설명할 수 있다.
- 심부전 질환의 응급환자 관리에 대해 설명할 수 있다.
- 부정맥의 정의, 원인에 대해 설명할 수 있다.
- 심실빈맥, 심실세동의 응급환자 관리에 대해 설명할 수 있다.
- 대동맥 박리와 복부대동맥류 정의와 응급환자 관리에 대해 설명할 수 있다.
- 뇌졸중의 정의와 종류에 대해 설명할 수 있다.
- 뇌졸중의 임상증상에 대해 설명할 수 있다.
- 뇌졸중의 응급환자 관리에 대해 설명할 수 있다.

P·A·R·T 4 심뇌혈관 응급환자 관리

1 관상동맥질환 응급환자 관리

1) 관상동맥질환(Coronary artery disease; CAD) 개요

관상동맥질환은 크게 IHD, CVHD, CHD로 분류할 수 있다. 관상동맥질환(Coronary artery disease; CAD)은 성인의 심혈관질환 중 흔히 발생하는 질환으로 심장에 혈액을 공급하는 관상동맥이 죽상경화증 등의 혈관 장애로 인해 좁아져 심근이 필요로 하는 충분한 양의 산소를 공급받지 못해 발생하는 관상동맥 심장질환(Coronary heart disease; CHD)이다. 관상동맥질환은 허혈성 심장질환(Ischemic heart disease; IHD), 심혈관성 심장질환(Cardiovascular heart disease; CVHD), 관상동맥 심장질환(Coronary heart disease; CHD)이라고도 한다. 심장질환은 우리나라 사망원인 2위로 사망자수는 32,347명이며, 그중 허혈성심장질환으로 인한 사망률은 인구 10만 명 당 27.4명으로 높은 비중을 차지하고 있다(통계청, 2021).

관상동맥질환의 주요한 원인은 관상동맥 내 발생한 죽상경화증이다. 죽상경화증은 혈전이나 지방과 같은 침착물이 혈관 내 쌓여 혈관을 경직시키는 질환으로 생활습관과 같은 요인이 증상의 발현에 관여한다. 따라서 죽상경화증을 유발하는 위험요인을 일상생활에서 관리하는 것이 매우 중요하다고 할 수 있다. 위험요인은 조절가능한 요인과 조절 불가능한 요인으로 구

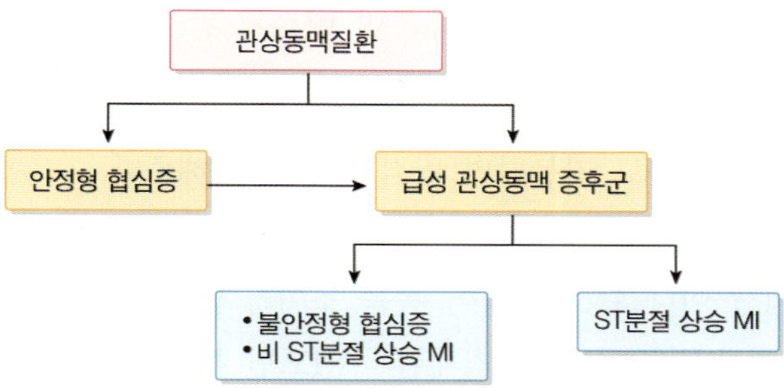

그림 4-1 관상동맥질환의 분류

분할 수 있다. 조절가능한 요인은 비만, 스트레스, 흡연, 운동부족, 지질이상, 고혈압, 당뇨병이며 조절불가능한 요인은 성, 연령, 가족력과 유전적 소인 등이다. 이러한 위험요인은 독립적으로 작용하기 보다는 여러 가지 요인이 함께 작용한다.

관상동맥질환은 안정형 협심증과 급성 관상동맥증후군으로 구분하고 급성 관상동맥증후군은 불안정형 협심증과 심근경색증으로 분류한다.

(1) 협심증

협심증(angina pectoris)은 가역적인 심근세포의 손상으로 산소 요구량과 관상동맥의 산소공급량 사이의 불균형에 의해 발생한다. 죽상경화증으로 인한 관상동맥이 협착되고 이에 심근에 충분한 혈액 공급이 이루어지지 않아 허혈상태가 되어 통증이 발생하며 안정형 협심증(stable pectoris), 불안전형 협심증(unstable pectoris)으로 구분할 수 있다. 안정형 협심증은 관상동맥질환 초기에서 신체적·정서적 스트레스로 발생되며, 불안정형 협심증은 안정형 협심증보다 증상이 심하고 신체적·정서적 스트레스 없이 통증이 나타난다.

① 증상

갑작스런 흉통, 가슴답답함, 심계항진, 피로감 등이며, 대표적인 협심증의 증상은 흉통으로 묵직하거나(heaviness), 짓누르거나(pressure), 쥐어짜는 듯한(squeezing), 조이는 듯한(choking) 느낌의 통증이 나타난다. 흉통은 왼쪽 어깨와 양팔 특히 전완부 내측과 손으로 방사되며 등, 목, 턱, 치아 및 상복부에 통증을 호소한다.

전형적인 협심통은 2~5분가량 지속되며, 15분이상 지속되는 협심통은 불안정형 협심증이나 심근경색증 가능성이 높다.

② 유발요인

신체적 활동(운동, 성관계 등)이나 감정(스트레스, 분노, 공포, 좌절 등), 추운날, 과식에 의해 발생된다. 그러나 불안정형 협심증은 휴식중에도 발생되며 밤에 누워있는 상태에서 흉통이 발생되어 흉부 불쾌감이나 호흡곤란으로 잠에서 깬다. 완화요인은 1~5분 정도의 휴식을 취하고, 니트로글리세린(nitroglycerin)을 투여하면 빠르게 감소한다.

③ 응급환자의 병원 전 처치

- 안정적인 환경을 조성하고 가능하면 반좌위 자세 취해준다.
- 모포나 재킷 등을 등 뒤에 대어주고 무릎 아래는 따뜻하게 해준다.
- 대상자의 의복의 끈이나 단추를 풀어 몸을 조이지 않게 해준다.
- 휴대하고 있는 진통제나 니트로글리세린이 있으면 투여한다.
- 119에 연락하여 즉시 병원으로 후송한다.

표 4-1 협심증 유발 요인

요 인	합리적 근거
신체 운동	• 심박동수 증가, 심장의 이완기 시간 감소로 관상동맥 혈류 저하, 심근 산소요구량 증가 • 팔의 등척성 운동은 운동성 협심증 유발
극한 기온	• 심장의 작업 부하 증가 • 냉자극 시 혈관의 갑작스런 수축 반응 • 온자극 시 피부 혈관 이완으로 혈액이 저류되어 심장 혈류 감소
격한 감정	• 교감신경계 자극으로 심박동수·심박출량 증가
과식	• 심장의 작업 부하 증가 • 소화기관으로 혈액이 몰려 관상동맥 내 혈류 감소
흡연	• 니코틴은 카테콜라민 방출을 자극하여 혈관 수축과 심박동수를 증가시킴 • 체내 일산화탄소는 산소의 공급 방해
성생활	• 심장의 작업 부하와 교감신경 자극 증가
일중 리듬	• 기상 후 이른 아침에 관상동맥질환의 증상이 발생하는 경향
약물	• cocaine, amphetamine 등 • 심박동수를 증가하여 심근의 산소요구량 증가

(2) 급성 관상동맥증후군

급성 관상동맥증후군(Acute coronary syndrome)은 불안정형 협심증(Unstable angina; UA), ST분절 비상승 심근경색(Non-ST segment elevated myocardial infarction; NSTEMI), ST분절 상승 심근경색(ST segment elevated myocardial infarction; STEMI)으로 구분된다.

① 불안정형 협심증(Unstable angina; UA)

휴식 시와 경미한 운동시에도 흉통이 나타나고 보통 15분 이상 지속되거나, 통증이 심하고 점점 통증이 악화되는 양상을 보인다. 안정형 협심증과 달리 통증의 정도, 지속 기간, 빈도가 심해지는 협심증이다. UA은 MI로 진행할 수 있으며, 갑자기 부정맥이 발생할 수 있기 때문에 중환자실에서 지속적인 심전도 모니터링이 필요하다.

② ST분절 비상승 심근경색(Non-ST segment elevated myocardial infarction; NSTEMI)

UA의 증상에 심근괴사(necrosis)의 증거인 혈액 검사에서 심장표지자(cardiac marker)인 심근효소가 증가한다. 임상증상은 흉골하부나 상복부 통증이 있으며 목이나 왼쪽 어깨, 왼쪽 팔 등으로 방사된다. 통증은 상당히 심하고 고통스럽게 느껴지며 호흡곤란이나 상복부 불쾌감이 동반되기도 한다.

③ ST분절 상승 심근경색(ST segment elevated myocardial infarction; STEMI)

STEMI는 동맥경화가 있는 관상동맥이 혈전에 의해 급격히 폐색되어 관상동맥혈류가 감소할 때 나타난다. 혈전은 관상동맥을 폐쇄시키고, 관상동맥이 폐쇄되고 30분이 경과하면 심근의 괴사(necrosis)가 시작되고 6시간이 경과하면 심근의 대분분이 괴사된다. 심근경색증을 일으키는 환자의 50%에서는 과거에 협심증을 앓았던 경우이며, 나머지 50%는 아무런 병력 없이 갑작스럽게 심근경색증이 발생한다. 급성 심근경색(acute myocardial infarction)은 주요 사망원인중 하나이다.

• 증상

약 절반 정도의 환자에서 심근경색이 나타나기 전에 격렬한 운동, 감정적 스트레스 질환 등의 유발인자가 있다. 하루 중 어느 때나 나타날 수 있지만 아침에 일어난 후 수 시간 이내에 집중적으로 나타난다. 심근경색의 증상으로 발열과 심근 괴사에 따른 염증반응으로 백혈구가 증가하고 C-반응단백(CRP)이 양성으로 나타난다. 무겁고, 조이는 듯한, 누르는 듯한 양상의 통증이 흉부나 상복부의 중앙에서 나타나며 가끔 칼로 찌르는 듯하거나 데인 듯한 느낌을 표현한다. 통증은 팔쪽으로 방사되며 복부, 등, 아래 턱, 목 쪽으로 방사된다. 통증은 휴식을 취하거나 니트로글리세린을 투여해도 완화되지 않고 30분 이상 지속된다. 호흡곤란, 전신무력감, 발한, 오심, 구토, 불안 등이 동반되기도 한다.

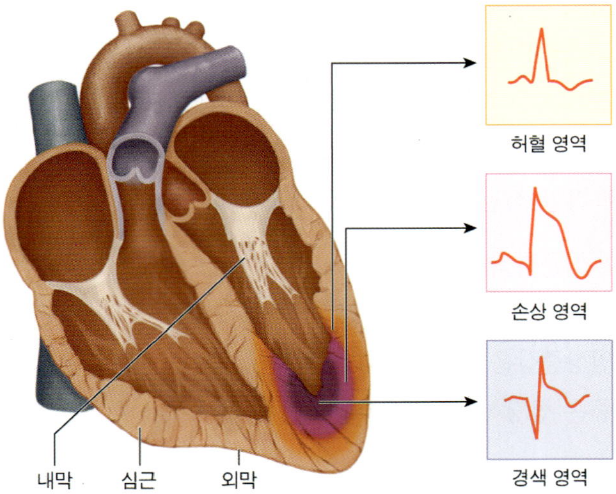

그림 4-2 심근 허혈, 손상, 경색과 심전도 변화

• **응급환자 관리(응급실)**

응급실에서 심근경색 환자의 간호목적은 흉통을 조절하고 응급 재관류요법 대상자를 선별하여 생명을 유지하고 합병증을 최소화 하는 것이다. 응급실에 내원한 심근경색 환자에게 초기 약물로 MONA(몰핀, 산소, 니트로글리세린, 아스피린)을 투여한다. 환자의 상태를 모니터링 하기 위해 심전도 모니터링과 산소, 정맥로 확보를 초기 응급처치로 시행한다(Monitoring, O_2, IV; MOI).

가. 산소투여 : 저산소증이 있는 경우 비강캐뉼라 또는 마스크로 분의 2～4L/분의 산소를 초기 6～12시간 동안 공급한다. 호흡곤란, 심부전의 증상, 쇼크, 저산소증(말초산소포화도<94%)이 있는 환자에게는 산소를 투여한다. 저산소증 또는 심부전 등의 합병증이 없는 모든 심근경색환자에게 산소를 투여하는 것은 금기이다. 지나친 고농도 산소투여는 동맥혈 산소압이 정상 이상으로 상승하여 말초혈관저항의 상승으로 이어져 오히려 조직으로의 산소 공급장애가 발생할 수 있다.

나. 활력징후와 심전도 모니터 : 심근경색의 가장 흔한 합병증으로 환자의 40～50%는 심근경색 발생 초기에 부정맥으로 사망한다. 심실조기수축(Premature ventricular contraction; PVC)과 심실세동(Ventricular fibrillation; VF)을 확인하다. 심실조기수축(PVC)은 거의 모든 ST분절 상승 심근경색(STEMI) 환자에게서 나타나며 심실빈맥(Ventricular tachycardia; VT)이나 심실세동과 같은 위험한 심실부정맥을 유발하게 되므로 주의깊게 관찰해야 한다.

다. 니트로글리세린(nitroglycerin) 투여 : 5분 간격으로 0.4mg을 세 번까지 설하로 투여한다.

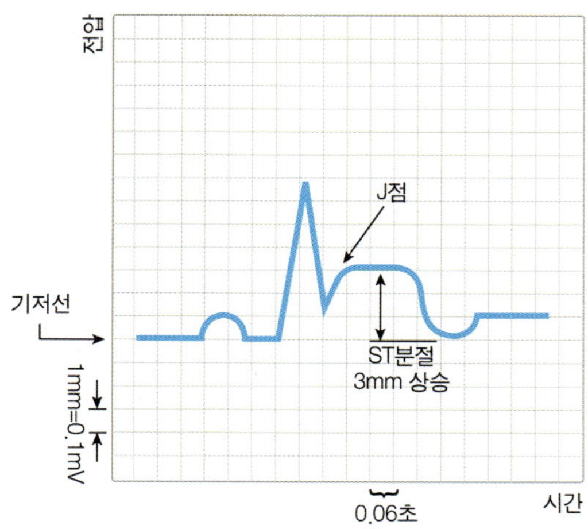

그림 4-3 급성 심근경색증의 EKG

니트로글리세린 투여 전에 반드시 수축기혈압이 90mmHg 이상인지를 확인하여야 한다. 니트로글리세린 투여 시 가장 주의해야 할 점은 순환혈액량이 부족하거나 이미 저혈압이 있는 경우에 심각한 저혈압을 유발하여 허혈을 악화시킬 수 있다는 것이다. 니트로글리세린의 효과는 심장의 전부하를 감소시켜 심근의 산소요구량을 줄이고 혈관 확장 및 측부순환을 증가시켜 심근에 혈류 공급량을 늘린다.

라. 모르핀(morphine sulfate) 투여 : 니트로글리세린 투여에도 통증이 완화되지 않으면 morphine 2∼4mg을 정맥 투여한다. morphine은 급성 흉통을 완화하고, 심근의 산소 소모량을 낮추며, 심근수축력을 하강시켜 심장의 부담을 줄인다. morphine투여 시 혈압저하, 서맥, 오심 등과 같은 부작용을 관찰한다.

마. 아스피린(aspirin) : 혈소판의 cyclooxygenase를 억제하여 thromboxane A2의 생성을 차단함으로써 항응고작용을 한다. 아스피린을 투여하기 전에는 반드시 아스피린 알레르기와 최근 장 출혈의 병력을 확인한다. 이런 금기가 아닌 한 모든 환자에게 투여한다. 초기에 162∼325mg을 씹어서 먹도록 한다. 이는 입안 점막으로 빠르게 흡수되게 하기 위해서이다.

바. 베타차단제 투여(beta-blocker) : 심근 수축시 전부하를 감소시키기 위해 사용한다. 베타차단제는 혈전용해술을 시행하지 않은 환자에서 심근경색의 강도를 줄이고 합병증 발생과 치명적인 부정맥 발생을 예방한다.

아. 안지오텐신 전환효소 억제제(Angiotensin converting enzyme inhibitor; ACEI) : 심인성 쇼크나 심한 저혈압이 없으면 심근경색 발생 첫날부터 투여하며 특히 전벽 경색, 과거에 심근경색 혹은 심부전이 있었을 때 효과적이다.

• **응급 치료 및 시술(재관류요법)**

가. 혈전용해술 : 혈전용해제로는 streptokinase, urokinase, tissue plasminogen activator(tPA), tenecteplase(TNK), reteplase(rPA)이다. 관상동맥내 혈전을 용해하고 심근의 혈류를 회복하기 위해 사용한다. 혈전용해제의 효과를 높이기 위해 금기가 아니면 가능한 조기에 투여하며, 반드시 3∼6시간 이내에 투여한다. 가능한 병원에 도착 후 30분 이내에 투여하는 것을 목표로 한다. 혈전용해제는 출혈의 위험성을 증가시키므로 출혈이 있거나 출혈장애가 있는 경우에는 사용해서는 안된다.

나. 경피적 관상동맥 중재술(Percutaneous coronary intervention; PCI) : 환자의 연령이나 협착 및 폐색의 수, 위치, 크기, 폐색 정도 등을 고려하여 실시한다. 재관류율이 95% 내외

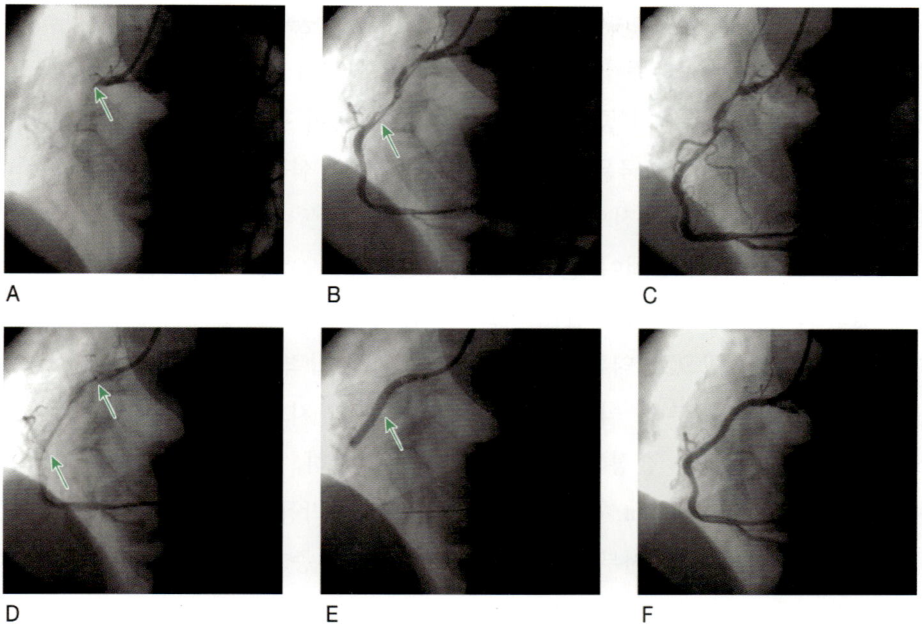

A. 화살표 부위에 관상동맥의 완전 폐색이 보임. B. Guidewire를 통과시킨 후 혈류가 약간 회복되었음. 화살표 부위에 혈류의 차단 부위가 보이는 곳이 혈전이 있는 부위. C. 혈전을 흡인한 후 혈류가 조금 더 향상됨. D. 양 화살표에 스텐트를 위치시킴. E. 스텐트를 확장시킴. F. 혈류가 회복됨

그림 4-4 Primary PCI

로 높아 응급 PCI가 가능하면 혈전용해술보다 우선적으로 고려한다〈그림 4-4〉. 경피적 관상동맥 중재술은 병원에 도착 후 90분이내에 시행하는 것을 목표로 시행하며, 흉통 발생으로부터 12시간 이내에 시행한다.

2 심부전과 응급환자 관리

1) 심부전(Heart failure) 개요

심부전(heart failure)은 심장이 신체대사 요구에 부응하는 적당한 양의 혈액을 펌프하여 전신으로 보내지 못하여 초래되는 울혈상태를 의미하며, 흔히 울혈성 심부전(Congestive heart failure; CHF)이라고 한다.

심부전은 좌심실 구조나 기능을 변화시키는 것은 어떠한 조건이나 질환에서도 발생할 수 있다. 대부분이 관상동맥질환이 주요한 원인이며 특히 관상동맥질환과 고혈압은 당뇨병과 상호작용하여 심부전의 위험을 증가시킨다. 심근경색은 심근의 국소적 괴사 수축력 상실을 초래하며 경색의 범위는 심부전의 중증도와 관련이 깊다. 또한 부정맥은 심부전의 원인이자 결과일 수 있다. 변화된 전기 자극은 심근 수축을 방해하고 심근의 효율성을 감소시킨다.

심부전은 좌심부전과 우심부전으로 분류한다. 좌심부전은 비효과적인 좌심실 수축에 기인하여 심박출량이 저하되어 혈액이 전신으로 가지 못하고 오히려 좌심방을 통하여 폐순환에 정체하게 됨으로 발생되며, 우심부전은 비효과적인 우심실의 수축 때문에 혈액이 우심실에서 나가지 못하고 우심방으로 역류하여 말초모세혈관의 압력을 증가시킨다 <그림 4-5>. 심장의 펌프기능은 전부하, 후부하, 심근수축력, 심박수 등 4가지 인자에 의해 결정되며, 1회 박출량(Stroke volume; SV)을 결정하는 3가지 인자인 전부하, 후부하, 심근수축력에 의해 결정되며 심박출량(Cardiac output; CO)은 1회 박출량에 심박동수를 포함한 4가지 인자에 의해 결정된다. 즉 심박출량은 전부하, 수축력, 심박동수가 증가할수록 후부하가 감소할수록 증가한다 <그림 4-5>.

(1) 좌심부전

좌심부전은 우심부전보다 흔히 발생한다. 좌심부전은 좌심실의 펌프기능장애로 인해 동맥혈을 전신으로 충분히 박출하지 못하면서 나타난다. 이로 인해 좌심방압 상승, 폐정맥압 상승으로 폐울혈이 발생한다. 좌심부전은 고혈압, 허혈성 심장질환, 류마티스 심장질환, 승모판막 및 대동맥판막 질환, 심근증 심근염, 선천성 심장질환 등으로 발생하며 고혈압 허혈성 심장질환이 가장 흔한 원인이다. 좌심부전인 경우 폐정맥으로부터 동맥혈을 맞아들이기 어려워 폐울혈이 나타난다. 폐정맥압이 25mmHg 이상 상승되면 급성 폐수종이 일어나 폐의 순응도가 낮아지고 호흡곤란이 심해진다.

① 증상

좌심부전은 심박출량 감소와 관련된 증상과 좌심방압과 폐정맥압, 폐울혈로 인한 증상이 주로 나타난다. 좌심부전의 주요 증상은 다음과 같다.

- 호흡곤란 : 기좌 호흡(orthopnea), 발작성 야간성 호흡곤란(paroxysmal nocturnal dyspnea), cheyne-stockes 호흡
- 기침과 혈담 : 급성 폐부종에서는 혈액이 섞이고 거품이 많은 혈담
- 부종 및 체중 증가
- 맥박 이상

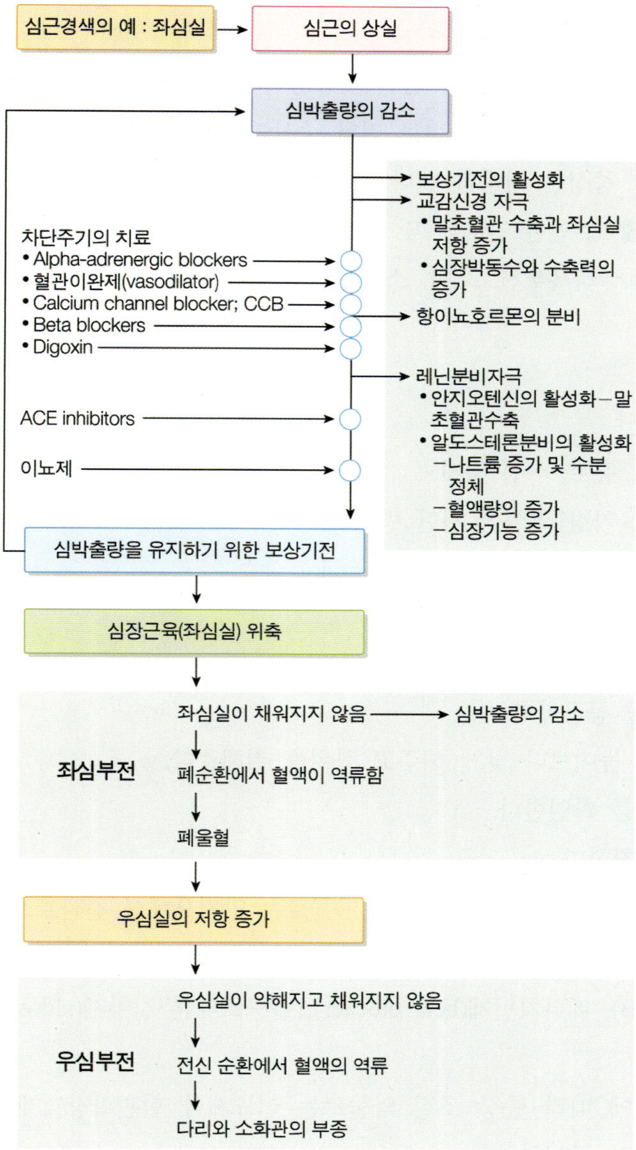

그림 4-5 심부전의 과정

(2) 우심부전

우심부전은 우심실의 펌프 기능 장애로 폐순환계로 정맥혈을 충분히 박출하지 못하는 상태이며 전신 정맥계의 울혈이 특징적으로 나타난다. 대부분이 좌심부전에 이어 나타나지만 좌심부전과 무관하게 발생하기도 한다.

① 증상

우심부전은 전신정맥계의 울혈과 관련된 증상이 주로 나타난다. 심박출량 감소와 관련된 증상과 좌심방압과 폐정맥압, 폐울혈로 인한 증상이 주로 나타난다.

우심부전의 주요 증상은 다음과 같다.

- 간종대 : 간울혈로 인한 간비대 및 간소엽 조직의 손상과 섬유화
- 소화기계 증상 : 식욕부진, 오심, 소화장애, 복부 팽만
- 부종

(3) 심부전 진단

① 심전도 검사, 흉부 X-선 검사

② 심장초음파 : 가장 확실한 진단 방법

③ 혈액검사 : BNP(Brain natriuretic peptide) 상승

(4) 응급환자 관리

① 100% 산소를 공급한다.

② 다리를 심장 높이보다 낮게 해주고 좌위를 취해준다.

③ ABGA 결과를 확인한다.

④ 심전도를 관찰한다.

⑤ 의사의 처방에 따라 생존률 높이는 약물로는 안지오텐신 전환효소 억제제(Angiotensin converting enzyme inhibitor; ACEI), 안지오텐신 수용체 길항제(Angiotensin receptor blocker; ARB), 베타차단제(beta blocker), 알도스테론 길항제(aldosterone antagonist) 등을 투여한다.

⑥ 의사의 처방에 따라 증상 조절 약물로는 이뇨제나 혈관확장제제(vasodilator), 강심제(digitalis) 등을 투여한다.

⑦ 기계적 순환보조를 실시한다.

3 부정맥과 응급환자 관리

1) 부정맥 개요(Dysrhythmia, Arrhythmia)

부정맥(dysrhythmia, arrhythmia)은 정상 동성리듬에서 일탈된 상태로 심장 내 전기적 자극의 형성장애, 전도장애 또는 혼합장애로 인하여 심장의 리듬이 불규칙하거나 심박동수가 비정상인 상태를 나타나는 것을 말한다〈표 4-2〉.

(1) 심전도 파형의 의미

① P파

• **심장의 흥분을 의미** : 심실상성 부정맥에서 보이며(단, 심실상성 빈맥에서는 P파가 보이

표 4-2 부정맥의 분류

장 애	위 치	종 류
자극 형성	동방결절	• 동성부정맥(sinus arrhythmia) • 동성빈맥(sinus tachycardia) • 동성서맥(sinus bradycardia) • 동정지(sinus arrest)
	심방	• 조기심방 수축(premature atrial contraction) • 심방성 빈맥(atrial tachycardia) • 발작성 심방빈맥(paroxysmal atrial tachycardia) • 심방조동(atrial flutter, AFL) • 심방세동(atrial fibrillation, A-fib)
	방실연접부	• 방실연접부 조기 수축(atrioventricular junctional premature complexes) • 발작성 연접부 빈맥(paroxysmal junctional tachycardia) • 연접부 이탈박동(junctional escape rhythm)
	심실	• 조기심실 수축(premature ventricular contraction) • 발작성 심실빈맥(paroxysmal ventricular tachycardia) • 심실조동(ventricular flutter, VF) • 심실세동(ventricular fibrillation, V-fib)
자극 전도	–	• 동성차단(sinus excit block) • 방실차단(AV block, heart block) • 각차단(bundle branch block, BBB) • 방실결절 회귀성 빈맥(AV nodal reentry tachycardia, AVNRT)
혼합	–	• 조기흥분증후군(preexcitation syndrome) • paraarrhythmia

지 않음) 심실부정맥에서는 보이지 않는다.

- **리듬** : 규칙적이면 발작성 상심실성 빈맥(Paroxysmal sup-raventricular tachycardia; PSVT) 이고 불규칙적이면 심방세동(Artrial fibrillation; AF, A-Fib)이다.
- **모양** : 톱니모양인 경우 심방조동(Atrial flutter; AFL) 이며 불규칙적이며 가늘게 떨고 있는 경우 심방세동(Artrial fibrillation; AF, A-Fib)이다.

② QRS 군

- **심실 흥분을 의미** : 심실상성 부정맥에서는 narrow(좁음) 하며, 심실부정맥과 조기흥분 증후군(WPW syndrome)에서는 넓을 수 있다(wide).
- **리듬** : QRS간격이 넓으며 규칙적이면 단형 심실빈맥(Ventricular tarchycardia; VT)이며 불규칙적이면 다형 심실빈맥이나 심실세동(Ventricular fibrillation; VF, V-fib)이다.
- **모양** : 불규칙적인 경우 심실세동(Ventricular fibrillation; VF, V-fib)이다.

(2) 심실빈맥(Ventricular tarchycardia; VT)

심실빈맥(Ventricular tarchycardia; VT)은 3개 이상의 조기심실수축(Premature ventricular beats; VPB)이 심실에서 전기를 분당 100회/min이상의 속도로 연속해서 만들어 내는 심장부정맥으로 'V tach'이라고도 한다 <그림 4-6>.

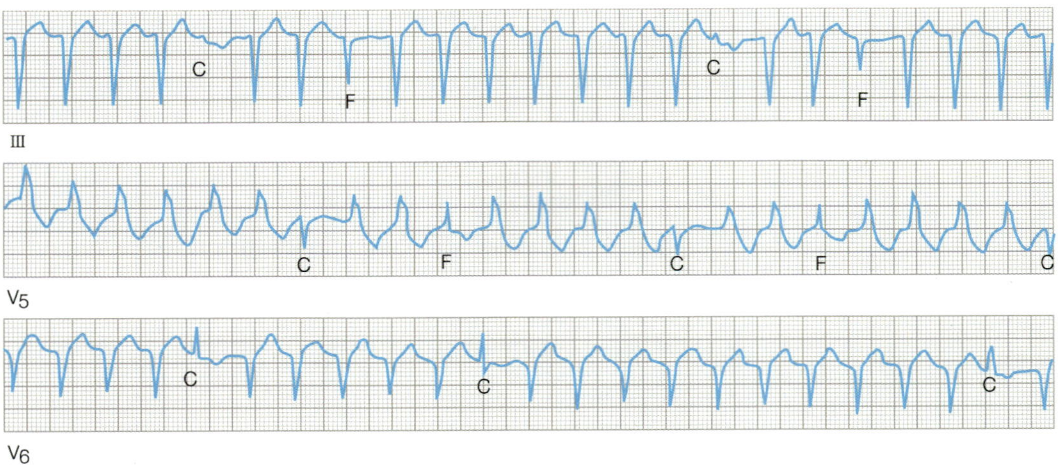

- C : 포획박동(capture beat : 심방의 전기 신호가 별개의 완성된 QRS군을 나타내는 경우)
- F : 융합박동(fusion beat : 심방의 전기 신호에 의한 QRS군이 심실의 QRS군에 포함됨 이 경우 QRS군의 모양이 불규칙함)

그림 4-6 심실빈맥

① 종류

- **지속성**(sustained) VT : 30초 이상 지속시 혈역학적 불안정과 심근허혈 등을 초래하므로 빨리 치료해야한다.
  가. Sustained monomorphic VT(지속성 단형 심실빈맥) : 대부분 구조적 심질환에 의해 발생한다.
  나. Sustained polymorphic VT(지속성 다형 심실빈맥) : 항상 구조적 이상을 동반하는 것은 아니며 급성 심근경색 또는 허혈에서 발생된다.
- **비지속적**(nonsustained) VT : 30초 미만으로 지속성 VT 보다 기저 심장질환이 없는 경우가 더 흔하다.

② 응급환자 관리 〈그림 4-7〉

- Sustained monomorphic VT(지속성 단형 심실빈맥)

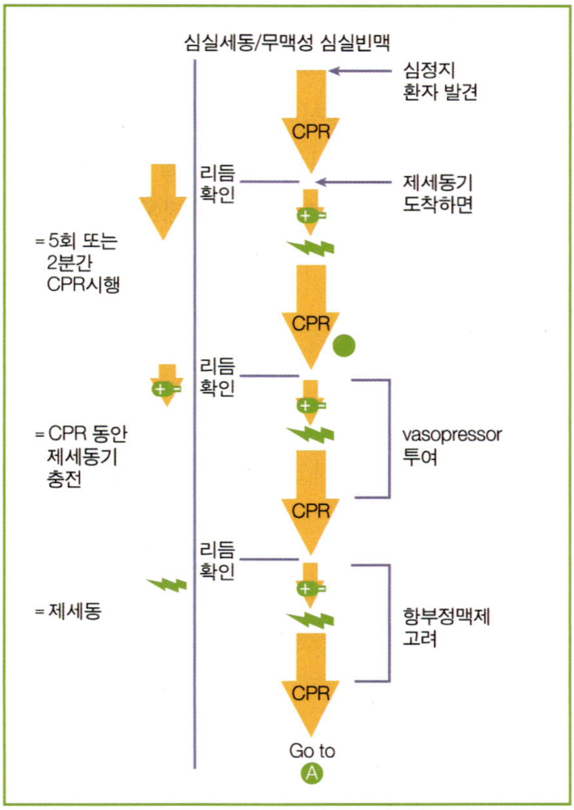

그림 4-7 ACC / AHA guideline에 따른 심실세동 / 무맥성 심실빈맥 처치 순서

가. Stable tachycardia(안정형 빈맥) : adenosin IV

나. Heart disease 시(심장질환시 : 심실기능이 저하된 경우) : amiodarone IV

다. 혈역학적으로 불안정시 : 즉시 심장율동전환술을 시행 한 후 산소와 항부정맥제 투여

- Sustained polymorphic VT(지속성 다형 심실빈맥)

가. 제세동 & 심폐소생술 실시

나. Epinephrine 1mg IV

다. Amiodarone, lidocaine, magnesium sulfate 등을 투여

- **VT 예방**

가. 삽입형 제세동기(Implantable cardioverter defibrillator; ICD) 삽입 : 구조적 심장질환이 있는 경우 VT 재발 예방에 효과적이다.

나. Class Ⅱ 항부정맥제 투여

다. Catheter ablation

(3) 심실세동(Ventricular fibrillation; VF, V-fib)

심실세동(Ventricular fibrillation; VF, V-fib)은 심실벽의 여러 이소성 자극에 의해 심실이 단지 떨고 있는 즉 심실 여러 부위가 불규칙하게 수축 및 확장하여 심박출량이 소실되고 전기적으로 극도의 흥분 상태이다 심박출량이 없으므로 혈압도 0에 가깝고 맥박도 촉지할 수 없으며 호흡도 멈추고 의식도 없는 임상적으로 사망단계이다. 3~5분 이내에 즉각적인 응급치료를 하지 않으면 심장과 뇌의 비가역성 변화로 사망하게 된다. 관상동맥질환 환자에게 가장 많이 발생한다 〈그림 4-8〉.

① 응급환자 관리 〈그림 4-8〉

- 제세동 & 심폐소생술 실시
- Epinephrine 1mg IV(3~5분간격) 투여하고 심장마비가 지속시 바소프레신(vasopressine) 투여

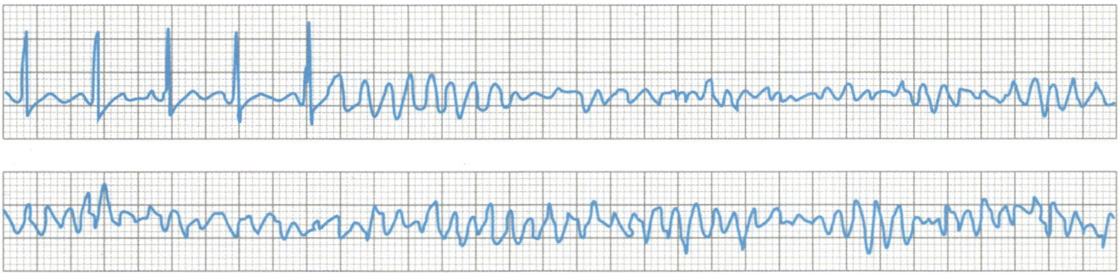

그림 4-8 심실세동

- 항부정맥제 투여, 특히 불응성 심실세동의 경우 amiodarone 투여

② 심실세동 예방

심실세동을 예방하기 위하여 삽입형제세동기(Implantable cardioverter defibrillator; ICD)가 최근에 일부 심실기능이 저하된(EF≤35%, ≥20%)된 심근경색 환자에게 ICD(삽입형제세동기)가 기존의 amiodarone보다 효과적이라는 보고가 있다.

4 대동맥질환 응급환자 관리

1) 대동맥 박리(Aortic dessection) 개요

대동맥의 내막이 원주상 또는 드물게 횡으로 찢어지고 혈류에 의해 내막과 중막이 박리되어 가성 내강(false lumen)을 형성하는 것을 말한다. 박리는 대개 하행 대동맥을 따라 아래쪽으로 진행하지만 드물게는 역행성으로도 발생한다. 대동맥 박리는 상행 대동맥의 오른쪽 측면이나 하행 대동맥에서 흔히 발생한다. 특히 상행 대동맥 박리의 경우는 사망률이 높다.

대동맥 박리에 선행하는 인자로 환자의 70%에서 고혈압이 있으며 낭포성 중막괴사가 있다. 그외에 대동맥 협착증, 염증성 대동맥염, 임신 3기에서 대동맥 박리의 위험이 증가한다.

(1) 분류

① Stanford classification

- Type A : ascending aorta 침범으로 갑작스럽게 심한 전흉부 흉통을 호소한다.
- Type B : descending aorta에만 국한되며 등, 복부, 다리 통증을 호소한다.

(2) 증상

① 통증 : 갑자기 시작되고 찢어지는, 날카로운 심한 통증, 가슴의 앞쪽이나 뒤쪽에서 발생되며 박리 진행 방향에 따라 이동

② 실신, 호흡곤란, 쇠약감, 발한, 서맥, 맥박소실, 고혈압, 저혈압, 폐부종

③ 신경학적 증상 : 경동맥 침범 시 편마비, 척수동맥 침범 시 하반신 마비

④ 대동맥 분지 침범 : 장허혈, 혈뇨, 심근경색증

⑤ 대동맥군에 박리가 있는 경우 : 의식수준의 변화, 어지럼증

(3) 응급환자 관리 : 진단 즉시 중환자실에 입원하여 약물치료

① 통증 관리 : 모르핀 투여는 교감신경계의 자극을 감소시켜 통증 조절

② 합병증 없이 혈압과 맥박을 동시에 낮춘다.

- 베타차단제+sodium nitroprusside : 반드시 같이 사용
  - Nitroprusside는 혈압을 떨어뜨리지만 LV contractility를 증가시키기 때문 대동맥 박리가 더 심해질수 있다.
  - 베타차단제(propranolol, metroprolol, esmolol) : HR 60회/min 유지
  - Sodium nitroprusside : SBP 120mmHg 이하로 유지
- Labetalol 단독 투여
- 칼슘채널차단제(CCB : verapamil, dilitazem) : 위의 치료에 효과가 없을 때 사용가능함
- 안지오텐신 전환효소 억제제(ACE inhibitor : enaprilat) : 추가 투여할 수 있다.
- 혈관확장제(diazoxide, hydralazine) : 금기
- 수술준비 : Type A(ascemding aortic dissection)

2) 복부 대동맥류(Aneurysm)개요

대동맥류(aneurysm)는 동맥의 한 부분이 병적으로 확장된 것을 말한다. 복부 대동맥류는 여성보다 남성에서 흔하며 발병률도 증가한다. 90% 이상의 복부 대동맥류가 죽상경화증과 관련이 있으며 신동맥 아래에서 대부분 발생한다. 대동맥류의 크기와 동반된 관상동맥질환 및 뇌혈관 질환의 심각도에 따라 예후가 달라진다. 5cm 이상의 대동맥류는 파열될 확률이 20%~40%정도이다. 동맥류 내의 혈전이 생성되면 말초 동맥 색전증 위험성이 증가한다.

(1) 증상

① 대부분 증상이 없다.

② 진찰 도중 박동성의 통증이 없는 덩어리로 촉진된다.

③ X-선 촬영 또는 초음파 검사에서 우연히 발견된다.

④ 복부대동맥류의 파열은 심한 복통과 등의 통증 호소한다.

(2) 응급환자 관리

복부 대동맥류 응급환자 관리의 주요 내용은 다음과 같다.

① 크기와 상관없이 급속히 커지거나 증상이 있는 경우에는 수술을 시행한다.

② 6개월마다 초음파 검사를 하여 동맥류의 크기가 5cm이하로 유지되면 크기의 변화를 관찰하고 동맥류의 크기가 5.5cm 이상인 경우에는 수술을 권한다.

5 뇌졸중 응급환자 관리

1) 뇌졸중(Cerebrovascular accident; CVA) 개요

뇌졸중은 중풍이라고도 하며, 뇌의 혈류장애로 인해 중추신경계의 기능장애가 나타나는 것을 말한다. 뇌졸중은 전 세계적으로 사망과 장애의 주요 요인이며 우리나라에서는 2020년 사망원인 4위로, 한해 동안 21,860명이 뇌혈관질환으로 사망하였다(통계청, 2020). 뇌혈관질환은 60대, 70대에서 3위, 80세 이상 4위, 20대, 40대, 50대에서 5위로 20대 이하를 제외하고는 전 연령층의 주요 사망원인이다(통계청, 2021).

(1) 뇌졸중의 원인

뇌졸중은 위험요인을 조절하는 것이 중요한 질환이다. 위험요인은 조절 가능한 요인과 조

뇌졸중 위험인자

조절할 수 없는 위험인자

- 나이
- 성별
- 출생시 저체중
- 유전적 요인

입증된 조절 가능한 위험인자

- 고혈압
- 흡연
- 당뇨병
- 심방세동
- 기타 심장질환
- 이상지질혈증
- 무증상 경동맥협착
- 폐경 후 호르몬 치료
- 식이와 영양
- 신체 활동
- 비만

조절 가능한 잠재적 위험인자

- 대사증후군
- 음주
- 약물남용
- 경구 피임약
- 수면 중 호흡장애
- 편두통
- 고호모시스틴혈증
- 과다 응고증
- 염증
- 감염증
- 무증상 열공성 병변 및 백질 변성

절 불가능한 요인이 있다. 조절 불가능한 위험요인은 성별, 연령, 인종, 유전, 가족력 등이다. 조절 가능한 위험요인은 흡연, 음주, 비만, 스트레스, 운동부족, 구강피임약의 장기복용, 대사증후군, 고혈압, 당뇨병, 약물남용 등이다. 뇌졸중의 가장 위험한 요인은 고혈압으로, 뇌졸중 일차 예방을 위해 혈압조절의 목표는 140/90mmHg 미만으로 유지하는 것을 권고하며 당뇨병과 심질환이 있을 경우는 130/80mmHg 미만으로 유지하도록 한다. 심장질환 또한 뇌졸중의 중대한 위험요인으로 꼽힌다. 심방세동은 뇌졸중 원인의 15~20%를 차지하며, 당뇨병인 경우도 뇌졸중에 걸릴 위험이 4~5배 증가한다.

(2) 뇌졸중의 종류

뇌졸중은 일반적으로 출혈성과 허혈성으로 구분한다 〈표 4-3〉.

① 허혈성 뇌졸중(Ischemic stroke)

허혈성 뇌졸중은 혈전이나 색전에 의해 뇌동맥이 폐색되어 일어난다. 뇌졸중의 약 80%는 허혈성 뇌졸중으로 혈전성 뇌졸중(trombotic stroke)과 색전성 뇌졸중(embolic stroke)으로 구분한다 〈그림 4-9〉.

표 4-3 허혈성 뇌졸중과 출혈성 뇌졸중의 비교

구 분	허혈성 뇌졸중		출혈성 뇌졸중	
	혈전성	색전성	뇌내 출혈	지주막하 출혈
원인	죽상경화증, 고혈압	심방세동, 승모판 질환, 심근 경색, 죽상경화증	고혈압성 심혈관질환, 응고 장애	뇌동맥류, 외상, 혈관기형
경고 증상	TIA(대상자의 30~50%)	없음	두통(대상자의 25%)	두통(흔함)
활동 관련	휴식 중 발병	활동과 관련 없이 발병	활동과 관련하여 발병	머리 외상과 관련하여 발병
의식 수준	깨어 있음	깨어 있음	무의식	무의식
경련	드물다	드물다	흔하다	흔하다
뇌척수액	정상	정상	혈액성	혈액성
질병 진행 및 예후	증상이 서서히 발현, 몇 주에서 몇 달 후에 단계적으로 호전	갑자기 발생하고, 빠르게 호전되는 편	24시간 이상 진행시 예후불량, 혼수 시 치명적, 영구결손 가능성 있음	갑자기 발생, 혼수 시 치명적, 영구결손 가능성 있음

※ TIA : Transient ischemic attack(일과성 뇌허혈 발작)

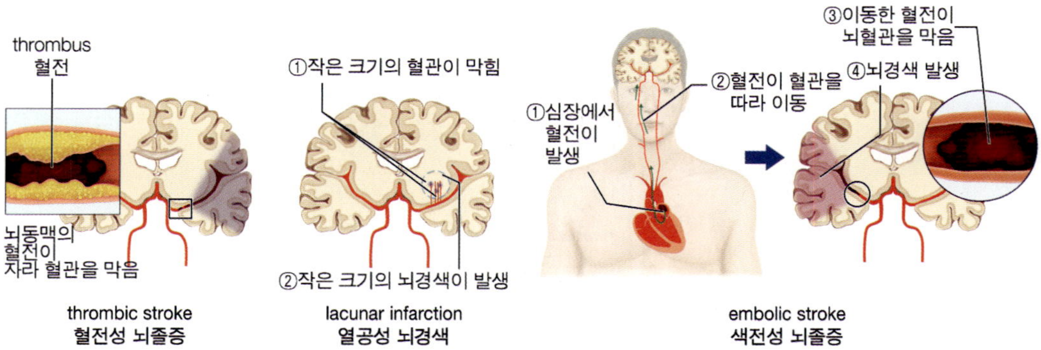

그림 4-9 허혈성 뇌졸증

- **혈전성 뇌졸중**(thrombotic stroke) : 뇌졸중의 가장 흔한 원인으로 뇌졸중의 약 60%를 차지한다. 혈전성 뇌졸중의 약 30~50%는 일과성 뇌허혈 발작(Transient ischemic attack; TIA)을 차지한다. 열공성 또는 소공성 뇌졸중(lacunar stroke; 열공성 뇌졸중)은 혈관이 막혀 뇌조직의 일부가 괴사되어 0.2~15mm 크기의 작은 뇌조직 괴사가 뇌의 백질이나 심부 회백질 내에서 발생한다.
- **색전성 뇌졸중**(embolic stroke) : 뇌졸중의 두 번째로 흔한 원인으로 뇌졸중의 약 20%를 차지하며 색전 덩어리가 뇌동맥을 폐색하여 발생한다.
- **일과성 뇌허혈 발작**(Transient ischemic attack; TIA) : 일시적이고 국소적인 대뇌 허혈로 뇌졸중의 증상이 일시적으로만 나타난다. 흔히 1~2시간 이내에 회복되며 드물게 24시간까지 지속되는 경우가 있으나 곧 뇌 혈류가 정상으로 회복되며 길면 3주까지 지속되기도 한다.

② 출혈성 뇌졸중(Hemorrhagic stroke)

출혈성 뇌졸중은 뇌졸중의 약 15%를 차지하며 뇌혈관이 파열되는 뇌내출혈(intracerebral hemorrhage)과 뇌동맥류로 인한 지주막하 출혈 또는 거미막 밑 출혈(subarachnoid hemorrhage)이다 〈그림 4-10〉.

- 뇌내 출혈(intracranial hemorrhage)은 모든 뇌출혈의 약 10%를 차지하며 혈관 파열로 인해 출혈이 나타난다. 대부분 고혈압과 관련이 있으며 탄력이 떨어진 혈관이 혈압이 상승할 경우 파열되면서 뇌실질 출혈로 나타난다.
- 지주막하 출혈(subarachnoid hemorrhage)은 지주막(거미막) 아래 공간에 출혈이 발생하는 것으로 주원인은 뇌동맥류(cerebral aneurysm)의 파열이다. 가장 흔한 원인은 윌리스 환에 생긴 동맥류 파열이다. 뇌동맥류가 파열되어 지주막하 출혈로 나타나면 머리를 '꽝'치는

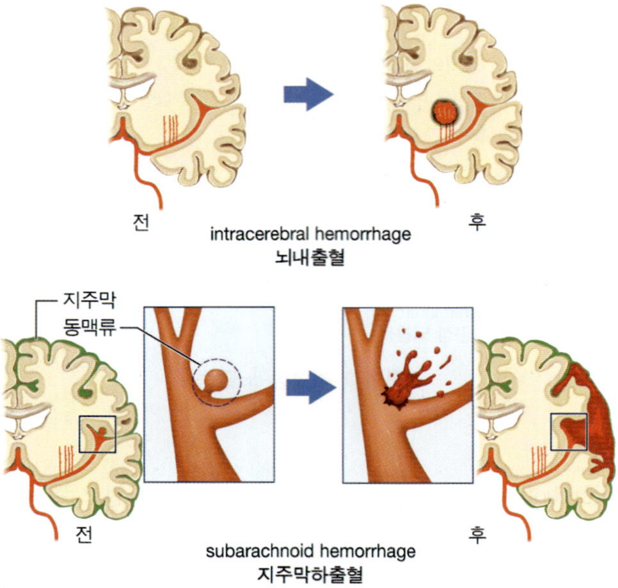

그림 4-10 출혈성 뇌졸중

듯한 느낌과 함께 생애에서 가장 심한 두통을 경험하게 된다. 뇌동맥류 파열시 약 15% 정도는 출혈이 심하여 회복하지 못하고 사망한다.

(3) 임상증상

뇌혈류는 윌리스환(circle of Willis)을 이루어 경동맥계와 척추기저동맥계가 서로 연결되어 있다. 뇌졸중의 증상은 허혈 및 출혈의 부위와 범위에 따라 다르다. 뇌혈관성 장애가 있는 경우 본인은 잘 인식하지 못하더라도 뇌졸중을 예고하는 증상이 발생하기 몇 시간 또는 며칠 전에 나타난다. 경고증상으로는 일시적 반신부전, 언어장애, 편측 감각 마비, 시각 장애, 두통, 보행장애, 어지럼증 등이 나타난다. 그러나 색전성 뇌졸중은 경고 증상 없이 갑자기 발병한다 〈그림 4-11〉, 〈표 4-4〉.

① 조기 경고 증상 : 경고 증상은 뇌졸중 발생하기 몇 시간 또는 며칠 전에 나타나지만 인식하지 못하고 지나칠 수 있다.

② 운동 기능 장애 : 대뇌피질의 운동영역이나 추체로의 손상으로 인해 발생한다. 우측 뇌경색은 신체 좌측의 운동기능장애를 일으키며 좌측 뇌경색은 신체의 우측에 운동장애를 일으킨다. 편마비가 발생한다.

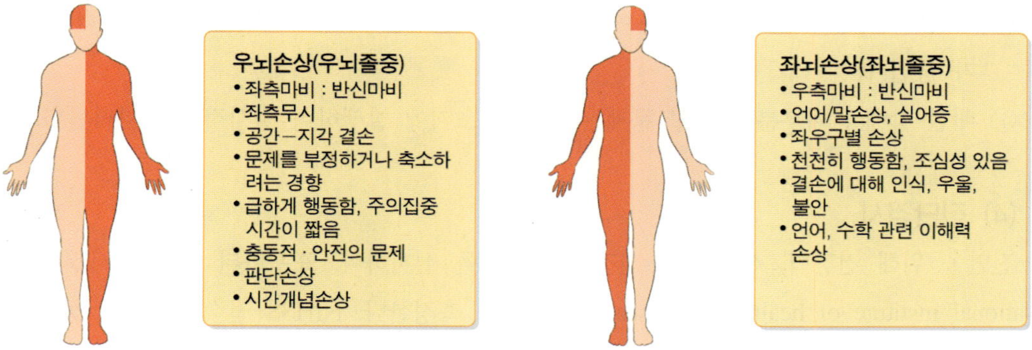

그림 4-11 뇌졸중의 증상

표 4-4 뇌졸중 발생 부위별 증상

부위	중대뇌동맥	전대뇌동맥	후대뇌동맥	내경동맥	기저동맥
운동	반대측 반신부전, 편마비	반대측 반신부전, 하지 심함, 족저굴곡	반대측의 경한 반신 부전, 의도적 진전	얼굴 비대칭 있는 반신 부전	운동변화로 쇠약 보행장애, 운동조정 곤란
감각	반대측 감각 변화	반대측 반신 감각 부전	광범위 감각 소실	반대측의 감각 변화	혀의 무감각
시각	동측성반이맹증, 병변쪽의 안구 움직임 장애	병변쪽의 눈의 이탈	동공 기능 장애, 협동 운동 상실, 안구 진탕증	반맹증, 동측맹	복시, 동측성반이맹증, 안구진탕증
언어	실독증, 난서증, 실어증	표현성 실어증	보속증, 실독증	연하장애	구음장애, 연하장애
정신	기억력 장애	혼란, 건망증, 단조로운 정신, 기민성 감소	기억력 장애, 환시		기억력 장애, 지남력 장애
기타	구토	실행증		경동맥 잡음	이명, 청력 상실

③ 의사소통 장애 : 오른손잡이의 거의 대부분과 왼손잡이의 50～60%는 언어능력을 좌측 대뇌반구가 담당한다. 실어증과 구음장애가 발생한다.

④ 감각 지각의 변화 : 좌측 뇌졸중의 경우에도 발생할 수 있지만 우측 뇌졸중의 경우 감각 지각 장애가 보다 심하다.

⑤ 정서적 불안정 : 뇌졸중 후 환자는 정서적으로 불안정하고 혼란스러우며 정서반응이 과장되거나 예측 불가능하다.

⑥ 지적 기능 장애 : 뇌졸중 환자는 의식 수준의 변화뿐 아니라 기억력이나 판단력에 문제가 생긴다.

⑦ 배설 장애 : 대부분의 배설 문제는 뇌졸중 초기에 발생하며 일시적으로 나타난다.

(4) 진단검사

진단을 위해 건강력, 신체검진, 신경학적 검진을 실시하다. 표준화된 뇌졸중 사정도구인 National institute of health stroke scale(NIHSS)를 측정한다. NIHSS 점수는 0점이 정상이고 42점은 심각한 뇌졸중을 나타낸다. 뇌는 부위에 따라 각각의 담당 기능이 다르기 때문에 특정한 부위가 손상을 입을 경우 이에 해당하는 특징적인 신경 증상이 발생한다. 혈압 등 전신 상태와 의식 상태를 파악하고 다양한 신경학적 검사를 통해 뇌졸중의 발생여부와 손상의 범위, 손상의 위치 등을 확인한다. 진단검사로는 심전도, 두개골 X-선 검사, CT, MRI, 경동맥 초음파, 도플러 초음파 검사, 뇌파검사, 양전자 방사 단층 촬영, 뇌스캔, 뇌혈관조영술 등을 실시한다. 뇌졸중을 진단하고 손상의 위치와 범위를 정확히 평가할 수 있는 다양한 검사들이 개발되어 환자의 진단과 치료에 활용되고 있다.

(5) 응급환자 관리 및 간호

뇌졸중 응급환자 관리의 목표는 생명을 구하고 뇌손상을 예방하며 장애를 감소시키기 위함이다. 뇌졸중은 심각한 후유증을 남기거나 환자의 생명까지 위협할 수 있는 치명적인 질환이지만 발생 초기에 신속히 진단하여 적절한 치료를 시행하면 후유증을 크게 줄 일 수 있고 환자의 생명을 구할 수 있기 때문에 매우 중요한 응급질환이다. 치료의 기회는 3시간 이내가 효과적이지만 환자를 평가하고 검사하는 병원 내의 과정을 감안한다면 60분 이내에 병원에 도착하는 것이 중요하다고 할 수 있다.

뇌졸중의 원인이 허혈성인지 출혈성인지에 따라 치료방법을 적용해야 한다. 뇌졸중의 일차적 간호 중재의 목적은 신경계의 변화와 합병증을 감시하는 것이다. 뇌졸중 발생 초기에는 뇌부종이 진행되어 두개내압이 상승할 수 있다. 환자의 의식 상태와 신경계 검사를 주기적으로 실시한다 〈표 4-5〉.

뇌졸중으로 인한 응급환자 관리 및 간호의 주요 내용은 다음과 같다.

① 신속하게 활력징후를 확인하고 각종 모니터(ECG, oxymetry 등)를 시작한다.

② 약물 치료(혈전용해제, 항응고제, 이뇨제) 혹은 외과적 관리를 대비한 수액요법을 준비한다.

③ 뇌졸중인 경우 여러 원인에 의해 저산소증이 잘 나타날 수 있으므로 호흡간호가 중요하다. 따라서 기도의 개방성을 유지하면서 산소를 공급한다.

④ 지속적 발열은 신체대사율의 증가, 신경전달물질의 유리 등으로 뇌손상이 악화되므로 고열이 나타나는 경우 적극적으로 체온을 낮추도록 한다. 체온을 낮추는 과정에서 오한은 산소소모량을 증가시키고 두개내압을 상승시킬 위험이 있으니 간과해선 안된다.

⑤ 심근경색이나 부정맥의 유발을 감시하기 위해 심전도를 확인하여 심전도의 변화와 부정맥을 관찰한다.

⑥ 혈압상승을 관찰한다. 혈압상승이 나타날 때 갑작스럽게 혈압을 낮추면 뇌혈관이 좁아져 있는 경우는 뇌혈류감소로 인해 상태가 악화될수 있으므로 적절한 수준에서 혈압을 조절한다. 저혈압이 발생한 경우 원인을 확인하고 저혈량이 원인인 경우 생리식염수를 투여하고 심박출량을 감소시키는 부정맥을 교정한다.

⑦ 시간마다 신경학적 상태와 두개내압 상승을 평가하고 두개내압을 낮추도록 한다. 특히 뇌압이 상승되는 경우 뇌탈출(brain her-nia)로 환자가 사망하는 경우가 생길 수 있으므로 환자의 머리를 20~30° 정도 올려 주거나 만니톨(mannitol)과 같은 이뇨제를 투여한다. 내과적 치료를 해도 뇌탈출이 교정되지 않아 뇌간 압박이 진행되는 경우는 수술을 해야 하기 때문에 수술 전 간호를 즉시 실시한다.

표 4-5 뇌졸중의 진단 검사

진단 검사	결과 평가
컴퓨터단층촬영검사	• 경색 : 발생 초기 24시간 안에 중간 정도의 밀도의 조직 감소가 나타난다. • 출혈 : 고강도의 음영이 관찰된다. 즉시 확인 가능
자기공명영상	• 뇌손상 범위 결정, 초기 허혈성 뇌손상을 확인할 수 있다.
요추천자	• 두개내압 상승 확인, 혈액이 섞인 뇌척수액으로 지주막하 출혈을 확인한다.
뇌파검사(EEG)	• 병소 주위에 국소적 서파가 나타난다.
뇌혈관 조영술	• 혈관 이상을 확인한다.
뇌스캔	• 경색, 혈종, 동정맥 기형에서 관류 저하가 나타난다.
경동맥 초음파 검사	• 경동맥의 혈관 이상을 확인한다.
도플러 초음파 검사	• 혈류의 방향과 속도를 확인한다.
심전도	• 뇌졸중의 원인이 심장성인지 확인한다.
양전자 방사 단층 촬영(PET)	• 뇌손상의 범위 확인, 뇌의 대사 활동 상태를 확인한다.
망막혈관 압력계	• 안동맥 압력을 측정하여 경동맥압 폐색을 확인한다.
두개골 X-선 검사	• 두개골 외상, 송과체의 위치, 뇌내 석회화를 확인한다.

- 고자경 외. (2017). 퍼시픽 성인간호학 Ⅰ, Ⅱ. 퍼시픽.
- 김경미 외. (2015). 이해하기 쉬운 심전도. 퍼시픽.
- 김동욱 외. (2019). 사례를 통해 배우는 응급과 재난간호학. 퍼시픽.
- 퍼시픽학술국. (2021). 2022년 대비 퍼시픽 KMLE 예상문제 풀이(순환기). 퍼시픽.
- https://kostat.go.kr(통계청)

05
P·A·R·T

내외과계

학습목표

- 위장관출혈 상태에 따른 원인, 증상, 응급환자관리법을 설명할 수 있다.
- 범복막염 응급환자의 원인, 증상, 응급환자관리법을 설명할 수 있다.
- 당뇨병성 응급상태에 따른 원인, 증상, 응급환자관리법을 설명할 수 있다.
- 만성폐쇄성폐질환 환자의 원인, 증상, 응급환자관리법을 설명할 수 있다.
- 천식환자의 원인, 증상, 응급환자관리법을 설명할 수 있다.
- 기흉환자의 원인, 증상, 응급환자관리법을 설명할 수 있다.
- 수분과 전해질의 기능과 분포 및 조성을 설명할 수 있다.
- 수분과 전해질 불균형 상태에 따른 원인, 증상, 응급환자관리법을 설명할 수 있다.
- 발작 종류에 따른 원인, 증상, 응급환자관리법을 설명할 수 있다.

PART 5 내외과계

1 소화기계

1) 소화기계 출혈(Gastrointestinal bleeding; GIB)

위장관 출혈은 소화를 관장하는 위장관에 여러 가지 원인으로 인해 발생하는 출혈을 뜻한다. 위장관 출혈은 출혈 위치에 따라 2가지 종류로 구분되는데, 이에 따라 상부 위장관 출혈, 하부 위장관 출혈이라고 명명한다.

(1) 상부위장관 출혈(Upper gastrointestinal bleeding; UGIB)

① 정의

식도, 위, 십이지장에서 발생하는 상부 위장관 출혈

② 원인

흔한 출혈 원인은 소화궤양, 위염, 정맥류 출혈, 반복되는 구토로 식도가 찢어지는 말로리-바이스손상(Mallory Weiss tear), 식도염, 십이지장염 순이다. 대부분의 상부위장관출혈은 위점막의 자극이나 점막의 미란에 의한 손상으로 인해 약간의 불편함이나 소량의 출혈증상이 보인다. 이러한 것들은 외래진료로 치료할 수 있지만, 위점막으로 궤양이 침식되거나 말로리-바이스 손상 시 식도열상이 일어나거나 정맥류파열 등이 급작스럽게 생길 경우 생명이 위급하거나 출혈 조절이 어려울 수도 있다.

③ 증상 및 징후

상부위장관출혈 대부분 환자는 상복부에 막연하게 쓰리고 불편한 느낌에서부터 더부룩하거나 찢어지는 통증을 느낀다. 대부분 오심과 구토, 토혈(hemetemesis)을 경험하거나 하부 위장관으로 내려간 경우에는 흑색변(melena)을 본다. 토혈을 한 경우 혈액의 색깔은 상태에 따라 선홍색(출혈상태의 신선한 혈액)이거나 커피색(이전에 출혈하여 부분적으로 소화된 혈액)을 띤다.

환자의 식도정맥류가 터지거나 식도나 위 점막의 파열이 있는 경우 반복하여 많은 양의 혈액을 토할 수 있다. 이런 출혈은 쇼크증상(의식변화, 빈맥, 말초혈관수축, 식은땀, 혈류역학적 불안정)을 보인다. 쇼크 이외에도 토사물로 기도가 막히거나 폐로 들어가기도 하여 호흡에 어려움이 생기거나 궁극적으로 호흡 정지로 이어질 수 있다.

④ 응급환자 관리

상부위장관출혈 시 병원 전 처치는 기도유지, 산소투여, 순환량 유지에 초점을 맞추어야 한다.

- 상체를 높게 기대거나 왼쪽으로 눕게 하여 흡인을 예방한다.
- 맥박 산소포화도가 낮은 환자에게서는 비재호흡마스크를 이용하여 고농도 산소를 투여한다.
- 출혈이 있는 환자는 정맥로를 큰 내경(14~16G)으로 두 곳을 확보하여 한쪽은 수혈을, 다른 쪽은 순환량 보충을 위한 생리식염수를 주입한다.
- 환자가 응급의료센터에 도착했을 때는 비위관튜브를 이용한 위 감압과 세척을 한다.
- 내시경을 실시하기 위해 내시경실에 연락하여 환자를 이동하거나 응급내시경을 응급실에서 실시할 수도 있다.
- 필요 시 제산제나 항히스타민제 투여하고, 즉각적인 수술 등이 이루어질 수 있다.

(2) 하부위장관 출혈(Lower gastrointestinal bleeing)

① 정의

소장과 대장에 생기는 출혈이며, 주로 결장과 항문에서 발생한다.

② 원인

하부위장관출혈의 가장 흔한 원인은 게실증이며, 대부분 노인에게 호발한다. 다른 원인으로는 잘록창자질환(악성종양 또는 양성용종), 곧창자질환(치핵, 치열, 치루), 궤양성 잘록창자염과 크론병 같은 염증성 장질환 등이 있다. 이러한 만성질환들과 게실은 식도나 위에서와 같은 대량의 출혈을 일으키는 경우는 드물다.

③ 증상 및 징후

일반적으로 급성하부위장관 출혈 환자는 선혈변(hematochezia)이나 밤색혈변(maroon stools)을 주로 동반한다. 근육이 조이는 느낌이나, 가스로 인한 경련성 통증 있으며 오심과 구토, 배변의 변화 등이 올 수 있다. 만일 많은 출혈이 있는 경우 반상 출혈이나 복부팽만을 보이며, 쇼크 증상(창백하고 차고 끈끈한 피부, 빠른맥, 저혈압, 의식변화 등)이 나타날 수 있다. 그러나 하위위장관 출혈의 경우 대부분이 많은 양의 출혈이 발생하지 않기 때문에 대개 신체검진 시 따뜻하고 건조한 피부상태를 가지며 혈역학적 안정성을 유지한다.

④ 응급환자 관리

하부위장관 출혈을 보이는 환자에 대한 처치는 환자의 생리적 상태에 따라 달라질 수 있다.

- 기도유지와 산소 이용 상태를 확인한다. 만일 저환기나 부적합한 호흡 상태라면 비재호흡마스크나 양압호흡을 이용하여 고유량, 고농도의 산소를 공급한다.
- 정맥로를 확보하고 환자의 혈역학적 상태에 따라 수액처치를 시행한다. 헤마토크리트가 감소하며 동시에 다른 심한 출혈 징후가 있으면 응급 수혈이 가능한 큰 내경의 정맥로를 확보해야 한다.

2) 범복막염(Panperitonitis)

(1) 정의

무균의 복강 내에 어떤 기전에 의해 세균감염이 일어나거나 기계적 화학적 자극이 가해짐으로써 발생하는 급성 염증으로, 중증화되면 패혈증성 쇼크, 전신성 염증반응증후군, 파종성 혈관내응고증후군, 다장기부전을 일으킨다.

(2) 원인

① 감염성 복막염

어떠한 원인으로 인해 무균 상태의 복막강 내로 세균이 침입하여 발생한 복막의 염증

- 장관의 천공 : 급성 충수염의 천공, 위·십이지장 궤양의 천공, 위암의 천공, 담낭염의 천공, 외상, 수술 창상, 복막투석, 복강 내 항암 치료 등에 의한 복막의 연속성 소실
- 폐렴구균성 복막염, 자궁내막염, 자궁부속기염

② 비감염성 복막염

무균 상태의 체액, 즉 혈액이나 담즙, 소변 등에 의해 유발되거나 무균 수술 후에 발생한 복막의 염증

- 혈액(자궁내막증, 외상), 담즙(간 생검), 소변(외상), 췌장액(췌장염), 난소 낭종 등의 무균성 체액이 복강 내로 유출된 경우
- 무균 상태의 복강 내 수술 : 수술 후 이물 반응(foreign body reaction) 이나 섬유성 유착 등에 의해서 발생 가능함.
- 그 외 포르피린증, 전신성 홍반성 루푸스, 혈관염 등

(3) 증상 및 징후

주된 증상 심한 복통, 발열, 얕은 호흡, 빈맥이 나타나며 근경직, 압통, Blumberg 징후(반발통), 판상경직, 복수, 장의 연동운동 저하 증상을 나타낸다. 복막염은 일반적으로 임상 증상을 통해서 진단한다. 복막염은 응급상황인 경우가 많기에 징후가 뚜렷하면 다음과 같은 추가 검사 없이 바로 수술을 고려할 수 있다.

(4) 진단

복막염은 치명적인 응급상황이므로 즉각적으로 치료할 수 있도록 하며 복막염의 원인을 완전히 제거해야 한다.

① 혈액검사 : 백혈구 증가, 전해질 이상, 산혈증 등의 소견을 확인하기 위함
② 혈액배양검사, 복수 천자 : 원인균을 찾아 적절한 항생제 투여를 위해 실시
③ X-ray, 초음파, CT, MRI : 복막염의 원인이 되는 장기를 확인하기 위해 시행

(5) 응급환자 관리

① 복막염이 진행되면 쇼크와 순환계의 기능부전이 초래되므로 금식하고 전해질과 수분을 정맥으로 보충한다.
② 비위관을 감압시키고 간헐적으로 흡인한다.
③ 광범위 항생제를 정맥으로 투여하여 염증을 조절한다.
④ 급성 범발성 복막염은 초기진단, 조기개복이 원칙이다.
⑤ 급성 복통을 호소하는 환자에 대해서는 긴급수술이 필요한 경우는 놓치지 말아야 한다. 단, 복부 수술이 불필요한 경우도 있다는 것을 염두에 두어야 한다.

2 호흡기계

1) 만성폐쇄성폐질환(Chronic obstructive pulmonary disease; COPD)

만성 폐쇄성 폐질환은 흔한 만성호흡기질환으로 기침, 객담, 호흡곤란으로 대표되는 호흡기 증상의 지속과 비가역적인 기도폐쇄로 기류의 흐름을 감소시키고 폐가 파괴되는 질환이다. 이 질환은 세기관지 폐쇄로 인한 비정상적인 환기를 보인다. 특징적으로 폐기종과 만성기관지염 증상이 나타난다. COPD는 전 세계적으로 높은 유병률을 보이며, 악화 및 연관 질환과 관련된 사망률이 높은 질환이다.

(1) 위험요인

① 내부인자 : 스트레스, 상기도감염, 운동 등

② 외부인자 : 흡연, 약물, 직업적 위험(화학연기, 먼지), 음식, 동물비듬, 먼지, 곰팡이 같은 알레르기원

(2) 구분

① 폐기종(Emphysema)

• **정의**

정상 폐포벽 등 폐조직이 파괴되면서 폐포 공간이 확장되고, 폐포가 제 기능을 하지 못하는 상태를 의미하며, 종말세기관지의 먼쪽 허파꽈리벽이 파괴될 때 발생한다.

• **위험요인**

보통 여성보다는 남성에게 더 흔한 질환으로 폐기종 발생의 주요 인자는 흡연이다.

• **증상 및 징후**

대개 최근의 식욕부진과 체중감소가 있을 수 있다. 운동 시 호흡곤란을 경험하며 점차 신체활동의 제한을 받는다. 기침은 전형적이지 않으나, 기침 시 백색에서 회색을 띄는 점액 비슷한 소량의 객담이 나온다. 대개는 정상적인 ABGA를 유지하기 때문에 청색증은 거의 없고 피부가 분홍색을 띄는 경우가 많아 'pink puffer'라고 부른다. 신체검진 상에는 가늘고 마른 체구에 술통모양의 가슴을 보이며(barrel chest), 흉부 상하운동(chest excursion)의 감소와 호흡부속근을 사용하여 확장된 것을 볼 수 있다. 타진 시에는 폐 내에 정체된 공기로 인하여 과다공명음을 느낄 수 있으며, 호흡음 청진 시에는 멀게 들려지거나 잘 들리지 않는다. 짧게 빈호흡을 하며 호기 시 휘파람 불 때처럼 입술을 모으고 앞으로 내민다(pursed lip).

② 만성기관지염(Chronic bronchitis)

• **정의**

– 연속적으로 2년 이상에서 적어도 연중 3개월 이상 과다한 기관지 내 객담이 수반되는 기침이 지속되는 경우를 말한다.

• **위험요인**

– 대부분 환자들은 장기간의 흡연자이다. 흡연 외에도 간접 흡연, 연기 또는 기타 오염물질에 장기간 노출되면 만성기관지염이 발생할 수 있다.

• **증상 및 징후**

- 기관지(점액을 분비하는) 술잔세포의 수가 증가되면서 발생하며, 다량의 염증성 삼출물은 세기관지를 폐색시켜 이로 인해 호흡곤란을 야기한다.
- 대개는 약간의 청색증을 동반하고 과체중인 경향이 있다. 이러한 이유로 'blue bloater'라고 부르기도 한다.
- 만성기관지염 환자의 가스교환이 저하되어 결국 저산소증과 고탄산혈증(hypercarbia)이 초래된다. 신체적으로 혈중 이산화탄소가 증가되어 허파의 혈관수축이 일어나고 그 결과 폐동맥고혈압(pulmonary hypertension)이 생겨 결국 폐심장증이 발생한다. 흉부청진 시 건성수포음(rhonchi)이 들린다.

(3) 응급환자 관리

폐기종과 만성기관지염과 질병의 경과가 다르긴 하지만 몇 가지 증상들과 병태생리를 공유하기 때문에 비슷한 방법으로 처치할 수 있다. 이들의 일차 목표는 저산소증을 완화시키고, 기관지수축이 있다면 이를 처치하는 것이다.

① 첫 번째 단계는 기도를 확보하고 환자의 호흡보조근 사용을 도와줄 수 있도록 좌위나 반좌위를 취해주어 안위를 도모한다.

② 말초산소측정기를 부착시켜 혈중 산소포화도(SaO_2)를 확인하고 산소포화도가 90~95% 이상 유지되도록 낮은 유속으로 산소를 투여한다.

③ 지속적으로 산소포화도뿐만 아니라 호흡수, 호흡 깊이를 유의하여 관찰하고 호흡감소 시 산소 농도를 증가시키고 백-밸브마스크로 환기를 보조준비를 한다.

④ 지속적으로 기도양압(CPAP)을 유지하는 것도 COPD환자에게 도움될 수 있다.

⑤ 만일 지속적기도양압(CPAP)이 효과적이지 못하거나 호흡기능상실이 임박한 경우 기관내삽관이 필요하다.

⑥ 약물이나 수액투여를 위해 정맥관을 유지시키지만 탈수증상이 있을 경우에만 수액요법을 시행한다.

2) 천식(Asthma)

① 정의

천식은 기도 염증, 자극에 대한 기도 반응(기관지 경련) 증가 및 점액 막힘으로 인한 만성적이고 가역적인 폐색성 폐질환이다.

표 5-1 폐기종과 만성기관지염의 증상 비교

만성기관지염	폐기종
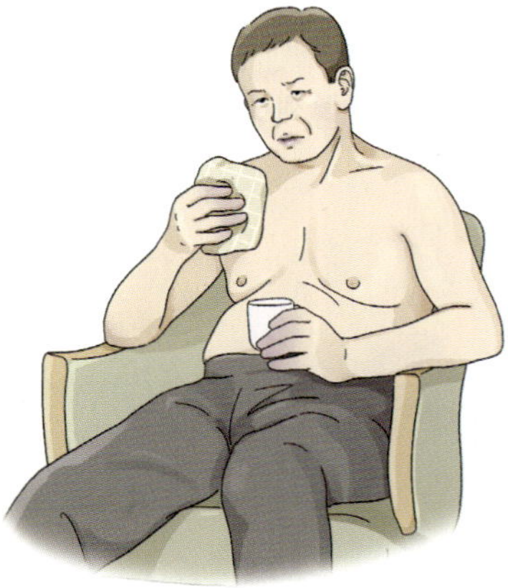 그림 5-1 Blue bloater	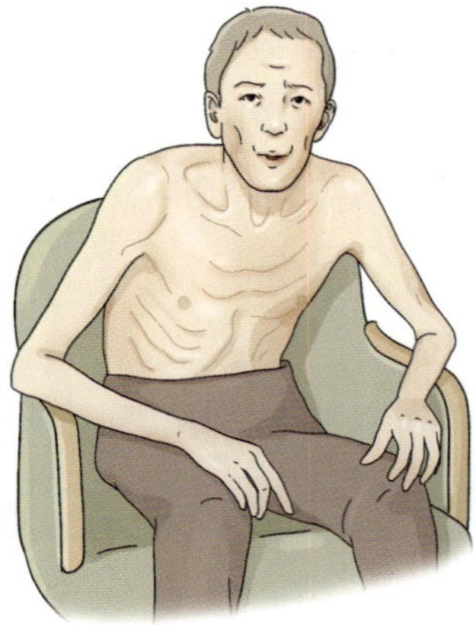 그림 5-2 Pink puffer
• 잦은 기침/가래를 동반한 기침	• 드문 기침
• 땅딸만한, 단단한 체구	• 가늘고 마른 체구
• 정상호흡수	• 빈호흡
• 저산소증	• PaO_2 정상 혹은 약간 감소
• $PaCO_2$ 증가	• 최종단계까지 일반적으로 $PaCO_2$ 낮거나 정상
• 청색증	• 술통형가슴
• 말초부종	• 입술 오므르고 숨쉬기

② 원인

여러 가지 원인이 증상 악화와 관련이 있으며, 그 중 알레르기 반응, 기도감염, 정서적 불안 등으로 야기된다.

③ 증상 및 징후

가. 천식에서 가장 흔하게 보이는 증상이 호흡곤란, 계속적인 기침, 호기 시 휘파람 소리가 난다(wheezing).

나. 천식이 점차 심해지면 폐포 내에 공기가 갇혀 과다팽창이 나타나고 빈호흡이 초래된다. 이로 인해 환자는 호흡 시 부속근을 사용하는 노력성 호흡을 한다.

다. 심한 천식 발작의 증상은 호흡을 멈추지 않고는 한두 마디 간신히 말한다(한 어구나 한 문장을 완전하게 말하지 못함). 기이맥(들숨 중에 수축기혈압이 10mmHg 이상 감소)과

빈맥 및 저산소혈증 등의 증상도 나타날 수 있다. 천식 중증도에 따른 증상은 천식 〈표 5-2〉와 같다.

라. 그 외에도 과다반응상태(hyperresponsiveness) 이다. 이 요인이 ‘천식발작(asthma attack)’을 일으키는 것이다〈그림 5-3〉. 발작이 심하면 기좌호흡, 청색증이 나타나고 폐색으로 질식을 유발할 수 있다.

표 5-2 천식의 심각도 분류

	치료 전 임상 증상		폐기능 검사	
	주간 증상	야간증상/수면방해	PEF 혹은 FEV$_1$	FEV$_1$/FVC 비율
1단계 : 경증 간헐성	≤ 주 2일	≤ 주 2회	>80%	정상
2단계 : 경증 지속성	> 주 2일(매일 지속적이지 않음)	주 3~4회	>80%	정상
3단계 : 중등도 지속성	매일	>주 1회(밤마다 나타나지 않음)	60~80%	5% 감소
4단계 : 중증 지속성	온종일 계속	주 7회	<60%	5% 이상 감소

- PEF(Percentage of personal best for peak expiratory flow) : 환자의 최대치
- PEV$_1$(Percentage of predicted values for forced expiratory volume in 1 second) : 〈초기 1초 동안 힘껏 내뱉은 공기량 의미, 정상 예상치의 %임〉
  - FEV$_1$(Forced expiratory volume in one second) : 1초간 강제날숨량 〈폐활량을 측정할 때 초기 1초 동안 힘껏 내 뱉은 공기량을 의미〉
  - FVC(Forced vital capacity) 노력폐활량〈들이마신 공기를 힘껏 최대한 내뱉은 공기량을 의미〉 분류 시 평가항목에서 가장 심한 것이 하나라도 있으면 그에 해당되는 단계로 분류한다.

출처 : 세계천식기구(Global Initiative for Astma)

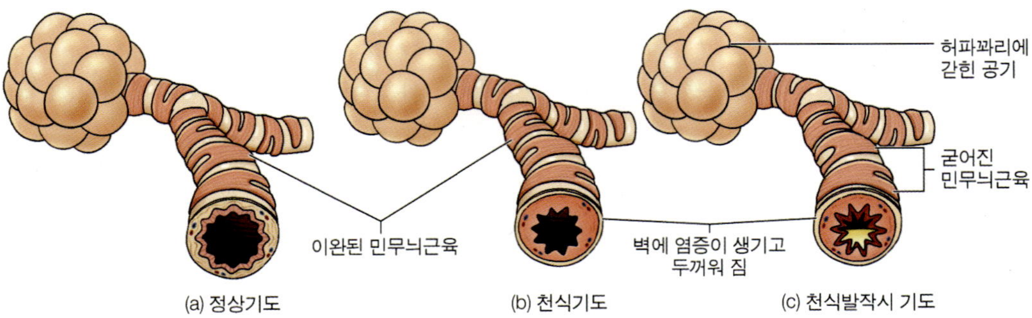

그림 5-3 천식발작(asthma attack)

④ 응급환자 관리

천식 발작(급성, 중증의 천식 악화)은 생명을 위협하는 응급 상황으로 급성 천식발작 환자 처치는 저산소증을 해결하고 기관지경련을 감소시키고 호흡을 증진시키는 것이 목표이다.

- 저산소증을 교정하기 위한 산소를 투여하면서 정맥로를 확보하고 심전도 감시를 한다.
- 기관지경련과 기관지 수축을 완화시키기 위한 약물을 투약한다(ipratropium bromide, salbutamol, levalbutero). 이 약제들은 산소에 의해 작동하는 네뷸라이저(oxygen-powered nebulizer)로 쉽게 투여할 수 있다.
- corticosteroid 제제로는 prednisone이 사용되며 염증을 완화시켜 기관지벽의 부종 감소와 기관지 구경의 협소를 막는다.
- 마그네슘 황산염(magnesium sulfate)은 불응성 천식 발작 환자에게 도움이 될 수 있다.
- 최대날숨류량(Peak expiratory flow rate; PEFR), 호기말이산화탄소분압측정술, 맥박산소 측정 수치가 호전되었는지 확인하면 이 약물 대한 환자의 반응을 감시할 수 있다.

3) 기흉(Pneumothorax)

흉막 내 공간의 공기가 차는 질환으로 늑막내압이 상승하고 폐가 허탈되어 수축된 경우가 많다. 매우 날카로운 흉통을 유발하며 숨을 크게 들이쉬면 아프다가 숨을 가만히 쉬면 통증이 없어지기도 한다. 국민건강보험공단에 따르면 2019년 기흉으로 진단받은 환자 중 남성이 여성보다 5.5배 이상 많았고, 전체 연령 중에서 20대, 10대, 70대 순으로 많았다.

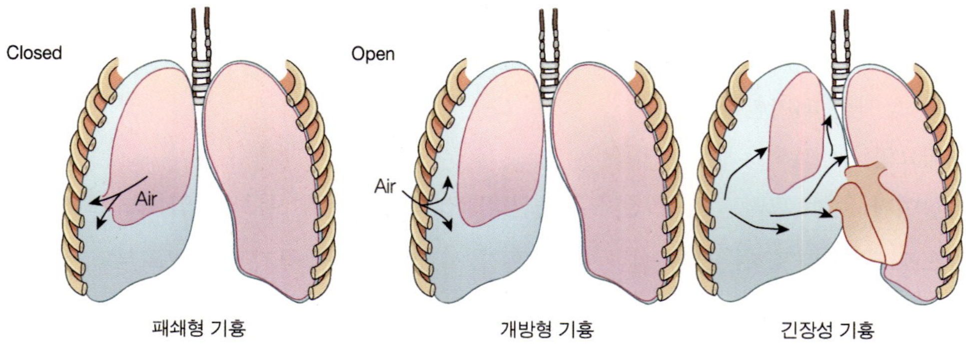

그림 5-4 기흉(pneumothorax)

(1) 구분

① 폐쇄성 기흉(Closed pneumothorax)

• **정의**

폐쇄성 기흉의 가장 흔한 형태는 자연 기흉으로 이는 외상이나 다른 뚜렷한 원인 없이 늑막강 내 공기가 쌓이는 질환이다.

• **위험요인**

자연기흉은 인구 10만명당 18건수나 발생하는 흔한 임상 질환이다. 재발률 또한 30~50%로 높다. 남녀 비율은 5 : 1이며, 위험인자로는 키가 크고 마른 체형과 흡연력 등이 있다. 이 질환은 20~40세에서 잘 발생하는 경향이 있다. 두 번째로는 만성폐쇄성폐질환이나 폐기종과 같은 폐에 특정 질환을 오랫동안 앓은 사람에게 이차적으로 나타나는데, 특히 60~70대에서 잘 발생하는 경향이 있다.

• **증상 및 징후**

주로 갑자기 발생하는 예리한 가슴통증과 호흡곤란 증상이 있고 심계항진, 불안감, 자극적인 기침, 빈맥을 나타내지만, 전혀 증상이 없는 경우도 있다.

• **응급환자 관리**

자연기흉 환자 대부분은 산소투여만이 필요하고, 자연기흉 환자를 처치에서 마스크나 기관내관으로 양압 환기를 하는 경우에는 긴장성 기흉으로 진행될 위험이 있으므로 주의를 기울여야 한다.

② 개방성 기흉(Open pneumothorax, Communicating pneumothorax, Sucking chest wound)

• **정의**

흉부외상이나 자상으로 인하여 흉벽에 천공이 생겨 늑막강 내로 공기가 들어가 폐가 허탈된 상태를 의미한다.

• **위험요인**

자상이나 총상, 그리고 흉곽 천자나 중심정맥압 측정을 위한 튜브 삽입 등으로 인한 합병증으로 흉벽의 조직손상이 심한 경우 흡기 시 많은 양의 공기가 외부로부터 흉강 내로 흡입됨으로 폐가 허탈되고, 환기장애 발생 가능성이 높아진다.

• **증상 및 징후**

상처 가까이에서 흡인음이 들리고 손상된 쪽 흉곽에서 과공명음이 나타난다. 기관변위, 빈맥, 저산소혈증이 청색증과 함께 나타나고 목과 흉곽 상부에 피하기종이 나타난다.

• **응급환자 관리**

즉시 창상부위를 바셀린(petrolatum)거즈를 이용하여 무균 밀봉드레싱하여 배출구를 막은 다음 흉관을 삽입하여 늑막강 내 공기를 배출시켜 압력을 감소시킨다. 흉관 삽입 시 창상부위에서 비교적 먼 위치에 시행하며 절대로 상처나 창상부위로 튜브를 삽입해서는 안된다.

③ 긴장성 기흉(Tension pneumothorax)

• **정의**

폐손상이나 흉벽 천공으로 인하여 들숨 때 늑막강 내로 유입된 공기가 날숨 때 외부로 공기가 배출되지 못해 흉강내압이 증가하여 다른 장기(심장, 대동맥, 폐 등)를 누르는 질환이다.

• **원인**

흉곽 둔기외상, 호기말양압(PEEP)에 의한 기계적 환기, 밀봉배액관, 중심정맥관 삽입 등이 원인이다. 개방성 기흉이나 폐쇄성 기흉의 합병증으로 발생한다.

• **증상 및 징후**

주요 증상으로는 빈맥, 목정맥팽대, 호흡음 소실이며, 징후로는 저혈압, 빈맥, 내경정맥 확장, 손상받은 폐 쪽의 호흡음 감소, 흉곽의 비대칭, 손상되지 않은 쪽으로의 기도 편위가 나타난다. 이로 인해 저산소증, 호흡성 알칼리증, 쇼크가 발생한다. 흉부 X-ray 촬영에서 폐의 허탈이 나타난다.

• **응급환자 관리**

응급으로 손상된 쪽 두 번째 늑간에 즉각 주사침 흉부 천자술(바늘감압술)을 실시하여 흉강내압의 감압을 시도하고 이후 가능한 빨리 흉관을 삽입하여 폐가 재팽창될 때까지 밀봉배액관에 연결한다.

4) 일산화탄소 중독(Carbon monoxide poisoning)

일산화탄소는 무취, 무색, 무자극의 기체이며 화석연료와 탄소가 포함된 화학물질이 불완전 연소될 경우 발생된다. 일산화탄소에 노출되면 산소에 비하여 헤모글로빈에 200~250배 높은 친화도를 가지고 있어, 혈색소 수용체와 결합하게 되면 일산화탄소혈색소(carboxyhemoglobin)을 형성, 말초조직으로 산소 운반을 떨어뜨려 저산소증을 유발한다.

① 정의

일산화탄소에 중독되어 두통, 호흡 곤란이 생기고 결국 사망에까지 이를 수 있는 질환이다.

② 위험요인

과거 일산화탄소 중독은 국내에서는 일반 가정 등에서 주로 연탄의 사용으로 인하여 흔하게 발생하였으나 가스보일러 및 중앙 난방 시스템과 같은 연탄을 대체할 수 있는 난방 기술의 발달로 인해 90년대까지 감소하는 양상이었다. 그러나 최근에는 자살 시도 중 3번째로 많이 사용되고 있어 사회적 관심이 집중되고 있다.

③ 증상 및 징후

신체검진 시 피부는 청색증으로 보이거나 밝은 선홍색(후기 소견)을 나타낸다. 말초청색증이나 정신착란증 같은 저산소증의 징후를 보일 수도 있다. 두통과 어지러움, 구토가 나타나게 되고 일산화탄소의 농도가 증가함에 따라 흉통, 불안, 동요, 혼돈, 조정능력 상실, 의식상실, 경련 등이 나타날 수 있다.

④ 응급환자 관리

- 일산화탄소 중독이 의심된다면 우선 환기를 시키도록 한다. 가벼운 두통이나 어지러움증은 환기만으로도 좋아지며 대부분의 경우 신선한 공기를 마시는 것만으로도 호전되는 경우가 많다.
- 일산화탄소 중독 현장에서는 우선 중독된 장소에서 안전한 장소로 환자를 옮겨야 한다.
- 기도를 확인하고 유지하며 줄 수 있는 한 가장 고농도의 산소를 투여한다. 환자가 자발적 호흡이 가능하다면 얼굴에 딱 맞는 비재호흡 마스크를 통한 고농도 산소투여를 한다. 중등도 이상의 노출이 의심된다면 지속적양압환기(CPAP) 사용하여 호흡을 보조해준다.
- 고압산소는 동맥혈산소분압(PaO_2)를 높여 산소섭취량을 증가시키고 혈색소에서 일산화탄소를 해리시킨다.
- 응급의료체계에는 일산화탄소 중독 환자는 고압산소치료실이 있는 병원으로 이송해야 한다는 지침이 정해져 있다. 고압산소치료요법을 6시간 이내에 하는 것이 이상적이지만 되도록 빠른 시간 내에 하는 것이 증상을 호전시키고 합병증과 사망률을 감소시키는데 도움이 된다.
- 의식소실이 동반된 경우에는 우선적으로 기도확보하고 의식이 없으면 심폐소생술을 실시한다.

3 내분비기계

1) 저혈당증(Hypoglycemia; 인슐린쇼크)

① 정의

혈당은 50mg/dl 이하이면서 저혈당성 반응(허기짐, 발한, 손떨림, 두근거림 등)이 있는 경우이다.

② 원인

환자에게 너무 많은 인슐린을 투여했을 때, 환자가 인슐린 용량에 비해 음식을 너무 적게 먹었을 때 또는 과격한 운동으로 모든 포도당을 소모했을 때 발생한다.

③ 증상 및 징후

저혈당 증상은 당분 감소로 갑자기 나타나며 개인에 따라 다양하게 나타난다. 저혈당 상태는 포도당 소모 후 30~60분 이내에 빠르게 나타난다 〈표 5-3〉.

④ 응급환자 관리

저혈당이 일어났을 때는 즉각적으로 치료해야 한다.

- 의식상태를 확인하고, 활력징후를 측정한다.
- 의식이 명료한 경우 10~15g의 당질이 함유된 응급식품(과일주스 1/2컵, 콜라, 사이다 1/2컵, 요구르트 1개, 2~3 티스푼(또는 1큰술)의 설탕물이나 꿀물, 3~4개의 사탕 등)을 마시도록 한다. 단, 무과당 과일주스는 삼간다.
- 중증의 저혈당으로 인해 집중력이 저하되거나 말이 느려지거나 의식상실 등의 뇌증상을 보이거나 경구로 섭취할 수 없는 경우에는 20% dextrose 125cc(25g)를 정맥주사하고 15분 후 혈당을 재측정하며, 의식을 회복하면 음식을 섭취하도록 한다.
- 정맥주사로 접근이 불가능할 경우 glucagon 1~2mg을 IM 혹은 SC로 투여할 수도 있지

표 5-3 저혈당의 증상징후

- 약하고 빠른 맥박
- 차고 축축한 피부
- 쇠약, 피로
- 공복감
- 진전(떨림)
- 동요성, 신경과민성 이상 행동
- 알코올에 취한 것 같은 외양
- 경련
- 심한 경우엔 혼수
- 심한 경우 45~60분 이내에 치료하지 않으면 불가역성 뇌 손상 야기

만, 이것은 매우 느리게 진행되고 또한 이용 가능한 글리코겐 저장량이 충분할 때에만 작용한다.

- 혈당이 정상이면서 의식이 명료하지 않으면, 다른 원인과 감별을 위해 뇌전산화단층촬영(CT)를 시행한다.

2) 고혈당 위기(Hyperglycemia crises)

혈당 위기는 당뇨병이 조절되지 못할 때 발생하는 합병증으로 당뇨병성 케톤산증(Diabetic ketoacidosis; DKA)과 고삼투압성 고혈당 상태(Hyperosmolar hyperglycemia state; HSS)가 있다. 국내 고혈당 위기 입원환자는 계속 증가하는 추세로 간호사가 경험할 수 있는 응급상황이다.

(1) 당뇨병성 케톤산증(Diabetic ketoacidosis; DKA)

① 정의

당뇨병성 케톤산증(당뇨병 혼수)은 잠재적으로 생명을 위협하는 제1형 당뇨병과 관련된 심각한 합병증이다.

② 원인

인슐린 결핍 또는 부재로 인해 혈당 농도의 상승과 함께 지방대사 산물인 케톤체가 산화되지 않은 상태에서 혈중에 축적되어 발생한다. 당뇨병 케톤산증은 심한 당뇨병의 초기 증상으로 나타날 수 있고, 인슐린 주사를 맞지 않아서 나타날 수도 있으며, 수술이나 심한 감염과 같은 생리적 스트레스에 의해서도 생길 수도 있다.

③ 증상 및 징후

임상적으로 확실한 당뇨병성 케톤산증은 12~24시간 동안 서서히, 지속적으로 발현된다. 고혈당증은 다뇨, 다갈, 다식의 3대 증상을 유발한다. 체액소실은 체위성 저혈압과 빠르고 약한 맥박, 전신 허약감을 야기한다. 케톤산증이 진행됨에 따라 산증에 대한 주요 보상기전으로 쿠스마울 호흡(Kussmaul's respiration)을 통해 이산화탄소를 체외로 배출하여 산증을 줄이려는 노력을 한다 〈표 5-4〉. 쿠스마울 호흡은 호흡에서 과일향이나 케톤 냄새가 나는데, 이는 혈액 내에 있는 케톤의 일부가 허파를 통해 배출되기 때문이다.

④ 응급환자 관리

당뇨병성 케톤산증 환자에게 접근하는 방법은 정신장애가 있는 환자나 무의식 환자에게 접근하는 방법과 같다.

• 혼수 상태인 경우 기도유지와 산소공급을 우선적으로 실시한다.

• 구토를 대비하여 토물에 의해 기도폐쇄가 되지 않도록 고개를 옆으로 돌려놓는다. 탈수를 교정하고, 탈진으로 인한 쇼크(shock)를 예방하기 위해 생리식염수를 정맥주입한다.

• 산증이 되면 혈중 칼륨치가 변화되어 심장이 불안해진다. 따라서 심전도의 T파를 관찰한다. T파(Tall Twave)가 너무 날카로운 peak을 이루면 환자의 칼륨치는 위험할 정도로 높은 것을 의미한다. 고칼륨혈증이 진단되면 칼슘, 포도당과 인슐린, 중탄산나트륨을 투여하여 혈중 칼륨수준을 정상으로 회복시켜야 한다.

(2) 고삼투압성 고혈당 상태(Hyperosmolar hyperglycemai state; HSS)

① 정의

제2형 당뇨병의 심각한 합병증으로 고삼투압성 고혈당 상태를 의미하며, 고혈당 고삼투성 비케톤성 혼수(Hyperglycemic hyperosmolar nonketotic coma; HHNK)라고도 한다.

② 원인

효율적으로 이용할 인슐린이 부족하여 지속적인 고혈당증 상태로 심한 탈수를 일으킬 정도의 삼투성 이뇨를 야기하고, 수분 섭취가 소실된 체액에 비해 충분하지 못할 때 나타난다. 투석, 고삼투성 음식 섭취, 감염, 그리고 어떤 약물들은 또한 고삼투성 고혈당 상태(HHS)의 악화와 관계가 있을 수 있다. 고삼투성 고혈당 상태(HSS)의 사망률을 40～70%로 케톤산증의 사망률보다 높다.

표 5-4 쿠스마울 호흡

호흡유형	도표	특징
정상	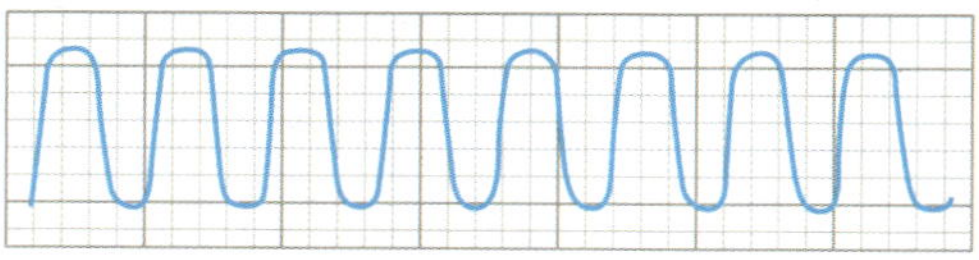	• 16～20회/분 • 규칙적인 리듬 • 호흡수와 맥박수의 비율 1 : 4
쿠스마울호흡	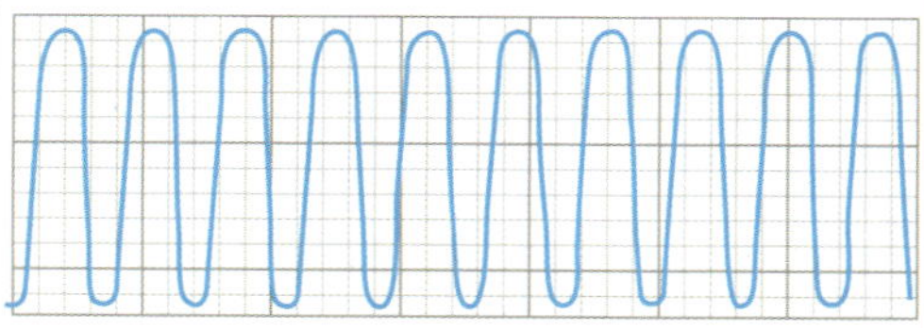	• 속도와 깊이 모두 증가 • 당뇨병 케톤산증과 관련

③ 증상 및 징후

대부분의 고혈당증의 수준이 케톤산증에서 보이는 것보다 훨씬 높다(1000mg/dL까지). 그러나 케톤산증과 달리 케톤증과 산증이 생기지 않고, 위장계의 증상이 없다. 초기 증상은 소변 증가와 갈증 증가이다. 뒤이은 체액 감소는 빈맥, 구강점막의 건조, 피부 탄력성의 저하 등의 심한 탈수와 함께 빈맥, 기립성 저혈압을 유발할 수 있다. 기면, 혼돈, 혹은 혼수에 빠질 수 있다. 산증은 보이지 않으므로 쿠스마울 호흡은 거의 볼 수 없다.

④ 응급환자 관리

- 혈역학적 안정을 위해 정맥주사를 통해 수액주입으로 수분과 전해질 결핍을 교정한다.
- 속효성 인슐린 정맥주입을 하고, 필요하다면 칼륨과 중탄산나트륨을 보충한다. 혈당은 100~200mg/dL, 칼륨 수치는 4~5mEq/L, 혈청 삼투압은 285~300mOsm/kg로 유지한다.
- 심전도와 맥박산소측정 모니터링을 한다.
- 전문기도관리를 위한 처치를 할 경우를 대비해 준비한다.

표 5-5 당뇨응급

당뇨병 케톤산증	고삼투성 고혈당 상태(HHS)	저혈당증
일반적 원인	일반적 원인	일반적 원인
인슐린 주사의 중단, 카테콜라민과 잠재적인 글루카곤 효과, 그리고 인슐린 효과의 방해를 야기하는 생리적 스트레스(예 : 감염 또는 수술)	고혈당증과 인슐린 및 글루카곤의 활동 모두에 의해 조절되는 비대상성 이뇨를 일으키는 생리적 스트레스(예 : 감염 또는 뇌졸중)	과도한 인슐린 사용, 음식 섭취에 비해 과도한 양의 인슐린, 혈당을 낮추기 위한 과도한 노력
증상과 징후	증상과 징후	증상과 징후
• 다뇨, 다갈, 다식 • 따뜻하고 건조한 피부와 점막 • 구역/구토 • 복통 • 빠른맥 • 깊고 빠른 호흡(쿠스마울 호흡) • 호흡에서 달콤한 냄새 • 발열(감염과 관련 있다면) • 정신기능의 감소 혹은 명백한 혼수	• 다뇨, 다갈, 다식 • 따뜻하고 건조한 피부와 점막 • 기립성 저혈압 • 빠른맥 • 정신기능 감소 혹은 명백한 혼수	• 약하고 빠른 맥박 • 차고 습한 피부 • 허약, 협동운동장애 • 두통 • 불안정하고 초조한 행동
응급처치	응급처치	응급처치
수액, 처방 받은 인슐린	수액, 처방 받은 인슐린	포도당(dextrose)

출처 : 내과전문응급처치학, 한미의학

4 수분과 전해질

1) 체액의 불균형

체액의 불균형은 체액량, 전해질, 산염기 등 3가지 차원에서 일어날 수 있다. 간호사는 각종 체액 불균형의 원인과 전신에 미치는 영향을 숙지해야 한다.

(1) 체액량 불균형

체액은 세포외액 결핍과 과다, 세포내액 결핍과 과다의 4가지 유형으로 불균형이 발생한다.

① 세포외액량 결핍

• **구분**

- 세포외액량 결핍은 혈관 내의 체액과 간질액이 감소된 상태로 이 중에서 저혈량증(hypovolemia) 또는 탈수(dehydration)를 의미하며 다음과 같이 구분할 수 있다.
- 등장성(isotonic) 체액량 결핍 : 수분과 전해질이 같은 비율로 소실되는 경우
- 고장성(hypertonic) 체액량 결핍 : 수분의 소실이 전해질의 소실보다 많은 경우이며 가장 흔함
- 저장성(hypotonic) 체액량 결핍 : 이는 흔하지 않지만 전해질 소실이 수분 소실보다 많은 경우

• **원인**

- 세포외액의 감소는 등장성 체액량 부족으로 나트륨과 수분이 소실된다. 세포외액의 소실은 출혈과 다량의 발한, 구토, 설사, 회장루(ileustomy), 결장루(colostomy) 등의 배액으로 인하여, 소실이 심하면 세포외액이 신속하게 고갈된다.

• **증상과 징후**

- 세포외액의 임상적 증상과 징후는 〈표 5-6〉과 같으며, 가장 현저한 증상은 심혈관계에서 잘 나타난다.

② 세포외액량 과다

• **원인**

- 세포외액량 과다는 주로 나트륨이 증가하면서 나타난다. 심부전, 신장 장애, 간경화와 같은 질병을 앓고 있는 경우, 나트륨이 많이 들어있는 음식섭취, 수액의 과다주입 등으로 나타날 수 있다. 그 외에도 항이뇨호르몬 부적절 증후군(Syndrome of inappropriate secretion of antidiuretic hormone; SIADH)에 의한 항이뇨호르몬 분비증가, 고알도스테론혈증(Na^+과 수분증가), 쿠싱증후군(고혈압), 패혈증(sepsis)인 경우에 일어날 수 있다.

- **증상과 징후**
  - 나트륨과 수분이 과다할 경우(overhydration, fluid overload), 과다한 체액이 세포외 구간에 정체되고 과혈량증(hypervolemia)과 요흔성 부종(pitting edema)이 발생한다. 세포외액량 과다의 원인과 임상 증상은 〈표 5-6〉과 같으며, 일반적으로 세포외액 증가를 가장 정확하게 나타내는 자료는 체중증가이다.

③ 세포내액량 결핍

- **원인**

고나트륨혈증을 동반한 탈수가 지속되면 세포탈수가 일어날 수 있다.

- **증상과 징후**

세포내액량 결핍환자는 심한 갈증을 호소하고, 열이 나지만, 땀이 잘 나지 않아 피부는 건조하다. 핍뇨가 나타나고 혼돈, 무의식 등 뇌출혈 시 나타나는 중추신경계 변화를 보이기도 한다.

표 5-6 세포외액 불균형의 원인과 임상적 증상

구분	결핍	과잉
	탈수(dehydration)	과다수분공급(overhydration)
원인	• 과잉손실 – 구토, 설사, 과도한 땀흘림 – 다뇨, 열, 흡인 • 불충분한 수분섭취 – 식욕부진, 구역, 구토 – 연하곤란 – 우울, 혼란	• 정맥을 통한 나트륨 과다 함유 수액 공급 • 식사를 통한 나트륨 과잉 섭취 • 수분 균형 조절 장애 – 심장기능상실(심부전) – 콩팥기능상실(신부전) – 간경화증
일반증상	• 피부긴장도 감소 • 약하고 빠른 맥박 • 혈압하강 • 체중감소 • 소변량 감소, 요비중 증가 • 점막건조, 허약, 갈증호소	• 말초 및 전신부종 • 강한박동의 맥박, 맥박수 증가 • 혈압상승 • 체중증가 • 혼돈 • 호흡곤란과 습한 호흡
임상검사소견	• 헤모글로빈의 상승 • 헤마토크릿의 상승	

• **응급환자 관리**

부족한 수액을 보충하여 탈수를 교정한다.

④ 세포내액량 과다

• **원인**

혈장의 저삼투성 장애로 수분과다나 용질의 부족으로 초래된다. 수분중독(water intoxication) 세포 외 구간의 용질의 양은 정상이지만 수분이 과다하여 세포외액이 저삼투질 상태, 즉 저장액이 되어 물이 세포외액에서 세포 내로 이동하게 되어 세포가 부풀어 오르는 것이다. 세포외액량과다만큼 흔하지 않지만 적절한 치료를 하지 않으면 심각한 문제를 초래할 수 있다.

• **증상과 징후**

세포부종이 가장 많이 나타나는 곳은 뇌세포이며, 뇌부종으로 인한 신경학적 증상, 즉 두통, 혼돈, 섬망, 근육쇠약, 경련 등 증상을 보인다. 두개내압이 계속 상승하게 되면 서맥, 혈압상승, 맥압상승, 호흡수 증가와 같은 활력징후 변화가 나타난다.

• **응급환자 관리**

- 의식수준, 활력징후 등 지속적으로 모니터 한다.
- 경련이 일어날 수 있으므로 기도확보를 위한 기구와 흡인기구를 침상 옆에 준비해두고 즉각 대처하도록 한다.

표 5-7 섭취량과 배설량 기록

성명				나이		성별			침상번호		
날짜	시간	섭취량				배설량					
		구강	비경구	수혈	총계	소변	배액	흡인	토물	배변	총계
	D										
	E										
	N										
	총계										
	D										
	E										
	N										
	총계										

- 수액을 정맥 주입할 때 주입속도를 조절하고 혈청 전해질 농도를 감시하여 세포내액량 과다가 일어나지 않도록 예방하는 것이 매우 중요하다.
- 수분 섭취량과 배설량을 기록하고 체중 변화를 확인하고, 수분 섭취를 제한한다.

(2) 전해질 불균형

① 나트륨 불균형

나트륨(Na^+)은 세포외액에 가장 많은 전해질로 혈장 삼투압을 결정하는 주요인으로 수분의 균형유지, 신경자극의 전도 및 근육수축과 관련된다.

나트륨의 양에 영향을 미치는 요인은 ① 나트륨 섭취 ② 나트륨 배설 ③ 항이뇨호르몬(ADH) ④ 레닌-안지오텐신-알도스테론 체계 ⑤ 심방성 나트륨이뇨펩타이드(Atrial natriuretic peptide; ANP) 등이다. 나트륨이온은 혈장과 간질액 사이를 빠르게 움직이고, 나트륨과 수분은 함께 이동한다. 정상 혈장 농도는 135~145mEq/L이다. 혈장 나트륨 수치는 체액의 나트륨의 비율을 반영한다.

가. 저나트륨혈증(Hyponatremia)

- 정의
  - 나트륨의 소실 또는 수분과다로 인해 혈청나트륨치가 정상보다 낮은 상태를 말하며, 나트륨보다 물의 양이 비례적으로 더 많으며 저삼투성 상태(275mOsm/L이하)를 초래한다. 저나트륨혈증은 나트륨 자체의 문제보다는 수분의 불균형에 변화와 세포의 흥분성에 변화가 나타난다.
- 증상 및 징후
  - 세포외액의 나트륨 수치가 감소하면 세포막의 탈분극(depolarization)이 느려진다. 수분이 세포외액에서 세포 내로 이동하여 세포부종과 기능장애가 일어난다. 혈관 내 나트륨이 소실되면 수분이 혈액에서 간질강으로 확산되어 간질강 내의 나트륨이 희석된다. 이에 대한 보상기전으로 같은 양이온인 세포 내 칼륨이 간질강으로 빠져나오게 되어 칼륨 불균형이 생길 수 있다.

나. 고나트륨혈증(Hypernatremia)

- 정의
  - 혈청 나트륨 수치가 145mEq/L 이상인 상태로 그 결과 체액의 삼투압농도가 300mOsm/L 이상의 고장성이 나타난다.

• 원인

– 일반적으로 발열, 호흡기 감염 또는 설사로 인한 수분 소실이 원인이다.

• 증상 및 징후

– 세포외액의 나트륨 농도가 증가하면 삼투압이 상승하여 세포 내에서 세포 외로 수분이 이동하여 세포 내 수분이 부족하여 세포 탈수가 되거나 주름이 생긴다. 고나트륨혈증은 뇌 기능, 신경근 기능, 심장 기능에 영향을 미친다.

표 5-8 나트륨불균형에 따른 원인, 증상 및 징후, 간호

구분	저나트륨혈증	고나트륨혈증
원인	• 나트륨 과잉 손실 – 위장관계를 통한 손실(설사 등) – 발한 – 이뇨제 사용 • 수분 과잉 축적 – 음료수 과다 섭취	• 수분 과잉 손실 – 과도환기를 통한 불감상실 – 설사 • 수분 결핍 • 식염 과잉 섭취 – 나트륨의 정맥주입
일반증상	• 위장관 : 식욕부진, 구역, 구토 • 신경계 : 불안감, 피로, 졸음(기면), 발작, 혼수 • 근골격계 : 근육경련 • 심혈관계 : 체위성 저혈압	• 신경계 : 극도의 갈증, 안절부절 • 심혈관계 증상 : 심근 수축력 저하 • 마르고 끈적끈적한 점막 • 붉고 건조한 혀 • 홍조 띤 피부 • 체온상승
임상검사 소견	• 혈중 나트륨 135mEq/L 이하 • 요비중 1.003 이하	• 혈중 나트륨 145mEq/L 이상 • 요비중 1.025 이상
간호	• 나트륨 보충 : 구강이나 비위관 튜브로 위장을 통해 투여 음식 섭취가 가능하면 식이 보충 • 고혈량 저나트륨혈증 : 삼투성 이뇨제(mannitol) 투여, 신경학적 징후가 나타나면 고장성 생리식염수(3% NaCl)를 천천히 주입 • 수분 제한 : 24시간 동안 총 800mL로 수분 제한 • 신경학적 증상이 있는 경우 : 고장성 나트륨 용액 투여 • 혈청나트륨 수치 : 관찰 • 요나트륨과 요비중 : 관찰	• 지속적인 수분소실 방지, 수분보충 • 등장성 용액(5% DW)이나 저장성 용액(0.3~0.45% NaCl) 주입 • 혈청 나트륨 수준은 천천히 교정 • 체액소실 동반 고나트륨혈증 : 등장성 요액(5%D/W)으로 체액 보충하고 이뇨제 함께 투여 • 고나트륨혈증 예방 : 쇠약환자나 무의식 환자 • 섭취·배설량을 확인하여 수분 공급 충분히 • 수분섭취가 불충분할 경우 비경구로 투여 • 장관 영양(TPN) : 나트륨 수치와 BUN 확인 • 수분공급 조절

② 칼륨 불균형

칼륨(K^+)은 세포내액의 주요 양이온이다. 신체 칼륨의 98%은 세포내에 있으며 2%만이 세포외에 존재한다. 칼륨은 신경－근육 흥분을 조절하며, 글루코겐 생성, 단백질 합성 및 산－알칼리 불균형 조절하는 역할을 한다. 혈청 칼륨의 정상 농도는 3.5～5.0mEq/L로 나트륨－칼륨 펌프(Na-K pump)에 의해 나트륨은 세포외로, 칼륨은 세포내로 능동적으로 이동시키는 기전에 의해 조절된다. 칼륨이온은 콩팥(신장)에서 주로 조절되며, 콩팥뇨세관(renal tubular, 신세뇨관)에서 나트륨 이온과 교환되기 위해 수소 이온과 경쟁하므로 산－알칼리 균형 조절을 돕는다. 따라서 산성 상태에서는 칼륨 이온이 보유되고 수소 이온이 배출되며, 알칼리 상태에서는 그 반대 현상이 일어난다.

가. 저칼륨혈증(Hypokalemia)

- 정의
  - 혈청 내 칼륨이 3.5mEq/L이하인 경우로 칼륨이 세포외액에서 세포내액으로 이동함으로 칼륨의 비정상적인 손실이나 칼륨 섭취 부족 시 나타난다.
- 증상과 징후
  - 혈청 칼륨 수치가 저하하면 세포내액과 세포외액의 칼륨 농도 차이가 증가하고 휴지기의 세포막전압이 증가하여(hyperpolarization, 과분극) 신경과 근육 등의 세포막 흥분성 반응이 저하되기 때문에 근육 약화와 근긴장 저하가 주요 증상으로 나타난다. 심장의 변화는 재분극의 장애로 ST분절이 내려가고 T파가 편평해지거나 거꾸로 되며 U파가 상승한다.
  - 저칼륨혈증일 때 심실 부정맥의 발생빈도가 증가한다. 강심제에 대한 민감성이 증가하여 독성 증가가 잘 나타날 수 있으며 심방 조기 수축과 심실 조기 수축이 자주 발생한다〈그림 5-5〉. 저칼륨혈증의 가장 위험한 증상은 사망을 초래할 수 있는 심장정지나 호흡정지이다. 혈청 칼륨 수치가 3mEq/L이하가 될 때까지 증상이 나타나지 않는다.

나. 고칼륨혈증(Hyperkalemia)

- 정의
  - 혈청 칼륨 농도가 5.0 mEq/L 이상인 경우로 저칼륨혈증보다 발생 빈도는 적지만 소량의 변화에도 심장 기능에 영향을 미쳐 심정지의 위험이 높다.
- 원인
  - 고칼륨혈증의 가장 흔한 원인은 심부전이며 화상과 같은 심한 세포 손상, 급속한 수

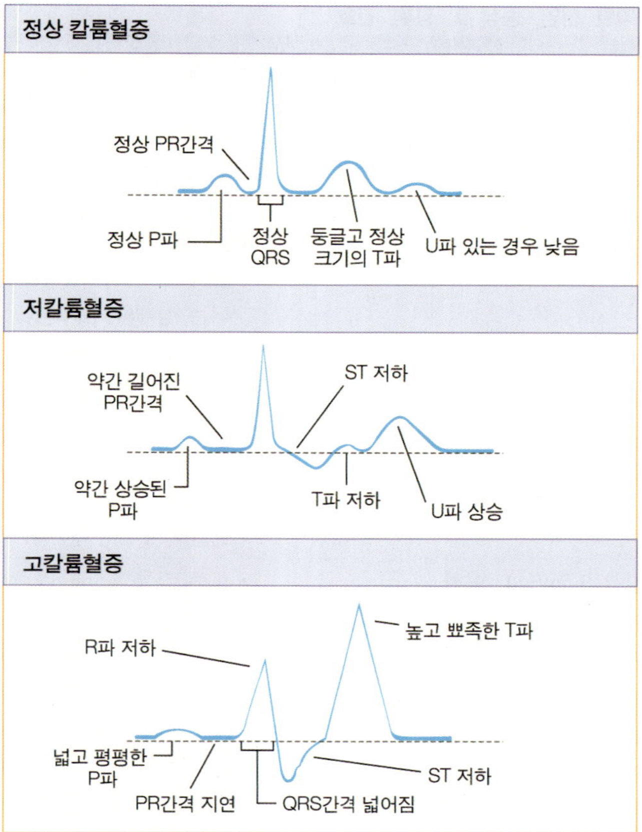

그림 5-5 칼륨 불균형 시 심전도의 변화

혈, 중증의 감염 등과 같은 경우에 일어난다. 칼륨보존이뇨제(aldactone)와 NSAID, 안지오텐신전환효소억제제(ACE-inhibitor), 안지오텐신 Ⅱ 수용체 차단제(Angiotensin Ⅱ receptor blockers; ARB)와 같은 약물은 고칼륨혈증을 유발시키므로 특히 주의를 기울여야 한다.

- 증상 및 징후
  - 고칼륨혈증은 심장, 신경근, 위장관계 증상이 나타난다.
  - 고칼륨혈증은 세포의 흥분을 야기하여 초기에는 허약감과 하지의 경련성 통증을 동반한 골격근 마비를 호소하며 가장 중요한 영향은 심장에 대한 것이다
  - 일반적으로 혈청 칼륨이 7mEq/L 이하에서는 심장에 중요한 영향을 미치지 않지만 8mEq/L 이상일 때 심각한 증상이 나타날 수 있다.
  - 혈청 칼륨 수치가 상승하게 되는 경우 심전도의 이상이 발생하는데 T파가 뾰족하고

표 5-9 칼륨불균형에 따른 원인, 증상 및 징후, 간호

구분	저칼륨혈증	고칼륨혈증
원인	• 과잉 칼륨 손실 – 구토와 위장관 흡인 – 소변, 설사, 과도한 땀남(발한) • 칼륨소실 약물(이뇨제 등)의 장기 복용 • 칼륨 섭취 부족	• 콩팥(신장)을 통한 칼륨 배설 저하 – 콩팥기능상실(신부전) – 저알도스테론증 – 칼륨 보유 이뇨제 섭취 • 고칼륨 섭취 • 혈장 내에서 조직세포 밖으로 칼륨이 이동되는 상태(감염, 화상)
일반증상	• 위장관 : 식욕부진, 구역, 구토, 장음감소 • 신경계 : 지남력상실 • 근골격계 : 근육허약, 하지경련 • 심혈관계 : 맥박 약화	• 신경계 : 불안정, 혼돈 • 위장관 : 위장관 기능항진, 설사 • 심혈관계 증상 : 부정맥, 느린맥(서맥), 심정지 • 신경계 : 불안정, 혼돈 • 근골격계 : 근육허약, 저림, 무반사
임상검사 소견	• 혈중 칼륨 3.5mEq/L 이하 • 심전도의 변화 – ST분절 하강, 편평한 T파, U파 상승, 심실 부정맥, 강심제에 대한 민감성/독성 증가, 심방 조기 수축과심실 조기 수축	• 혈중 칼륨 5.5mEq/L 이상 • 심전도의 변화 – 뾰족하고 좁은 T파 상승, ST 분절 하강, QT간격 단축, PR간격 연장, 작은 P파 혹은 P파 없음, 넓은 QRS군, 심실빈맥, 심실 조기 수축 및 심실세동, 심장 마비
간호	• 구강섭취, 구강 섭취가 어려울 경우 : 정맥공급 • 정맥주입 시 시간당 속도 20mEq/L를 넘지 않게(주입펌프이용) • 정맥 칼륨 공급 시 혈관자극으로 통증 : 희석 주입, 심변화 모니터 • 칼륨배뇨이뇨제 투여 : 칼륨 함유 음식섭취 권장, 칼슘 보유 이뇨제 투여 • 저칼륨혈증의 예방 – 이뇨제복용시 : 근육약화, 식욕부진, 오심, 구토 나타나는 경우 주치의 방문 • 칼륨보존이뇨제 복용시 염화대체물 섭취제한 • 칼륨보충제 : 충분한 물과 함께 복용 • 강심제 : 중독 증상 모니터링 • 과일, 과일주스, 야채, 신선한 고기, 우유 및 유제품 섭취 권장	• 칼륨함유식품과 칼륨함유약물 섭취제한 • 금식 & 레귤라 인슐린 10~20U을 10% 포도당 100mL에 섞어 주입 • 양이온교환수지(kayexalate)투여 : 장관내의 칼륨의 대변 배설 • 장기능확인 : 마비성 장폐색 있으면 장천공 주의 • 부작용 : 저마그네슘혈증, 저칼슘혈증의 유발 주의 • 심부전/신부전시 : 투석으로 칼륨 제거 • 응급상황 : calcium gluconate IV 투여 • 이때 저혈압, 서맥 확인 : 투약중지 • sodium bicarbonate 투여 • 루프 이뇨제(furosemide, Lasix) 투여 • 칼륨 수액을 주입할 경우 : 주입펌프 사용으로 주입속도에 주의

좁게 상승하며 ST분절이 하강한다. 또한 QT간격의 단축이 나타난다. 혈청칼륨이 지속적으로 증가하며 PR간격이 연장되고 P파가 작아지거나 없어지게 되면 QRS군이 넓어진다. EKG 변화가 고칼륨혈증이 의심되면, 검사결과를 기다리지 말고 즉시 치료하는 것이 원칙이다.

③ 칼슘과 인의 불균형

가. **저칼슘혈증**(Hypocalcemia)

• 정의

- 저칼슘혈증은 혈청 내 칼슘치가 8.4mg/dL(4.5m Eq/L)이하이거나 2.1mmol/L이하인 상태이다.

• 원인

- ① 혈중 칼슘의 소실, ② 장이나 뼈에서 혈중으로 칼슘유입의 감소에 의해 발생한다. 그러나 혈중 칼슘 농도는 주로 부갑상샘호르몬(PTH)와 Vit.D에 의해 조절되므로, 지속적인 저칼슘혈증은 PTH나 Vit.D의 이상에 의해 발생한다.

• 증상 및 징후

- 임상증상은 저칼슘혈증일 때 나트륨이 쉽게 세포내로 이동하여 탈분극이 촉진되어 신경계의 흥분성이 증가하여 손과 발의 근경련(muscle spam), 손가락 끝과 입 주위의 얼얼한 느낌(tingling sensation)이 일어나기 쉽고 심하면 강직성 경련증(tetany)과 경련성 발작(seizure)이 나타난다. 강직성 경련증은 저칼슘혈증의 대표적인 증상으로 신경의 흥분성이 증가하여 생기는 것으로 예측 신호로는 트루소 징후(Trousseau sign)와 크보스텍 징후(Chnosteck sign)이 있다 〈그림 5-6,7〉. 이외에도 신경정신계(우울, 기억손상, 혼돈, 섬망, 환각), 심맥관계(저혈압, 서맥, 심근수축 장애, QT 간격 연장), 호흡기계(후두 천명음, 호흡곤란, 후두 경련) 등에 변화가 나타난다.

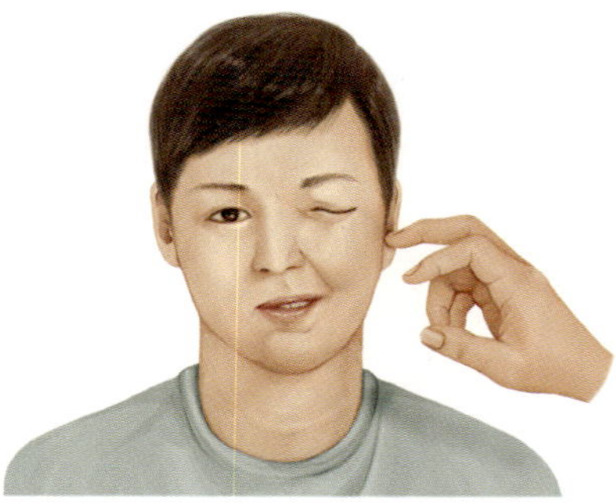

그림 5-6 저칼슘혈증에서 안면근육반응 양성

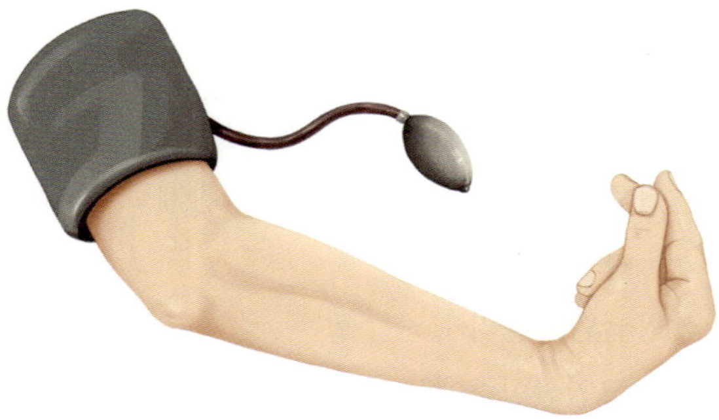

그림 5-7 팔을 압박할 때 손바닥 굴절이 나타나는 양성

- 응급환자 관리
  - 저칼슘혈증의 치료는 저칼슘혈증의 심한 정도와 원인에 따라 다르며 칼슘 단독 투여보다는 원인질환 치료가 중요하다. 혈청 칼슘 수치를 평가하기 위해 혈청 알부민 수치와 pH 등 다양한 변수를 고려해야 한다.
  - 경증 무증상 저칼슘혈증 때는 혈장 이온화 칼슘이 3.2mg/dL 이상이면 원인 치료하고 식이 칼슘 섭취 증가로 잘 조절되지만, 부갑상샘 기능저하가 있는 만성 저칼슘혈증은 경구 칼슘과 비타민 D로 치료한다. 그러나 고칼슘뇨, 신결석, 신손상 위험성에 유념해야 한다.
  - 증상이 있는 저칼슘혈증은 응급으로 치료해야 한다. 증상은 혈장 내 이온화 칼슘이 2.8mg/dL 미만이면 발현되기 시작한다. 칼슘은 10% calcium gluconate 10mL를 수액(5% dextrose or 0.9% NaCl)에 섞어서 5분 이상 주입하고, 이어서 10% calcium gluconate 100mL를 수액(5% dextrose or 0.9% NaCl) 1000mL에 섞어서 24시간 동안 투여한다. 또한 심한 고인산혈증이 있는 경우에는 인산칼슘 결정체가 형성될 수 있기 때문에 고인산혈증을 교정한 후에 투여한다.

나. 고인산혈증(Hyperphosphatemia)

- 정의
  - 고인산혈증은 인산 섭취량이 2~3배 이상(<4000mg/일)이 증가해도 요중 인산배설이 증가하여 혈중 인산 농도는 정상범위로 잘 유지된다. 그러나 세포외액으로 인산 유입량이 요중 배설량을 초과하면 고인산혈증이 발생한다.
- 원인
  - ① 급성으로 다량의 인산 부하 ② 만성신부전 ③ 근위세관에서 인산 재흡수 증가(부갑상샘기능저하증, 말단비대증, 갑상샘항진증, bisphosphonate 투여)와 같은 3가지 상황에서 발생한다.
- 증상 및 징후
  - 고인산혈증은 그 자체가 신체기능에 직접적인 영향은 거의 미치지 않지만, 혈액에서 칼슘과 인의 상반되는 균형관계로 존재함으로 인해 흔히 저칼슘혈증에 의한 증상이 초래된다.
- 응급환자관리
  - 고인산혈증에 대한 중재는 저칼슘혈증의 중재와 같다. 저칼슘혈증 증상을 동반하는 심한 급성 고인산혈증은 신기능이 정상이면 생리식염수를 투여하여 인산 배설을 촉

진한다. 탄산탈수효소억제제(acetasolamide)를 투여하는 방법도 있다. 신기능이 저하되어 있으면 혈액투석이 필요할 수도 있다.

다. 고칼슘혈증(Hypercalcemia)

• 정의

– 고칼슘혈증은 혈장 칼슘 수치가 10.2mg/dL(5.5mEq/L)이상인 경우로 즉각적인 치료를 하지 않을 경우 사망할 수 있는 응급상황이다.

• 원인

– 고칼슘혈증은 혈중으로의 칼슘유입이 소변으로의 칼슘유출보다 많을 때 발생하는 것으로 혈중 칼슘유입의 주요 경로는 뼈와 위장관이다. 원인으로는 위장관으로의 칼슘과다섭취, 뼈 흡수의 증가(부갑상선기능항진, 악성종양, 부동, 과비타민A증), 기타(장기간 리튬 치료, thiazide 이뇨제, 부신기능부전)에 의해 초래된다.

• 증상 및 징후

– 증상 및 징후는 혈중 칼슘 수준이 상승한 정도에 따라 증상이 다르게 나타난다. 혈중 칼슘 수치가 16mg/dL 이상일 때 증상이 심하게 나타나며 17mg/dL 이상일 때는 고칼슘혈증의 급성 위기가 올 수 있고 심정지를 초래할 수 있다.

• 응급환자관리

– 경증의 무증상 고칼슘혈증의 경우 즉각적인 치료는 필요없고, 원인 질환을 치료하는데 중점으로 두며, 증상을 수반하는 고칼슘혈증에는 원인과 무관하게 즉각적인 조치를 요한다.

– 4~6리터 생리식염수를 24시간 동안 정맥주사한다.

– 필요시 루프 이뇨제(loop diuretics, furosemide)를 투여하여 나트륨과 칼슘 배설을 증가시키도록 한다. 부갑상샘기능항진이나 악성 종양과 같이 뼈흡수가 증가되어 있는 경우에는 뼈흡수 억제제(bisphosphonate)를 사용한다.

– 혈청 칼슘 수치를 낮추기 위해 칼시토닌(calcitonin)과 indomethacin(indocin)을 투여할 수도 있는데 특히 심장질환이나 신부전이 있어 나트륨 제한을 하는 환자에게 유용한다.

– 과비타민D증과 일부 암에 의한 고칼슘혈증이 나타난 경우 글루코코르티코이드(glucocorticoid)가 유용하다.

– 신부전이 있을 경우 혈액투석 치료를 고려한다.

– 고칼슘혈증이 심할 경우 뼈에서 칼슘 소실이 지속적으로 일어나기 때문에 병리적 골절이 되기 쉬우므로 마사지를 하는 등의 압력이 가해지는 간호는 피하도록 한다.

라. 저인산혈증(Hypophosphatemia)

• 정의

– 저인산혈증은 혈청 인 수치가 3.0mg/dL이하인 상태이다.

• 원인

– 저인산혈증은 입원환자의 약 10~15%에서 저인산혈증(<2.5mg/dL)이 관찰되는 것으로 알려져 있으며, 원인으로는 인의 흡수 감소, 배설 증가, 세포내액으로 인의 이동에 의해 초래된다.

• 증상 및 징후

– 저인산혈증의 증상은 인의 수준이 장기간 심하게 낮을 때 나타난다. 이는 정상적인 대사기능에 요구되는 에너지(ATP) 감소와 관련이 있다. 이러한 증상은 심혈관계(ST분절과 QT분절이 짧아짐, T파 넓어짐, 심실 부정맥), 위장관계 증상(식욕부진, 오심, 구토, 변비), 중추신경계(기억력과 주의집중력 감소, 언어사용 불명확, 정신증, 혼수), 근골격계(근긴장도와 반사 감소, 전신 허약감, 뼈 통증, 골다공증), 비뇨기계(다뇨, 탈수, 신결석)에서 증상이 나타난다.

• 응급환자관리

– 뼈의 돌출이나 함몰 부위를 확인하여 골절 여부를 파악하도록 하고, 골격근의 허약이 심해지면 호흡부전이 초래되므로 근력을 사정하고 호흡상태를 관찰하도록 한다.

④ 마그네슘의 불균형

가. 저마그네슘혈증(Hypomagnesemia)

• 정의

– 혈청 마그네슘의 농도가 1.3mg/dL이하인 경우이다.

• 원인

– 저마그네슘혈증은 입원환자의 약 12%까지 저마그네슘혈증이 관찰되며, 중환자실에서는 약 60~65%까지 빈도가 증가하는 것으로 나타났다. 저마그네슘혈증 발생의 2가지 주요 기전은 위장관 소실(설사, 흡수장애, 지방변, 소장우회술, 급성췌장염 등)과 신 소실(이뇨제, 알코올, 고칼슘혈증, 신독성약물 등)이다. 마그네슘의 불균형은 칼슘과 칼륨의 불균형과도 관계가 있어 저칼슘혈증과 저칼륨혈증이 저마그네슘혈증을 초래한다.

나. 고마그네슘혈증(Hypermagnesemia)

- 정의
  - 혈청 마그네슘 수치가 2.3mg/dL 이상인 경우로, 신기능 장애가 없는 경우 신장에서 마그네슘 배설을 효율적으로 조절할 수 있기 때문에 고마그네슘혈증은 드물게 나타나는 전해질 불균형이다.
- 원인
  - 고마그네슘혈증은 ① 신부전 ② 다량의 마그네슘 부하와 같은 2가지 상황에서 발생한다. 다량의 마그네슘 부하가 발생하는 경우는 자간증치료를 위한 경정맥 마그네슘 투여, 마그네슘함유 설사제 복용, 마그네슘함유 관장약의 대장 내 투여 등이 있다.

표 5-10 마그네슘불균형에 따른 원인, 증상 및 징후, 간호

구분	저마그네슘혈증	고마그네슘혈증
원인	• 위장관계를 통한 과도 손실(비위관 흡인, 설사 등) • 이뇨제 장기 복용(furosemide, thiazide) • 만성 알코올 중독, 콩팥(신장)질환, 이자(췌장)염, 화상	• 마그네슘의 비정상적 축적 – 콩팥기능상실(신부전) 악화 – 부신기능상실 • 마그네슘 제제 투여
일반증상	• 신경정신계 : 지남력 상실, 혼돈, 환각 • 심혈관계 : 혈압 상승, 부정맥 • 신경근육계 : 경련, 심부반사의 과잉반응	• 신경계 : 기면, 무기력, 혼미, 혼수 • 심혈관계 증상 : 서맥, 신부반사의 저하, 혈압하강 • 근골격계 : 근육쇠약, 마비
임상검사 소견	• 혈중 마그네슘 1.5mEq/L 이하	• 혈중 마그네슘 2.5mEq/L 이상
간호	• 경증 : 구강용 보충제나 마그네슘이 풍부한 식품(녹색 채소, 견과류, 콩류, 전곡(whole grain), 해산물, 땅콩버터) 섭취(부작용 : 설사) • 중증 : 정맥/근육으로 마그네슘 투여 – 황산마그네슘 근육주사는 둔근 깊숙이 주사 – 황산마그네슘 정맥주사는 주입조절펌프 이용(포도당 수액에 섞어 150mg/ min 속도)(빠르게 주입 시 : 삼장차단이나 무수축 초래) • 마그네슘 투여 시 소변 배설량을 확인(100mL/4hr) 보고 • 저칼슘혈증이나 고마그네슘혈증의 동반 : 글루콘산칼슘 투여	• 활력징후의 변화를 주의 깊게 확인 • 심부건반사의 소실이나 의식변화 사정 • 신부전이나 신장기능이 손상된 경우 : 마그네슘이 포함된 약물 투약 금지 • 5mEq/L 이상 : 10% 염화칼슘을 정맥내로 천천히 주입. 글루콘산칼슘 보충 • 수분 충분히 섭취, 소변량 증가로 마그네슘 배설 증진

2) 산-염기의 불균형

① 정의

산-염기의 불균형은 산과 염기의 비율 즉 탄산(H_2CO_3) : 중탄산염(HCO_3^-)의 비율 1 : 20이 변하고 보상기전이 실패한 경우 나타난다. 산증(acidosis)은 수소이온의 농도가 증가한 것으로 탄산이 증가하거나 중탄산염이 감소한 경우 발생한다. 알칼리증(alkalosis)은 수소 이온의 농도가 감소한 것으로 탄산이 감소하거나 중탄산염이 증가한 경우 나타난다.

② 원인

산-염기 불균형은 호흡성 또는 대사성 장애에 의해 일어날 수 있으며, 급성 또는 만성으로 진행된다.

③ 진단

이러한 산-염기의 불균형은 동맥혈가스분석(ABGA)으로 사정할 수 있으며 ABGA는 산-염기 불균형에 대한 구체적인 정보와 중재의 방향을 결정하는데 도움을 준다 〈표 5-11〉.

④ 구분

가. 호흡성 산증(Respiratory acidosis)

- 정의
  - 호흡성 산증은 탄산과다 상태이며, 호흡을 억제하는 상태이거나 과소 환기로 발생한다. 호흡성 산증 시 pH는 낮고 $PaCO_2$는 높다.
- 원인
  - 호흡성 산증은 폐포에서 산소와 이산화탄소의 교환장애로 이산화탄소가 축적되어 나타나는 것으로, 동맥 내 이산화탄소 농도 상승, 탄산 과잉 및 수소 이온 농도의 증가가 나타난다. 호흡의 감소는 호흡부전증과 같이 호흡기 내에서 일어날 수 있고 약물

표 5-11 산-염기 불균형에서 동맥혈가스분석 결과

구분		pH	$PaCO_2$	HCO_3^-	보상기전
ABGA 정상범위		7.45 ±	90 ± 100mmHg	40 ± 5mmHg	24 ± 2mEg/L
호흡성	산증	↓	↑	정상 또는↑	신장의 산배설↑, 혈청 HCO_3^-↑
	알칼리증	↑	↓	정상 또는↓	신장의 산배설↓, 혈청 HCO_3^-↓
대사성	산증	↓	정상 또는↓	↓	과호흡으로 $PaCO_2$↓
	알칼리증	↑	정상 또는↑	↑	호흡저하로 $PaCO_2$↑

작용과 같은 호흡기 외에서 일어날 수도 있다.

- 응급환자 관리
  - 호흡성 산증 환자는 첫 24~48시간의 간호가 중요하며 기도를 유지하고 환기를 향상시키는 것이 목표이다.
    - 기도개방을 위해 기관내삽관이나 기관절개술을 준비하며, 흡인으로 점액이나 화농성 분비물을 제거한다.
    - 필요하다면 기관지 확장제로 기관지경련을 감소시키고 호흡기 감염 시에는 항생제를 투여한다.

나. 호흡성 알칼리증(Respiratory alkalosis)

- 정의
  - 호흡성 알칼리증은 탄산의 과다한 소실이 있는 경우 발생한다. 호흡성 알칼리증은 호흡성 산증에 비해 자주 발생하는 것이 아니며 pH가 높고 $PaCO_2$가 낮아지는 것이 특징이다.
- 원인
  - CO_2의 과잉배출이나 과호흡으로 인한다. 호흡성 산증과 마찬가지로 이것도 불안과 같은 비호흡기계 요인과 천식과 같은 호흡기계의 요인에 의한다.

다. 대사성 산증(Metabolic acidosis)

- 정의
  - 대사성 산증은 일차적인 수소이온의 증가와 중탄산염(HCO_3^-)의 감소로 인해 세포외액 내 수소이온 농도가 증가된 상태
- 원인
  - 원인은 다양하며, 〈표 5-12〉에 제시되어 있다.

라. 대사성 알칼리증(Metabolic alkalosis)

- 정의
  - 대사성 알칼리증은 중탄산염(HCO_3^-)이 과다한 상태로 산이 감소된 상태이다.
- 원인
  - 대개 구토로 인해 발생된다. 정상적으로 위의 내용물은 강한 산성인데 장기간의 구토로 인하여 산이 배출되어 초래된다. 게다가 대사성 알칼리증은 중탄산나트륨($NaHCO_3$)의 과잉 섭취로 위산에 변화가 온 사람에게 일어난다.

표 5-12 산-염기 불균형의 원인과 증상 및 징후

<table>
<tr><th></th><th>원인</th><th colspan="2">증상 및 증후</th><th>치료</th></tr>
<tr><td rowspan="2">호흡성 산증</td><td rowspan="2">• 폐렴
• 급성호흡곤란증후군
• 허파(폐)부종
• 이물질흡인
• 기도폐쇄
• 최면제나 진정제의 과용
• 가슴손상
• 천식, 섬유성 낭종, 폐기종
• 길랑-바레 증후군</td><td>증상 및 징후</td><td>허약, 흥분, 불안정, 빈맥, 호흡곤란, 혼돈, 현기증, 발작, 기면</td><td rowspan="2">기관제확장제, 체위배액, 흉부 진동요법(clapping), 심실잔떨림 또는 칼륨증가 시에는 중탄산염 투여</td></tr>
<tr><td>검사 결과</td><td>• pH 7.35 이하
• $PaCO_2$ 45mmHg 이상
• HCO_3^- 정상(보상반응 전)</td></tr>
<tr><td rowspan="2">호흡성 알칼리증</td><td rowspan="2">• 불안
• 공포
• 빈혈
• 과대사상태
• 중추신경계 외상(두부손상, 감염)
• 약물(아스피린 과용)
• 발열
• 저산소증
• 기계환기로 인한 과다호흡</td><td>증상 및 징후</td><td>불안, 과민성, 사지경련, 어지러움, 현기증, 빈호흡, 심부정맥, 테타니, 근쇠약</td><td rowspan="2">원인치료</td></tr>
<tr><td>검사 결과</td><td>• pH 7.45 이상
• $PaCO_2$ 35mmHg 이하
• HCO_3^- 정상</td></tr>
<tr><td rowspan="2">대사성 산증</td><td rowspan="2">• 기아
• 탈수
• 당뇨케톤산증
• 설사
• 신부전</td><td>증상 및 징후</td><td>기면, 두통, 허약감, 의식저하, 쿠스마울 호흡, 식욕부진, 오심, 구토</td><td rowspan="2">• 원인치료
• 중탄산염($NaHCO_3$) 정맥주사
• 수분과 전해질 대치</td></tr>
<tr><td>검사 결과</td><td>• pH 7.35 이하
• $PaCO_2$ 정상
• HCO_3^- 22mEq/L이하</td></tr>
<tr><td rowspan="2">대상성 알칼리증</td><td rowspan="2">• 구토
• 위흡인
• 칼륨소실 이뇨제 과잉사용
• 부신피질 항진증(쿠싱증후군)
• 과알도스테론혈증
• 중탄산염 과잉상태</td><td>증상 및 징후</td><td>두통, 현기증, 의식저하, 안절부절 못함, 호흡률과 깊이 저하, 오심, 구토, 사지둔감과 경련, 테타니</td><td rowspan="2">• 원인치료
• 이뇨제
– Acetazolamide (diamox)
• 수분과 전해질 보충</td></tr>
<tr><td>검사 결과</td><td>• pH 7.45 이상
• $PaCO_2$ 정상
• HCO_3^- 26mEq/L이상</td></tr>
</table>

5 발작(Seizure)

1) 정의

뇌의 부적절한 자극으로 정상 신경반응이 일시적으로 갑자기 변화하면서 일어나는 대뇌자극 과민(cerebral irritability) 반응이다.

2) 원인

소아의 경우 갑작스러운 고열, 성인의 경우 특발성(원인을 모르는 경우) 간질이 대부분이다. 주요 원인은 간질, 심장정지, 산소결핍, 고열, 뇌손상, 외상, 당뇨(저혈당증), 전해질의 불균형, 독극물의 섭취 및 흡입, 알코올 금단 증상 등이 있다.

3) 발작의 유형

(1) 전신발작(Generalized seizure)

전신발작은 의식상실을 포함하고 있으며, 다시 6가지 유형으로 구분된다. 일부 환자는 한 가지 이상의 발작유형에 영향을 받을 수 있다는 것을 염두에 둬야 한다.

① 소발작(Absence seizures)

• **특징**

아주 짧은 시간 동안 의식을 잃는 유형으로 대개 아동기나 사춘기 초반에 시작한다. 응급을 요구하지 않는다.

• **증상 및 징후**

의식 상태의 간단한 변화로 시작하여 수 초간 멍하니 응시하거나, 빠르게 눈을 깜빡거리거나 초점 없는 응시, 입을 살짝 움직이는 것이 징후이다. 일반적으로 자세의 변화가 없다.

이러한 발작은 1～10초간 지속된다. 조절이 불가능하고 발작이 하루 최대 100번 정도 일어날 수 있으며 긴장간대발작으로 진전될 수 있다.

② 간대성근경련발작(Myoclonic seizures)

• **특징**

드문 발작 형태로, 의식을 잃고 바닥에 쓰러지는 유형이다. 주로 이른 아침이나 수면과 관련되어 발생하고, 정상인에게도 피곤하거나 스트레스로 인해 수면 시 발생 될 수도 있다.

- **증상 및 징후**

  몸 또는 팔다리 근육이 일시적으로 무의식적으로 갑자기 움직인다.

③ 간대발작(Clonic seizures)

근육의 긴장으로 전신이 뻣뻣해지는 강직은 없고, 근육의 율동적인 경련(수축－이완)만 있다.

④ 강직발작(Tonic seizures)

주로 팔에 나타나며 다리에도 일어나며, 근육의 율동적인 경련(수축－이완)은 없고, 근육긴장도가 갑작스럽게 증가하여 뻣뻣해지는 증상만 있다.

⑤ 강직간대성발작(Tonic-clonic seizures)

- **특징**

  가장 일반적이고 많이 알려진 발작으로서 의식을 잃고 바닥에 쓰러지는 유형이다. 전신발작 중 가장 심한 형태이다.

- **증상 및 징후**

  먼저 강직성의 근수축기(tonic phase)가 있고 난 다음에 사지의 간헐적인 굴곡을 일으키는 간대기(clonic phase)가 나타난다. 강직성의 근수축기와 간대기 두 가지가 동시에 나타나기도 한다. 간혹 대변이나 소변을 볼 수 있다. 전형적으로 발작이 1분 이하로 지속되며, 곧이어 졸음증이나 정신 착란이 나타난다. 그리고 근육통이나 두통을 호소하기도 한다.

⑥ 무긴장발작(Atonic seizures)

순간적인 의식소실과 함께 전신근육의 긴장이 순간적으로 빠지는 발작 형태이다. 갑작스럽게 쓰러져 두부의 손상을 입을 수 있다. 흔히 소아에게 일어나고 쓰러짐 발작(drop attack)으로도 불린다.

(2) 부분발작(Partial seizure)

초점성 발작이라고도 하며, 국소부위(주로 얼굴, 팔 등의 일부를 포함)에서 발생해 간직성·간대성 발작이 나타나는 유형이다. 이러한 발작은 뇌의 어느 부위에서 시작한 전기 활동이 나머지 대뇌 피질 전체로 퍼지면 전신적인 경련(convulsion)으로 진행된다.

① 단순부분발작(Simple partial seizures)

• **특징**

국소운동발작(focal motor seizure), 국소감각발작(focal sensory seizure), 또는 잭슨발작(Jacksonian seizure)라고도 한다. 아주 무질서한 움직임이나 신체 한 부분의 기능상실이 특징이다. 뇌의 한 부위에 비정상적인 전류를 방류하면 영향을 받은 부분에 기능장애가 나타난다. 대뇌간질 부위를 알려주는 근거를 위해 환자가 발작을 시작할 때와 진행상황에 대해 정확하게 기록하는 것이 매우 중요하다.

• **증상 및 징후**

의식상실을 동반하지 않으며 부분적인 긴장성, 간대성 움직임으로 시작하고 자주 긴장간대발작으로 진행한다. 이 발작이 지속되는 동안 환자는 깨어있으며 각성 상태를 유지한다. 이 발작의 증상은 뇌의 침범 부위에 따라 다음과 같이 매우 다양하게 나타난다.

- 신체의 한 부분을 격동적으로 움직임
- 주변 환경이 왜곡됨
- 이상한 냄새를 느낌
- 오심
- 설명하기 어려운 공포나 분노를 느낌

② 복합 부분 발작(Complex partial seizure)

• **특징**

관자엽 또는 정신운동 발작(psychomotor seizure)이라고도 한다. 단순 발작 중 가장 흔한 유형으로, 주변 환경에 대한 인지 상태를 소실하고, 주변 환경에 반응하지 않거나 아주 부분적으로만 반응하는 것이 특징이다.

• **증상 및 징후**

특징적인 전조증상(aura)이 나타난다. 대개 이상한 냄새나 맛, 소리를 비롯하여 사물이 크거나 작게 또는 거리가 매우 가깝게 또는 멀게 보이는 경향이 있으며, 가끔 매우 친숙한 환경처럼 느껴지거나(데자뷰) 아주 낯설게 느껴지는 등의 느낌을 갖기도 한다. 이런 국소성 발작들은 1~2분정도 지속된다. 발작 후에는 전형적으로 착란 상태에 빠지며 발작하는 동안 있었던 일을 기억하지 못한다.

③ 간질지속증(Status epilepticus)

• **특징**

발작이 20분 넘게 지속되거나, 의식이 완전히 회복되지 않은 채 발작이 계속 반복되는 유형이다. 이런 환자는 생명이 위급한 응급상황에 해당되기 때문에 직접적으로 개입하는 것이 필요하다.

• **원인**

항간질제 금단현상이 결과로 나타날 수도 있고, 저산소증 또는 대사 뇌병증, 급성 두부손상, 뇌염, 수막염, 독극물, 또는 저체온으로 인한 패혈증의 결과로 나타날 수도 있다. 특발성 질환이 원인일 수도 있다.

• **처치**

- Lorazepam(ativan) 또는 diazepam(valium)과 같은 benzodiazepine계 약물을 투약한다.
- 저혈당으로 인한 발작인 경우에는 dextrose 50%를 정맥투여한다.
- 만성 알코올중독이나 에탄올 금단현상으로 인한 발작인 경우는 티아민(thiamine)을 정맥투여한다.
- 발작이 끝난 후에는 fosphenytoin(cerebyx) 또는 phenytoin(dilantin)과 같은 장시간 작용하는 항간질제를 투여한다.

4) 진단

(1) 뇌 컴퓨터 단층촬영(CT)

종양 또는 낭종과 같은 뇌 내의 비정상적인 구조를 볼 수 있다. 그러나 대부분의 발작환자들은 CT상 뇌가 정상으로 나온다.

(2) 자기공명영사(MRI)

뇌 내의 비정상적인 구조를 나타내지만 응급상황에서는 사용하지 않는다.

(3) 뇌파검사(EEG)

발작활동을 확인하는데 사용되며, 비정상적인 특정한 뇌파가 발작 유형을 결정하는데 도움이 된다.

5) 응급환자간호

(1) 주위가 안전한지 확인한다.

(2) 환자를 억제하지 말고 단지 부딪칠 만한 물건을 제거하고 머리 손상을 막기 위해 담요나 수건으로 받쳐주도록 한다.

(3) 기도를 유지한다. 발작으로 의식 시 소실된 환자는 즉시 옆으로 눕혀 기도를 유지시키고 흡인의 위험과 혀가 뒤로 넘어가는 위험을 최소화한다. 임상에서는 치아와 구강의 손상을 방지하기 위해 비인도기도유지기(nasopharyngeal airway)를 삽입하는 것이 도움이 된다.

(5) 저산소증을 치료하기 위하여 보충 산소요법을 시행한다.

(6) 정맥로를 확보한다.

(7) 혈당을 측정한다. 저혈당이라면 dextroze 50%를 정맥투여한다.

(8) 고체온의 가능성이 있기 때문에 체온을 주의깊게 관찰한다.

(9) 긴장기－간대성기가 지나면 환자를 왼쪽으로 자세를 취하게 한다.

(10) 필요하다면 흡인을 실시한다.

(11) 경련이 5분 이상 지속된다면 항경련제 사용을 고려한다.

(12) 환자가 깨어나기 시작할 때는 조용한 환경을 조성한다.

(13) 일단 발작이 멎고 위급한 상황이 지나갔으면 활력징후와 신경학적 상태를 사정한다.

- 고자경 외. (2017). 성인간호학. 퍼시픽북스.
- 김옥숙 외. (2017). 응급 및 재해간호. 수문사.
- 김은정 외. (2019). 응급간호학. 메디컬사이언스.
- 김진희 외. (2021). 응급간호 및 재난간호. 고문사.
- 박병준 외. (2019). 근거기반임상사례중심 응급간호와 재난. 현문사.
- 이옥철 외. (2019). 응급 및 재난간호. 현문사.
- 이은자 외. (2019). 응급간호. 수문사.
- 전국응급구조(학)과 교수협의회. (2021). 응급환자관리학. 대학서림.
- 홍지연 외. (2020). 자연성 기흉으로 인한 대량의 혈흉. Journal of Medicine and Life Science, 17(1), 16-20.
- 황옥남 외. (2017). 성인간호학. 현문사.
- Allergy Asthma Immunol Research에 빅데이타를 이용한 고령화에 따른 한국의 천식 유병률 및 사망률에 관한 연구(Increasing Prevalence and Mortality of Asthma With Age in Korea, 2002?2015:A Nationwide, Population-Based Study)
- An, T. J., & Yoon, H. K. (2018). Prevalence and socioeconomic burden of chronic obstructive pulmonary disease. Journal of the Korean Medical Association, 61(9), 533-538.
- http://www.monews.co.kr/news/articleView.html?idxno=205197
- https://ir.ymlib.yonsei.ac.kr/bitstream/22282913/154800/1/T014263.pdf
- https://kaim.or.kr/major/file/05.pdf
- https://www.jksem.org/upload/pdf/jksem-32-1-27.pdf
- https://www.medric.or.kr/Uploads/BLibrary/2020%20%EC%95%8C%EA%B3%A0%EC%8B%B6%EC%9D%80%20%EA%B1%B4%EA%B0%95%EC%83%9D%ED%99%9C%20%EC%A0%95%EB%B3%B4.pdf

06

P·A·R·T

외 상

학|습|목|표

- 외상에서의 출혈의 종류에 따라 응급처치를 알고 적용할 수 있다.
- 쇼크의 분류를 알고, 쇼크의 종류에 따른 대처방법을 적용할 수 있다.
- 두경부, 척추손상의 유형을 알고, 사정방법과 치료방법을 적용할 수 있다.
- 근골격계 손상을 분류하고, 적절하게 초기 대응할 수 있다.
- 주요한 흉부손상의 정의를 알며, 적절하게 환자 사정 및 응급 대응을 할 수 있다.
- 복부손상에 따른 징후를 파악할 수 있으며, 적절하게 분류 할 수 있다.
- 다발성 손상의 정의와 적절한 치료법을 확인할 수 있다.

PART 6 외 상

1 출혈 및 쇼크

1) 출혈

(1) 출혈의 정의

출혈이란 혈관손상을 유발하는 외상으로 인하여 혈액손실이 일어나는 경우를 의미한다. 외상에서의 출혈은 손실되는 혈액량으로 유발되는 문제 이외에도 감염 혹은 다양한 합병증과 같은 이차 손상으로 이어질 수 있기 때문에 즉각적인 처치와 지혈이 중요하다. 적절하게 처치되지 않은 경우 저혈량성 쇼크로 이어지고, 이러한 쇼크는 사망으로 이어져 초기 처치가 매우 중요하다.

① 외출혈(External bleeding)

외출혈은 혈관 손상의 종류에 따라 분류할 수 있다 〈그림 6-1〉.

가. 동맥출혈 : 동맥이 손상된 출혈로 동맥의 높은 압력으로 선홍색의 피와 응고가 잘 되지 않는 특징을 가진다.

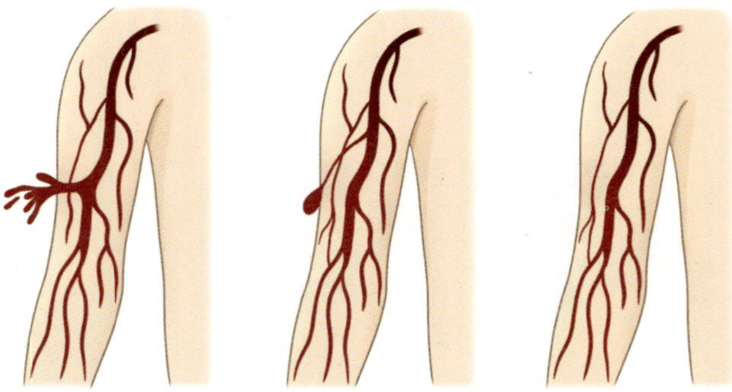

그림 6-1 혈관손상 종류에 따른 외출혈의 유형

나. 정맥출혈 : 정맥이 손상된 출혈로, 양이 많고 지속적이며 암적색 혹은 적갈색을 띈다.

다. 모세혈관 출혈 : 모세혈관이 손상된 출혈로 조금씩 출혈되며 스며나오는 형태의 경미한 출혈이다. 의학용어 표현은 oozing 이라고 한다.

② 내출혈(Internal bleeding)

내출혈은 신체내부에서 일어나는 출혈로 외적으로 관찰되지 않는다. 때로 신체 내강에 고이는 경우가 있어 쇼크나 사망으로 이어질 수 있다. 흉부나 복부혈관이 파열되는 경우 수 분 내 사망할 수 있으며, 비장이 파열되는 경우 다량의 혈액손실로 쇼크나 사망으로 이어져 출혈 징후에 대한 주의깊은 관찰이 필요하다.

(2) 출혈의 손상기전(Mechanism of injury; MOI)

① 출혈의 손상기전

외출혈의 손상기전은 외상으로 발생하는 경우가 흔하다. 내출혈의 경우 여러 요인의 손상기전이 관여하므로 손상기전과 관련 원인을 확인하는 것이 중요하다.

가. 둔상(blunt injury) : 둔탁한 곳에 부딪혀서 생긴 상처

나. 찰과상(abrasion) : 피부가 벗겨지는 형태의 상처

다. 열상(laceration) : 피부가 찢어져서 생기는 상처

라. 관통상(penetrating injury) : 작은 국소부위의 피부와 기저조직이 파열되는 것으로 칼, 권총, 뾰족한 도구에 따라 손상을 입을 수 있다.

마. 총상

- 총기는 관통상을 일으키지만, 총기로 입은 전체 외상을 의미하기도 한다. 엽총, 소총, 권총으로 분류하여 손상기전을 확인할 수 있다.
- 총상의 경우 입구 상처와 출구 상처가 있으며, 입구 상처는 파편에 의해 표면의 피부

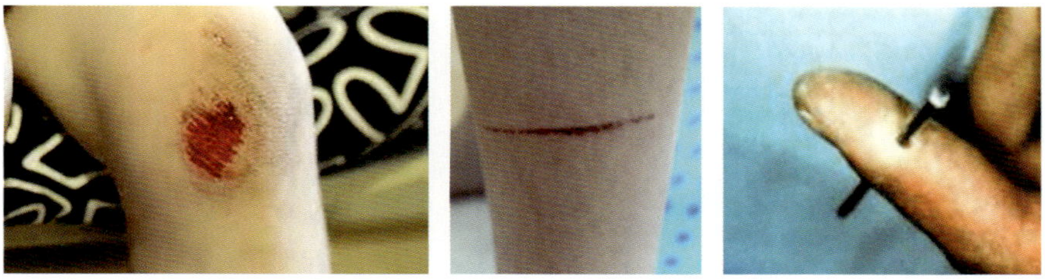

그림 6-2 출혈의 손상기전에 따른 상처의 유형

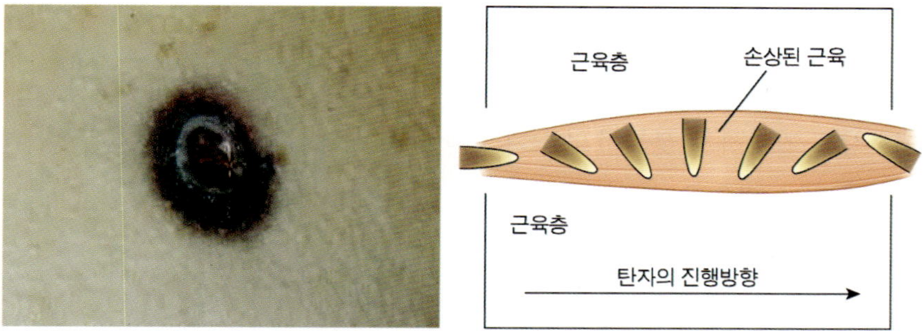

그림 6-3 총상의 입구 상처와 탄자 진행방향에 따른 상처의 둘레

와 피하조직이 손상을 받아 동그란 형태의 열상이 관찰된다. 출구 상처는 불규칙한 테두리와 입구의 상처보다 크다는 특징이 관찰된다 〈그림 6-3〉.

(3) 출혈의 단계별 상태

출혈량에 따라 신체에 나타나는 특징에 따라 〈표 6-1〉과 같이 4단계로 나눌 수 있다.

① 1단계

출혈의 1단계는 전체 혈액량의 15%미만(성인기준 750mL)인 경우로, 혈액손실량을 쉽게 보상할 수 있다. 활력징후나 신체적 변화는 미미한 수준이다. 맥박수가 다소 증가하고, 카테콜라민의 방출로 불안과 초조와 같은 감정 변화를 관찰할 수 있다. 신체적 변화의 경우 안면이 창백하고, 피부에서 냉감을 느낄 수 있다.

② 2단계

출혈의 2단계는 전체 혈액량의 15～30%(성인기준 750～1500mL)인 경우로, 두드러지는 신체적 변화와 활력징후 변화가 나타난다. 빈맥과 약한 맥박을 느낄수 있으며, 호흡수 증가와 혈압의 변화(이완기 혈압의 상승, 맥압 하강)가 나타난다.

표 6-1 출혈량에 따른 신체상의 특징

단계	소실혈액비율	소실혈액량(성인)	의식수준	활력징후
1	<15%	<750mL	정상	정상
2	15～30%	750～1,500mL	불안, 초조	빈맥
3	30～40%	1,500～2,000mL	저하	빈맥, 저혈압
4	<40%	<2,000mL	저하, 혼수	서맥, 저혈압

③ 3단계

출혈의 3단계는 전체 혈액량의 30~40%(성인기준 1500~2000mL)인 경우로, 신체의 보상기전이 혈액손상을 감당하지 못하여 쇼크가 일어나는 상태이다. 쇼크로 인한 혈압저하, 맥압하강, 빈맥, 호흡곤란, 빈호흡, 불안, 초조, 갈증, 의식저하, 창백함, 피부냉감, 식은땀, 소변량이 감소하는 신체적 변화가 확인된다.

④ 4단계

출혈의 4단계는 전체 혈액량의 40% 이상(성인기준 2000mL이상)인 경우로, 사망으로 이어질 수 있는 위중한 상태이다. 의식은 혼돈상태나 무의식상태로 진행되고, 맥박은 빈맥이나 거의 느껴지지 않는다. 무뇨, 혈압저하, 빈호흡, 차고 축축한 피부, 창백과 같은 신체적 특징이 관찰된다.

2) 출혈환자의 사정

(1) 출혈 사정

출혈의 사정은 일반적인 신체사정의 원칙에 따라 머리부터 발끝까지 진행되며, 미세한 변화도 신체의 출혈경향성 정도를 반영하기 때문에 수시로 상태를 확인하는 것이 중요하다. 아래의 흐름도는 초기 출혈사정 시 사정하는 순서이다.

현장 상태 확인(외부환경 평가) → 손상기전 확인 → 외부 상처 및 상해 여부 관찰 → 실혈량 파악 → 내출혈 징후 관찰 → 쇼크징후 확인 → 주기적 재평가

① 출혈 사정 시 주의점

가. 실혈량 파악 : 신체 혈액의 20%이상의 출혈은 쇼크나 사망과 이어질 수 있다. 아동의 경우 체중을 기준으로 1/4 L손실, 영아의 경우 24mL 정도 손실되는 경우 사망으로 이어질 수 있으므로 초기 사정에서 실혈량 파악은 중요하다.

나. 저혈량성 쇼크 관련 징후는 신체에서 〈그림 6-4〉와 같이 다양한 증상이 반영된다.

다. 외상 부위나 출혈부위 사정 시 표준주의 지침을 준수하여 촉진 시 장갑과 마스크를 착용하여 평가한다.

라. 골든타임(golden time)은 사고 후 외과치료까지 걸리는 시간을 1시간 이내로 목표 설정하여 질 지표로 활용하는 환자 생존률을 상승시키기 위한 전략의 시간을 의미한다.

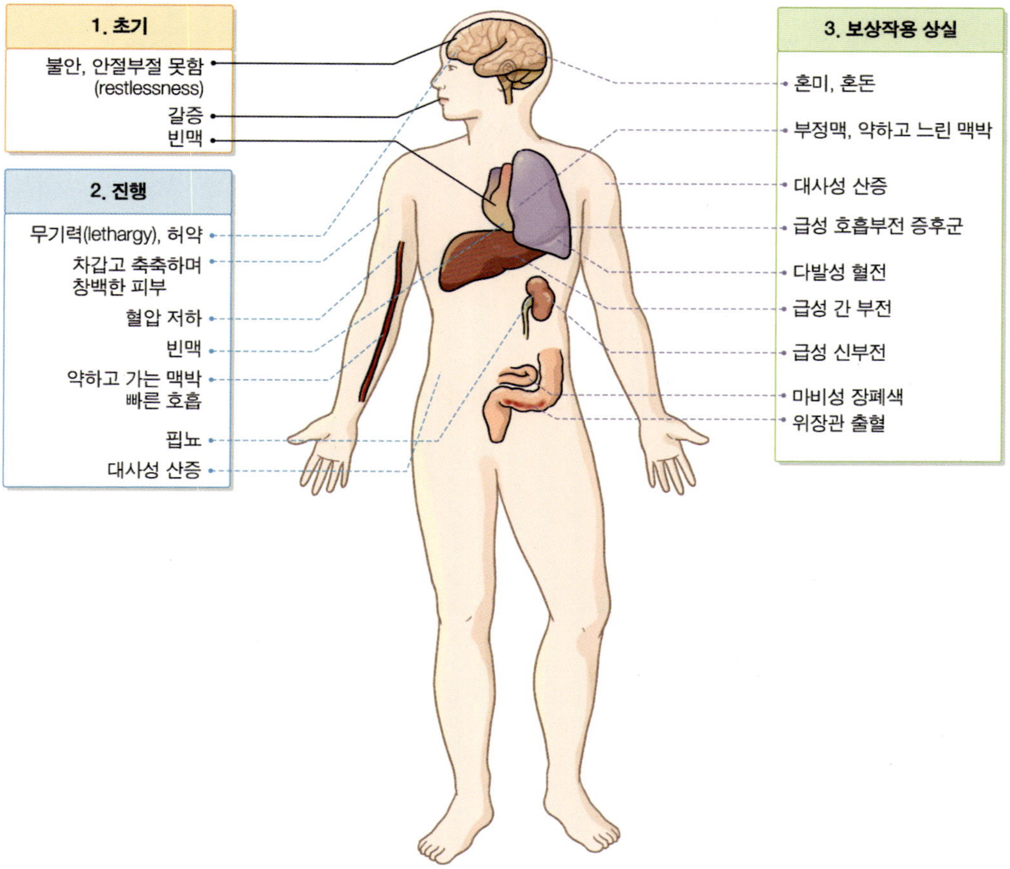

그림 6-4 저혈량성 쇼크 진행에 따른 신체의 다양한 증상

(2) 출혈환자 평가절차

출혈환자의 평가절차는 외상환자의 평가절차와 동일하게 현장조사, 1차 평가, 2차 평가, 주기적 재평가로 진행된다.

① 현장조사

현장조사는 현장의 위험요소를 사정하고, 환자의 안전을 확보하는 단계이다. 이때 환자의 안전만큼 구조자의 안전도 중요하므로 표준주의 지침을 준수하고 개인보호장비를 착용하여 평가한다. 손상기전을 분석하여 중증도와 쇼크 가능성을 파악한다.

② 1차 평가

1차 평가는 치명적 손상여부를 20초 이내 평가하는 것으로 기도유지(airway), 호흡상태(breathing), 순환상태(circulation)와 의식저하(AVPU)를 즉각 평가하는 것이다.

③ 2차 평가

생명의 위협이 없는 상태에서 완전하게 평가하며, 내과적 문제 및 손상과 관련있는 문제들을 발견하기 위함이다.

④ 재평가

주기적으로 환자의 상태를 재평가하며, 중증외상 시 해당지표의 기준에 따라 평가하여 적절한 처치를 시행하는 것이 중요하다.

3) 출혈 환자 응급처치

출혈환자의 기본 응급처치의 순서는 다음과 같다.

환자상태 평가 → 상처 및 출혈 확인 → 보호장구 착용 → 의복 및 감염원 제거 → 직접압박 → 거상 → 간접압박(필요시 시행) → 상처 세척 및 소독 → 붕대로 고정

(1) 외출혈 환자 응급처치

① 직접압박법

상처부위를 장갑을 낀 손으로 거즈를 직접 대고 누르는 것으로 세부사항은 다음과 같다.

가. 멸균거즈, 손수건 등 깨끗한 천을 이용하여 상처부위에 대고 직접 누른다.

나. 10~30분간 세게 눌러 압박하도록 한다. 상처부위 적용한 거즈는 교체하지 않고 덧대어 지속적으로 압박한다. 다량의 출혈인 경우 압박부위가 혈류를 막지 않는지 확인하고, 순환이 될 수 있도록 압박정도를 조절하여 지혈한다.

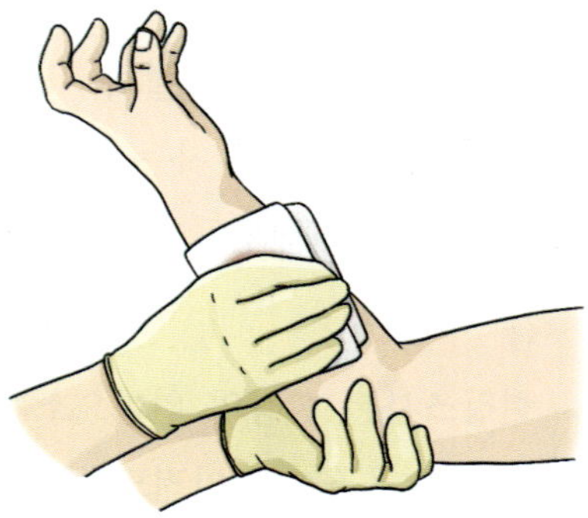

그림 6-5 직접압박법

다. 지혈되면 붕대를 감고 출혈량을 지속적으로 관찰한다.

표 6-2 중증외상에서의 상태 재평가를 위한 임상적 지표

	Parameter	Stable	Borderline	Unstable	In extremis
Shock	Blood pressure (mmHg)	>100	80~100	60~90	<50~60
	Blood units(2 h)	0~2	2~8	5~15	>15
	Lactate level	Normal range	Approximately 2.5	>2.5	Severe acidosis
	Base deficit (mmol/L)	Normal range	No data	No data	>6~18
	ATLS classification	1	Ⅱ-Ⅲ	Ⅲ-Ⅳ	Ⅳ
	Urine output	>150	50~150	<100	<50
Coagulation	Platelet count(μg/ml)	>110,000	90,000~110,000	<70,000~90,000	<70,000
	Factor Ⅱ and Ⅴ (%)	90~100	70~80	50~70	<50
	Fibrinogen(g/dl)	>1	Approximately 1	<1	DIC
	D-dimer	normal range	Abnormal	Abnormal	DIC
Temperature		>34°C	33~35°C	30~32°C	<30°C
Soft tissue injuries	Lung function, PaO_2/FiO_2	>350	300	200~300	<200
	Chest trauma score; AIS	AIS Ⅰ or Ⅱ	AIS 2 or more	AIS 2 or more	AIS 3 or more
	TTS	0	Ⅰ-Ⅱ	Ⅱ-Ⅲ	Ⅳ
	Abdominal trauma(Moore)	≤Ⅱ	≤Ⅲ	Ⅲ	Ⅲ or >Ⅲ
	Pelvic trauma(AO classification)	A type(AO)	B or C	C	C(crush, rollover)
	Extremities	AIS Ⅰ~Ⅱ	AIS Ⅱ~Ⅲ	AIS Ⅲ~Ⅳ	Crush, rollover
Surgical strategy	Damage control (DCO) or		DCO if uncertain		
	Definitive surgery(ETC)	ETC	ETC if stable	DCO	DCO

* ATLS : Advanced trauma life support, AIS : Abbreviated injury scale, TTS : Thoracic trauma score
* DCO : Damage control orthopedics, ETC : Early total care

② **거상법**(Elevation)

출혈부위를 심장보다 높이 올려 혈액의 압력 감소로 지혈효과를 기대하는 방법이다.

가. 출혈부위를 심장보다 높이 올린다.

나. 출혈부위에 직접 압박법을 동시에 시행한다.

다. 골절이나 탈구 가능성이 있거나 이물질이 박힌 경우, 척추손상 시는 금기이다.

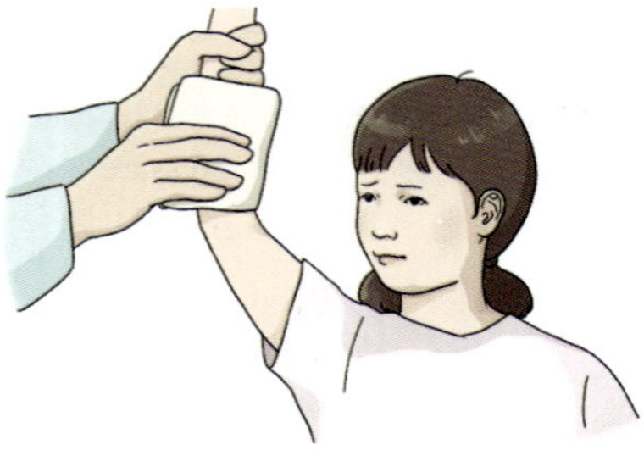

그림 6-6 거상법

③ **간접압박법**(Pressure point, 동맥점 압박)

직접압박으로 출혈이 지혈되지 않는 경우 동맥의 근위부를 손으로 압박하여 지혈하는 것으로 동맥의 압박점에 직접 압력을 가해 동맥의 혈류를 차단시켜 지혈하는 방법이다.

④ **지혈대**(Tourniquet)

다량의 출혈 시 압박법으로 지혈되지 않는 경우, 사지의 동맥 출혈조절을 위해 사용할 수 있다.

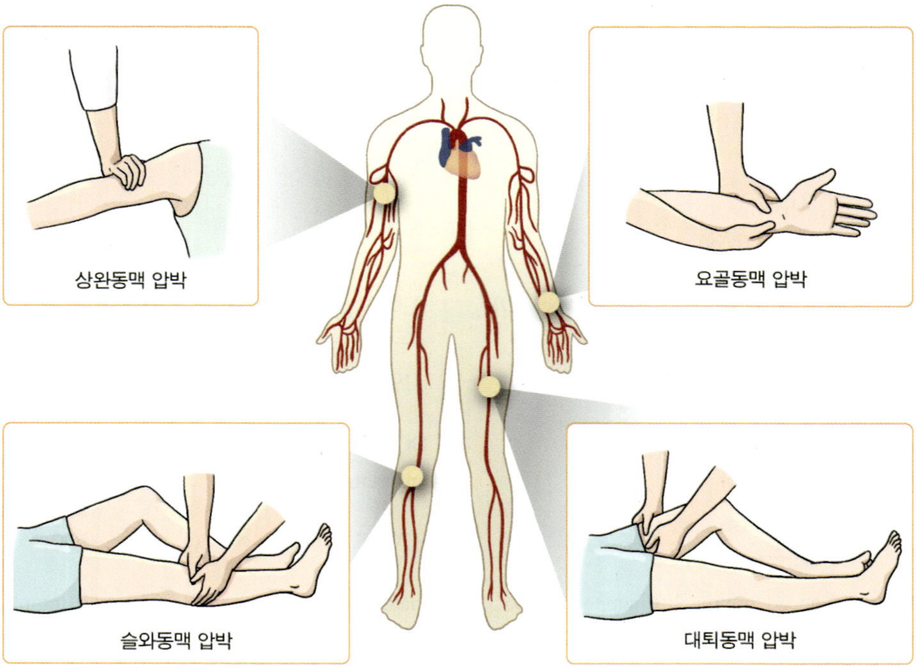

그림 6-7 간접 압박법을 시행하는 주요 동맥 부위

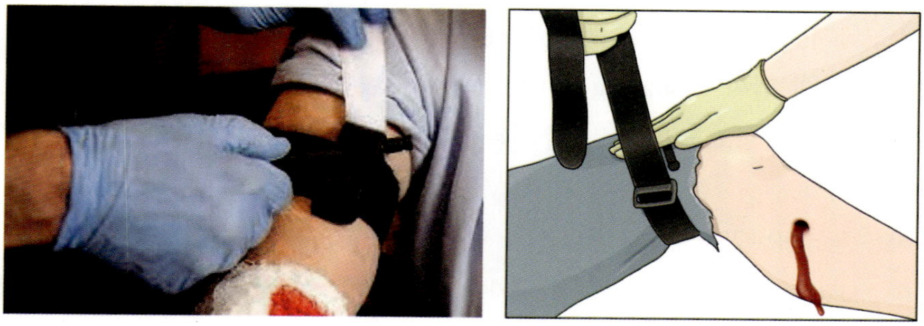

그림 6-8 지혈대

가. 출혈부위에 심장 쪽으로 가까이 위치한 동맥을 지혈대(커프)를 사용하여 압박한다.

나. 지혈대는 1시간에 한 번 풀었다 다시 압박한다.

다. 지혈대 압박을 풀지않고 지속하는 경우 혈액순환이 차단되어 괴사가 발생할 수 있다.

⑤ 부목(Splint)

골절된 사지에 적용하여 출혈을 조절한다.

부위별로 다양한 부목이 있으며, 재질도 알루미늄, 열가소성 부목, 공기부목, 철사부목으로 다양하며, 목적에 맞게 활용한다.

⑥ 얼음주머니(Ice bag)

냉요법은 부종 감소와 혈관수축을 유도하여 출혈을 감소시키고, 통증감소에 효과적이다.

※ 외상 초기에 온요법은 적용하지 않음!

가. 얼음주머니를 피부에 직접대지 않고, 천을 대고 그 위에 적용한다.

나. 얼음주머니 적용 시간은 1회 30분 미만이다.

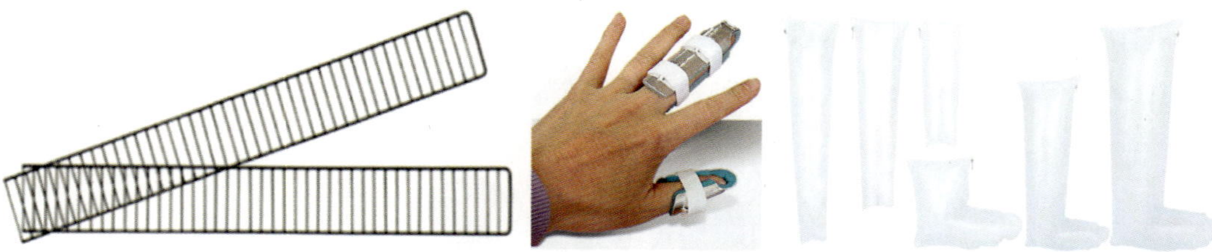

그림 6-9 여러 가지 부목의 형태

⑦ 항쇼크바지(Military medical anti-shock trouser; MAST)

몸통과 양하지를 감싸 100mmHg까지 압박하여 지혈과 고정을 유도하는 장비로 혈액 2pint의 수혈효과가 있다. 항쇼크바지는 중추기관으로 혈류량을 증가시키므로 저혈량성 쇼크 치료에 유용하다.

가. 적응증 : 골반골절, 하지골절 시

나. 항쇼크바지를 급하게 제거하면 환자의 상태가 위험해질 수 있으므로 압박 제거 시 활력징후를 5~10분 간격으로 측정하여 혈액을 준비하여 혈압의 안정여부에 따라 복부부터 압박을 제거하고, 이후 한쪽 다리의 압박부터 서서히 풀어 제거해나간다. 이후 다른 한쪽 다리 압박을 제거한다. 항쇼크바지 제거 시 총 20~60분이 소요되며 활력징후 불안정 시 압력을 재팽창 할 수 있다.

(2) 내출혈 환자 응급처치

① ABC의 원칙에 따라 응급처치를 진행한다.

가. 기도를 유지한다.

나. 외상 부위에 따라 고정부위를 지지하고, 옷을 느슨하게 한 뒤, 적절한 체위를 취해준다. 앙와위가 일반적이지만 쇼크인 경우 변형된 트렌델렌버그를 취해 순환상태를 보조한다.

다. 필요시 산소를 공급한다.

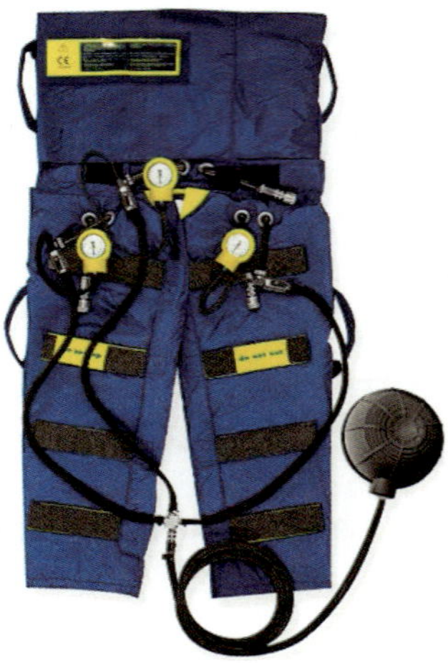

그림 6-10 항쇼크바지

라. 금식(NPO)이 원칙이며 구토 시 흡입을 준비한다.

마. 신체는 보온하되, 외상부위는 냉요법을 적용할 수 있다.

바. 정맥수액요법을 적용하고, 상태에 따라 수혈을 준비한다.

(3) 기타 출혈 환자 응급처치

① 귀출혈(Ear bleeding)

드레싱을 느슨하게 하여 감염을 방지하고, 두부 손상으로 인한 귀출혈의 경우에는 뇌척수액의 누출 여부를 감별해야 한다.

② 비출혈(Epistaxis)

전면출혈과 후면출혈에 따라 지혈 여부가 달라질 수 있다.

가. 앉은 자세에서 머리를 앞으로 기울이도록 하여 혈액이 기도로 흡인되지 않도록 한다.

나. 엄지와 검지로 비중격을 눌러 모세혈관 압박을 통해 지혈한다.

다. 혈액을 삼키지 않도록 교육한다.

라. 비강 지혈대나 거즈를 이용하여 비강을 압박하여 지혈할 수 있으며, 비강심지를 사용하는 경우 24~48시간 이후 제거하므로 중간에 빼지 않도록 유의한다.

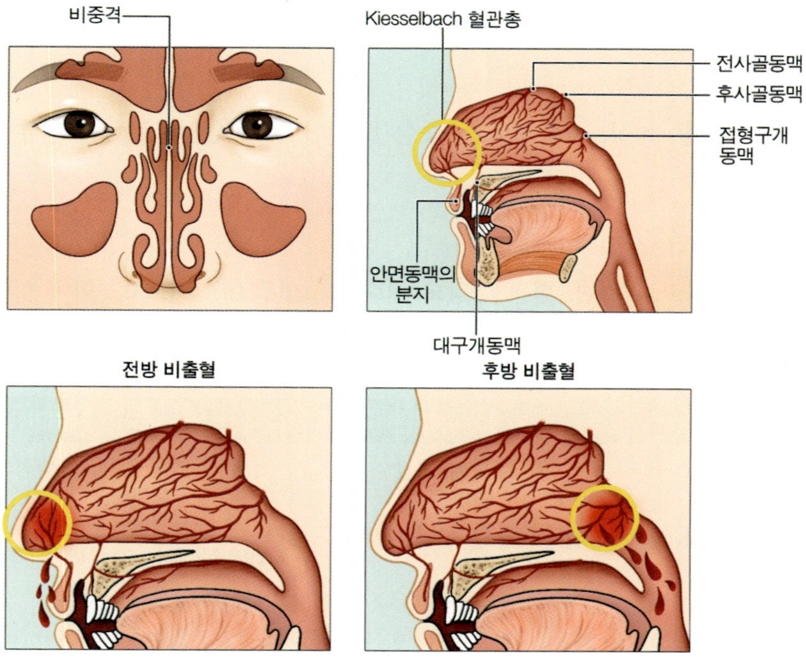

그림 6-11 비출혈의 종류

③ 구강 내 출혈

흡인되지 않도록 기도유지가 중요하다.

2 쇼크(Shock)

1) 쇼크의 정의

쇼크(shock)란 조직관류가 부적절한 상태로, 신체의 세포와 조직 대사에 필요한 혈액과 산소가 적절히 공급되지 못하여 신체 각 조직의 기능장애가 초래되어 생명을 위협하는 상태를 의미한다.

(1) 쇼크의 분류

쇼크는 심인성, 저혈량성, 폐쇄성, 분배성 쇼크로 나눌 수 있다.

① 심인성 쇼크(Cardiogenic shock)

심근 수축력의 장애로 심박출량이 감소하여 정상적인 대사요구량이 충족되지 못할 때 발생한다.

② 저혈량성 쇼크(Hypovolemic shock)

내출혈, 외출혈, 화상, 중증구토, 중증설사, 발한 등의 원인으로 순환혈류량이 감소하게 되면 초래된다.

③ 분배성 쇼크(Distributive shock)

혈관성 쇼크라고도 하며, 혈관 긴장도 변화(말초혈관저항 감소)로 인해 혈압저하와 심장 관

표 6-3 쇼크의 분류

쇼크의 분류	기전	원인
심인성(cardiogenic shock)	심기능 부전	심부전, 심근경색, 폐색전증
저혈량성(hypovolemic shock)	순환 혈액량 부족	외출혈(출혈, 구토, 설사, 요붕증, 화상 등) 내출혈(복수, 장폐색, 혈흉, 복강내출혈 등)
분배성(distributive shock)	말초혈관저항 감소	패혈성 쇼크－패혈증 신경성 쇼크－척수마비, 마취사고 아나필릭시스 쇼크－알레르기 반응

류량에 문제가 생기는 경우 발생하며, 이는 다시 신경성 쇼크, 패혈성 쇼크, 아나필락시스 쇼크로 나눌 수 있다.

가. 신경성 쇼크(neurogenic shock) : 경추 및 제5흉추신경(t5) 이상의 상위 척수신경 손상으로 혈관이 과도하게 이완되어 정맥귀환량이 감소한다. 이로인해 심박출량이 감소하고, 저혈압, 부적절한 세포대사가 유발된다.

나. 패혈성 쇼크(septic shock) : 광범위한 감염으로 인해 혈관 내 미생물 침입으로 인한 염증반응과 면역반응, 전신적 염증반응증후군(Systemic inflammatory response syndrome; SIRS), 파종혈관내응고(Disseminated intravascular coagulation; DIC), 패혈증으로 인해 발생한다.

다. 아나필락시스 쇼크(anaphylactic shock) : 과도한 알레르기 반응에 의해 발생하며, 알레르기원과 접촉 후 수 초에서 수 분 이내 발생한다.

다음 표는 아나필락시스 쇼크를 일으키는 주요 알레르기 원과 관련 요인들이다.

표 6-4 알레르기 원과 관련요인

주요알레르기 원	관련 세부 요인
주사 및 약물	혈청주사, 방사선 조영제, 페니실린, 호르몬 주사
음식	갑각류, 우유, 견과류, 달걀, 복숭아
동물 및 곤충	벌에 쏘임, 진드기
환경	카페트, 곰인형, 새집증후군
흡인	먼지, 화학물질(향수)

(2) 쇼크의 단계

① 초기 단계

초기 단계의 대표적인 증상으로는 맥박증가, 호흡증가, 안절부절못함이다.

② 중기 단계(보상작용 상실기)

중기 단계의 대표적인 증상은 의식변화, 피부색 변화, 모세혈관 재충혈 지연, 갈증, 허약감, 오심, 빠르고 약한 맥박, 호흔곤란이다.

③ 후기 단계

후기 단계에서는 심각한 저혈압과 저산소혈증이 나타나고, 뇌, 간, 폐, 신장 등 주요 장기가 손상되며 회복이 어려운 단계이다.

2) 쇼크 환자 사정

쇼크 환자는 병력과 임상증상을 확인하고, 지속적인 재사정을 통해 주의깊게 관찰하여 병의 진행을 즉각적으로 파악하여 대처하는 것이 중요하다.

3) 쇼크 환자 간호 및 관리

(1) 쇼크환자의 일반적 간호

① 기도 및 호흡 유지 : 호흡에 의한 보상이 불충분한 대사성 산증이 있는 경우에도 양압 환기의 적응이 된다.

② 산소공급 : ABGA와 산소포화도 측정 등을 통해 적절한 호흡기구로 산소량을 유지한다. 중탄산염이 1mEq/L 감소할 때마다 이산화탄소 분압이 대략 1mmHg 정도 감소하는 것으로 계산하여 산소투여량을 결정하여 공급할 수 있다.

③ 정맥수액주입 : 14～16G의 굵은 정맥로를 확보하고, 순환혈액량을 보충한다.

④ I/O 조절 : 체내 순환혈액량을 확인하는 유의미한 지표는 요배설량이다. 수액 주입량과 요배설량의 비율을 조절하여 탈수나 부종을 관리하는 것이 필요하다.

⑤ 체위유지 : 쇼크 시에는 15～30° 하지를 거상하는 변형된 트렌델렌버그(trendelenberg) 체위를 해준다. 장시간 트렌델렌버그 체위를 취할 시 심장에 부담이 증가하고 호흡곤란을 유발하므로 체위는 초기 쇼크 시 단 시간에만 적용한다.

⑥ 체온유지 : 쇼크의 경우 오한, 발한이 유발되므로 담요로 보온한다. 과도하게 체온이 상승되면 혈관이 이완되어 체액손실이 일어날 수 있으므로 적정체온을 유지하는 것이 중요하다. 저체온이 극심한 경우 warm sheet나 수액 워머(fluid warmer)와 같은 기기의 도움을 받을 수 있다.

⑦ 의식상태 : 지속적인 사정을 통해 의식저하의 유무를 확인하여 대처해야 한다.

⑧ 금식유지 : 갈증 호소 시 거즈에 물을 적셔 입술을 축여준다.

⑨ 약물사용 : 승압제(dopamine, norepinephrine), 산증교정을 위한 중탄산나트륨(sodium bicarbonate), 스테로이드 약물(solumedrol) 등과 같은 약물을 사용

표 6-5 쇼크의 단계에 따른 요배설량

항목	초기	중기	중기/후기	후기
요배설량/시간(mL/hr)	>30	20～30	5～20	매우 소량

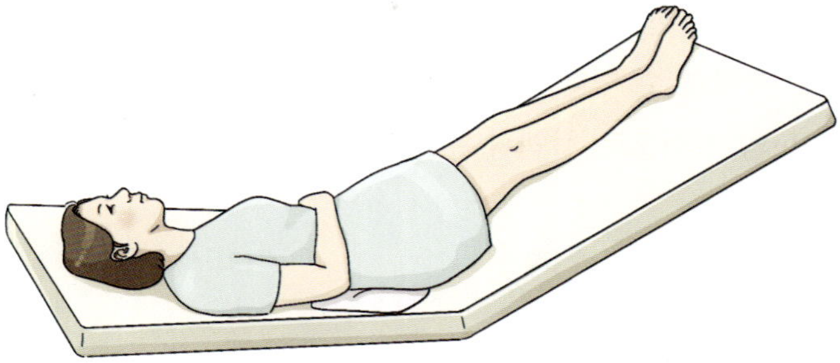

그림 6-12 쇼크 체위 : 변형된 트렌델렌버그 체위

(2) 저혈량성 쇼크의 간호

① 사정

- 활력징후의 변화 감시 : 저혈압과 빈맥은 혈액량 상실로 인한 쇼크의 악화를 의미한다. 이 때 즉각적으로 혈액을 공급하여 순환혈액량을 보충해야 한다.
  - 침습적인 외상을 동반한 환자는 수축기 혈압 목표 60~70mmHg 이상
  - 뇌 손상을 동반하지 않는 외상성 둔상이나 흉부손상은 수축기 혈압 목표 80~90mmHg
  - 두부외상을 동반한 둔상이나 흉부 손상은 수축기 혈압 목표 100~110mmHg

② 간호

- 교질액(colloid) 투여 : 혈액이 준비되기 전까지 순환혈액량을 유지하기 위해 교질액을 투여한다. 출혈로 인한 혈액량 감소의 경우 혈장을 보충하기 위한 교질액이 효과적이다. 교질액은 알부민(albumin), hetastarch(hydroxyethyl starch), 덱스트란(dextran) 등이 있다.
- 실혈량에 따른 수혈
- 수혈의 부작용
  - 수혈은 저혈량성 쇼크의 주요한 치료방법이지만 아나필락틱 쇼크를 유발할 수 있으므로 빠르지만 신속하게 처치해야 한다.

표 6-6 실혈량에 따른 수혈

항목	초기	중기	후기
실혈량	전체 혈액량의 10%	전체 혈액량의 20~40%	전체 혈액량의 >40%
혈액필요성	진단검사에 따라 결정	긴급수혈	초응급 수혈
혈액준비	혈액형 교차시험	형 특이성	O형 수혈

- 외상으로 인한 심각한 출혈, 저혈량성 쇼크의 경우 급속혈액가온주입기를 이용하여 대량 수혈을 시행할 수 있다. Level 1 H-1200 fast flow fluid warmer <그림 6-13>의 경우 300mmHg의 압력으로 혈액과 수액을 보온하여 빠르고 일정하게 주입할 수 있다는 장점이 있다.

(3) 심인성 쇼크의 간호

① 사정

- 심전도 모니터링과 말초산소포화도 측정 : 심인성 쇼크는 심기능 부전으로 인한 조직관류저하와 산소공급 부족을 확인하기 위한 심전도 모니터링과 말초산소포화도 측정을 지속적으로 확인하는 것이 중요하다.
- 신체적 징후 : 경정맥 팽만, 차고 축축한 피부와 같은 신체적 징후를 확인한다.
- 활력징후의 지속적인 감시를 통해 즉각적으로 대처하여 조절해야 한다.

② 간호

- 수액보충 : 활력징후에 따른 수액보충이 필요하다.
  - 수축기 혈압 < 70mmHg, 빠른 수액주입이 필요
  - 수축기 혈압 > 90mmHg, 수액주입을 천천히 조절
  - 심인성 쇼크 초기에는 저혈량성 쇼크가 동반될 수도 있으므로 등장액을 100~200mL 정도 빠른 속도로 주입한다. 활력징후가 회복되면 100~150mL/hr로 주입하고, 상태가

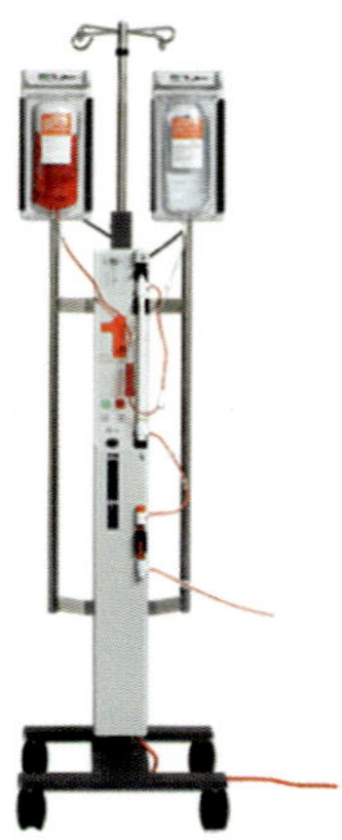

그림 6-13 Level 1 H-1200 fast flow fluid warmer

호전되지 않으면 5gtt/min으로 유지하여 5% DW를 투여하여 정맥주입로를 유지한다.

- 산소투여 : ABGA 상 산소분압이 낮지 않아도 산소를 투여하여 심장의 부담을 완화한다.
- 체위 : 반좌위 혹은 뒤로 젖힌 자세, 혈압이 아주 낮은 경우 1시간 이내 하지를 거상한다.

(4) 신경성 쇼크의 간호

① 사정

- 활력징후 감시 : 활력징후 변화 유무를 파악하여 처치한다.
- 신체적 징후 : 경정맥 팽만, 차고 축축한 피부와 같은 신체적 징후를 확인한다.

② 간호

- 체위 : 신경성 쇼크는 대개 일시적인 경우가 많아 트렌델렌버그 체위로 호전된다.
- 정맥수액주입 : 순환혈액량 보충
- 원인치료 : 대상자의 기저 원인질환 치료 시 호전
- 약물사용 : 혈관수축제가 도움이 될 수 있다.

(5) 패혈성 쇼크의 간호

① 사정

- 활력징후 감시
- 신체적 징후 : 경정맥 팽만, 차고 축축한 피부, 오한, 발열, 구토, 설사, 호흡부전, 저혈압, 혼미한 정신상태, 요배설량 저하

② 간호

- 중환자실 치료 : 중심정맥압, 시간당 소변량, 잦은 활력징후 측정, 의식 변화의 유무를 세심하게 관찰하고 대처한다. 필요시 폐동맥압을 사정한다.
- 정맥수액주입 : 중심정맥압에 따라 순환혈액량 보충하기 위한 수액을 주입한다.
  - 중심정맥압 정상범위 : 5～15cmH_2O
  - 폐동맥압이 높으면 폐부종의 진행을 의심할 수 있으므로 수액량을 줄여야한다.
- 원인치료 : 대상자의 기저 원인질환 치료 시 호전된다.
- 약물사용 : 혈관수축제가 도움이 될 수 있다.

(6) 아나필락시스 쇼크의 간호

① 사정

알레르기에 대한 전신적 반응을 세심하게 관찰하는 것이 중요하다.

- 전신 증상 : 말초가 따끔거림, 불안, 피부 홍조, 소양감, 부종과 같은 초기 반응
- 피부 : 두드러기, 종창, 청색증 등
- 호흡기 : 흉통, 기침, 호흡곤란, 쉰 목소리, 천명음(wheezing sound), 후두 이물감 등
- 심혈관 : 저혈압, 빈맥, 현기증, 창백, 의식저하
- 소화기 : 오심, 구토, 경련성 복통, 설사 등

② 간호

- 알레르기 원인 제거 : 알레르기 물질을 제거한다.
- 산소투여 : 호흡 및 순환기능을 유지하기 위하여 산소모니터링 및 산소투여가 필요할 수 있다. 극심한 후두부종과 호흡곤란 시 인공호흡기 치료가 필요할 수 있다.
- 약물투여 : 에피네프린(epinephrine) 1 : 1,000을 0.3～0.5mL 피하 주사한다.
  - 에피네프린의 경우 아나필라시스 쇼크의 과거력이 있다면 의사에게 처방받아 자가 투여할 수도 있다. 후두부종이 있을 때 스테로이드를 주사한다.
- 약물사용 : 혈관수축제가 도움이 될 수 있다.

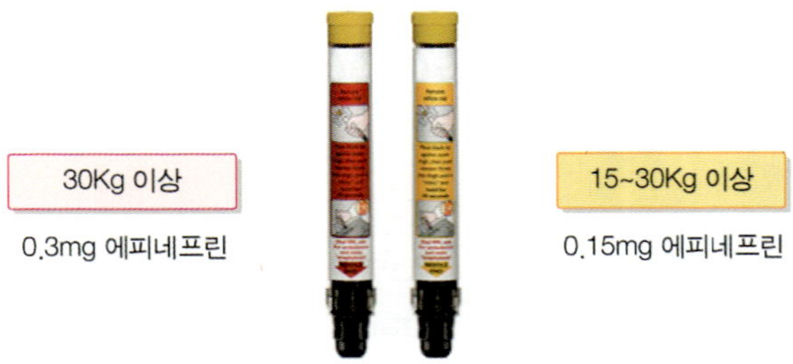
30Kg 이상
0.3mg 에피네프린
15~30Kg 이상
0.15mg 에피네프린

그림 6-14 에피네프린 펜

(7) 전신성 염증 반응 증후군(Systemic inflammatory response syndrome)

외상 후 나타나는 신체 장기의 손상 및 골절 등으로 인한 연부조직의 손상 등으로 괴사조직과 주변은 허혈 및 저산소 부위로 구성된 염증성 병소가 된다. 이러한 염증성 병소는 다양한 매개체와 cytokine을 분비함으로써 내분비기관과 같은 역할을 하게 되는데, 국소적으로는 조직의 대식세포에 작용하여 순환계로 들어감으로써 전신적 반응을 유발시킨다. 염증 반응의

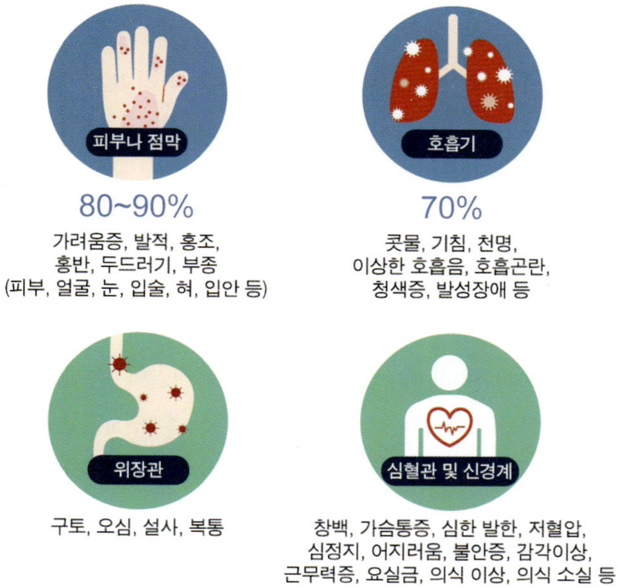

그림 6-15 아나필락시스의 주요증상

매개 물질은 외상 후 초기에는 손상된 부위 조직의 세포에서 유리되지만, 이후에는 전신적인 반응으로 확대가 되며 초기 증상의 정도가 심할수록 전신성 염증 반응의 정도가 심해진다. 이렇게 분비된 매개물질들에 의해 국소 및 전신방어기전이 연쇄적으로 활성화되고, 염증성 반응이 과도하게 되면 전신성 염증반응 증후군(SIRS)을 유발하게 된다. 심한 손상으로 인한 과도한 염증성 반응은 다발성 장기 손상(multiple organ failure)을 유발할 수 있으며, 염증성 반응에 비해 항염증 반응의 보상 기전이 과도한 경우에는 신체의 면역력 저하를 초래하여 감염의 위험성을 증가시킬 수 있다.

3 두경부 척추손상

1) 신경계 손상

(1) 외상성 뇌손상(Traumatic head injury)

① 원인

외상성 뇌손상의 원인은 자동차 사고, 낙상과 같이 직접 에너지가 신체에 충격을 가하는 경우이다.

② 유형

가. **두개골절**(Skull fracture) : 두개골절은 외상으로 인한 머리의 충격으로 두개골이 골절 된 것을 의미한다.

- 선상골절(linear skull fx) : 두개골의 연속성이 손상된 것
- 함몰골절(decompressed skull fx) : 뇌 조직 안쪽으로 두개골이 함몰되어 외관상 푹 꺼져보이며, 뇌압상승이 나타난다. 함몰부위가 운동중추 영역인 경우 간질이 발생되며, 뇌부종이 나타난다.
- 기저 두개골 골절(basal skull fx) : 기저부위의 두개골에 손상을 입은 것으로 두개 밑의 뇌신경과 혈관 손상이 일어난다. 눈 주위 점상 출혈(raccoon eye), 귀 후방 점상 출혈(battle sign), 귀나 코로부터의 뇌척수액 누출, 고실혈종, 어지럼증, 청력 감소, 안면신경 마비 등과 연관되며, 안면신경 손상이 가장 많고, 청신경, 외전신경, 동안신경, 활차신경 등의 신경 손상을 유발한다. 경동맥 손상(박리, 가성동맥류, 혈전증)으로 이어질 수 있다.

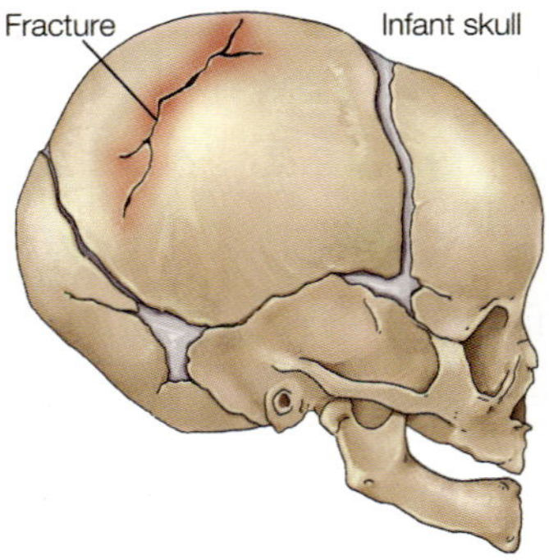

그림 6-16 선상골절

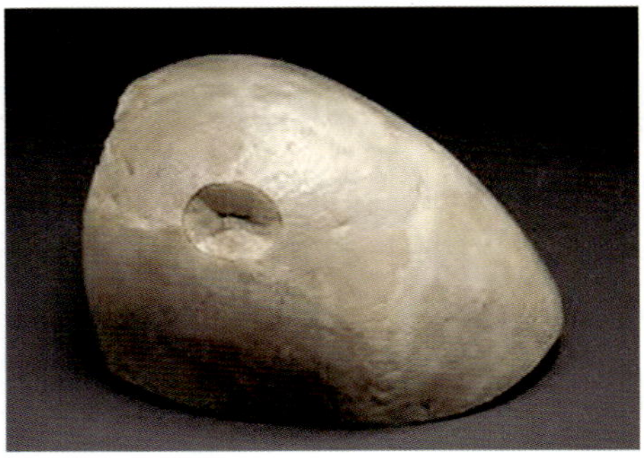

그림 6-17 함몰골절

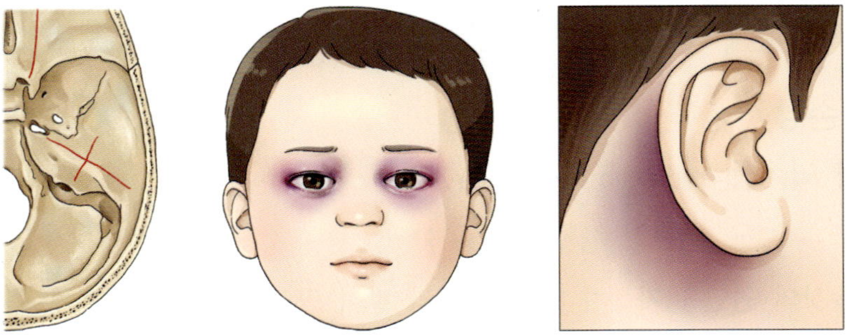

그림 6-18 기저 두개골 골절

나. 뇌출혈(cerebral hemorrahge) : 뇌혈관 벽의 약한 부분이 터져 출혈이 생김으로써 발생하는 뇌혈관 장애를 의미한다. 뇌출혈은 부위에 따라 다르며, 세부 뇌출혈의 분류는 뇌출혈 파트에서 참고한다.

다. 뇌진탕(concussion) : 강한 충격으로 인해 머리가 손상받아 일시적으로 의식장애가 일어나는 것으로 두통, 이명, 청력저하, 어지러움, 흐릿한 시야, 복시, 감정조절 장애와 같은 증상이 나타난다.

라. 뇌타박상(cerebral contusion) : 머리의 강한 충격으로 타박상을 입는 것으로 대개 구타와 같은 외상이 원인이다. 뇌좌상이라고 부르기도 한다.

③ 사정

가. 의식상태

뇌손상의 가장 중요한 지표는 의식상태이다.

- 신경학적 평가
  - 의식수준(LOC) : 지남력, 언어능력, 회상능력, 반응속도 등이 일반적이나 보통 지남력(시간, 장소, 사람)을 평가하여 파악한다.
  - AVPU : 4단계로 의식수준을 나누어 빠르고 쉽게 평가할 수 있다.
  - Glasgow coma scale(GCS) : 환자 의식수준을 객관적으로 평가할 수 있으며 눈뜨기, 언어반응, 운동반응으로 영역화하여 점수를 매긴다. 총 3~15점의 점수로 분포하고 있으며 3~8점은 무의식 혹은 중증 뇌손상 단계, 9~12점은 중등도 뇌손상 단계, 13~15점은 경미한 뇌손상 단계로 평가할 수 있다.

나. 신체사정

신체사정의 주요 원칙은 수시로 확인하여 뇌손상 변화의 정도를 파악하는 것이다.

- 기도 상태를 제일 우선순위로 확인한다.
- 활력징후는 5~10분마다 반복 확인한다.
  - 수축기 혈압과 맥압은 뇌압상승 시 증가한다.
  - 빈맥의 경우 출혈을 의심할 수 있다.
- 빈호흡과 비정상적인 호흡양상은 뇌압상승과 관련이 있다.
- 대상자의 두부 상태를 세심하게 관찰하여 두피의 열상, 두개골의 함몰, 외이도에서의 뇌척수액 혹은 혈액의 관찰, 귀 후면의 충혈(battle's sign), 안와주위 반상출혈(raccon sign)등을 확인한다.

Behaviour	Response
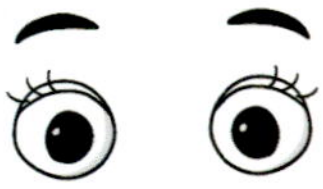 Eye opening response	4. Spontaneously 3. To speech 2. To pain 1. No response
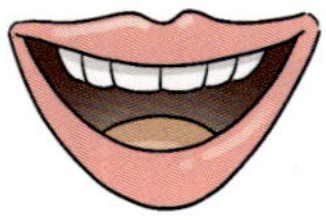 Verbal response	5. Oriented to time, person and place 4. Confused, but able to answer Qs 3. Inappropriate words 2. Incomprehensible sounds 1. No response
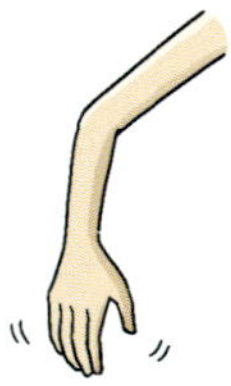 Motor response	6. Obeys commands 5. Moves to localised pain 4. Flex to withdraw from pain 3. Abnormal flexion, decorticate posture 2. Abnormal extension, decerebrate posture 1. No response
Minor brain injury＝13～15; **Moderate brain injury**＝9～12; **Severe brain Injury**＝3～8 Record the GCS as a total and its tree sperate components: e.g. GCS 8/15: E3, V2, M3	

그림 6-19 글라스고우 혼수척도

- 신경학적 상태
  - 동공의 상태 : 동공의 크기 및 대칭여부, 대광반사의 기능을 평가한다.
  - 안구운동 : 안구 운동 장애가 있거나 인형 눈 검사 현상(doll's eye phenomenon)과 같이 안구 운동이 반응과 어긋날 때 뇌손상을 의미한다.
  - 운동반응 제한 : 제피질 자세와 제뇌자세와 같이 제한적 자세를 보인다.
    - 제뇌자세(decerebrate rigidity) : 팔이 과회내되고, 발은 족저굴곡을 보이며 모든 사지가 강직성으로 신전되어 있다.
    - 제피질 자세(decorticate rigidity) : 상지는 내전되고, 팔과 팔꿈치, 손가락은 굴곡을 보이며, 하지는 내전이나 내회전되고, 족저굴곡을 보인다.

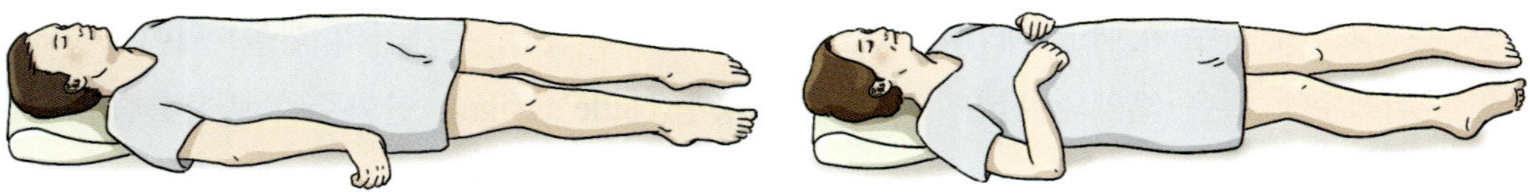

그림 6-20 제뇌자세와 제피질 자세

다. 주요증상

외상성 뇌손상에서 신경계 손상여부를 파악할 수 있는 것은 두통, 어지러움, 복시, 전신 허약감, 척추 부위 통증 여부, 신체부위 이상감각, 마비, 저릿함과 같은 증상의 유무이다.

④ 치료 및 간호

치료의 목표는 두개내압 상승을 막고, 이차적 뇌손상을 최소화하는 것이다.

가. 보존적 치료

- 활력징후와 신경학적 징후 및 뇌압상승의 증상(어지러움, 구토, 두통 등)에 대한 지속적 관찰
- 기도 확보 : ABGA를 통한 산소공급과 필요시 응급 기관삽관 및 인공호흡기 준비
- 응급 수술에 대비한 수술 전 간호 : 금식유지, 정맥로 확보, 도뇨관 삽입
- 뇌부종 완화를 위한 고삼투성 이뇨제(mannitol) 주입
- 통증 조절 : 진통제 투여
- 발작 예방 : 페니토인(phenytoin)과 같은 항경련제 투여와 뇌파 검사 진행
  - 강직간대성 발작(tonic-clonic seizures) : 전신발작으로 의식을 잃고 쓰러지며 경련을 한다. 몸이 뻣뻣해지는 강직 단계, 몸의 근육이 연축과 이완을 반복하면서 간헐적인 굴곡을 보이는 간대단계가 나타난다. 혀를 깨물고, 호흡곤란, 청색증, 실금, 혼돈이 일어나며 2분에서 5분 정도에 멈추는 경우도 있지만 지속적으로 경련하는 경우도 있다. 경련 이후에는 반응이 없거나 수면상태를 수분에서 수시간 지속한다. 경련 시에는 안전을 확보하는 것이 제일 중요하며, 경련 후 산소공급과 머리를 옆으로 돌려 흡인하고, 혈당 수치를 확인한다. 항경련제 투여하고 경과를 관찰하여 재발작 여부를 확인한다.
  - 간질지속증(status epilepticus) : 의식이 돌아오지 않은 채로 경련발작이 2회 이상 지속되는 경우를 일컫는다.

나. 수술적 치료

감압적 두개골절제술, 개두술, 혈종제거술, 뇌실배액술 등을 통해 출혈을 조절하고, 감염의 위험 및 심각한 뇌손상 위험을 줄일 수 있다.

(2) 뇌출혈

① 지주막하출혈(Subarachnoid hemorrhage; SAH)

가. 원인

뇌의 동맥류가 파열되면서 출혈이 일어나 혈액이 지주막하 공간으로 들어가거나 혈전으로 인하여 발생한다.

나. 사정

갑작스럽게 심한 두통, 오심, 분출성 구토, 의식의 변화, 목의 경직, 안절부절 못함, 눈부심, 시력저하, 반신마비, 언어장애, 안검하수, 확장된 동공 등의 증상을 관찰할 수 있다.

다. 진단

CT 촬영이나 뇌혈관촬영, 요추천자를 통한 뇌척수액의 분석으로 진단할 수 있다.

라. 치료 및 간호

동맥류 치료를 위한 코일시술(coiling)과 수술로 치료할 수 있다.

- 보존적 치료
  - 활력징후와 신경학적 징후 및 뇌압상승의 증상(어지러움, 구토, 두통 등) 관찰
  - 중환자실 치료 필요(자극 최소화, 방문객 제한 및 절대안정)
  - 기도 확보 : ABGA를 통한 산소공급과 필요시 응급 기관삽관 및 인공호흡기 준비
  - 응급 수술에 대비한 수술 전 간호 : 금식유지, 정맥로 확보, 유치도뇨관 삽입
  - 뇌부종 완화를 위한 고삼투성 이뇨제(mannitol) 주입
  - ICP 상승을 막기 위한 두부 거상(15° 머리를 상승)
  - 약물 : 혈압조절, 페니토인(phenytoin)과 같은 항경련제 투여
- 수술적 치료 : 코일링, 뇌동맥류 결찰술

② 경막하혈종(Subdural hematoma; SDH)

외상성 경막하 출혈이란 교통사고와 같은 외부 충격으로 인해 뇌를 둘러싸고 있는 경막 안

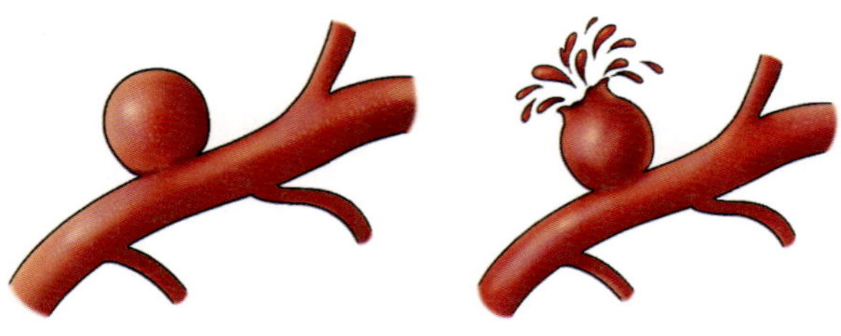

그림 6-21 뇌동맥류

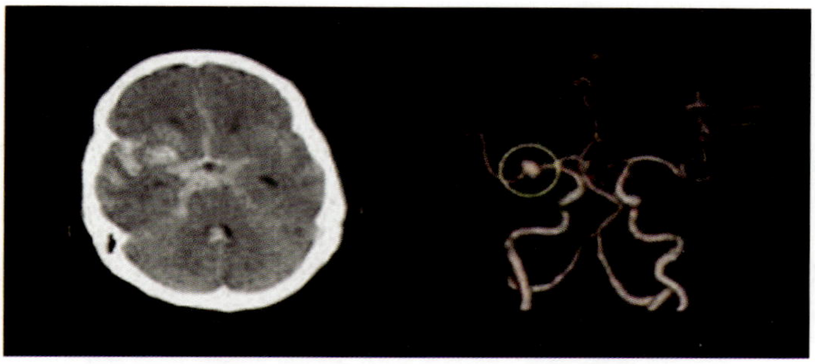

그림 6-22 지주막하 출혈에서의 CT와 뇌혈관촬영

쪽 뇌혈관이 터지면서 뇌와 뇌의 바깥쪽 경막 사이에 피가 고이는 질환을 의미한다.

가. 원인 : 알코올 중독자, 노인, 혈액 응고를 방해하는 약물(항응고제 또는 항혈소판제)를 복용하는 사람에서 흔한데, 상대적으로 잘 넘어지며, 출혈경향성이 높기 때문이다.

나. 사정 : 지속적인 두통, 변동이 심한 졸음, 혼돈, 기억 변화, 혈종 반대편 신체 마비, 말하기 또는 언어 장애와 같은 증상이 나타난다.

- 급성 : 손상 후 몇 분 또는 몇 시간에 걸쳐 증상이 나타난다.
- 아급성 : 몇 시간 또는 며칠에 걸쳐 증상이 나타난다.
- 만성 : 몇 주, 몇 달 또는 몇 년에 걸쳐 서서히 증상이 나타난다.

다. 진단 : CT, MRI

라. 치료 및 간호 : 작은 혈종의 경우 치료하지 않고 자연흡수 되도록 경과를 관찰하며, 큰 혈종의 경우 배액수술(extraventricular drainage)을 통해 치료한다.

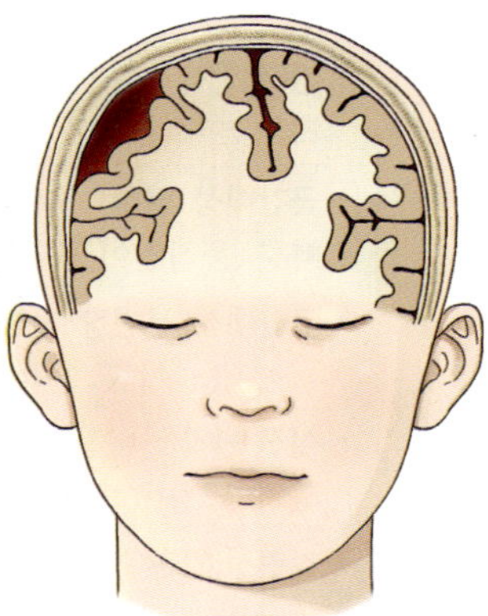

그림 6-23 외상성 경막하 출혈

③ 경막외혈종(Epidural hemmorrhage)

가. **원인** : 심각한 두부 손상이후 발생

나. **사정** : 졸음, 혼돈, 혈종 반대쪽 신체 부위 마비, 말하기 또는 언어 장애, 또는 뇌손상 위치에 따라 다른 증상이 발생하므로 잘 관찰한다.

다. **진단** : CT, MRI, 드물게 spinal tapping을 통해서도 진단

라. **치료 및 간호** : 뇌부종을 완화시키기 위한 약물 투여와 합병증 예방이 주된 치료로 악화를 막기 위해 뇌가 밀린 경우 제거술을 시행하지만 뇌기능이 상실되며 이전상태로의 회복이 어렵다.

(3) 발작(Seizure)

발작은 뇌의 전기신호 전달체계에 문제가 생겨 뇌세포에서 통제되지 않은 전기신호가 생성되어 뇌를 과도하게 자극할 때 생기는 통제되지 않은 신체적 증상이다.

표 6-7 발작의 분류와 증상

초점 발병 발작	전신 발병 발작
• **초점인식발작** : 환자들은 완벽하게 의식이 있으며, 주변 상황을 자각하고 있으나 손상받은 쪽 해당영역의 기능에 제한이 발생	• **전신 긴장 간대 발작** : 근육이 수축(긴장 부분)한 뒤 빠르게 수축과 이완(간대 부분)을 반복
• **잭소니안 발작** : 한쪽 손이나 발에서 증상이 시작한 뒤, 뇌의 전자적 활동이 퍼지면서 사지로 퍼지는 발작의 한 형태	• **전신 발병 발작** : 발작은 일반적으로 소리지름과 함께 시작되며 그 후 인식을 하지 못하거나 의식을 잃게 되며, 혀깨물기와 방광 기능상실
• **연속부분간질** : 보통 팔, 손, 얼굴 한쪽, 또는 몸 한쪽에 연속적으로 부분적인 간질이 일어남	• **무긴장 발작** : 짧고 완전한 근긴장 및 의식 상실
	• **간대 발작** : 신체 양쪽의 사지, 그리고 종종 발작이 발생하는 내내 머리, 목, 얼굴, 몸통이 갑작스러운 움직임
	• **긴장 발작** : 수면 중 발생하며 근긴장이 갑자기 또는 점진적으로 증가하여 근육이 뻣뻣해짐
	• **근간대성 발작** : 사지 한 부분 또는 몇 부분, 또는 몸통의 빠른 움직임이 특징
	• **근간대성 무긴장 발작** : 사지나 몸통이 잠시 경련한 후 축 늘어짐(넘어짐 발작)
	• **실신 발작** : 비정상적인 근육 수축을 보이지는 않지만 실신하거나 경련하듯 움직이지 않음
	• **경련성 간질 지속상태** : 가장 심각한 발작 장애로서, 발작이 중단되지 않기 때문에 응급 치료를 고려해야 합니다. 전기 방출이 뇌 전체에서 발생하여 긴장 간대 발작을 초래

• 간질성 발작 : 명백한 촉발 인자가 없으며 두 번 이상 발생한다. 간질성 발작은 발작 장애 또는 간질이라고 하며 원인은 대개 알려져 있지 않다(특발성 간질이라고 함).
• 비간질성 발작 : 이 발작은 가역적 장애 또는 뇌를 자극하는 일시적 상태(예 : 감염, 두부 손상 또는 약물에 대한 반응)로 인해 촉발된다.

① 원인 : 두부손상 등으로 인한 뇌손상
② 사정 : 전신발작의 경우 의식상실과 비정상적인 움직임이 초래됨
③ 진단 : 뇌파검사, 혈액검사, 응급발작의 평가
④ 치료 및 간호 : 가능한 경우 원인 제거하고, 기도확보 등을 위한 일반적인 조치 후 발작을 조절하는 약물과 약물이 효과적이지 않은 경우, 수술 또는 기타 시술을 받을 수 있다.

4 근골격계 손상(연부조직 포함)

근골격계 응급 상황에서 5P를 사용하여 중증도 여부를 판별할 수 있다.

1) 근골격계 응급

(1) 절단(Amputation)

절단은 신체의 한 부위가 잘려나간 것을 의미한다. 완전절단은 한 부위가 완전히 잘려나간 것을 의미하고, 부분절단은 잘려진 신체의 부분이 부착되어 있는 상태를 말한다.

① 원인

기계, 사람의 실수, 공구의 미숙한 사용 등으로 발생한다.

표 6-8 근골격계 손상 여부 판별을 위한 5P

항목	내용
통증(pain)	통증의 부위, 정도, 중증도 확인
감각이상(paresthesia)	감각손실과 지각이상을 사정하여 신경혈관 손상을 의미
마비(paralysis)	사지 마비 정도와 근력정도를 측정
창백(pallor)	안면과 사지의 색을 확인한다(창백하거나 청색증의 경우 이상)
맥박(pulse)	사지 맥박을 확인하여 손실이 있으면 신경혈관 손상을 의미

② 사정

사고의 발생기전, 부상의 위치와 정도, 부속물 지참 여부, 출혈의 색과 양, 신경손상의 여부 등을 사정한다.

③ 진단

X-ray와 신경과 혈관검사를 통해 진단한다.

④ 치료 및 간호

가. 보존적 치료

- 활력징후와 신경학적 상태의 변화를 관찰한다.
- 출혈조절 : 지혈대 등을 사용하여 지혈한다.
- 응급 수술 전 준비
- 환부 세척 : 생리식염수로 세척, 소독드레싱
- 절단부위 관리 : 절단부위는 식염수를 적신 거즈에 감싸 용기에 보관한다. 얼음과 직접 접촉하지 않도록 하며, 얼음물을 중탕한 용기에 보관할 수도 있다.
- 약물투여 : 항생제와 진통제, 파상풍 예방접종
- 심리적 간호 제공

나. 수술적 치료 : 재접합술에 대한 준비

(2) 골절(Fracture)

① 폐쇄성 골절(closed fracture) : 외부 창상이 없음

② 개방성 골절(open fracture) : 외부 창상이 있음

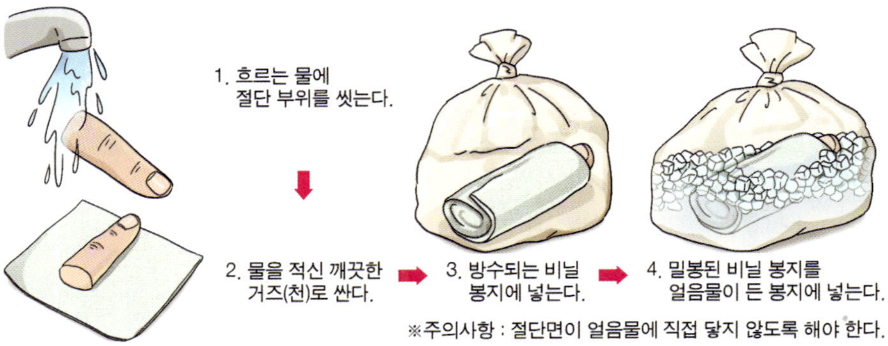

그림 6-24 절단에서의 응급처치(절단된 손가락 보관법)

• 원인 : 외상
• 사정 : 통증, 부종, 순환상태, 신경학적 이상여부
• 진단 : X-ray, CT, MRI
• 치료 및 간호
  – 보존적치료
    ◦ 환부를 확인하고 고정한다.
    ◦ 고정부위의 감각과 혈관상태, 신경학적 문제를 확인한다.
    ◦ 냉요법 적용
    ◦ 통증조절 : 진통제, 고정(부목과 같은 부동이 통증완화에 도움)
    ◦ 파상풍 예방주사 등의 확인 및 수술 준비
  – 수술적치료 : 폐쇄적 정복술, 개방적 정복술 등의 수술을 시행한다.

(3) 탈구(Dislocation)

뼈들이 정상적인 위치를 이탈하는 것을 의미한다.

① 원인 : 외상이 대부분의 원인이나 선천적 요인으로 자연 탈구도 발생할 수 있다.

② 사정 : 관절의 부종, 움직일 때 통증여부를 관찰, 피스톤 징후(piston sign, 아동에서 allis sign), 파행보행(spring halt), 트렌델렌버그 징후(trendelenburg test) 여부도 확인

③ 진단 : X-ray, CT, MRI

④ 치료 및 간호

가. 보존적치료

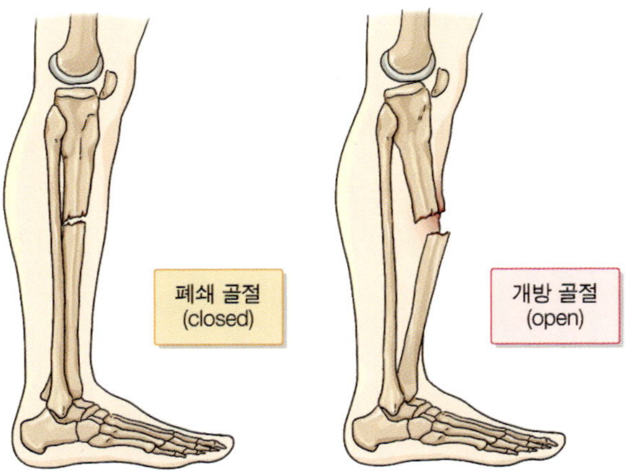

그림 6-25 폐쇄골절과 개방골절

- 환부를 확인하고 고정
- 고정부위의 감각과 혈관상태, 신경학적 문제를 확인
- 냉요법 적용
- 통증조절 : 진통제, 필요시 항생제
- 파상풍 예방주사 등의 확인 및 수술 준비

나. 수술적치료 : 폐쇄적 정복술, 개방적 정복술 등의 수술을 시행한다.

(4) 근육손상(Muscle damage)

- 근육좌상 : 압력에 의한 혈관손상으로 통증, 홍반, 부종, 혈종이 유발
- 근육피로 : 근육활동량이 한계에 도달하여 에너지 고갈로 인한 근육약화
- 근육경련 : 격렬한 운동 직후나 고정자세 이후 발생
- 근육긴장 : 근섬유가 역치를 넘는 힘에 의해 늘어났을 때 발생
- 근연축 : 지속적인 근수축으로 인하여 발생
- 구획증후군 : 손상으로 근막 내 부종이 증가하여 구획내압의 증가로 발생

가. 원인 : 과도한 운동, 노동, 외상 등이 원인이 되어 발생한다.
나. 사정 : 통증, 부종, 혈종, 근강도 감소, 근섬유 파열 등의 증상이 있는지 관찰
다. 진단
라. 치료 및 간호
- 보존적 치료
  - 환부를 확인하고 고정
  - 고정부위의 감각과 혈관상태, 신경학적 문제를 확인
  - 냉요법 적용
  - 통증조절 : 진통제, 필요시 항생제
  - 파상풍 예방주사 등의 확인 및 수술 준비
- 수술적 치료 : 폐쇄적 정복술, 개방적 정복술 등의 수술을 시행

2) 연부조직 손상

(1) 타박상(Contusion)

① 원인 : 직접접촉에 의한 손상으로 교통사고, 타격, 둔상, 낙상 등이 원인이다.

② 사정 : 통증, 내부출혈, 반상출혈, 부종 등의 증상 사정

③ 진단 : X-ray, MRI

④ 치료 및 간호

가. 냉요법 적용

나. 환부고정 : 부목 등을 활용

다. 부종완화를 위한 거상

라. 통증조절 : 약물 및 비약물적요법 활용

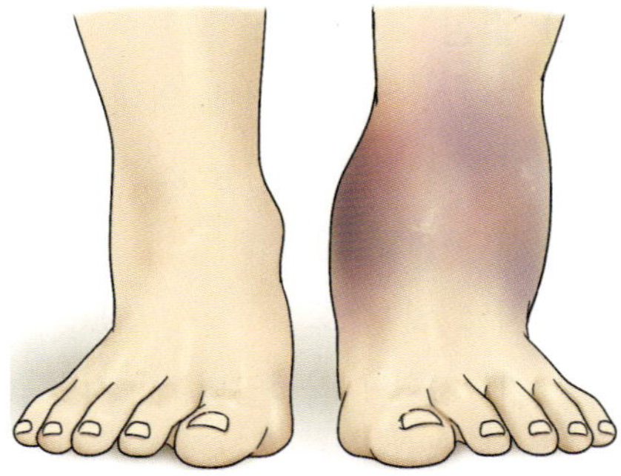

그림 6-26 타박상

(2) 자창(Punture wound)

① 원인 : 어떤 물건이 피부를 관통하게 된 경우로 주로 바늘, 핀, 못, 칼 등으로 관통한 경우이다.

② 사정 : 염증의 가능성과 잔여물의 여부를 확인

③ 진단 : X-ray

④ 치료 및 간호

가. 상처세척

나. 파상풍 가능성 확인

다. 통증조절 : 약물 및 비약물적요법 활용

라. 필요시 수술 준비

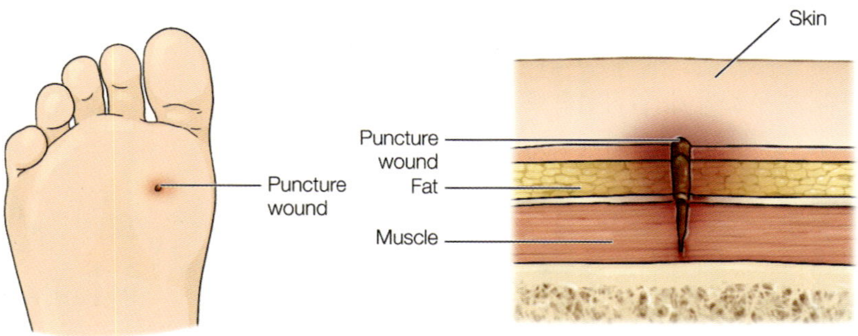

그림 6-27 자창

(3) 열상(Laceration)

① 원인 : 어떤 물건에 의해 불규칙적으로 찢어진 상처를 갖게 된 경우이다.

② 사정 : 염증의 가능성, 상처정도, 통증, 출혈정도 확인

③ 진단 : X-ray

④ 치료 및 간호

가. 지혈 : 직접압박 및 지혈

나. 상처세척 및 소독 드레싱

다. 통증조절 : 약물 및 비약물적요법 활용

라. 파상풍 가능성 확인

마. 봉합술 및 필요시 수술 준비

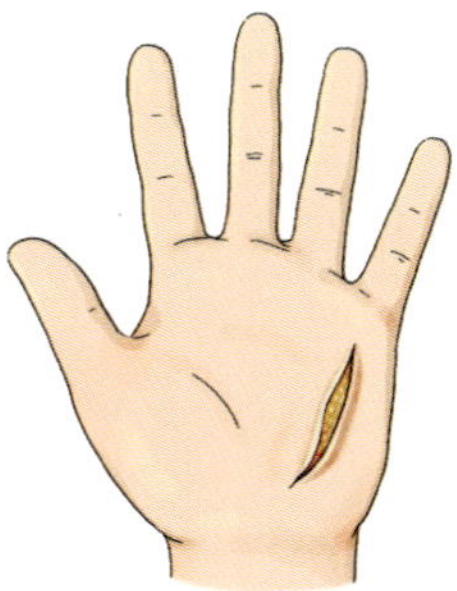

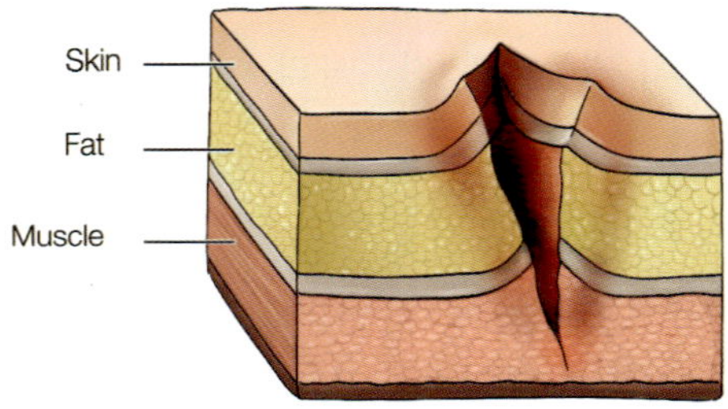

그림 6-28 열상

(4) 절상(Incision)

① 원인 : 칼, 면도날, 유리조각 같은 날카로운 물체에 의해 표피와 하부조직이 일직선으로 베어진 경우이다.

② 사정 : 염증의 가능성과 심부조직 손상여부 확인

③ 진단 : X-ray

④ 치료 및 간호

가. 상처세척

나. 파상풍 가능성 확인

다. 통증조절 : 약물 및 비약물적요법 활용

라. 필요시 수술 준비

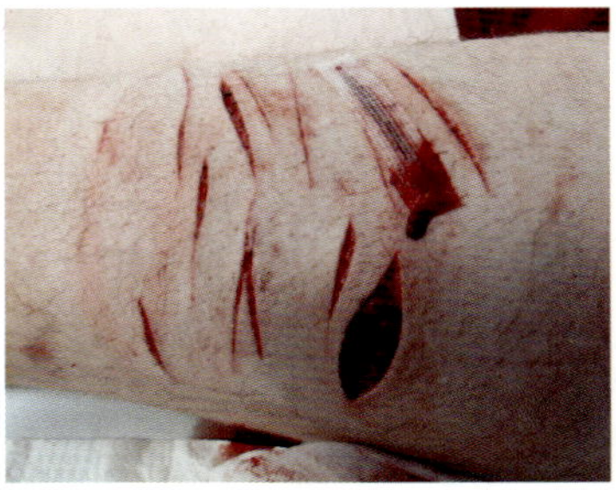

그림 6-29 절상

(5) 좌상(Strain)

표 6-9 좌상의 단계별 손상정도

항목	손상정도
1도	약간의 부종과 통증, 기능손실 거의없음
2도	근육섬유의 부분파열, 날카로운 통증과 활동장애
3도	근육과 건이 완전파열, 심한통증, 부종, 멍, 활동장애

① 원인 : 운동, 교통사고, 낙상
② 사정 : 염증의 가능성과 잔여물의 여부를 확인
③ 진단 : X-ray, CT, MRI
④ 치료 및 간호
가. 상처세척
나. 파상풍 가능성 확인
다. 통증조절 : 약물 및 비약물적 요법 활용
라. 필요시 수술 준비

(6) 염좌(Sprain)

① 원인 : 운동, 교통사고 등의 원인
② 사정 : 염증의 가능성과 잔여물의 여부를 확인
③ 진단 : X-ray CT, MRI

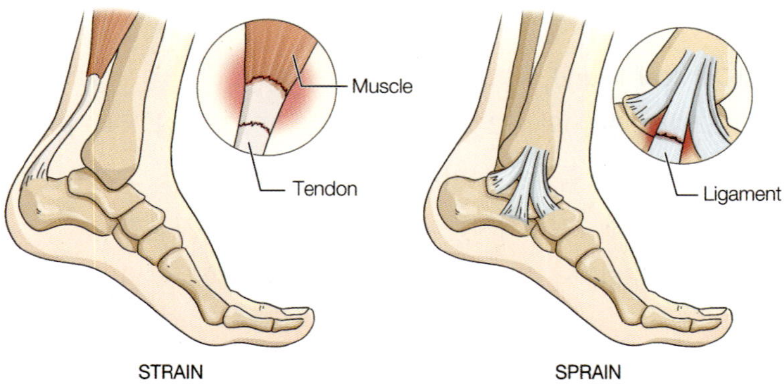

그림 6-30 좌상과 염좌

표 6-10 염좌의 단계별 손상정도

항목	손상정도
1도	인대가 늘어나기만 하고 찢어지지 않은 경우, 관절과 기능은 정상으로, 경미한 통증과 ROM 일부 감소
2도	인대가 부분적으로 찢어진 상태로, 관절이 불안정하고, 기능상실의 가능성이 있음
3도	인대가 완전 찢어진 상태로, 통증이 심하고, 신체적 제한이 있음. 관절이 불안정하고, 상당한 기능상실이 있음

④ 치료 및 간호

가. 냉요법 적용

나. 고정 : 부목이나 고정장치 활용

다. 통증조절 : 약물 및 비약물적요법 활용

라. 1도 좌상의 경우 휴식, 냉요법, 진통제 적용

2도 좌상의 경우 휴식, 냉요법, 진통제, 환부고정, 목발사용

3도 좌상의 경우, 2도 좌상 치료와 동일하나 수술 고려

5 흉부손상

1) 흉부외상

흉부외상은 외상으로 인한 사망의 20~25%를 차지하며, 긴장성 기흉, 심장압전, 기도폐쇄 등이 대표적이다.

(1) 경추 손상(Cervical injury)

경추는 제1 경추(고리뼈; 환추)와 제2경추(중쇠뼈; 축추)의 모양이 독특하며, 1, 2 경추간 관절도 다른 경추간 관절과 다른 특성을 보이기 때문에 후두부-제 1, 2 경추를 따로 상부 경추 손상으로 나누고, 3경추 이하 7경추까지를 하부 경추손상으로 구분한다.

① 원인 : 교통사고나 구타, 낙상 등으로 인한 목 부위나 후두부의 충격

② 사정 : 통증

③ 진단 : X-ray(굴곡 및 신전 측면의 촬용), CT

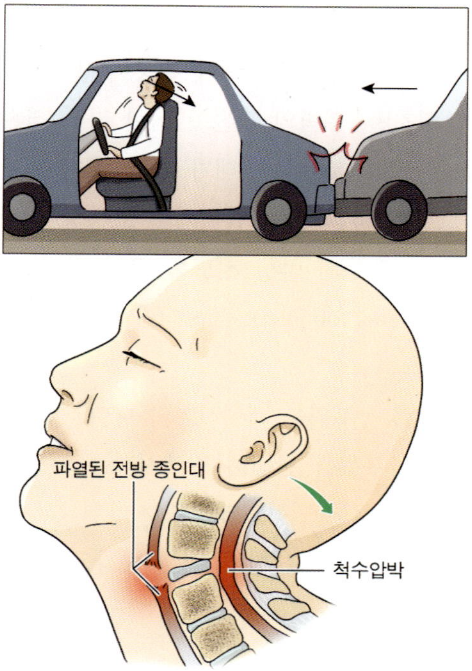

그림 6-31 경추의 과신전 손상

④ 치료 및 간호

가. 증상에 따라 경부 collar 또는 보조기를 8~10주간 착용

나. 두개골 견인 이후 Halo-vest

다. 통증조절

라. 유합술(금속판 내고정술, 나사못 고정술)

(2) 다발성 늑골골절(Multiple rib fracture; MRF)

① 원인 : 낙상, 교통사고나 야구 방망이와 같은 물체에 맞는 둔탁한 힘이 가해진 경우

② 사정 : 호흡 시 통증 여부 확인, 무기폐, 폐렴 등의 증상과 동반

③ 진단 : X-ray

④ 치료 및 간호

가. 통증조절 : 진통제

나. 기침이나 심호흡

다. 동요가슴과 같은 증상이 나타날 시 인공호흡기 치료 적용

(3) 개방성 기흉(Open pneumothorax)

① 원인 : 흉부외상이나 자상으로 인하여 흉벽에 천공이 생기는 경우 대부분은 근육수축에 의하여 천공 부위가 막히지만, 흉벽의 결손이 심한 경우 결손부위를 통해 공기가 흉강 내로 들어가는 'Sucking chest wound' 상태가 된다. 흡기시 많은 양의 공기가 외부로부터 흉강 내로 유입되므로 결국 폐를 허탈시켜서 호흡장애가 일어난다.

② 사정 : 호흡의 이상여부나 흉통의 발생 정도를 주의 깊게 사정한다.

③ 진단 : X-ray(chest AP, lateral, oblique), chest CT

④ 치료 및 간호

개방성 기흉 시는 신속히 창상부위를 폐쇄시켜야 한다. 창상부위의 폐쇄는 무균 밀봉드레싱을 시행하는데 드레싱 부위를 완전히 밀폐시키는 경우는 개방성 기흉이 긴장기흉으로 진행될 가능성이 있다. 무균 밀봉드레싱을 시행한 후 반창고를 접착시키는 과정에서 거즈의 4면 중 3면만 밀폐시키고 한쪽 면은 반창고를 붙이지 않는다.

(4) 혈흉(Hemothorax)

혈액이 흉강내 축적되는 것을 의미하며, 1,500ml 이상의 혈액이 흉강 내로 축적되는 혈흉을 대량 혈흉이라고 한다.

① 원인 : 둔상이나 자상에 의해 큰 혈관 손상이 주요 원인이다.

② 사정 : 혈흉에 의하여 심장이 압박되면 목정맥이 팽대, 혈압이 저하된 환자에서 편측으로 호흡음이 청진되지 않으면서 타진상 둔탁음이 들리는 경우에 의심할 수 있다.

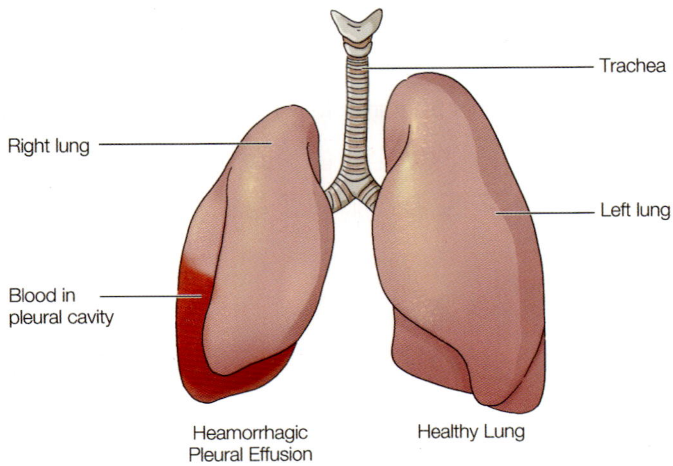

그림 6-32 혈흉

③ 진단 : X-ray(chest AP, lateral, oblique), chest CT

④ 치료 및 간호

가. 산소투여

나. 수액요법과 수혈

다. 흉관삽관

라. 개흉술

(5) 심낭압전(Cardiac tamponade)

심장이나 대혈관의 파열로 인하여 심장막으로 혈액이 유입되면서 심박출량이 감소하는 것이다.

① 원인 : 관통상, 자상

② 사정 : Beck의 세징후(혈압 저하, 목정맥 팽대, 청진상 심장음 감소), 저혈압

- 병원 전 단계에서는 창상의 위치가 심장에 가까운 경우에 수액 처치에도 반응을 보이지 않는지 확인한다.

③ 진단 : 초음파 검사

④ 치료 및 간호

가. 바늘 가슴창냄술(needle thoracostomy)

나. 심장막천자(pericardiocentesis)

다. 개흉술

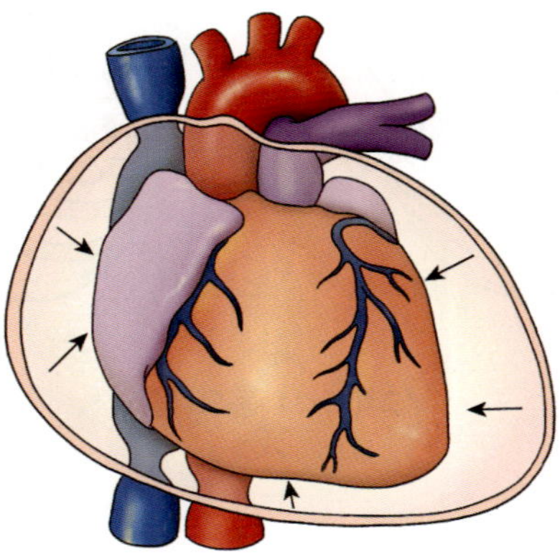

그림 6-33 심낭 압전

(6) 동요가슴(Frail chest)

3개 이상의 인접한 갈비뼈들이 2부위에서 골절되면서 모순운동을 보이는 분절이 발생하는 경우로 약 50%에서 폐좌상이 동반된다.

① 원인 : 다발성 외상

② 사정 : 호흡곤란, 저산소증이 나타나며, 흉벽의 모순운동이 나타나서 흡기시는 흉벽이 함몰되고 호기시에 흉벽이 팽만되는 움직임이 관찰된다. 촉진시 염발음과 방사선 검사상에서 다발성 늑골골절이 관찰된다.

③ 진단 : X-ray로 확인하지만, 동요가슴의 진단은 간과되기 쉬워 약 30%에서는 내원 후 6시간 내 발견되지 못하는 경우가 많으므로 다발성 늑골골절 환자의 경우 동요가슴의 가능성을 염두하고 진단해야 한다.

④ 치료 및 간호

가. 진통제 투여

나. 산소 투여

다. 수상 부위를 아래로 하거나 모래주머니 올리는 것은 무기폐 발생을 유발하므로 금기이다.

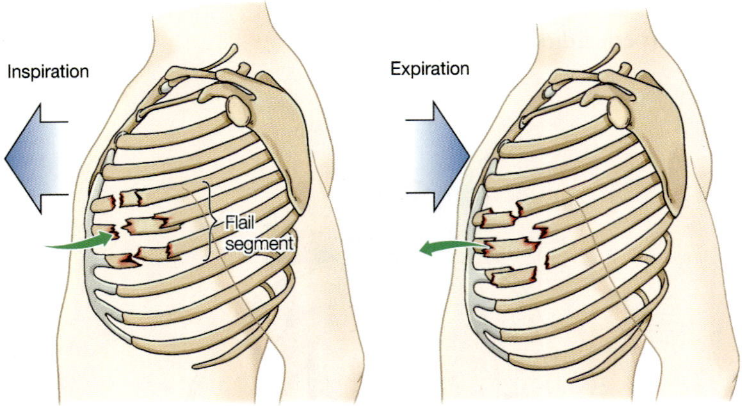

그림 6-34 동요가슴

6 복부손상

1) 복부외상

복부손상은 흔히 둔상이나 관통상으로 인한 원인이 주요하며, 비장과 간의 경우 가장 흔하게 손상되는 기관이다. 총상이나 흉기로 인한 외상의 경우 복부기관이나 혈관의 파열이 일어날 수 있으며 출혈 이외에도 복강 내 일정 공간에 피가 쏠리는 것을 혈종이라고 하며, 복강 내 발생하는 미만성 출혈을 복강 내 출혈이라고 정의한다. 복강 내 장기의 손상은 기관 내용물인 위산, 대변, 소변 등으로 인하여 복강 내 염증과 자극으로 패혈증을 유발할 수 있으므로 외관상 문제가 없더라도 주의 깊은 처치와 지속적인 관찰이 요구된다.

(1) 복강 내 장기 손상(Peritonial organ damage, Solid organ damage)

① 간 손상 : 외상으로 인한 간손상의 경우 심각한 출혈을 동반한다. 따라서 빈맥, 빈호흡, 차고 축축한 피부, 창백, 청색증과 같은 쇼크의 징후를 세심하게 관찰하고 대처한다.

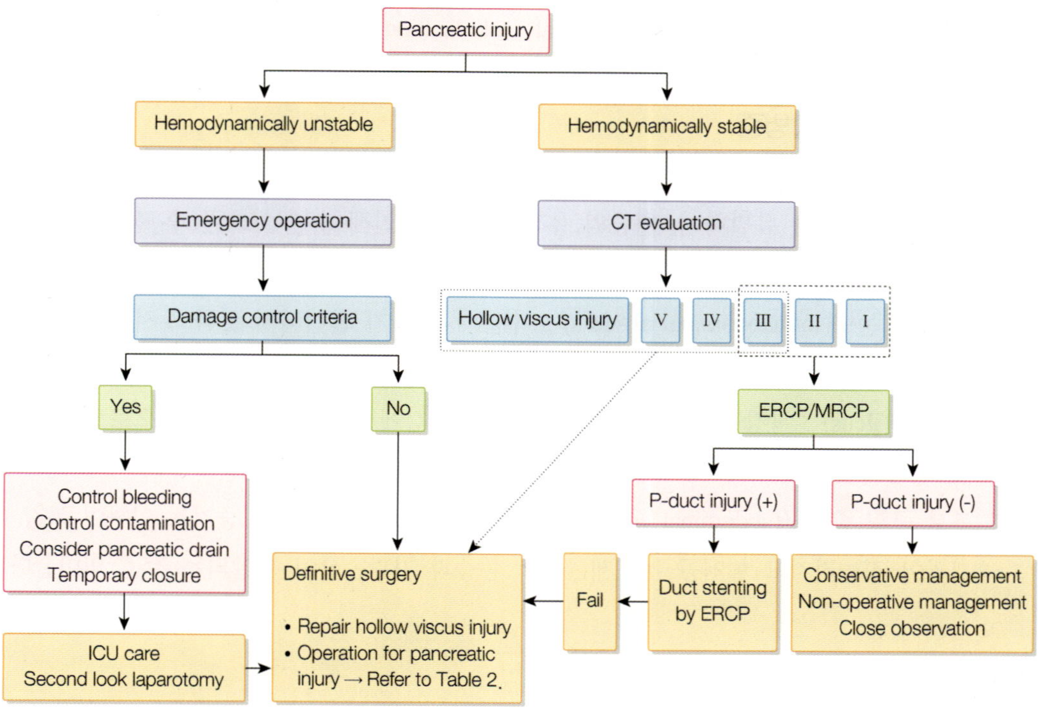

그림 6-35 췌장손상에 대한 관리접근 알고리즘

② 비장 손상 : 왼복부 상단에 위치하여 해당부위 충격 시 파열 될 수 있다. 비장 파열시 통증이 매우 심하며, 혈종이나 출혈이 쉽게 일어나서 출혈에 대한 응급처치를 시행해야 한다. 복통, 압통, 왼어깨 방사통, 복근의 수축, 어지러움, 시야흐림, 의식저하가 생길 수 있다.

③ 췌장 손상 : 췌장 손상은 복부 외상 환자의 약 3∼12%로 드물게 발생하지만, 유병률은 30∼80%, 사망률은 10∼30%로 매우 높고 치료가 쉽지 않다. 후복벽에 장기가 위치하고 있어 진단이 어렵고, 다발성 손상이 동반되는 경우가 많다. 분류체계에 따라 즉각적인 수술이 필요하며 배액관 삽입을 통해 염증과 출혈을 조절한다.

(2) 복강 내 혈관 파열

① 복강 출혈의 치료

- 의식수준과 활력징후의 지속적 관찰
- 기도 유지 및 필요시 인공호흡기 적용
- 출혈여부 확인 후 수혈
- ABGA 및 각종 응급 검사 진행
- 유치도뇨관 삽입 및 I/O 확인
- 긴급수술 및 TAE(Transcatheter arterial embolization) 시행

(3) 복부손상의 합병증

① 혈종 파열 : 비장과 간의 혈종파열은 복강 내 출혈로 생명에 위협적이며, 장벽의 혈종 파열은 복막염을 유발하며, 혈종의 유착 흔적으로 인해 수년이 흐른 후 장폐색을 유발할 수도 있다.

② 복강 내 농양(intraabdominal abscess) : 복강 내 상처가 발견되지 못하고 시간이 흐른 경우 혹은 수술 후에도 농양이 발생할 수 있다.

③ 장 폐색(ileus) : 복강 수술 후 혹은 상처 치유 과정에서 섬유성 반흔조직으로 인하여 띠가 형성되면서 장이 꼬이거나 폐색이 발생할 수 있다.

④ 복부 구획 증후군(abdominal compartment syndrome) : 복부 압력 증가로 인하여 복강 내 기관이 짓눌려지고 혈액공급이 제한되어 통증과 기관손상이 유발되는 것을 의미한다.

(4) 골반골절(Pelvic bone fracture)

- 불안정형 골반골절 : 골반고리의 전·후방에 전이가 동반된 골절로 인대손상, 후복강 출혈도 포함
- 안정형 골반골절 : 골반 고리의 전방부만 골절이 된 경우로 보존적 치료
- 관골구 골절 : 외부의 힘이 대퇴골에 전해져 발생하는 외상

① 사정

- 앉거나 누워있어도 통증이 지속되며, 보행 시 통증이 악화되는 증상
- 내부 장기 손상으로 인한 혈뇨, 배뇨곤란, 요실금, 출혈 등의 증상 확인

② 치료

- 활력징후 관찰
- 골절의 유형과 손상범위 확인
- 출혈에 따른 처치 : 정맥로 확보, 수혈, 진단검사, 쇼크 징후의 지속적 관찰
- 외고정 골반 고정 벨트
- 유치도뇨관 삽입 및 I/O 확인
- 긴급수술

(5) 요로생식기계 손상

둔상(차량추돌, 낙상, 운동 등)이나 관통상(총상, 자상)으로 인하여 요로손상(urethral injury)과 생식기 손상(genital trauma)을 입을 수 있다. 신장 손상의 경우 신부전으로 이어질 수 있으므로 세심한 주의가 필요하다. 손상의 합병증으로는 출혈과 요로계 외부로의 소변유출 및 감염이 있다.

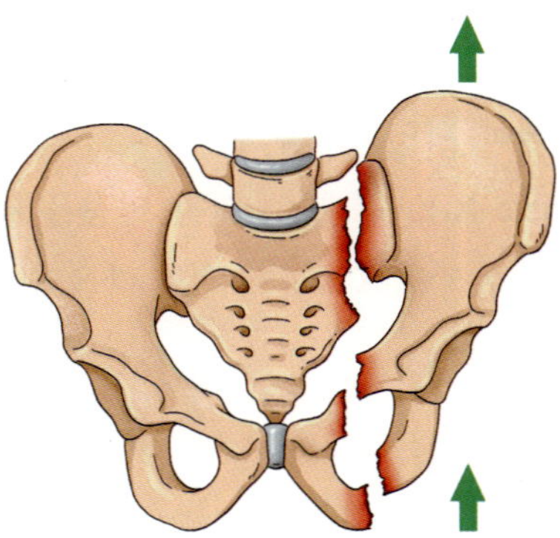

그림 6-36 골반골절

7 다발성손상(Multiple organ failure; MOF)

1) 다발성손상의 정의

다발성 손상 혹은 다발성 장기 부전(多發性臟器不全)은 어떤 원인으로 단기간에 복수의 장기 기능이 저하거나 혹은 상실되어 생명 유지에 위험이 초래된 것을 말한다. 의학용어로는 'Multiple organ failure(MOF)', 'Multiple organ dysfunction Syndrome(MODS)', 'Total organ failure(TOF)', 'Multisystem organ failure(MSOF)' 등으로 명명된다.

2) 다발성 손상의 원인

(1) 외상으로 인한 상해 : 교통사고나 낙상으로 인한 경우가 가장 흔하며, 복부 총상의 경우에도 발생할 수 있다.

(2) 질병의 진행으로 인한 합병증 : 일차적으로 패혈증, 크론병, 에볼라 출혈열과 같은 질병이 진행되어 발생되는 경우가 있으며, 방사선 또한 치사량으로 피폭될 경우 원인이 된다. 각종 암의 경우에도 다수의 장기에 전이되는 경우 결국 다발성 장기 부전으로 사망에 이르게 된다. 대량의 혈전이 각종 장기를 침범하는 경우도 하나의 원인이 된다.

(3) 독극물로 인한 세포손상 : 수은이나 청산가리, 독버섯, 농약 등의 독극물에 노출될 경우에도 내부 장기손상 과정을 거친다.

3) 진단

(1) 과거력 : 과민반응(allergies), 특정약물의 복용여부(medication), 과거 치료받은 경험(past medical experience), 마지막 식사시간 및 음식물(last oral intake), 사고의 내용(events) 여부가 중요하다. 특히 식사이후 중증외상이 발생한 경우 위장관 팽만과 그로 인한 구토 및 흡인성 폐렴 발생율이 높아지므로 비위관 삽입을 통한 감압술을 고려해야 하므로 환자의 과거력을 세심히 확인하도록 한다.

(2) 영상 검사 : simple portable X-ray를 통해 환자 이송을 제한하고, 즉각적인 검사를 시행해야 한다. 중증외상의 필수적인 X-ray 항목은 다음과 같다.

- Chest AP
- C-spine lateral
- Pelvis AP
- T-spine, L-spine AP

이후 활력징후가 안정화되었거나 출혈에 대한 징후가 없을 시 CT 및 추가 영상검사를 진행할 수 있다.

(3) 지속적 상태 확인을 위한 검사 : ABGA, 진단검사, 소변검사 등이 의미가 있으며, 특히 혈액의 pH와 소변양은 주요한 생명지속의 지표가 된다.

(4) 전신노출 검사 : 급한 상황에서 벗어나면 전신을 탈의하여 머리부터 발끝까지(head to toe)사정하여 정밀한 이학검사와 다양한 검사를 통해 환자를 재평가한다. 심도있는 검사가 진행될수록 생존률은 높아지고, 장애율은 낮아진다.

4) 다발성 손상환자의 치료와 간호

장기의 직접적 손상 없이 과다출혈이나 기타 쇼크에 의한 다발성 장기부전인 경우는 수액 및 수혈로 혈액순환 유지가 주요 치료법이다. 장기 이식도 고려할 수 있으나 권장되지 않는다.

(1) 중심정맥관 및 정맥주입로의 확보 : 가능하면 큰 구경의 중심정맥관과 정맥주입로를 확보하여 저혈량쇼크에 대처하는 것이 좋다. 등장성 수액제제(0.9% sodium chloride, saline)를 빠른 시간 투여하여 치료하며 성인기준으로 1000mL 식 소변양이 확보될 때까지 투여한다. 소아의 경우 20~40mL/kg를 30분에서 1시간 간격으로 투여한다.

쇼크가 있는 경우 혈액순환량 회복 뿐 아니라 산소 운반능력의 회복을 위해 수혈을 시행한다. Hb 7~9g/L을 유지하는 것을 목표로 적절하게 혈량을 유지하는 것이 권장된다.

(2) 폐동맥 카테터(Swan-Ganz catheter)의 삽관 : 초기 치료의 평가로 활력징후, 소변양, 혈액의 pH가 주요하게 활용되지만 Swan-Ganz catheter를 초기에 삽관하여 저혈량성 쇼크나 긴장성 기흉, 심장압전과 같은 징후를 파악하고, 신경학적인 쇼크로 이어지는 상태를 파악해야 한다. Warm feet이나 항문직장 내압검사(rectal tone exam)의 소실여부는 신경학적 쇼크의 단계이므로 적정하게 확인하는 것이 중요하다.

(3) 손상 통제 수술(Damage control orthopedics; DCO) : 다발성 손상 이후 합병증으로 전신성 염증 반응과 폐색전증 등의 위험이 높아 과거에는 수술적 치료에 대한 접근이 어려웠으나 최근에는 위급한 상황 통제 이후에 중환자실에서 집중치료 이후 근치 수술을 하는 것이 의미가 있다고 받아들여지고 있다.

(4) 손상 장기의 기능 유지를 위한 치료 : 신부전의 경우 지속적 신대체요법(Continuous renal replacement therapy; CRRT)을 통해 신장기능을 대체할 수 있다. 심장과 폐를 보조하는 방법으로 사용되는 체외막산소요법(Extracorporeal membrane oxygenation; ECMO)은 환

자의 정맥혈을 뽑아내어 산화기를 통과시킨 후, 혈액에 산소를 공급하고 환자의 순환 및 호흡 기능을 보조하는 장치를 활용하여 치료하는 것으로 다발성 손상으로 인한 각종 장기 부전의 경우 중환자실의 집중 치료요법으로 활용할 수 있다.

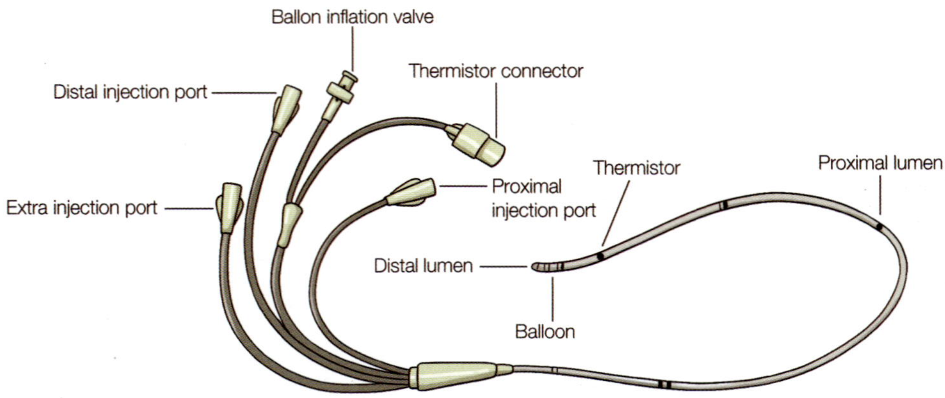

그림 6-37 Swan–Ganz Catheter

- 김대곤 외. (2014). 외상환자의 병원 전 및 병원단계 중증도 평가의 일치도. 대한외상학회지, 27(4), 162-168.
- 김동욱 외. (2017). 응급간호학. 퍼시픽북스.
- 김동욱 외. (2018). 사례를 통해 배우는 응급과 재난간호학. 퍼시픽북스.
- 김옥숙 외. (2017). 응급 및 재난간호(개정 2판). 수문사.
- 김진희 외. (2021). 응급간호 및 재난간호. 고문사.
- 대한중환자의학회. (2022). https://general.ksccm.org/html/?pmode=treatment06
- 오형근. (2013). 다발성 외상환자의 초기 평기 및 처치. 대한골절학회지, 26(3), 230-240. http://dx.doi.org/10.12671/jkfs.2013.26.3.230
- 이중의. (2007). 기본외상처치술. 대한의사협회지, 50(8), 663-679.
- 황성오 외. (2021). 심폐소생술과 전문 심장소생술 6판. 군자출판사.
- Assn, Emergency Nurses. (2012). Sheehy's Manual of Emergency Care 7th eds. Elsevier-Academic Press.
- Ghajar, J. (2000). Traumatic brain injury. The Lancet, 356(9233), 923-929.
- Lefort, H., Gil-Jardiné, C., & Chauvin, A. (2021). Guidelines for the acute care of severe limb trauma patients. European Journal of Emergency Medicine, 28(5), 339-340.
- Peitzman, A. B., Fabian, T. C., Rhodes, M., Yealy, D. M., & Schwab, C. W. (Eds.). (2012). The trauma manual: trauma and acute care surgery. Lippincott Williams & Wilkins.
- Philbert Yuan Van. (2021). MSD manuals. 복부손상개요. https://www.msdmanuals.com/ko-kr/
- Robinson, L. R. (2000). Traumatic injury to peripheral nerves. Muscle & Nerve: Official Journal of the American Association of Electrodiagnostic Medicine, 23(6), 863-873.
- Valparaiso, A. P., Vicente, D. A., Bograd, B. A., Elster, E. A., & Davis, T. A. (2015). Modeling acute traumatic injury. journal of surgical research, 194(1), 220-232.

REFERENCE

07

P·A·R·T

특수상황응급

학|습|목|표

- 약물 과용 및 중독 환자의 일반적 응급간호를 이해하고 응급환자를 관리할 수 있다.
- 동·식물에 의한 손상을 이해하고 응급환자를 관리할 수 있다.
- 열에 의한 손상을 이해하고 응급환자를 관리할 수 있다.
- 화상을 이해하고 응급환자를 관리할 수 있다.

PART 7 특수상황응급

중독(poisoning)이란 어떤 형태의 물질이 인체 내에 들어가거나 피부에 접촉됨으로서 건강에 해로움을 야기하는 현상을 말한다. 우리 생활 주변에는 위험 물질이 산재해 있으며 항상 인체 내로 유입될 가능성이 있다. 이러한 위험 물질에는 치료 약제, 공업약품, 농약, 동·식물의 자연독, 남용 약물 등으로 나눌 수 있다. 치료가 요구되는 중독의 응급상황은 약 2/3가 치료약제의 잘못된 복용으로 기인되고, 이들 중 1/2 가량은 처방된 약물의 오·남용에 의한 것이다.

중독 약물의 유입 경로는 복용, 흡입, 주사, 접촉, 분무 등 다양하며 이 중 복용에 의한 경우가 가장 흔하다. 약물에 의한 증상은 매우 다양하고 약품의 종류, 복용한 용량, 복용 후의 경과 시간 등에 따라 다르게 나타난다.

사고로 인한 중독 환자의 대다수는 영·유아이며 화장품, 의약품, 세제, 석유화학제품 등 가정 내 물질로 인한 중독이 대부분으로 예방 가능한 경우가 많다. 성인의 경우 작업 현장, 가정, 야외 등에서 유해 화학물질, 동·식물 독소 등에 노출되는 경우가 증가하고 있지만 대부분 의도적인 사고로 자살을 목적으로 하는 경우가 많다.

최근에는 각종 환각물질에 중독되는 경우가 증가하고 있어 이에 대한 관리가 필요하다.

1 중독의 일반적인 응급간호

1) 초기 응급 처치

가장 우선적으로 기도(A)−호흡(B)−순환(C)을 유지하도록 한다. 기도가 유지되지 않거나 호흡이 곤란한 경우 기관 삽관을 하고 산소를 투여하는 등 적극적인 처치를 한다.

활력징후를 측정하고 심전도 감시, 맥박산소포화도 측정, 정맥주입로를 확보하고 전해질 검사, 동맥혈 가스분석 검사, 일반 혈액검사, 간기능 및 신기능 검사, 흉부 촬영 등 기본적인 일반 검사를 실시한다. 약물의 특성에 따라 효소검사, 혈중 약물농도, 혈중 삼투압 등을 측정한다.

독성물 검사로 중독 약물의 종류를 확인할 수 있으며 독성 효과 및 약물의 노출 정도를 예측할 수 있고 치료 방침을 결정할 수 있다. 중독환자의 치료에 있어서 가장 중요한 요소 중의 하나는 어떤 물질에 얼마나 노출되었는지를 알아내는 점이며, 응급실에서는 진단을 위해 환자의 소변으로부터 시행하는 현장검사 중 하나인 Triage-TOX drug screen(DI kit)를 사용하고 있으며, 면역형광법을 이용하여 10가지 중독물질 검출이 가능하다. 아세트아미노펜, 암페타임, 메탐페타민, 바비츄레이트, 벤조디아제핀, 코카인, 아편, 펜시클리딘 및 삼환계 항우울제 등을 검출할 수 있다. 또한, 혈청, 소변, 초기 위장관 흡인물을 채취하여 검사한다. 그러나 모든 의료기관 및 환자의 상태가 독물학적 검사를 할 수 있는 것은 아니므로 검사를 하기 전 일반적 치료를 먼저 시행하도록 한다.

중독 약물이 확인된 경우는 적절한 해독제를 투여하고 중독 약물이 확인되기 전 환자에게서 의식상태 변화가 있을 때는 산소를 투여하고 naloxone 투여를 고려한다.

2) 병력 확인

환자나 가족 혹은 현장 목격자로부터 중독에 대한 현병력 정보나 과거 병력에 대한 자세한 정보를 수집하여야 한다.

기본적으로 환자의 나이, 체중, 과거 병력, 환자의 발견 장소, 중독 시간, 주 증상, 증상 발현 시각, 구토 유무, 현재 복용 중인 약물, 중독된 경로 등을 확인하고 중독 약물의 종류, 섭취량, 약물의 형태, 환자 발견 시 주위의 약물 용기 및 냄새 등의 특징을 확인한다. 이러한 내용은 중독을 치료할 수 있는 중요한 단서가 될 수 있다.

3) 중독 물질 제거

(1) 위장관 정화(Gastrointestinal decontamination)

중독 물질 복용 시, 가장 우선이 되는 치료의 목적은 중독 물질이 소장에서 전신으로 흡수되지 않도록 하는 것이다. 이를 위해 구토 유발, 위세척, 흡착제 및 하제 투여, 장세척 등의 방법을 수행한다.

약물 중독이나 약물을 과용한 환자를 간호할 때는 환자의 신체적 상태뿐 아니라 심리적인 지지를 할 수 있어야 한다. 죄의식을 느끼지 않도록 하고 자신의 문제를 말할 수 있는 환경을 조성해주고 특히, 자해를 목적으로 응급실에서 중독 처리를 받은 경우 반드시 퇴원 전에 정신과적 전문상담을 받아 이차적인 상해로 이어지지 않도록 관리한다.

① 구토 유발(Emesis)

부식제나 탄화수소 물질이 아닌 경우 토근시럽(ipecac syrup)을 주어 구토를 유발하고 물을 마시도록 한다. 토근시럽을 투여하기 전에 반드시 환자의 구역반사를 확인하고 의식이 있는지 사정한다. 토근시럽은 물과 함께 투여할 때 효과가 크기 때문에 반드시 물과 함께 복용하도록 한다. 과량의 토근시럽은 심장 독성이 있을 수 있으며, 구토제의 효과가 미미한 경우 음독한지 2시간 이내에 위세척을 하도록 한다.

② 위세척(Gastric lavage)

응급실에서 가장 흔히 사용하는 독물 제거 방법으로 약물을 희석하여 배출시키는 것을 목적으로 한다. 위세척은 음독 1시간 이내의 약물 제거에 효과적이며, 활성탄과 같은 약물 흡착제를 투여하기에 용이한 방법이다. 가능하면 내경이 큰 튜브를 이용하여 입자가 큰 약물이나 조각을 제거한다. 성인의 경우 36~40Fr 위관이 권장되며 코나 입으로 관을 삽입한다.

위세척은 독극물 섭취 2시간이 경과하였을 때는 효과가 적으며 4시간이 지난 경우는 시행하지 않지만 위 내용물 배출시간을 지연시키는 약물을 복용한 경우, 과량 복용한 경우, 장음이 들리지 않는 경우는 시행해볼 수 있다.

강산이나 강알칼리와 같은 부식성이 강한 물질을 섭취한 경우는 위세척 시 식도 천공의 위험이 있으므로 금한다. 이외에도 뾰족한 물체를 같이 삼켰을 경우, 포장된 물질 및 무독성 물질을 복용한 경우, 심각한 출혈성 소인이 있는 경우, 구역반사가 정상이고 의식이 명료하면서 전신상태가 악화되지 않은 경우는 시행하지 않는다.

위세척을 할 때는 환자를 좌측 횡와위로 눕히고 의식이 저하되어 있거나 구역반사가 소실되었을 때는 기도를 유지하기 위해 기관 내 삽관을 먼저 시행한다. 삽입한 관의 길이를 측정하고 식도를 지나 위에 도달할 때까지 삽입하는데 저항이 느껴지면 관을 조금 뺐다가 다시 서서히 밀어 넣는다. 삽입한 관의 위치를 확인하고 실온의 물 또는 생리식염수로 세척액이 맑아질 때까지 최소 2L 이상 세척한다. 한 번 주입하는 양은 보통 250~500mL 정도로 하여 십이지장으로 들어가지 않도록 한다 〈그림 7-1〉.

용액이 주입되고 나면 환자의 반응을 관찰하여 오심, 구토, 빈맥, 참기 어려운 증상이 있는지 확인한 후 액체 주입을 멈추도록 하고 배출관을 풀어 위 내용물을 수집병에 모으도록 한다. 이때 주입하는 양과 배출되는 양이 비슷해야 한다. 배출되는 양이 적을 경우 관을 움직여 위치를 바꾸어 보도록 한다. 다량의 세척액이 필요한 경우 수분과다가 발생하지 않도록 혈청 전해질 검사, 동맥혈가스분석검사를 실시한다.

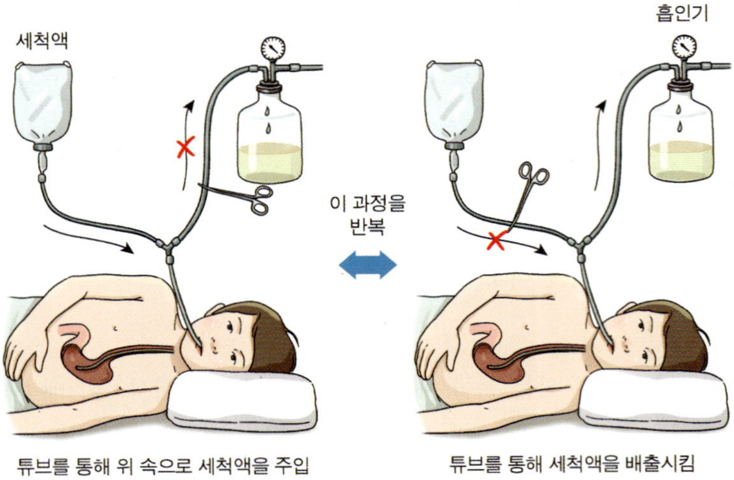

그림 7-1 튜브를 통한 세척액의 지속적 주입과 배출

활력징후, 소변량, 심박동 및 의식상태를 매 15분마다 확인하도록 하고, 구강으로 관을 삽입하는 경우는 구강 분비물을 자주 흡인한다.

③ 활성탄(Activated charcoal)

활성탄은 장관 내 독물을 흡착하여 조직 내로 독물이 흡수되지 못하도록 하며 담즙 내 약물과 결합하여 장관 순환을 차단한다. 안전하고 효과적인 위장관 정화제로 강산, 강알칼리, 에탄올 등을 제외한 거의 모든 중독 환자에게 투여할 수 있다.

활성탄은 기도가 확보되고 복부 팽만이 없고 장음이 들리는 정상적인 위장관 운동이 확인된 상태에서 투여하고 흡인성 폐렴이 발생하지 않도록 주의한다. 초기에는 1~2g/kg을 투여한 후 매 1~6시간마다 0.25~0.5mg/kg을 투여한다. 활성탄은 경구로 직접 투여할 수도 있고 위장관을 통해 투여할 수도 있다.

④ 기타

Magnesium sulfate, sorbitol 등의 하제를 투여하거나 PEG-ELS(polyethylene glycol electrolyte lavage solution)를 이용한 장세척을 할 수 있다.

⑤ 희석 및 중화 요법

정제나 캡슐과 같은 고형 약물을 섭취하였을 때는 희석을 권장하지 않지만 가정용 세제나 부식제를 섭취하였을 때는 도움이 된다. 알칼리나 약산을 삼켰을 때 희석을 하면 구강, 식도, 위점막과의 접촉 시간이 단축되고 손상을 줄일 수 있다. 일반적으로 차가운 물이나 우유를 250cc 정도 마시게 하되, 과량 투여하면 위 팽만으로 구토가 발생할 수 있으므로 주의한다.

강산을 삼킨 경우는 비위관을 삽입하여 내용물을 어느 정도 제거한 후 충분한 양의 차가운 물과 우유로 위세척을 하는 것을 권장한다.

⑥ 소변 배설 촉진 및 산도(pH) 변화

Salicylate, phenobarbital, chlorpropamide, methanol 등과 같은 약물 중독일 경우 소변을 알칼리화시킨다. 이는 비이온화된 약물을 이온화시켜 소변으로 배설을 촉진시킨다.

소변을 알칼리화하기 위해 중탄산나트륨(sodium bicarbonate)을 정맥 주사하여 소변의 pH가 7.5~8.0으로 유지하도록 한다. 이때 저칼륨혈증이 발생하면 산성화되므로 전해질 불균형을 적극적으로 교정해야 하며 이를 예방하기 위해 칼륨을 첨가한 수액을 공급하기도 한다.

충분한 수액을 공급하면서 lasix나 mannitol을 투여하여 소변량을 4~6mL/kg/hr 이상으로 유지하는 강제 이뇨법을 사용한다.

⑦ 혈액 투석 및 관류(Hemodialysis & hemoperfusion)

투석은 위의 방법이 효과가 없는 위험한 경우이거나 salicylate, methanol, ethylene glycol, lithium, theophylline, phenytoin 중독 등에서 시행한다. 혈역학적으로 불안정하거나 출혈성 경향이 있는 경우, 어린 소아에게는 시행하지 않는다.

⑧ 해독제(Antidote)

해독제가 알려진 약물은 해독제를 적절히 사용하는 경우 효과가 좋을 수 있다. 아편을 과용했을 때 naloxone hydrochloride(narcan)을 사용하면 극적인 효과를 볼 수 있다. 그러나 행동이 둔해질 수 있으므로 안전사고에 유의한다 〈표 7-1〉.

(2) 피부 중독 정화(Skin decontamination)

독성 물질이 경피적으로 흡수되어 독성이 나타날 때 시행한다. 환자의 옷을 벗기고 비누와 흐르는 물로 2회 이상 세척하고 피부 주름 부위나 손톱, 머리카락 등은 특히 주의해서 세척한다. 세척할 때 의료인은 반드시 보호 장구와 보호복을 착용하도록 한다. 피부 중독의 심각성은 노출된 범위, 화학 약품의 종류와 특성, 농축 정도에 따라 달라진다.

(3) 흡입된 독 정화

중독 물질을 흡입한 경우 뇌의 저산소증으로 두통, 현기증, 오심, 구토, 정신 착란, 기면 등이 나타나고 심하면 혼수로 진전될 수 있다. 중추신경계 손상을 예방하기 위해 뇌의 저산소증을 개선하여 뇌순환을 증진시키는 것이 치료의 목표이다.

표 7-1 약물 중독 및 과용일 때 사용하는 해독제

중독 물질	해독제	중독 물질	해독제
Acetaminophen	N-acetylcystein	Carbon	Monoxide oxygen
Opiate/narcotics	Naloxone	Cyanide	Amyl nitrates, sodium nitrate
Atropine	Physostigmine	Methyl alcohol	Ethyl alcohol
Digoxin	Anti-digoxin FAB fragment	Benzodiazepine	Flumazenil
Ethylene glycol	Ethyl alcohol	납	Dimercaprol, calcium disodium edetate
Isoniazid	Pyridoxine	수은	Dimercaprol
Warfarin	비타민 K, FFP	금	Dimercaprol

우선 유해 가스가 노출된 환경에서 환자를 이송하고 조이는 의복은 느슨하게 한 후 신선한 공기를 마시게 한다. 환자를 이송하기 어려울 경우 모든 창문이나 방문을 열어 환기시킨다. 환자의 기도를 유지하고 호흡과 순환상태를 확인한다.

토물에 의한 흡인(aspiration)을 예방하기 위해 고개를 옆으로 돌려주거나 횡와위를 취해준다. 산소포화도를 측정하고 가능하면 산소를 공급하며, 필요에 따라 고압 산소 치료를 시행할 수 있다.

2 동·식물에 의한 손상

약물 중독 이외에도 찔리거나 물려서도 중독이 발생하며 흔히 벌, 뱀, 동물, 사람, 거미 등에게 물리거나 쏘이는 경우가 흔하다.

1) 벌 자상(Bee sting)

벌은 흔히 꿀벌과 말벌이 있으며 꿀벌은 독침을 한 번만 사용하고 독침이 자상부위에 박혀 있고 말벌은 여러 번 독침을 사용할 수 있으며 자상부위에 박히지 않는다.

(1) 임상 증상

벌 독에 의한 반응은 환자에 따라 차이가 크며 독작용과 알레르기 반응으로 나눌 수 있다. 벌에 쏘이게 되면 통증이 있으며 홍반, 부종, 수포, 소양감, 반상출혈을 동반한 염증이 나타

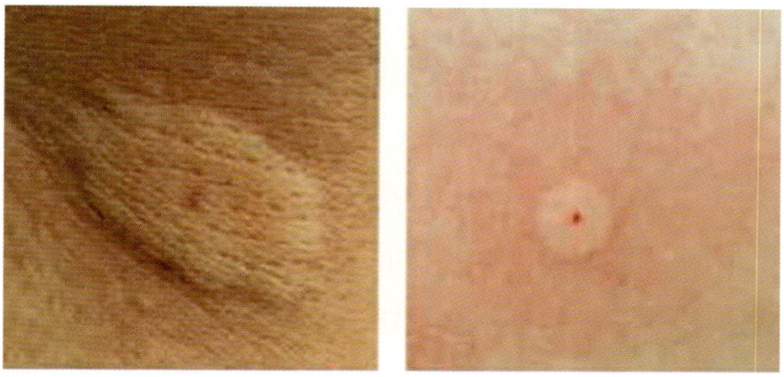

그림 7-2 벌자상

난다 〈그림 7-2〉. 통증은 보통 몇 시간 이내에 사라지는 것이 보통이나 말벌에게 쏘이는 경우 전신이 마비될 정도의 심한 통증을 호소하기도 한다.

아나필락시스(anaphylaxis) 반응은 벌 자상의 심각한 합병증으로 두드러기, 혈관부종, 호흡곤란, 쇼크 등이 나타난다 〈그림 7-3〉. 과민반응은 벌에 쏘인 후 15분 이내에 나타나며 드물게 횡문근융해증(rhabdomyolysis)과 같은 합병증으로 인하여 과도한 마이오글로빈혈증과 탈수, 혈압저하를 유발할 수 있고, 산증으로 인한 중증의 신부전에 빠질 수 있다.

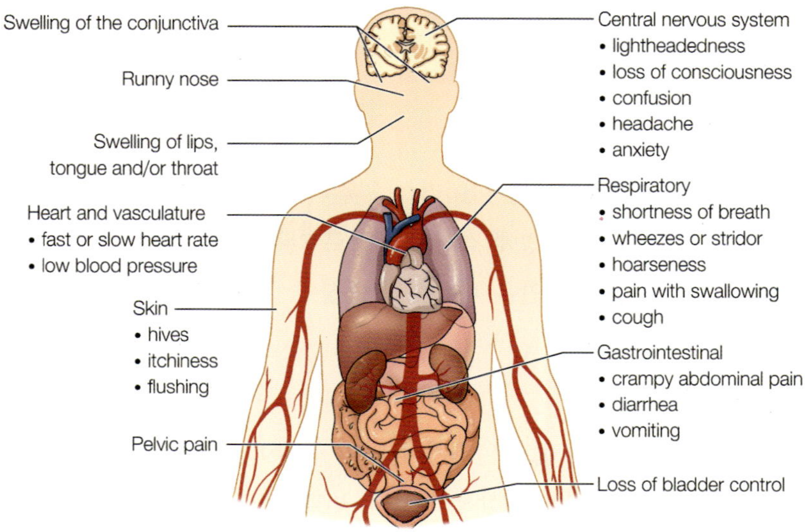

그림 7-3 아나필락시스의 징후와 증상

(2) 응급환자 관리 및 간호

꿀벌에 쏘인 경우 자상 부위에 벌침이 남아 있으므로 신용카드, 칼, 손톱 등으로 벌침이 있는 부위를 긁으면서 제거한다. 만약 핀셋이나 손가락으로 벌침을 잡아서 뽑아내려하면 침낭에 들어 있던 독이 쏘인 부위로 들어가면서 악화 시킬 수 있다.

감염을 예방하기 위해 쏘인 자리는 비눗물로 씻어주고 통증을 완화와 독의 흡수를 줄이기 위해 얼음찜질을 해준다, 통증과 가려움을 완화하기 위해 아세트아미노펜(actaminophen)을 투여하고 스테로이드연고는 가려움과 부종을 완화시키는데 도움이 된다. 알레르기 반응에 대해 관찰하고 항히스타민제를 투여할 수 있다.

과민반응이 있는 사람은 벌에 쏘이지 않도록 조심한다. 향이 강한 화장품이나 비누, 향수, 노란색이나 주황색 같은 밝은 색은 벌레를 유인하므로 가급적 피하고 긴 옷을 입도록 한다. 과민 반응이 있는 사람은 에피네프린 키트(ephinephrine kit)를 소지하고 필요시 자가 주사하도록 한다.

2) 동물에 의한 교상(Animal bite)

야생동물보다는 개나 고양이 같은 동물에게 물리는 경우가 흔하며 감염, 파상풍, 광견병에 주의한다. 동물에게 물렸을 때는 어떤 동물인지, 동물의 건강 상태가 어떠한지, 동물의 소유주가 누구인지, 상처의 형태가 어떠한지 등을 파악하고 신경계, 근골격계, 순환계 손상에 대해 사정한다.

(1) 광견병(Rabies)

광견병은 온혈 동물에게 나타나는 바이러스성 질환으로 혈액이나 체액을 통해 전염된다. 야생동물에게 물렸을 경우는 광견병에 감염된 것으로 간주하고 애완견인 경우는 광견병 증상을 보이는지 확인한다. 전구기 동안은 비특이적 증상이 주로 나타나며 흥분기에 중추신경계 증상이 나타나기 시작한다.

① 임상 증상

- 환자의 약 80%에서 화를 내고 날뛰거나 마비 증상이 있으며, 과다 활동, 지남력 장애, 환청 등이 있고 자율 신경계 이상으로 고열, 빈맥, 과다한 타액 분비 등이 나타난다. 환자의 약 50%에서 물을 마실 때 물을 두려워하는 공수증(hydrophobia)이 나타나고 인두, 후두, 횡경막의 심한 경련이 발생한다.

- 마비성 광견병은 환자의 20%에서 나타나는데, 마비 증세가 두드러지며 고열과 경부 강직(nuchal rigidity)이 나타난다.
- 혼수는 증세가 시작된 10일 이내에 거의 항상 일어난다. 사망 원인은 뇌하수체 기능 장애, 발작, 진행하는 저산소증을 동반한 호흡기능 장애, 부정맥과 심정지를 동반한 심장 기능장애, 자율신경계 기능장애, 신부전 그리고 이차적 세균 감염 등이다.

② 응급환자 관리 및 간호

- 물린 부위의 출혈이 심하지 않으면 비누와 흐르는 물로 5~10분간 깨끗이 씻고 조직 손상을 악화시킬 수 있으므로 문지르지 않는다.
- 소독제(povidone iodine)로 상처를 씻어주면 세균 및 바이러스 제거에 도움이 될 수 있다. 상처부위는 소독된 거즈나 수건으로 직접 압박하여 지혈한다. 창상의 상태에 따라 봉합을 하고 필요시에는 예방적 항생제를 투여하며 파상풍 예방접종을 한다.
- 가능하면 수의사가 감염원으로 의심되는 동물로부터 항원을 채취하여 검사하도록 한다.
- 광견병 증상이 나타난 이후에는 면역 치료가 효과가 없으며 보존적 치료를 한다.

3) 사람에 의한 교상(Human bite)

사람의 입안에는 다양한 세균이 있기 때문에 다른 동물에 물렸을 때보다 감염의 우려가 크다. 대부분 싸움으로 인해 발생하며 손이나 팔, 머리 부분에 주로 발생한다.

손상의 경과 시간, 손상 기전, 손상 부위, 상처의 깊이, 파상풍 접종 상태, 동반 질환 여부 등이 상처의 회복에 영향을 주며 사정할 때 순환, 운동, 감각 기능을 평가하고 필요하다면 방사선 촬영을 하여 골격의 손상이나 이물질 함입 여부를 조사한다.

(1) 응급환자 관리 및 간호

- 상처 부위 세척 전에 세균 배양 검사를 실시하고 출혈이 심하지 않으면 흐르는 물과 비누로 5~10분간 씻는다. 이 때 추가적인 조직손상을 예방하기 위해 문지르지 않는다.
- 직접 압박으로 지혈하고 필요시 봉합을 하며 파상풍 예방접종을 한다. 응급 처치 후 건, 관절 등을 검사하고 방사선 촬영으로 이물질이나 골절여부를 확인한다.
- 손상 24시간 후 발열, 빈맥, 임파선염 등 감염의 증상이 나타나면 입원하여 항생제 치료가 필요하다.

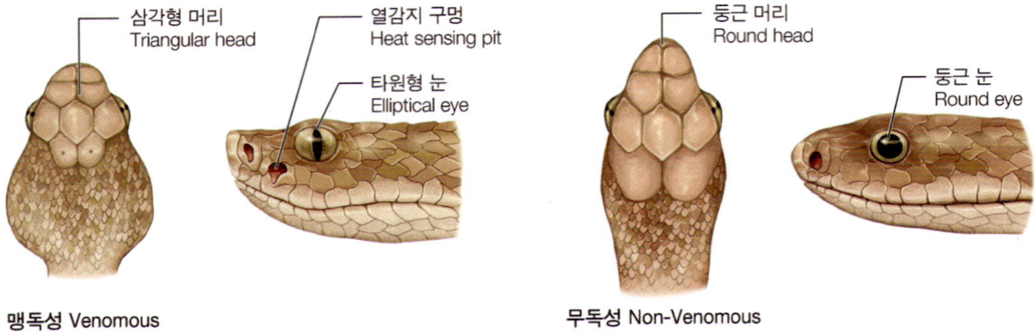

그림 7-4 독을 가진 뱀과 독이 없는 뱀의 구분

4) 뱀에 의한 교상(Snake bite)

우리나라에서 서식하는 뱀 중 독사는 살모사, 까치살모사가 있는 것으로 보고되고 있다.

독이 있는 뱀의 경우 머리는 삼각형이고 독니가 있다〈그림 7-4〉. 국내에서 서식하는 독사는 주로 혈액 독으로 응고 장애나 신기능 장애의 합병증을 초래한다. 반면 외국에 서식하는 코브라나 방울뱀은 신경독으로. 빠른 시간 내에 호흡마비로 사망하게 된다.

뱀에 물리면 뱀을 잡아서 독사인지 확인하고 독의 종류를 확인해야 하나 실제 이러한 경우는 드물고 물린 부위를 관찰하여 독사인지 확인하는 것이 좋다. 그러나 이빨 형태가 피부상에 극히 일부분만 남는 경우는 판별이 어렵다.

(1) 임상 증상

- 대부분의 사람들은 뱀에 물리게 되면 그 종류와 상관없이 불안해지고 겁에 질리게 되어 창백해지고 쇼크에 빠지기 쉽다.
- 그러나 뱀에 물렸을 경우 사망하는 경우는 극히 적고 환자의 과민 반응, 치료 지연 등으로 사망한다.
- 독사에게 물리게 되면 수 분 내에 격렬한 통증이 나타나며 피하조직의 출혈성 괴사로 물린 부위 주위에 암적색으로 변하고 심한 종창(swelling)이 나타난다.
- 혈액독은 용혈 현상을 일으켜 혈관 내벽의 손상, 적혈구 용혈, 조직세포 파괴로 내출혈을 일으키고 신경독은 입과 목, 호흡근의 마비가 나타난다〈표 7-2〉.

(2) 응급환자 관리 및 간호

- 대부분 야외에서 뱀에 물리기 때문에 즉시 의사의 치료를 받기 어려워 어떤 뱀이 물었는가보다 즉시 응급 처치를 받는 것이 중요하다.

표 7-2 독사 교독에 의한 독의 퍼진 정도

등급	증상
Grade 0	• 뱀에 물린 병력은 있으나 독작용은 없다.
Grade Ⅰ	• 국소적 통증, 홍반과 부종
Grade Ⅱ	• 국소적으로 심한 통증, 부종, 홍반, 점상 출혈
Grade Ⅲ	• 광범위한 통증, 부종 및 반상출혈 • 발열, 전신쇠약감, 구토, 현훈
Grade Ⅳ	• 심각한 부종, 반상출혈 • 중추신경계증상, 쇼크, 경련, 파종성 혈관내응고증

- 뱀은 한 번 이상 무는 습성이 있기 때문에 가능한 뱀으로부터 멀리 떨어지고 뱀을 자극하지 않는다. 환자를 안정시키고 움직임을 최소화한다.
- 물린 부위 근위부 및 원위부로 부터 5~10cm 떨어진 곳에 정맥혈류를 차단할 수 있을 정도로 손수건이나 헝겊으로 묶는다. 이때 주의할 점은 동맥혈까지 차단하지 않도록 한다.

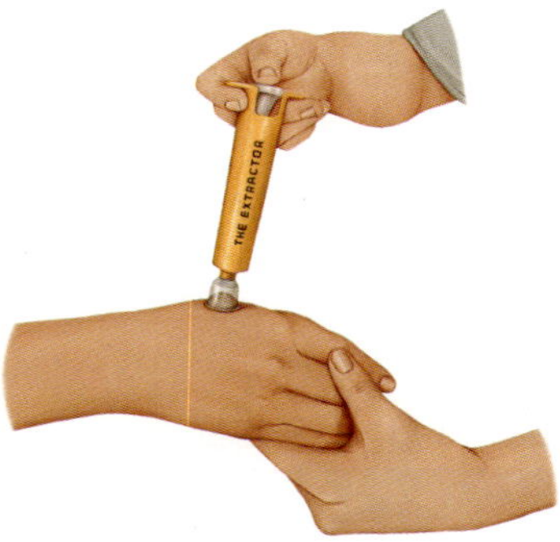

그림 7-5 흡입기(적출기)

- 물린 부위는 심장보다 낮추어 혈액 순환을 더디게 하고 흐르는 물과 비누로 세척한다. 교상 부위에 부목을 대어 고정한다. 교상 15분 이내에는 흡입기(extractor TM, 적출기)를 이용하여 독을 뽑아낼 수 있다 〈그림 7-5〉. 그러나 입으로 빨거나 교상 부위를 절개하지 않는다. 이는 감염의 위험이나 출혈의 위험을 증가시킨다.
- 뱀에게 물린 자리는 동상의 위험이 있으므로 얼음찜질을 하지 않는다.
- 병원으로 가능한 빨리 후송하도록 하고 충분한 수액을 투여한다. 상처 부위를 세척하고 파상풍 예방접종을 시행한다.
- 응고 장애, 신기능 평가 등을 위해 혈액 및 소변검사를 시행하고 항독소 처치를 빨리 받도록 한다.
- 해독제(antivenin)은 전신 증상이 의심될 때 투여하고 알레르기 반응에 대한 피부 반응 검사를 우선 시행하고 충분한 수액공급을 시행한 후 투여한다. 보통 생리식염수나 5% 포도당 용액에 희석하여 1~2cc/min의 속도로 5분간 투여하고 알레르기 반응이 없으면 나머지 약물도 1~2시간에 걸쳐 투여한다.

3 열에 의한 손상(Heat injury)

고온에 노출될 경우 인체가 적절하게 반응하지 못하게 되면 다양한 열손상을 입게 된다. 열손상은 열탄진, 열사병, 열경련, 열실신 등으로 구분할 수 있다 〈표 7-3〉.

1) 열탈진(Heat exhaustion; 열피로)

열피로는 더위로 인한 체액 손실의 과다로 무력감, 피로, 두통, 오심, 구토, 어지러움, 근육 경련 등을 호소한다. 대부분 수분 결핍과 염분 결핍이 같이 나타나며 무더운 환경에서 일하거나 격렬한 운동을 할 때 수분 공급이 충분하지 않아서 발생한다. 그러나 적절한 대처를 하지 않을 경우 열사병으로 진행할 수 있다.

(1) 임상 증상

환자는 두통, 현기증, 오한, 피로, 극도의 갈증을 느끼고 피부는 창백하고 차고 끈적끈적해

표 7-3 열손상의 특징

<table>
<tr><th colspan="2"></th><th>열탈진</th><th>열사병</th><th>열경련</th><th>열실신</th></tr>
<tr><td colspan="2">원인</td><td>전해질 이상, 수분의 과다한 부족</td><td>체온조절 중추 이상</td><td>지나친 발한에 의한 탈수와 염분 소실</td><td>전해질 이상, 말초혈관 이완, 수분 부족</td></tr>
<tr><td rowspan="7">증상</td><td>발한</td><td>+</td><td>±</td><td>+</td><td>+</td></tr>
<tr><td>피부건조</td><td>−</td><td>+</td><td>−</td><td>−</td></tr>
<tr><td>혈압저하</td><td>±</td><td>+</td><td>−</td><td>±</td></tr>
<tr><td>체온상승</td><td>38~40℃</td><td>41℃ 이상</td><td>정상 또는 약간 상승</td><td>정상 또는 약간 상승</td></tr>
<tr><td>의식장애</td><td>±</td><td>+</td><td>−</td><td>±</td></tr>
<tr><td>혼수상태</td><td>−</td><td>+</td><td>−</td><td>−</td></tr>
<tr><td>전신경련</td><td>−</td><td>±</td><td>−</td><td>−</td></tr>
<tr><td colspan="2" rowspan="2">의학적관리와 간호 관리</td><td>경증인 경우 경구로 수분 및 이온음료 공급, 중증 시 생리식염수 정맥주입</td><td>즉시 체온을 저하시킨다(물에 적신 수건으로 몸을 닦으며 선풍기를 틀어준다).</td><td>이온음료 섭취</td><td>베개 없이 환자를 눕히고 경구로 수분 공급</td></tr>
<tr><td colspan="4">• 서늘하고 그늘진 환경으로 환자를 옮긴다.
• 기도 유지, 호흡 및 순환 관리하고 필요시 산소를 투여하도록 한다.
• 심전도를 관찰하고 전해질 불균형을 교정한다.
• 주기적으로 체온을 측정하고 정상 심부 체온을 유지하도록 한다.</td></tr>
</table>

진다. 중심 체온은 대부분 정상이며 상승한다 하더라도 40°C를 넘지 않는다. 맥박은 빨라지며 체위성 저혈압이 나타나고 탈수 증상이 나타난다. 근육 운동의 조정력이 상실되는데 동공이 팽창되고 과한 발한이 나타난다.

임상적 증상이 있을 때 의심할 수 있으며 염분 부족으로 저나트륨혈증이 나타나고 소변의 나트륨 배설이 감소한다.

(2) 응급환자 관리 및 간호

환자를 서늘하고 그늘진 곳으로 옮기고 적절한 수분과 염분을 공급하도록 한다. 의식이 있으면서 증상이 가벼운 경우는 소금물(0.1% saline)이나 이온음료를 마시도록 한다. 찬 물수건으로 몸을 닦아주고 기도, 호흡 및 순환 기능을 확인하고 필요하다면 인공호흡이나 심폐소생술을 실시한다. 체액 결핍과 전해질 불균형이 심할 경우 정맥으로 생리 식염수를 공급하고 혈청 전해질 검사 결과 부족한 전해질을 보충한다.

체온 상승이 있는 경우는 미온수로 닦아주고 얼음주머니를 겨드랑이나 서혜부(사타구니)에 대어 준다. 만약 열사병과 구분이 어려울 경우는 열사병에 준하는 응급처치를 시행하도록 한다.

2) 열사병(Heat stroke)

열사병은 체온조절 중추의 기능 저하로 열을 외부로 배출하지 못하고 중심체온(core temperature)이 41°C 이상 상승하는 것으로, 열손상 중 가장 치명적이라 할 수 있다.

쇠약한 환자, 노인이 덥고 습한 환경에 장시간 노출될 때 주로 발생하며 덥고 습한 환경에서 격렬한 운동을 할 때도 나타날 수 있다.

(1) 임상 증상

대부분은 열탈진의 증상이 나타나며 의식 변화 및 혼수 등 신경학적 증상이 동반되며 체온이 41°C 이상으로 상승하는 경우가 많다. 초기에는 발한이 있다가 악화되면서 땀이 나지 않아 점차 피부는 건조해지며 뜨거워진다.

발병 초기에는 혈액 순환을 유지하기 위해 맥박이 빠르고 강해지지만 의식 변화가 있으면서 이내 맥박이 약해지고 불규칙하게 된다. 구토, 설사, 경련이 나타날 수 있으며 의식 소실과 호흡 및 심정지가 일어날 수 있다.

중심 체온 상승이 있으며 심한 중추신경계 장애, 피부의 고온 건조증 등의 임상 증상으로 진단한다.

(2) 응급환자 관리 및 간호

체온이 상승하고 신경계 증상이 나타나면 열사병으로 간주하고 응급 처치를 시작하며 즉시 체온을 낮추는 것이 중요하다.

우선 기도를 확보하고 호흡기능과 순환상태를 관찰한다. 가능하면 산소를 투여하고 초기에는 중심체온을 5분마다 측정한다. 링거액(ringer's lactate)이나 생리식염수를 300mL/hr의 속도로 투여하며 시간당 소변량을 확인한다. 의식이 있다면 찬물을 마시도록 하는데 너무 급히 먹지 않도록 한다.

장기 손상을 줄이기 위해 신속히 심부 체온을 39°C 이하로 낮추어야 한다. 물수건으로 전신을 닦아주면서 선풍기를 이용하여 증발시키도록 하고 얼음주머니를 겨드랑이나 서혜부에 대어 준다. 얼음물 냉수욕은 체온을 빨리 낮출 수 있으나 말초혈관 수축으로 인해 열의 발산에 장애가 발생하므로 시행하지 않는다. 체온이 39°C 이하로 떨어지면 저체온증을 유발할 수 있으므로 모든 체온 저하법을 중단하고 체온을 정기적으로 측정한다.

떨림(shivering)이 심할 때는 chlorpromazine 25~50mg을 증상이 소실될 때까지 6시간 간격으로 정맥 주입한다. 열성 경련이 나타날 때는 diazepam이나 phenobarbital을 정맥 주사하고 뇌부종이 의심되면 mannitol을 투여한다.

더위에 노출된 강도와 신체적 상태에 따라 예후가 달라지며 경우에 따라서 뇌, 신장, 간, 심장 등에 영구적인 합병증이 발생할 수 있다.

3) 열경련(Heat cramp)

열경련은 열 노출에 의한 손상 중 가장 경미한 상태이며, 심한 발한으로 나트륨이 과다하게 소실되었을 때 발생한다. 정확한 발생기전은 알려져 있지 않으나 근육세포의 전해질 이상과 관련이 있는 것으로 여겨진다.

(1) 임상 증상

근육 통증 및 경련은 주로 다리, 복근, 어깨 근육에서 나타나고 피로를 느낀다. 체온은 정상이며 과도한 발한으로 피부는 차고 축축해진다.

(2) 응급환자 관리 및 간호

더운 환경에서 과도한 운동이나 일과 관련된 근육 통증이 나타날 때를 열성 경련이라 한다. 체내 염분이 소실되어 증상이 나타나기 때문에 부족한 염분 및 수분을 보충하도록 한다. 서늘한 환경에서 안정을 취하고 이온음료를 마시도록 한다.

소금물은 위를 자극하여 구토를 일으키므로 가급적 피하는 것이 좋다. 증상이 심한 경우는 정맥으로 생리식염수를 공급한다.

4) 열실신(Heat syncope)

오랫동안 더운 환경에 노출되었을 때 다른 증상 없이 의식을 잃는 경우를 열실신이라 한다.

더운 환경에서 같은 자세로 서 있는 경우 피부 혈관이 확장되고 정맥혈이 정체되면서 심장으로 유입되는 혈액량이 줄어든다. 이에 심박출량이 감소하고 뇌 혈류량이 줄어 실신하게 된다.

(1) 임상 증상

피부는 차갑고 축축하며 맥박은 약하고 빠르다. 일시적으로 저혈압이 발생할 수 있으며 체온은 대개 정상이다. 일시적인 의식 소실로 곧 의식을 회복하게 된다.

(2) 응급환자 관리 및 간호

환자를 시원하고 그늘진 곳으로 옮겨 다리를 올리고 머리를 낮춰준다. 의식이 돌아오면 경구로 수분 공급을 한다. 노인 환자에게서 실신이 발생한 경우 저혈당, 부정맥, 심질환이나 뇌혈관 질환의 가능성도 염두에 두어야 한다. 날씨가 더울 때 야외에서 오래 서 있지 않도록 하고 서 있는 동안 자주 다리의 근육을 움직여 열실신을 예방하도록 한다. 서 있는 동안 어지럽거나 기운이 없어지면 바로 눕거나 앉도록 한다.

5) 열부종(Heat edema)

체온이 높아지면 열을 외부로 발산하기 위해 체표면적의 혈액량은 늘어나고 심부의 혈액량을 감소하게 된다. 이런 상태로 오래 서 있거나 앉아있게 되면 혈액 내 수분이 혈관 밖으로 이동하면서 몸이 붓는 증상이 발생한다.

(1) 임상 증상

손, 발이나 발목에 부종이 나타난다.

(2) 응급환자 관리 및 간호

시원한 장소로 옮겨 평평한 곳에 눕히고, 부종이 발생한 부위를 심장보다 높게 한다.

6) 열발진(Heat rash)

땀관이나 땀관 구멍의 일부가 막혀서 땀이 원활히 표피로 배출되지 못하고 축적되어 작은 발진과 물집이 발생한다.

(1) 임상 증상

여러 개의 붉은 뾰루지 또는 물집이 발생한다. 발생부위는 목, 가슴상부, 사타구니, 팔, 다리 안쪽이 흔하다.

(2) 응급환자 관리 및 간호

환부를 시원하고 건조하게 유지하며, 발진용 분말가루 및 연고를 사용한다.

7) 소아 열성 경련

아이들 약 3%가 경험하는 열성경련은 대개 6개월에서 5세 사이의 신경학적으로 정상인 소아들에게서 발생하고 급성 중이염, 요로감염, 편도염을 포함하는 어떠한 열성 질환에 의해서도 유발될 수 있지만 보통은 바이러스성 상기도 감염에 의한 열에 의해 일어난다. 소아들은 아직 뇌의 발달이 미숙하고 체온조절 기능이 미숙한 상태이기 때문에 열이 심하게 올라 뇌가 흥분하면 그것이 근육에 전달되어 전신경련을 일으킨다.

(1) 주요 원인과 간질과의 차이

열성 경련은 무서워 보여도 위험하지는 않다. 열성 경련은 길어야 15분 정도이다〈그림 7-6〉. 단, 열성경련 외의 경련과의 구분은 쉽지가 않으므로 환아가 열이 없는 경련으로 오래 숨을

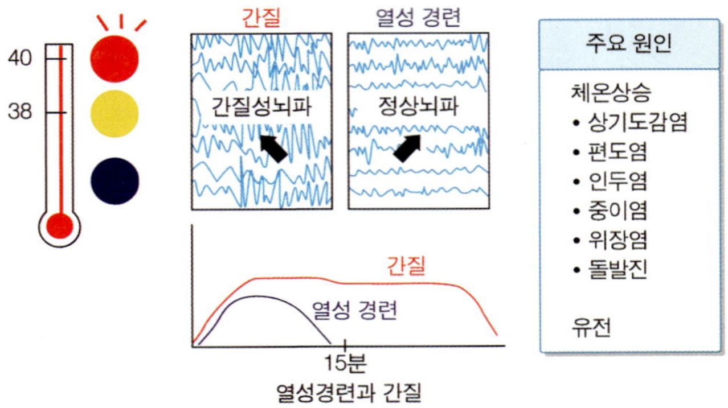

그림 7-6 열성경련과 간질

쉬지 않거나 경련을 5분이상 지속하거나 잦은 발작들이 연속적으로 나타나는 경우에는 빨리 병원으로 가야 한다.

(2) 경련의 원인

- 열성경련 : 전신발작, 고열, 6개월~5살
- 간질
- 전해질불균형 : 저나트륨혈증, 저칼슘혈증
- 두부손상 : 외상의 병력
- 저혈당 : 당뇨 또는 선천성 대사이상증
- 수막염 : 열과 수막자극증, 요추천자로 진단
- 가사성 손상 : 저산소증(익수, 심정지)
- 약물복용 : 독극물

(3) 경련시 증상

- 오한을 나타내거나 고열이 측정된다.
- 몸이 뻣뻣해지고 팔다리를 떨거나 의식을 잃어버린다.
- 전신을 동시에 경직시키거나(강직성경련) 경직한 것처럼 전신을 떨거나(강직간대성경련) 하는 일이 많다.
- 안색이 창백해지고 눈이 돌아가거나 입술이 파래지기도하며 소변이나 대변을 보거나 침을 흘리기도 한다.
- 청색증이 지속된다고 판단되면 병원으로 가야 한다.
- 눈을 마주치지 못하거나, 부르는 소리에 반응이 없다면 경련을 하는 것이라고 보아야 한다.

(4) 소아 응급처치 간호

- 우선 소아를 눕힌 다음 편안한 자세를 취해주고 목을 가볍게 신전시켜(뒤로젖혀) 기도를 잘 유지시켜준 후 아이의 경련 양상을 관찰해야 한다.
- 단, 아이가 손과 발을 까딱거린다고 하여 꽉 잡는 경우가 있는데 이것은 좋은 방법이 아니다. 그냥 놔두는 것이 좋다.

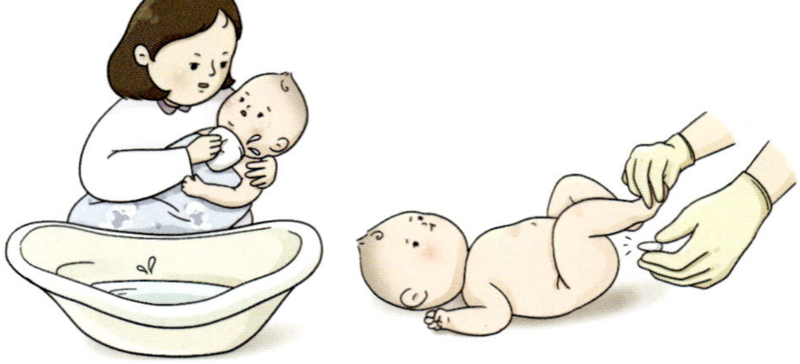

그림 7-7 열성 경련 응급처치

- 무리하게 아이를 흔들거나 주무르거나 하는 것은 도움이 되지 않는다.
- 열성 경련의 원인은 대부분 열로 인한 것이므로 열을 내리는 것이 급선무이다. 미지근한 물로 닦아 주는데 단, 무리하게 해열제를 구강내로 복용시키지 않는다. 만약 고열이 나타난다면 좌약을 이용하는 것이 좋은 방법이다 〈그림 7-7〉.
- 소아가 파래진다고 하여 인공호흡을 무리하게 시도 않고, 특히 입안에 음식물이 있을 경우는 오히려 음식물이 기도 안으로 들어가 위험해 질 수 있다.
- 입안에 음식물이나 이물질이 있는 경우 부드러운 손수건을 이용하며 빨리 빼내어 주는 것이 좋다. 단, 무리하게 숟가락을 넣거나 손가락을 넣는 것은 소아가 깨물 위험이 있어 손가락을 다치거나 소아의 치아가 다치게 될 수 있으니 조심해야 한다.
- 소아가 구토를 한다면 고개를 옆으로 돌려 구토물이 입 밖으로 흘러 나올 수 있도록 도와 주어야 한다.
- 경련을 할 때는 아무것도 먹이지 않아야 한다.
- 경련 시간이 5분 이상 지속되고 청색증이 사라지지 않는다면 가까운 응급실로 가야한다.

(5) 경련 후 생기는 문제

- 열성 경련의 대다수는 4~5세 이후에는 소실된다. 지능장애 등 후유증을 남기지는 않는다.
- 1세 미만에서 발병한 것은 재발 위험성이 크고, 가족력이 있다면 발작회수가 많아진다. 약 2~3%가 간질로 이행한다(정상발생률의 2배).

4 냉에 의한 손상(Cold injury)

냉에 의한 손상은 온도, 노출시간, 주위 환경 등에 의해 결정된다. 신체가 저온에서 움직이지 않고 장기간 있게 되면 세포내 수분이 얼어 세포가 파괴되고 동상에 걸리게 된다 〈표 7-4〉.

1) 동상(Chilblains, frostbite)

낮은 온도에서 장시간 반복적으로 노출될 때 발생하는 질환으로 세포내 수분이 얼어 세포의 구조적 파괴와 미세순환의 폐쇄로 인해 나타난다.

(1) 임상 증상

주로 말초 부위 즉 손, 발, 코, 귀, 음경이 손상되며 조직 손상 정도에 따라 다양한 증상이 나타난다. 손상 부위에는 통증이 있으며 부어오르고 붉어지며 심해지면 수포가 생기고 혈액

표 7-4 풍속에 따른 체감온도

풍속 km/시속	실제 온도(℃)											
	10	4	−1	−7	−12	−18	−23	−29	−34	−40	−49	−51
	체감 온도(℃)											
무풍	10	4	−1	−6	−12	−18	−23	−29	−34	−40	−46	−51
8	9	3	−1	−9	−14	−21	−21	−32	−38	−44	−50	−57
10	4	−2	−3	−16	−23	−29	−36	−43	−50	−57	−64	−71
24	2	−6	−13	−21	−28	−36	−43	−50	−58	−65	−72	−80
32	0	−8	−16	−23	−32	−40	−47	−55	−63	−71	−74	−87
40	−1	−9	−18	−26	−34	−42	−51	−59	−67	−76	−83	−92
48	−4	−11	−18	−28	−36	−44	−53	−62	−70	−78	−87	−97
56	−3	−12	−20	−29	−37	−46	−55	−63	−72	−81	−89	−98
64	−3	−12	−21	−29	−38	−47	−56	−65	−74	−83	−91	−100
(64km/hr 이상의 풍속은 동일한 효과)	**약간 위험** (피부가 건조할 때에는 5시간 이내에 위험한 상태에 빠진다. 안전에 대해 별로 관심을 가지고 있지 않기 때문에 이때가 오히려 가장 위험하다)				**위험** (옷을 입지 않았다면 1분 이내에 언다)			**매우 위험** (옷을 입지 않았다면 30초 이내에 언다)				

순환 저하로 창백해지거나 얼룩덜룩해지며 감각 저하가 나타나고 조직 괴사 등이 나타난다. 심한 경우 환부를 절단해야 하는 경우도 있다〈표 7-5〉.

(2) 응급 동상환자 관리 및 간호

환자를 따뜻한 장소로 옮기고 젖은 의복이나 신체를 조이는 의복은 제거하도록 한다. 손상 부위는 높게 하고 마른 거즈나 천으로 덮어 보호하도록 한다.

의료기관으로 이송 시간이 길어질 경우, 1도 및 2도 동상일 때는 따뜻하고 깨끗한 물(37~40℃)에 담그도록 한다. 동상 부위를 문지르게 되면 조직 내 미세한 얼음조각이 세포 손상을 더욱 악화시키므로 함부로 문지르지 않도록 한다. 물집은 터트리지 않고 실내를 따뜻하게 하여 환부를 보온한다. 손상 부위를 재가온하면 통증이 나타날 수 있으므로 필요시 진통제를 투여한다.

터진 수포는 제거하지만 출혈성 수포는 그대로 두고, 수포 부위에 알로에 베라 크림(aloe vera cream)을 도포한다. 파상풍 예방접종을 하고 예방적 항생제를 투여한다.

손상부위에 멸균 드레싱을 하고 30° 상승시켜 울혈 및 불편감을 완화하도록 한다. 괴사된 신체부위의 절단 여부는 3주 후에 결정한다.

2) 저체온증(Hypothermia)

저체온증은 심부 체온이 35℃ 이하로 떨어지는 상태로, 외부환경에 의한 일차적 저체온증과 질병에 의한 전신 저체온 질환인 이차적 저체온증으로 구분할 수 있다.

(1) 임상 증상

경도의 저체온(32~35℃)에서는 체온을 유지하기 위해 오한이 발생하면서 빈맥(동성빈맥이나 심방세동 등), 과호흡, 혈압상승 등의 반응이 나타난다. 그러나 체온이 32℃이하로 떨어지면

표 7-5 동상의 중증도

중등도	증상
1도	피부괴사는 없이 부종과 충혈이 발생한다.
2도	부종과 충혈이 있으며 수포가 생긴다. 피부의 표피층이 괴사한다.
3도	피부의 심층 즉 피하조직의 일부까지 괴사한다.
4도	근육 및 골격까지 괴사가 일어난다.

표 7-6 저체온에서의 심전도변화

심전도 변화	• T파 역위 • Osborn J wave • PR, QRS, QT 연장 • 동서맥, 심방조동, 심방세동, 심실세동, 무수축

오한이 소실되고 산소 소비량이 감소하며, 의식장애, 서맥, 부정맥, 피부가 창백하고 푸른빛을 띠게 되며, 30℃가 되면 무기력증과 무의식 상태에 빠지고 25℃에서는 심정지가 온다 〈표 7-6〉.

(2) 저체온증에서의 치료 및 간호

심정지 시에는 심폐소생술을 실시하고 기관내관을 삽입한다. 저체온증 환자의 심정지 시에는 심장에 효과가 있는 약물 대사가 감소되며, 제세동에 반응하지 않을 수 있으므로 중심체온 30℃ 이하에서는 약물투여를 하지 않는다.

저체온증 환자는 말초혈관이 수축되어 있으므로 가능한 중심정맥을 천자하며, 약물도 중심정맥을 통하여 투여하는 것이 바람직하다. 또한, 탈수현상이 심하고 혈액의 점도가 증가되어 합병증을 유발하므로 빠르게 혈액량을 증가시켜주는 것이 중요하다. 처음에는 5% dextrous saline을 250~500mL정도의 fluid challenge 하는 것이 권장되고 있다 〈표 7-7,8〉.

표 7-7 저체온증 환자의 응급처치

1	약간의 자극에 의해서도 심실세동이 발생할 수 있으므로 환자의 체위를 바꿀 때 주의한다.
2	저체온증 환자에서 맥박을 확인할 때는 30~50초 동안 경동맥을 촉지한다.
3	맥박이 있는 환자는 심박동수가 느리더라도 흉부압박을 시행하지 않는다.
4	체온손실을 막기 위하여 젖은 의복을 제거하고 담요 등으로 환자를 감싸준다.
5	상온의 산소를 투여한다.
6	환자의 이송자세는 수평으로 유지하며, 환자의 머리가 심장보다 높아지지 않도록 한다.
7	정맥로를 확보하고 5% dextrose saline 250~500cc를 신속히 투여한다.
8	중심체온을 지속적으로 측정한다.
9	중심체온에 따라서 재가온법을 시행한다.

표 7-8 저체온증에 의한 심정지시 응급처치

1	저체온증 환자에서의 맥박을 측정할 때는 30~50초 동안 경동맥을 촉지한다.
2	30℃이하의 저체온증에서 심실세동이 발생한 경우에는 일단 3회 제세동을 실시하고 반응이 없으면 제세동을 시도하지 않고 체온을 높이기 위한 치료를 시행한다.
3	약물(epinephrine, lidocaine)의 사용은 심부체온이 30℃이상인 경우 투여한다.
4	소생술은 적어도 체온이 30℃이상이 될 때까지 계속되어야 한다.
5	제체온증이 지속되면 가능한 체온이 35℃가 될 때까지 심폐소생술을 지속한다.

5 화상

화상이 피부에 국한된 손상이라는 잘못된 생각과 달리 광범위하게 생긴 화상은 심장, 폐, 신장, 위장관계, 면역계에 영향을 미쳐 생명을 위협한다. 흡입 손상은 화상 자체보다 더 위험하여 즉각적으로 생명을 위협한다. 따라서 화상 초기에 면밀히 평가하여 적극적인 중재를 제공해야 하고, 손상 초기부터 장기적 재활까지도 고려할 수 있어야 한다.

화상은 3가지 조직손상 구역을 가진다. 중앙 부분은 응고구역이며 가장 조직 파괴가 심한 구역으로 괴사가 일어나 조직이 재생할 수 없다. 괴사구역에 인접해 있는 지역은 손상이 조금 덜한 구역으로 정체구역이라고 한다. 이 지역의 세포는 손상을 입었지만 회복이 가능하다. 가장 바깥부분은 충혈구역이다. 이 지역은 세포 손상이 가장 적고, 화상으로 촉발된 염증 반응으로 인해 혈류가 증가된 것을 특징으로 한다.

1) 평가

(1) 화상 깊이

치료방향을 결정하는데 기준이 되는 조직손상의 범위를 판단하는 것은 매우 어려운 일이며 손상 직후에 바로 결론을 지을 수 없는 경우가 많다. 초기에는 2도 화상처럼 보였던 화상이 1~2일 후 화상의 가피를 제거하면 하얗게 된 3도 화상으로 되는 경우가 있다. 따라서 화상 깊이의 최종 판단은 손상 후 48시간까지 보류하는 것이 바람직하다.

① 1도 화상

1도 화상은 단지 표피만 손상된 경우를 말하며 발적, 통증이 있다. 1도 화상은 굉장히 넓은 부위에 발생한 경우가 아니고는 보통 임상적으로는 중요하지 않다 〈그림 7-8,11〉.

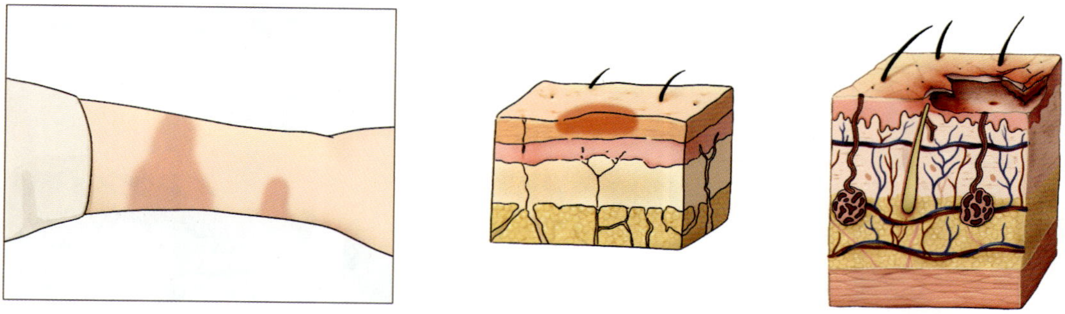

그림 7-8 1도 화상

② 2도 화상

2도 화상은 부분층 화상이며, 표피와 그 아래의 진피 일부가 포함된 화상이다. 2도 화상은 표재성 부분층 화상, 심부 부분층 화상으로 재분류 될 수 있다. 상처에는 수포가 생기고 통증이 있다. 또는 수포가 발생하거나 피부가 벗겨져 반짝이는 또는 젖은 듯한 모습을 보일 수도 있다 〈그림 7-9,11〉.

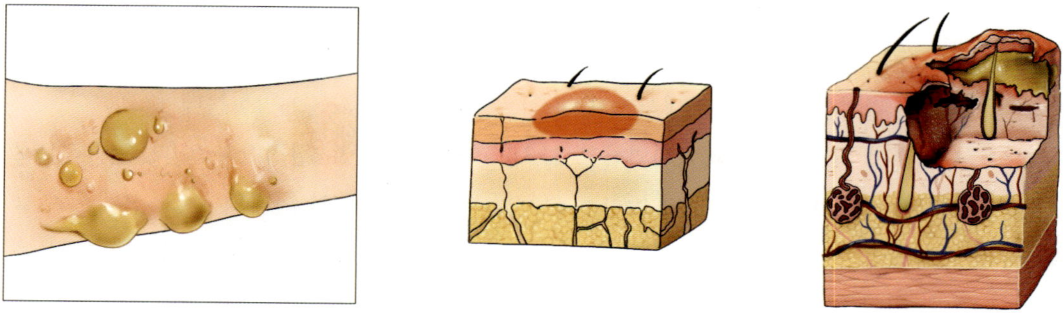

그림 7-9 2도 화상

③ 3도 화상

3도 화상은 표피, 진피 및 피하조직 전체 파괴, 신경조직 파괴로 피부 전층 화상이다. 이러한 상처의 대부분은 거칠고, 흰색을 띠며 가죽 같은 양상을 보인다. 심각한 경우에서 피부가 까맣게 타고, 혈관은 혈괴로 막힌 모습까지 관찰될 수 있다. 이 정도 깊이의 화상은 장애를 가져오고 심하면 생명까지 위협한다. 따라서 화상전문 기관에서 즉각적인 외과적 절개와 집중적인 재활이 요구된다 〈그림 7-10,11〉.

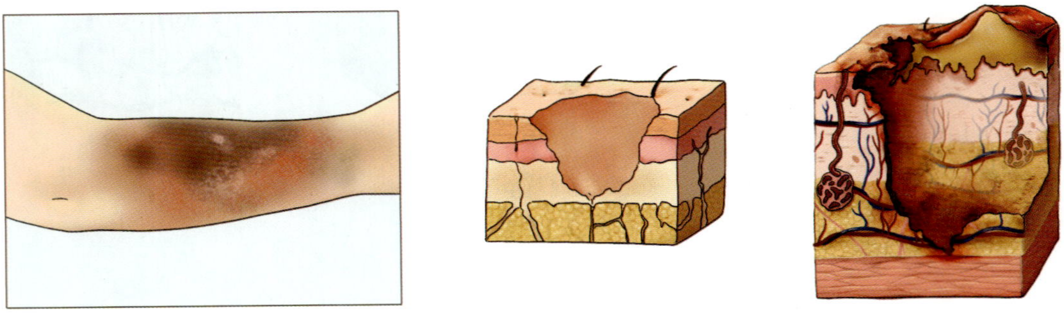

그림 7-10 3도 화상

④ 4도 화상

4도 화상은 피부의 전층에 손상을 입었을 뿐만 아니라 아래의 지방, 근육, 뼈 또는 내부 장기까지 손상입은 것을 말한다.

(2) 화상크기

화상 크기의 결정은 환자를 소생시키고, 쇼크로 인한 합병증을 예방하는데 중요하다.

화상 크기 결정 시, 1도 화상은 제외하고 2, 3도 화상의 크기로 결정한다. 이때 일반적으로 많이 사용되는 것이 '9의 법칙'이다 〈그림 7-12,13〉. 이 방법은 성인 환자의 주요 신체 부위를 총 신체 표면적의 9%씩으로 간주하는 방법이다. 그러나 아이들은 성인과 다른 신체 비율을 가지고 있다. 아이들 머리의 비율은 성인보다 크고, 다리는 짧다. 이러한 이유로 아동 환자에게서 9의 법칙은 수정될 필요가 있다. 신체에 드문드문 생긴 화상이나 불명확한 경계선과 분포를 가진 화상은 환자의 손 크기로 측정하게 되는데, 손 전체의 면적이 전체 체표면적의 1%라고 간주하고 계산하면 된다. 위의 방법들을 이용하면 의료 제공자가 화상부위를 확인하고 크기를 결정할 수 있다.

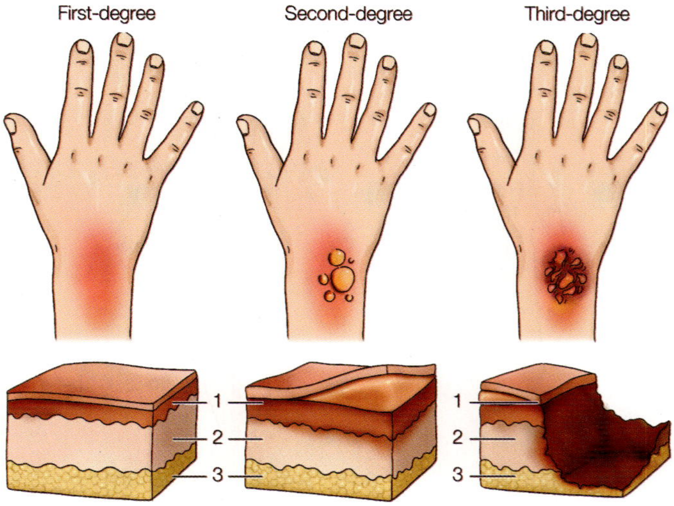

1. Dermis 2. Epidermis 3. Subcutaneous tissue

그림 7-11 1도, 2도, 3도 화상

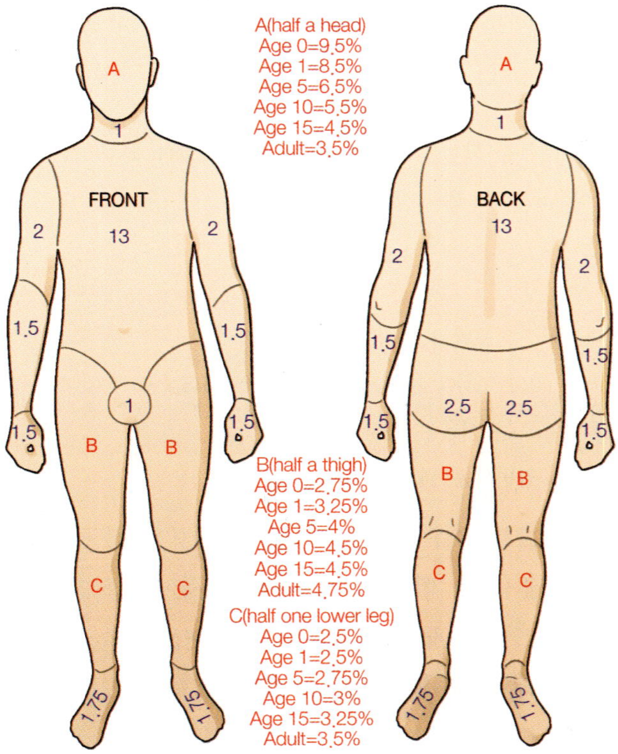

Chart can be used to assess the size of burn injuries(as % of total body surface area)

그림 7-12 화상의 크기 ①

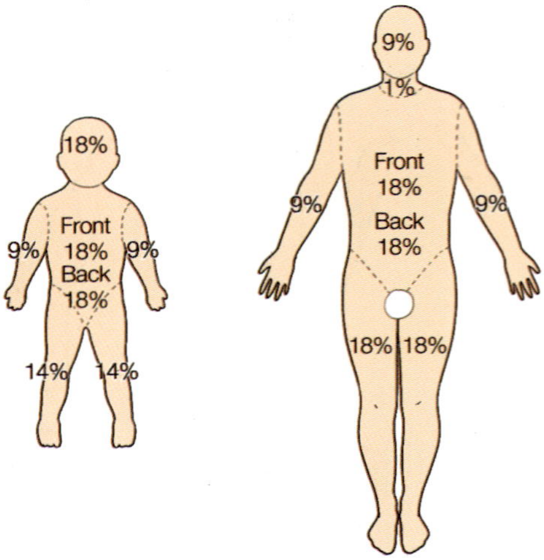

그림 7-13 화상의 크기 ②

(3) 중증 화상의 구분

우리가 흔히 중증 화상(major burn)이라고 부르는 화상의 구분은 〈표 7-9〉와 같다.

표 7-9 중증 화상의 구분

1	10~50세, 부분층 화상으로 25% BSA(Body surface area) 이상
2	전층 화상으로 10% BSA 이상
3	큰 관절을 교차하는 화상
4	흡입 화상이 동반된 경우
5	외상이나 골절이 동반된 화상
6	10세 미만, 50세 이상, 부분층 화상으로 20% BSA 이상
7	손, 얼굴, 발 또는 회음부 화상
8	사지 둘레를 침범하는 원형의 화상
9	전기 화상

2) 종류

화상의 종류와 원인은 〈표 7-10〉과 같다.

표 7-10 화상의 종류와 원인

구분	내용
화염화상	• 화재사고나 프로판(Liquefied petroleum gas), LPG가스의 폭발로 인해 화상을 입은 경우 • 상처가 깊고, 호흡기 손상을 동반할 수 있다.
열탕화상	• 뜨거운 물이나 식용유, 수증기 등에 의해 화상을 입는 경우 • 주로 2도 화상이 많고, 어린이에서 발생 빈도가 높다.
전기화상	• 전류가 몸에 감전되면서 화상을 입는 경우 • 일반가정에서 사용하는 낮은 전압에서도 화상이 발생하며, 심각한 후유증이 발생하기도 한다.
화학화상	• 산, 알칼리(양잿물 등), 일반 유기용매제의 접촉으로 화상을 입는 경우 • 경우에 따라 심각한 장애를 유발한다.
접촉화상	• 뜨거운 철판, 다리미, 전기장판 등에 피부가 장기간 노출되어 화상을 입은 경우 • 대부분의 경우 3도 화상으로 진행된다.

(1) 열화상

가장 흔한 화상으로 화재, 폭발, 열탕, 뜨거운 물건과의 접촉으로 발생한다.

① 건열화상

화재나 폭발로 인해 옷에 불꽃이 붙어서 일어나며, 폭발화재는 높은 온도의 발화로 순식간에 화상을 입힌다.

② 습열화상

뜨거운 액체를 엎지르는 경우 신체 상부나 앞쪽에 잘생기고, 뜨거운 액체에 빠지는 경우 주로 신체 하부에 일어난다.

(2) 전기 화상

전기 화상은 눈에 크게 띄지 않기 때문에 쉽게 과소평가될 수 있는 손상이다. 조직 파괴의 대부분이 전기가 사상자를 통과할 때 내부에 발생하기 때문에, 조직 파괴와 괴사는 신체표면의 외상과 비교하였을 때 훨씬 크다. 전기가 사상자의 몸을 통과해 지나갈 때 표면에는 약간의 손상만 입혔을지라도 조직의 깊은 층은 심각하게 파괴될 수 있다.

① 전기 화상의 분류

- 직접손상 : 전류가 몸을 통과하면서 열이 발생되어 손상을 받는다. 조직의 저항에 따라 심부조직 뿐만 아니라 피부까지 전기－열 화상이 생긴다. 이러한 경우, 접촉부위와 접지면을 확인할 수 있다.
- 간접손상 : 전위가 다르고 서로 접촉하지 않은 물체 사이에서 전기불꽃이 생겨서 열화상이 생긴다.

② 전기 화상의 증상

- 다발성 장기부전 및 다양한 형태의 화상과 외상을 유발할 수 있다. 심장관련으로는 심정지, 심실세동, 호흡기계로는 전류가 흉곽을 통과하게 되어 흉근마비가 호흡 정지의 원인이 될 수 있다. 또한, 다양한 형태의 화상과 열손상이 피부와 연부 조직에 발생할 수 있다. 이러한 손상은 초기에는 심부조직 손상이 있어도 겉보기에는 미약해 보이나, 근막절개술이 진행되는 경우도 있다.

③ 전기 화상의 일반적인 응급처치법

- 즉시 전원을 차단하고 쇼크를 방지한다. 전원을 끊을 수 없을 때에는 고무장갑을 끼거나 건조한 막대기를 이용하여 환자의 몸에서 전선을 제거한다(전원을 제거하지 않은 상태에서는 환자와 접촉하지 않아야 한다).
- 호흡이 정지한 경우에는 인공호흡을 시행하고, 심정지가 있는 경우에는 심폐소생술을 실시한다.
- 호흡과 심장이 회복한 후에 화상에 대한 처치를 시행한다.
- 상처부위는 소독 거즈로 덮는다.
- 골절이 의심되면 부목고정을 한다.

④ 동반손상

전기 화상과 압궤손상에는 많은 공통점이 있다. 두 손상 모두에서 칼륨과 미오글로빈을 방출하는 큰 근육의 대량 파괴가 있다는 점이다. 근육 내 칼륨의 방출은 혈청 내 칼륨증가로 이어져 심부정맥을 유발할 수 있다. 상당한 미오글로빈이 혈중에 방출되면 신장에 독성을 주어 신부전을 유발하게 한다. 이러한 상태를 미오글로빈뇨라고 부르며, 또는 콜라 색의 소변으로 확인할 수 있다. 부정맥이 발생할 수도 있으며, 강력하고 오래 지속된 근육 수축(tetany)으로 장골뿐만 아니라 다양한 수준에서 척추의 골절이 생겼을 수도 있다 〈표 7-11〉.

(3) 화학적 화상

도시의 산업장이나, 시골에서 농사에 사용되는 제제 등으로 인해 화학적 화상이 발생 할 수 있다. 노출의 기간이 짧은 열 손상과는 달리 화학적 화상에서는 접촉시간이 비교적 길다. 화학물질은 산, 염기로 분류된다. 산은 pH0(강산)에서 pH7(중성) 사이의 화학물질이고 염기는 pH7에서 pH14 사이의 화학물질이다. 산은 응고괴사 과정을 통해 조직에 상해를 주며, 응고괴사를 통해 생성된 조직은 산이 더 깊이 침투하는 것을 막을 수 있는 방어벽을 형성한다. 반대로 염기 화상은 액화 괴사를 통해 조직을 파괴시킨다. 염기는 조직을 액화시켜, 보다 깊

표 7-11 동반손상

심혈관계	• 부정맥 • 급성 심근 경색증
신경계	• 중추신경계 : 의식상실, 혼란, 안절부절, 사지마비, 경련, 실어증 등 • 척추손상 : 경화증, 상행성 마비, 척추손상 증후군 등 • 말초신경계 : 정중신경 손상
근골격계	• 초기 : 말초동맥의 경련 • 후기 : 동맥 혈전증, 느린 혈류, 근괴사, 구획증후군
눈	• 백내장 • 안구 내 출혈·안구 내 혈전증

이 조직으로 침투하는 것을 가능하게 하여 더 깊은 손상을 유발한다. 산이나 염기를 중화시키려고 하면 절대 안 되며 대량의 수액으로 세척해야한다. 안구에 화학적 화상을 입었다면, 멸균수(sterile water), 생리식염수(sodioum chloride 0.9%) 또는 링거액(ringer's lactate solution)으로 지속세척을 하도록 권고하고, 화학적 손상정도에 따라 적게는 1L에서 많게는 10L의 세척이 필요할 수 있다. 정맥용 세트를 활용하여 세척하며, 컨텍트렌즈와 튜브 라인이 연결된 모건렌즈(Morgan lense)등을 이용하여 각막과 결막에 지속적인 안구 세척을 시행할 수 있다 〈그림 7-14,15〉.

(4) 접촉화상

뜨거운 금속이나 타르, 기름, 뜨거운 수증기 등이 피부에 닿았을 때 발생한다.

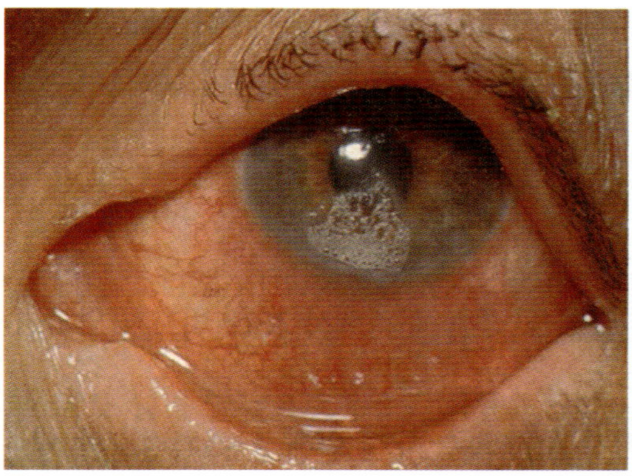

그림 7-14 화학적 화상으로 손상된 눈

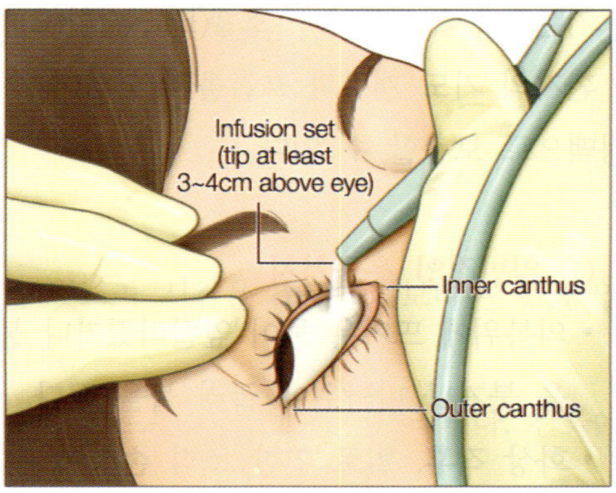

그림 7-15 주사용 세트를 활용한 지속세척

- 광범위한 2도와 3도 화상은 찬물로 씻거나 찬물에 담그면 안되며, 충격과 감염을 예방하기 위해 마른 거즈를 대고 환부를 느슨하게 해준다.
- 화상면적이 넓으면 체온 조절 능력에 손실이 있으므로 환자를 따뜻하게 유지해야 한다.

⑤ 상처에 대한 응급처치

- 물집을 제거하는 처치 : 불필요한 수포제거는 세균감염을 일으킬 가능성이 있으므로 터트리지 말고, 병원으로 이송하여 치료를 받도록 한다.
- 얼음을 화상부위에 직접 대는 처치 : 일시적으로 통증은 줄일 수 있으나 동상에 걸릴 수 있으므로 주의를 필요로 한다.
- 상처에 버터, 기름, 된장, 간장, 소주 등은 감염을 일으킬 수 있으므로 바르지 않는다.

(2) 기도 개방과 호흡

기도 개방성을 유지하는 것은 화상 환자에게서 최우선의 치료이다. 화재의 열기는 성대 이상 수준의 기도에 부종을 야기하여 기도를 폐쇄시킬 수 있으므로 지속적이고 주의깊은 평가가 요구된다. 삽관이 필요하다면 크기가 비교적 큰 삽관 튜브를 사용하여야 한다. 만약 사상자가 기관 삽관이 되어 있다면 튜브의 고정을 위해 특별한 주의가 필요하다.

안면부 화상 환자의 경우 튜브 고정을 위해 접착성 테이프를 사용하는 것이 적절하므로 2개의 umbilical tape 또는 IV 튜브를 이용하여 머리 주위로 감는 방법을 권장한다.

흉벽 둘레로 발생한 화상은 폐 확장을 점차적으로 감소시켜, 환자의 흡기 능력을 악화시킨다. 이러한 경우에 즉각적인 흉벽의 가피절개술이 필요하다.

(3) 수액요법

화상 후 사상자는 부종이 형성되고, 화상 부위로 증발이 일어나면서 혈관 내 수분의 상당량이 소실된다. 다른 외상 환자에서도 출혈로 인해 소실된 수액을 보충해 주는 것이 필요하지만, 화상 환자를 치료할 때는 방법이 조금 다르기 때문에 환자가 화상을 입은 첫 24시간 후에 소실될 것이라고 예상되는 수분을 계산해서 보충해 주어야 한다.

수액은 링거스액이나 하트만액을 사용하는 것이 가장 좋으며 손상 첫 24시간 후 투여될 수액의 양은 일반적으로 Parkland의 공식을 이용하여 계산한다〈표 7-12〉. 이렇게 계산된 수액의 반은 손상 후 첫 8시간 안에 투여되고, 나머지 반은 손상 후 8~24시간 동안 투여 된다. 중요한 것은 최초 수액의 반은 치료를 시작한 후 8시간이 아닌 손상으로부터 8시간 안에 투여되어야 하는 것이다. 이것은 치료가 지연되는 상황에서 더욱 중요하다고 할 수 있다.

표 7-12 화상환자의 수액요법

구분	내용
성인	• 2~4mL/kg 정질용액×체중(kg)×화상 체표면적(%)
아동	• 12~14mL/kg 정질용액×체중(kg)×화상 체표면적(%)
영유아	• 아동+5% dextrose
기타	• 8시간 내 1/2 투여, 이후 16시간 1/2 투여

영유아는 비슷한 크기의 화상에서 성인보다 더 많은 수액량을 필요로 한다. 또한 간에 글리코겐을 저장하는 능력이 떨어져 화상 소생기간 동안 적절한 혈당을 유지하기 어렵다. 이러한 이유로 계산된 수액에 추가하여 5% 포도당 수액도 투여해야 한다.

전기화상의 경우에는 신부전을 막기 위해 성인 100cc/hr 이상 또는 아동 1cc/kg 이상 소변량을 유지해야 한다. 미오글로빈의 용해를 증가시키고 신장 손상의 가능성을 줄이기 위해 중탄산염(sodium bicarbonate) 또는 만니톨(mannitol)이 투여되기도 한다.

(4) 상처관리

이송 전 상처는 드레싱이 되어야 한다. 드레싱의 목적은 오염을 방지하고, 상처가 공기에 노출되는 것을 막기 위한 것이다. 이송 전에는 무균 시트 또는 타월 형태의 드레싱으로도 충분하다. 단, 10% 이하의 화상에서는 습윤 드레싱이 가능하나, 10% 이상의 화상에서는 건조 드레싱을 적용한다.

① 화상치료 드레싱 분류

- 폼드레싱(Foam dressing)
  - 습윤드레싱 중 가장 많은 삼출물을 흡수할 수 있는 제품으로 화상상처의 염증기(수상 직후~수상 후 3일째)에 사용하는 것이 좋으며 다량의 삼출물을 흡수하고 습윤환경을 유지해준다. 삼출물이 많지 않을 때 사용할 경우, 상처에 드레싱이 붙어 제거의 어려움이 있으므로 바셀린거즈나 항생제 연고를 병용하여 사용하도록 한다.
  - 폼드레싱이 덮이는 모든 부위를 완전히 소독해야 하며, 필름드레싱으로 덮어주는 것이 필요하다. 폼드레싱은 방수가 되지 않으며, 세균 감염에 취약하다.
  - Smith & Nepheu Allevyn 계열은 가장 많은 삼출물을 제거할 수 있는 것이 장점이며, 가장 큰 제형(40×60cm)이 제공된다.
  - Mediform 계열은 삼출물이 많은 경우, 주의가 필요하고 poviodone iodine이 코팅된 제품이 있어 상처에 따라 선택이 가능하다.

- Sorbact 계열은 박테리아 흡수 기능이 있는 제품으로 상처표면의 세균을 흡착하는 효과가 있다.
- 하이드로 콜로이드 드레싱(Hydrocolloid dressing)
  - 삼출물이 줄어드는 시기나 허물(slough)이 끼어있을 때 허물 조직(slough tissue)를 제거하는 목적으로 사용한다. 자체접착력이 있어서 2차 드레싱을 하지 않아도 되는 장점이 있으나 삼출물이 많이 나올 것으로 예상될 때에는 거즈를 덮어주는 것이 좋다.
  - 상처의 삼출물과 드레싱 제품이 만나서 만들어지는 콜로이드를 물로 충분히 씻어주어야 한다.

② 화상치료 연고 분류

- 화상연고는 열에 의해 피부에 생긴 손상을 치료하는 연고 형태의 의약품으로 화상의 정도에 따라 사용되는 약물의 종류가 달라진다.
- 1도 화상에 사용하는 화상연고 : 진정, 항염증, 피부재생, 보습작용이 있다. 화상은 열에 의해 환부가 탈수된 상태이므로, 화상치료가 잘 이루어지기 위해서는 습윤 환경을 유지해야한다. 습윤 환경에서 염증반응과 상처 치유를 일으키는 세포와 물질들의 이동이 활발하여 치유가 잘 된다.
- 2도 화상에 사용하는 화상연고 : 수포가 생긴 감염성 화상에 사용되는 항생제연고로 일반 상처 치료연고인 퓨시드산, 무피로신, 네오마이신과 센텔라시아티카 추출물 복합제 등의 항생제도 1~2도의 감염성 화상 치료연고로 사용된다. 그러나, 화상 치료에 사용되는 연고는 일반 상처치유 연고보다 더 광범위하게 세균과 진균(곰팡이균)에 대한 살균작용이 있다 〈표 7-13〉.

표 7-13 국내에 시판 중인 화상연고

구분	약물	제품 예	전문/일반
감염성 화상 치료연고	설파디아진은	실마진	전문
	바시트라신, 네오마이신, 폴리믹신B	바스포	일반
	티로트리신	유트리	일반
비감염성 화상 치료연고	구아야줄렌	아즈렌에스	일반
	트롤아민	비아핀	일반
	베타시토스레롤	미보	일반
	텍스판테놀	비판텐	일반

③ 화상치료 연고 부작용

화상치료 연고 부작용은 〈표 7-14〉와 같다.

표 7-14 화상연고의 부작용

종류	부작용
설파디아진	백혈구감소증, 빈혈, 혈소판 감소, 피부괴사, 동통, 발진, 발적, 광과민증, 접촉피부염, 간질성 신염, 화농성 감염증
티로트리신	피부 화끈감 등의 과민반응
구아야줄렌	열감, 소양감 등의 피부의 자극 증상
트롤아민	중등도의 일시적인 따끔거림, 드물게 접촉성 알레르기
덱스판테놀	드물게 알레르기 피부반응

R.E.F.E.R.E.N.C.E

- 김진희 외. (2021). 응급간호 및 재난간호. 고문사.
- 엄인경 외. (2011). 응급센터에서 시행하는 약물선별현장검사의 유용성. 대한임상독성학회지, 9(1), 26-29.
- 유명란 외. (2021). 재난 및 응급간호학. 은학사.
- 윤은자 외. (2021) 성인간호학, 수문사.
- 임경수 외. (2021). 재난의학. 군자출판사.
- 조순영 외. (2017). 재난간호의 실제. 수문사.
- 황성오 외. (2021). 심폐소생술과 전문 심장소생술. 군자출판사.
- Gwenhure, T. (2020) Procedure for eye irrigation to treat ocular chemical injury. Nursing times[online]. 116(2), 46-48.

EMERGENCY & DISASTER NURSING

제 2 부

재 난

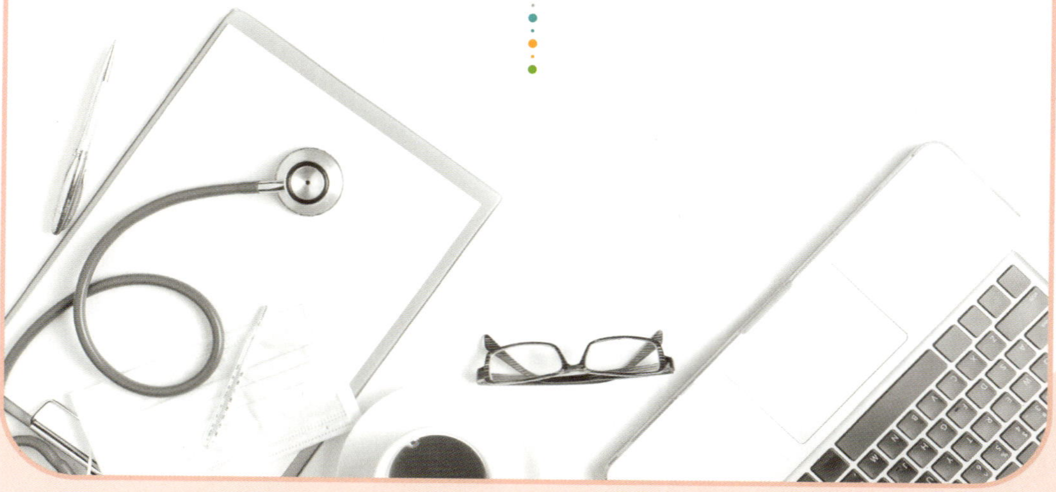

08
P·A·R·T

재난과 재난간호

학|습|목|표

- 재난을 정의하고 분류할 수 있다.
- 재난의 유형을 설명할 수 있다.
- 재난관리 관련 법령에 대해 이해할 수 있다.
- 우리나라의 재난관리체계를 이해할 수 있다.
- 재난간호의 영역과 내용을 설명할 수 있다.

P·A·R·T 8 재난과 재난간호

1 재난의 이해

전 세계적으로 환경오염과 자연 생태계의 파괴, 도시의 현대화 등으로 인해 대형 재난이 증가하고 있어 이를 대비하고 대응하기 위해서는 한 국가차원에서 뿐만 아니라 국가 간의 체계적인 재난관리와 협조가 필요하다. 특히 전 세계적으로 확산되는 감염병 재난은 국민들의 사회, 경제활동에까지 영향을 미치면서 개인뿐 아니라 국가차원의 재난 대비, 대응활동 등 재난관리체계의 활성화가 무엇보다 필요한 시점이다.

이 장에서는 세계적으로 증가하고 있는 재난에 대해 우리나라의 「재난 및 안전관리 기본법」을 토대로 국가재난관리체계와 재난간호 등에 대해 살펴보고자 한다.

1) 재난의 정의와 분류

(1) 재난의 정의

재난(disaster)은 그리스어로 '별(aster)'이 '없는(dis)' 상태를 뜻하는데 별을 보고 항로를 찾던 선원들에게 별이 사라진다는 건 곧 죽음을 의미하는 것으로, 천재지변 또는 인위적인 사고로 인해 국민의 생명과 재산에 심각한 피해를 주는 대규모의 생태학적 파괴 또는 한 국가의 필수기능을 지속시키는 사회제도의 능력을 파괴하기도 하는 비상사태이며 외부의 도움이 없이는 극복하기 어려운 상황을 의미한다. 우리나라의 「재난 및 안전관리 기본법」에서 재난이란 국민의 생명·신체·재산과 국가에 피해를 주거나 줄 수 있는 것으로서 태풍·홍수·호우·강풍·풍랑·해일·대설·낙뢰·가뭄, 지진·황사·적조, 그밖에 이에 준하는 자연 현상으로 인해 발생하는 재해·화재·붕괴·폭발·교통사고·화생방 사고·환경오염 사고, 그 밖에 이와 유사한 사고로 발생하는 대통령령으로 정하는 규모 이상의 피해와 에너지·통신·교통·금융·의료·수도 등 국가 기반 체계의 마비와 전염병 확산 등으로 인한 피해를 말한다. 따라서 국가와 지방자치단체는 재난으로부터 국민의 생명·신체 및 재산을 보호할 책무를 지고, 재난을 예방하고 피해를 줄이기 위하여 노력해야 하며, 발생한 재난을 신속히 대응·복구하기 위한 계획을 수립·시행해야 한다.

일반적으로 재난과 재해는 거의 동일한 의미로 사용되는데 재난은 인적·물적 피해를 줄 수 있는 자연현상이나 사건을 의미하고, 날씨 등의 자연현상의 변화, 또는 천재지변 또는 인위적인 사고로 인한 재산의 피해를 재해라고 구분할 수 있다. 재해 가운데 자연현상과 관련된 천재지변을 좁은 의미의 재앙(災殃)이라고 부르기도 한다.

우리나라의 경우 대표적으로 2003년 중증급성호흡기증후군(SARS), 2009년 세계적으로 유행한 신종플루, 2014년 세월호 침몰사고, 2015년 중동 호흡기 증후군(MERS), 2017년 포항지진, 2019년 말부터 코로나19와 변이바이러스 등의 재난이 지속적으로 발생하고 있고, 재난 발생이 세계적으로 유행하는 경향이라 개인뿐만 아니라 국가차원, 그리고 국가 간의 협력이 요구되는 재난관리체계의 활성화가 중요한 사회적 관심이 되고 있다.

(2) 재난의 분류

우리나라 「재난 및 안전관리기본법」에 재난이란 국민의 생명·신체·재산과 국가에 피해를 주거나 줄 수 있는 것으로, 자연재난과 사회재난으로 구분하고 있다.

- 자연재난 : 태풍, 홍수, 호우(豪雨), 강풍, 풍랑, 해일(海溢), 대설, 한파, 낙뢰, 가뭄, 폭염, 지진, 황사(黃砂), 조류(藻類) 대발생, 조수(潮水), 화산활동, 소행성·유성체 등 자연우주물체의 추락·충돌, 그 밖에 이에 준하는 자연현상으로 인하여 발생하는 재해
- 사회재난 : 화재·붕괴·폭발·교통사고(항공사고 및 해상사고를 포함한다)·화생방사고·환경오염사고 등으로 인하여 발생하는 대통령령으로 정하는 규모 이상의 피해와 국가핵심기반의 마비, 「감염병의 예방 및 관리에 관한 법률」에 따른 감염병 또는 「가축전염병 예방법」에 따른 가축전염병의 확산, 「미세먼지 저감 및 관리에 관한 특별법」에 따른 미세먼지 등으로 인한 피해

그 외에 해외재난이란 대한민국의 영역 밖에서 대한민국 국민의 생명·신체 및 재산에 피해를 주거나 줄 수 있는 재난으로서 정부 차원에서 대처할 필요가 있는 재난을 말한다.

① 자연재난

자연재난은 태풍, 홍수, 호우(豪雨), 강풍, 풍랑, 해일(海溢), 대설, 한파, 낙뢰, 가뭄, 폭염, 지진, 황사(黃砂), 화산폭발 등 천재지변에 의해 발생하며, 특히 지구 온난화로 인해 전 지구상에 이상기후가 발생하는 등 자연재난으로 인한 재해가 갈수록 증가하고 있다. 우리나라에서는 주로 7~8월에 호우, 태풍 등으로 인명피해 및 재산피해가 많이 발생하고 있다. 최근 10년간 원인별 인명피해 현황을 보면 호우와 태풍 및 호우로 인한 인명피해가 갈수록 증가하면서 피해액 및 복구비 현황도 증가하는 경향을 보이고 있다.

② 사회재난

사회재난은 인간의 부주의와 잘못된 기술 이용에 따라 발생하는 사고성 재난(화재·붕괴·폭발·교통사고 등), 환경오염사고 등으로 인하여 발생하는 재난과 에너지, 통신, 교통, 금융, 의료, 수도 등 국가기반체계의 마비, 방사능 누출사고, 가축전염병 확산, 미세먼지 등으로 인한 피해를 총칭하는데 현재 전 세계적으로 문제가 되고 있는 코로나19와 같은 감염병도 사회재난에 포함하고 있다. 우리나라에서 발생한 주요 사회재난의 유형으로 화재, 붕괴, 폭발, 화생방 사고 등이며, 대표적으로 1995년 6월 삼풍백화점 붕괴사고는 사망자 101명, 부상자 938명이 발생한 대규모 재난이었다. 2003년 2월에 발생한 대구 지하철 화재사고, 2014년 4월 16일 세월호 침몰 사고로 많은 사망자와 실종자가 발생하였으며, 구조된 생존자와 가족들에게는 외상 후 스트레스 장애(PTSD) 등 심리적 피해도 발생하였다.

사회적 재난은 다음과 같은 특성을 가지고 있다.

- 실질적인 위험이 크더라도 그것을 체감하지 못하거나 방심한다.
- 본인과 가족과의 직접적인 재난피해 외에는 무관심하다.
- 시간과 기술·산업발전에 따라 발생 빈도나 피해 규모가 다르다.
- 인간의 면밀한 노력이나 철저한 관리에 의해 상당부분 근절시킬 수 있다.
- 발생과정은 돌발적이며 강한 충격을 지니고 있으나 같은 유형의 재난피해라도 형태나 규모, 영향 범위가 다르다.
- 재난발생 가능성과 상황변화를 예측하기 어렵다.
- 고의든 과실이든 타인에게 끼친 손해에 대한 배상의 책임을 가진다.

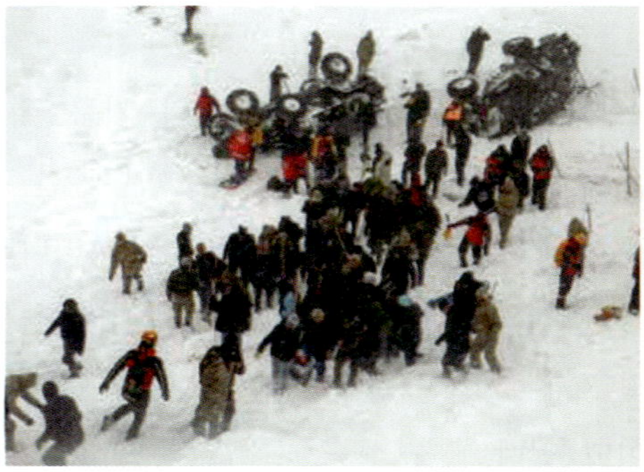

2월 터키 눈사태

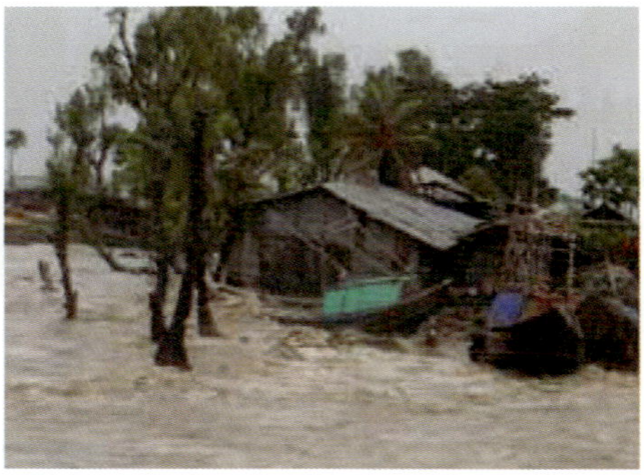

5월 인도 사이클론 '암판'

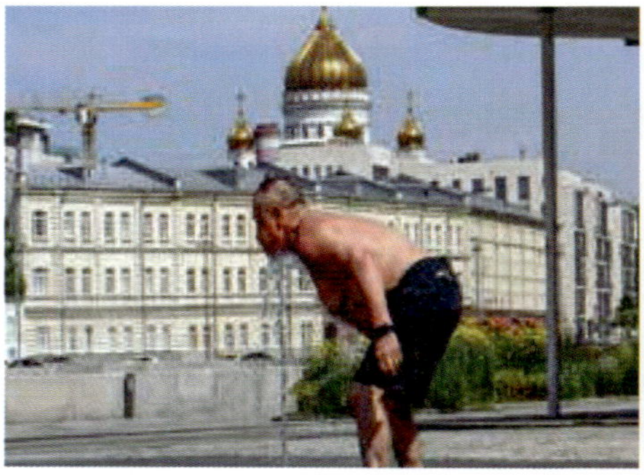

6월 러시아 이상고온

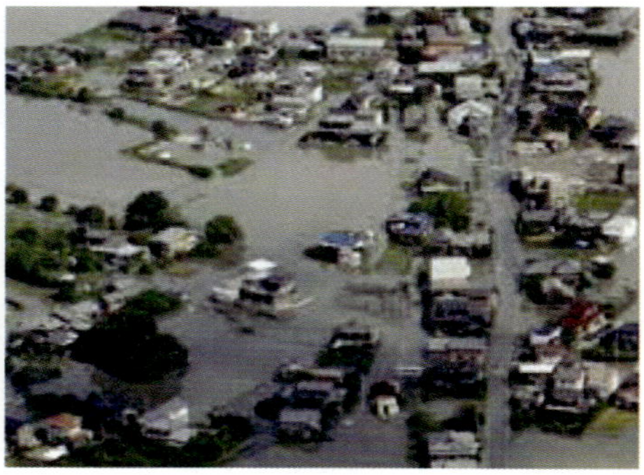

7월 일본 폭우

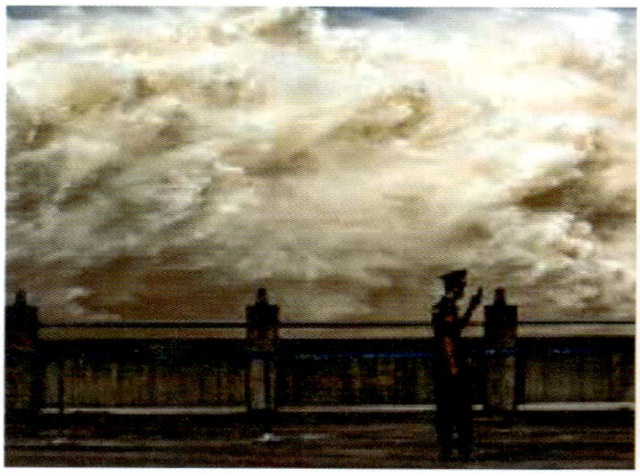

7~8월 중국 폭우

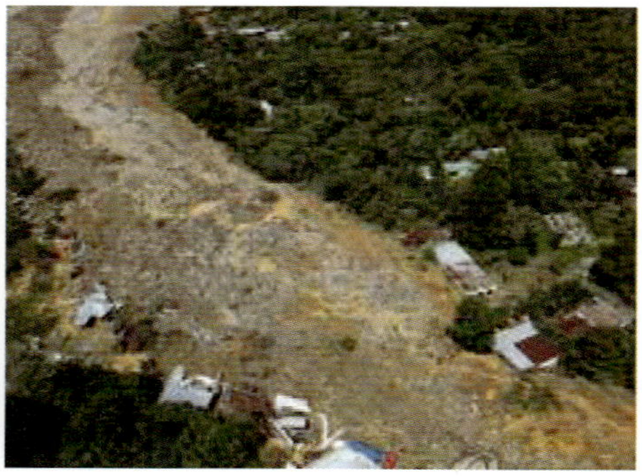

11월 과테말라 허리케인 '에타'

출처 : 2020 재해연보

그림 8-1 2020년 전 세계 이상기후 발생으로 인한 피해 사례

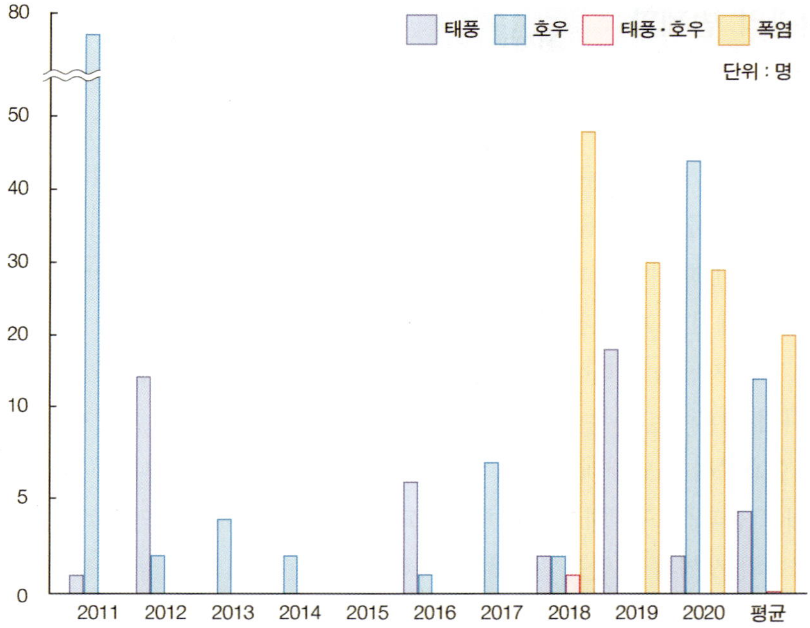

출처 : 2020 재해연보

그림 8-2 최근 10년간 원인별 인명피해 현황

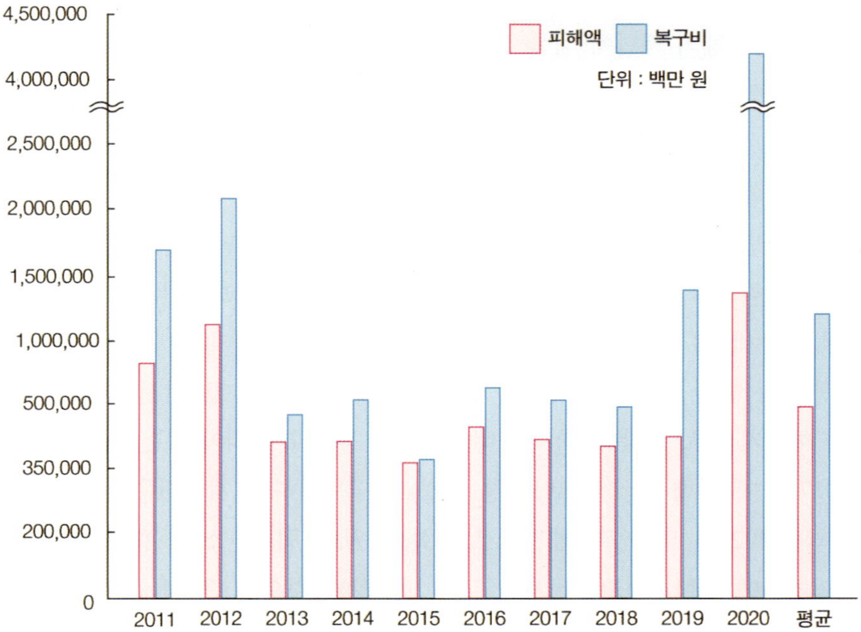

출처 : 2020 재해연보

그림 8-3 최근 10년간 피해액 및 복구비 현황

2) 재난관리 법제화

(1) 재난관리의 개념과 재난 및 안전관리 기본법

재난관리란 국민의 생명·신체 및 재산을 보호하기 위하여 각종 재난을 예방·대비·대응 및 복구하기 위한 모든 활동을 말한다. 사전에 재난을 예방하고 재난에 대비하며, 재난 발생으로 인한 인적·물적 피해를 최소화하고 본래의 상태로 복구하기 위한 모든 측면의 총체적 활동이다. 재난에 대비하고 대응하기 위해 우리나라의 경우 「재난 및 안전관리 기본법」을 토대로 국가차원에서의 재난관리체계를 활성화시키고 있다.

국가가 직접 재난을 관리하기 위해 1975년 민방위 기본법을 제정하였고, 1995년 삼풍백화점 붕괴 사건 이후에는 풍수해, 가뭄, 지진, 황사 등에 의한 재난도 자연재해 대책법으로 전문개정 공포함으로써 자연재해와 인위적 재난 등 모든 재난에 대한 대비·대응체계를 강화시켰다. 성수대교 붕괴, 대구지하철 가스폭발사고 등과 같이 인위적 원인으로 발생하는 대형 사고로부터 국민의 생명과 재산을 보호하기 위해서 재난관리법도 제정·공포하였다. 2004년에는 재난관리 전담기구인 소방 방재청이 출범하면서 재난 및 안전관리 기본법, 소방 기본법, 민방위 기본법 등이 신설 및 정비되었는데, 특히 「재난 및 안전관리 기본법」(약칭 : 재난안전법)은 재난의 정의에 자연재난과 인적 재난 및 사회재난을 재난 범주에 포함시켰다. 2004년에 제정된 「재난 및 안전관리 기본법」은 각종 재난으로부터 국민의 생명·신체 및 재산을 보호하기 위하여 국가 및 지방단체의 재난에 대한 대응관리체계를 확립하고, 재난의 예방·수습·복구 및 긴급구조 등에 관하여 필요한 사항을 정리하였다. 이후 2013년 8월 「재난 및 안전관리 기본법」을 개정하면서 각종 재난 및 사고로부터 국토를 보존하고 국민의 생명·신체 및 재산을 보호하기 위하여 국가와 지방자치단체의 재난 및 안전관리체계를 확립하고, 재난의 예방·대비·대응·복구와 국민 안전에 대한 가치와 인식을 높여 안전이 생활화될 수 있도록 안전문화활동의 기반을 마련하고자 하였으며 재난의 유형도 자연재난과 사회재난으로 재분류하였다. 그러나 2014년 4월 세월호 침몰 사고로 인해 2014년 12월 30일 「재난 및 안전관리 기본법」은 또 한번 개정을 통해 항공 및 해상사고가 사회재난에 포함되고 재난안전 컨트롤 타워를 구축하기 위하여 행정자치부, 소방방재청 및 해양경찰청 등에 분산되어 있는 재난안전 기능이 국민안전처(2017년 이후 행정안전부로 명칭 변경)로 일원화하여 재난대응 체계를 재정비하였다. 그리고 최근 2022년 1월 일부 개정으로 국회, 법원, 헌법재판소 및 중앙선거관리위원회를 재난관리책임기관에 포함시키고 각 기관 규칙 및 대통령령으로 근거를 마련하도록 하며, 재난관리책임기관 이외에도 재난 상황에서 해당 기관·단체의 핵심 기능을 유지하는 것이 특별히 필요하다고 인정하여 고시하는 기관·단체(민간단체를 포함함) 및 민간업체도 기능연속성

계획 수립을 의무화하도록 법적 근거를 마련하여 국가의 핵심기능이 멈추지 않고 지속될 수 있도록 하였다. 또한 세월호 사고가 발생한 4월 16일을 '국민 안전의 날'로 지정하여 국민의 안전교육을 강화하고 안전의식을 향상시키기 위한 노력을 시도하였다.

경주리조트 붕괴 사건 및 장성 요양병원 사태 등 각종 대형 안전사고의 발생으로 국민 스스로도 재난에 대비할 수 있는 안전교육의 필요성이 대두되면서 이를 위한 「국민 안전교육 진흥 기본법」을 2016년 5월에 제정하였다. 「국민 안전교육 진흥 기본법」(약칭 : 안전교육법)을 통해 국민이 각종 재난 및 안전사고 발생에 대비하여 종합적이고 체계적인 안전교육과 필요한 지원을 받을 수 있도록 하여 안전사고에 대한 국민의 대처능력을 제고하고 안전한 사회를 만드는데 이바지함을 목적으로 하였다.

「재난 및 안전관리기본법 시행령」(2021.10.14 시행)에서는 체계적인 재난관리를 위해 재난관리책임기관, 재난관리주관기관, 긴급구조기관, 긴급구조지원기관 등 재난관리기관을 지정하고 있다 〈표 8-1〉. 재난관리책임기관은 재난관리업무를 수행하는 기관으로 ① 중앙행정기관 ② 지방자치단체 ③ 지방행정기관, 공공기관, 공공단체 및 재난관리의 대상이 되는 중요시설을 관리하는 기관 등, 대통령령으로 정하는 기관이다. 재난관리주관기관은 재난이나 그 밖의 각종 사고에 대하여 유형별로 예방, 대비, 대응 및 복구 등의 업무를 주관하여 수행하는 중앙행정기관이다. 긴급구조기관은 재난발생 시 긴급구조 기능을 수행하는 초등대응 핵심기관으로 소방청, 소방본부 및 소방서, 해양경찰청, 지방해양경찰청, 해양경찰서를 말한다. 긴급구조지원기관이란 긴급구조에 필요한 인력·시설 및 장비, 운영체계 등 긴급구조능력을 보유한 기관이나 단체로서 대통령령으로 정하는 기관과 단체를 말한다 〈표 8-2〉.

(2) 우리나라 국가재난관리체계

우리나라 재난관리 정책은 2004년 「재난 및 안전관리 기본법」이 제정되면서 사회적 재난을 재난개념에 포함시키고 기존의 자연재해와 인적 재난으로 분리되어 있던 재난개념을 하나로 통합하고, 지방자치단체 중심의 재난관리 현장대응이 강화되었으며, 재난관리에 대한 통합적인 체계 구축이 시작되었다. 2014년 세월호 침몰 사건 이후 국가재난관리표준체계 개념이 생기게 되었는데, 이는 모든 재난에 대해 재난의 모든 재난참여자들이 재난대비 대응과정에서 지켜야 하는 역할, 기능, 방법 등 표준화된 원칙을 가지고 정부 기관뿐만 아니라 지역주민, 기업, 자원봉사 단체 등의 연계를 통한 대응 체계를 의미한다.

표 8-1 재난 및 사고 유형별 재난관리주관기관

재난관리주관기관	재난 및 사고유형
교육부	학교 및 학교시설에서 발생한 사고
과학기술정보통신부	1. 우주전파 재난 2. 정보통신 사고 3. 위성항법장치(GPS) 전파혼신 4. 자연우주물체의 추락·충돌
외교부	해외에서 발생한 재난
법무부	법무시설에서 발생한 사고
국방부	국방시설에서 발생한 사고
행정안전부	1. 정부중요시설 사고 2. 공동구 재난(국토교통부가 관장하는 공동구는 제외한다) 3. 내륙에서 발생한 유도선 등의 수난 사고 4. 풍수해(조수는 제외한다)·지진·화산·낙뢰·가뭄·한파·폭염으로 인한 재난 및 사고로서 다른 재난관리주관기관에 속하지 아니하는 재난 및 사고
문화체육관광부	경기장 및 공연장에서 발생한 사고
농림축산식품부	1. 가축 질병 2. 저수지 사고
산업통상자원부	1. 가스 수급 및 누출 사고 2. 원유수급 사고 3. 원자력안전 사고(파업에 따른 가동중단으로 한정한다) 4. 전력 사고 5. 전력생산용 댐의 사고
보건복지부	보건의료 사고
보건복지부 질병관리청	감염병 재난
환경부	1. 수질분야 대규모 환경오염 사고 2. 식용수 사고 3. 유해화학물질 유출 사고 4. 조류 대발생(녹조에 한정한다) 5. 황사 6. 환경부가 관장하는 댐의 사고 7. 미세먼지
고용노동부	사업장에서 발생한 대규모 인적 사고
국토교통부	1. 국토교통부가 관장하는 공동구 재난 2. 고속철도 사고 3. 도로터널 사고 4. 육상화물운송 사고

(계속)

재난관리주관기관	재난 및 사고유형
국토교통부	5. 도시철도 사고(지하철) 6. 항공기 사고 7. 항공운송 마비 및 항행안전시설 장애 8. 다중밀집건축물 붕괴 대형사고로서 다른 재난관리주관기관에 속하지 아니하는 재난 및 사고
해양수산부	1. 조류 대발생(적조에 한정한다) 2. 조수 3. 해양 분야 환경오염 사고 4. 해양 선박 사고
금융위원회	금융 전산 및 시설 사고
원자력안전위원회	1. 원자력안전 사고(파업에 따른 가동중단은 제외한다) 2. 인접국가 방사능 누출 사고
소방청	1. 화재·위험물 사고 2. 다중 밀집시설 대형화재
문화재청	문화재 시설 사고
산림청	1. 산불 2. 산사태
해양경찰청	해양에서 발생한 유도선 등의 수난 사고

1. 재난관리주관기관이 지정되지 않았거나 분명하지 않은 경우에는 행정안전부장관이 「정부조직법」에 따른 관장 사무와 피해 시설의 기능 또는 재난 및 사고 유형 등을 고려하여 재난관리주관기관을 정한다.
2. 감염병 재난 발생 시 중앙사고수습본부는 법 제34조의5제1항제1호에 따른 위기관리 표준매뉴얼에 따라 설치·운영 한다.

표 8-2 긴급구조지원기관

유형	기관 및 단체명
중앙부처·산하기관	• 교육부, 과학기술정보통신부, 국방부, 산업통상자원부, 보건복지부, 환경부, 국토교통부, 해양수산부 • 방송통신위원회, 경찰청, 기상청 및 산림청
공공기관·단체	• 군부대, 대한적십자사, 전국재해구호협회 • 종합병원, 응급의료기관, 응급의료정보센터, 구급차등의 운용자
기타	긴급구조기관과 긴급구조활동에 관한 응원협정을 체결한 기관 및 단체

우리나라 국가재난관리체계는 범정부가 함께 참여하여 협력하는 특징을 가지고 있다. 국가적 재난 발생 시 청와대 국가안보실 국가위기관리센터가 컨트롤타워가 되어 청와대가 직접 상황을 컨트롤한다. 재난의 대응·복구를 총괄·조정하는 중앙재난안전대책본부를 설치하고, 각 부처에서 소관 재난유형을 관리하는 중앙사고수습본부, 지자체는 지역 차원의 재난 대응을 총괄·조정하는 지역재난안전대책본부를 설치한다. 단, 해외재난의 경우에는 외교부 장관이, 방사능 재난의 경우에는 중앙방사능방재대책본부장이 중앙대책본부장의 권한을 행사한다. 중앙대책본부장은 국내 또는 해외에서 발생하였거나 발생할 우려가 있는 대규모 재난의 수습을 지원하기 위하여 관계 중앙행정기관 및 관계 기관·단체의 재난관리에 관한 전문가 등으로 수습지원단을 구성하여 현지에 파견할 수 있다. 중앙대책본부장은 구조·구급·수색 등의 활동을 신속하게 지원하기 위하여 행정안전부·소방청 또는 해양경찰청 소속의 전문 인력으로 구성된 특수기동구조대를 편성하여 재난현장에 파견할 수 있다. 재난관리주관기관의 장은 재난이 발생하거나 발생할 우려가 있는 경우에는 재난상황을 효율적으로 관리하고 재난을 수습하기 위한 중앙사고수습본부를 신속하게 설치·운영하여야 한다. 수습본부의 장은 해당 재난관리주관기관의 장이 되며 재난정보의 수집·전파, 상황관리, 재난발생 시 초동조치 및 지휘 등을 위한 수습본부상황실을 설치, 운영하여야 하며 필요하다면 관계 재난관리책임기관의 장에게 행정상 및 재정상의 조치, 소속 직원의 파견, 그 밖에 필요한 지원을 요청할 수 있다. 이 경우 요청을 받은 재난관리책임기관의 장은 특별한 사유가 없으면 요청에 따라야 한다. 또 수습본부장은 지역사고수습본부를 운영할 수 있으며 해당 재난의 수습에 필요한 범위에서 시·도지사 및 시장·군수·구청장(지역재난안전대책본부가 운영되는 경우에는 해당 본부장)을 지휘할 수 있다. 해당 관할 구역에서 재난의 수습 등에 관한 사항을 총괄·조정하고 필요한 조치를 하기 위하여 지역재난안전대책본부가 설치되는데 시·도지사는 시·도 재난안전대책본부를, 시장·군수·구청장은 시·군·구 재난안전대책본부를 둔다. 지역재난안전대책본부장은 시·도지사 또는 시장·군수·구청장이 되며 지역대책본부의 업무를 총괄하고 필요하다고 인정하면 지역재난대책본부회의를 소집하고 재난현장 통합지원본부를 설치·운영할 수 있다. 통합지원본부의 장은 관할 시·군·구의 부단체장이 되며 실무반을 편성·운영할 수 있으며 긴급구조에 대해서는 긴급구조통제단장의 현장지휘에 협력하여야 한다. 그리고 지역대책본부장은 시·도 또는 시·군·구를 관할 구역으로 하는 재난관리책임기관의 장에게 행정 및 재정상의 조치, 소속 직원의 파견, 그 밖에 필요한 지원을 요청할 수 있으며 이 경우 요청을 받은 관계 재난관리책임기관의 장은 특별한 사유가 없으면 즉시 요청에 따라야 한다. 긴급구조활동의 역할 분담과 지휘·통제를 위하여 소방청에 중앙긴급구조통제단을 둔다. 중앙통제단의 단장은 소방청장이며 중앙통제단장은 필요하면 긴급구조지원기관 간의 공조체제를 유지하기 위하여 관계 기관·단체의 장에게 소속 직원의 파견을 요청할 수 있다. 지역별 긴급구조활동을 위해 지역긴급구조통제단을 두며 시·도 긴급구조통제단은 소방본부장이, 시·군·구 긴급구조통제단은 소방서장이 단장이 되어 긴급구조업무를 수행한다. 지역긴급구조통제단장은 재난이 발생하면 소속 긴급구조요원을 재난현장에 신속히 출동시켜 필요한 긴급구조 활동을 하고 긴급구조활동을 지휘한다. 단, 해상에서 발생한 선박이나 항공기 등의 조난사고의 긴급구조활동은 「수상에서의 수색·구조 등에 관한 법률」 등의 관계법령에 따른다. 항공기 조난사고 시의 긴급구조 등은 소방청장이 수색 및 구조계획을 수립하고 시행한다. 한편 재난 및 안전관리에 관한 사항들을 심의하기 위하여 국무총리 소속으로 중앙안전관리위원회가 있다.

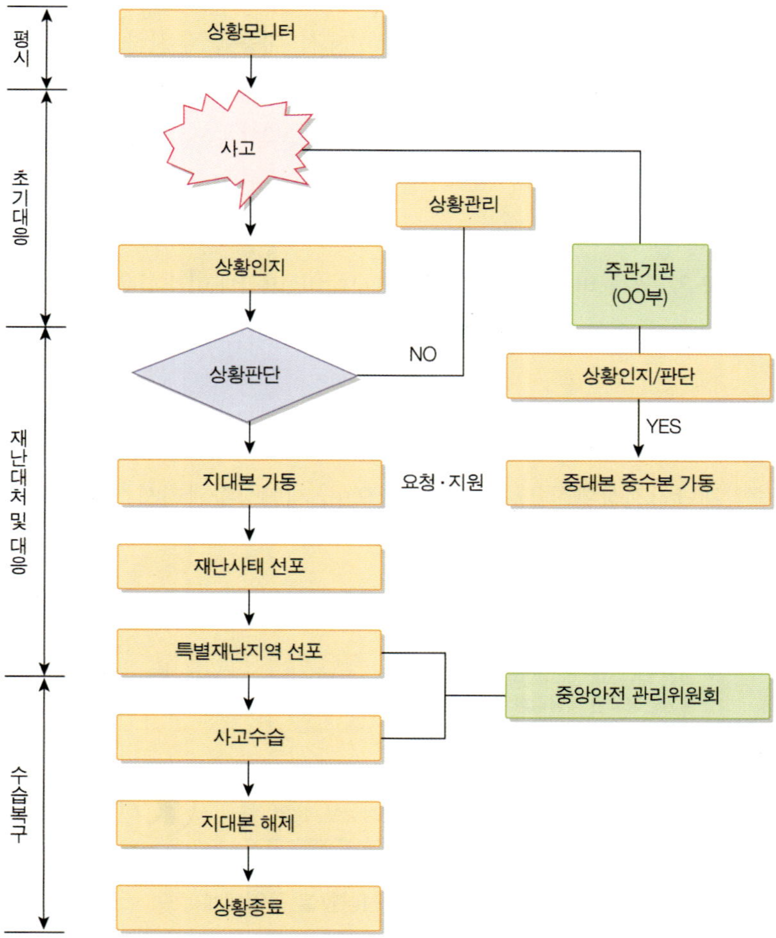

그림 8-4 재난관리 표준절차

재난 및 안전관리에 관한 중요정책, 국가안전관리기본계획, 재난사태 선포, 특별재난지역 선포, 재난 및 사고의 예방사업 추진 등에 관한 사항을 심의한다. 안전정책조정위원회는 국가안전관리기본계획의 집행계획 심의 등의 업무를 수행한다.

재난상황을 관리하기 위해 〈그림 8-4〉와 같이 재난상황 시 관리 체계를 갖추고 각 기구별 역할을 수행한다.

① 재난안전관리 본부 조직체계

우리나라의 재난안전관리 본부는 국가와 지방자치단체가 행하는 재난 및 안전관리 업무를 총괄·조정하고 있으며, 재난안전관리 본부 조직의 부서들은 다음의 역할과 기능을 담당한다.

- 안전정책실은 안전정책의 협의와 조정을 실시하고, 「재난 및 안전관리 기본법」 등 관련 법령의 제·개정에 관한 사항을 총괄하는 등 안전관리 정책의 기획·총괄·조정을 담당한다.
- 재난관리실은 자연재난(풍수해, 지진 등)의 선제적 대응을 추진하고, 재난 발생 시 피해현황을 신속하게 파악하여 복구계획을 수립하여 지원체계를 운영한다.
- 재난협력실은 사회재난 발생 시 중앙재난안전대책본부(또는 중앙사고수습본부) 및 수습지원단을 구성·운영하여 신속한 현장 수습을 지원하며 취약시설 등 현장점검을 통한 선제적 위험요인을 개선한다.
- 비상대비정책국은 국가 비상시를 대비한 전시대비 비상대비계획을 수립·총괄하며, 주민의 생명과 재산을 보호하기 위한 민방위제도를 운영하고 민방위대를 편성 및 관리한다.

② 중앙재난안전상황실

재난안전관리본부는 18개 기관(중앙부처 13개, 유관기관 5개)이 합동으로 365일 24시간 상황근무 하는 중앙재난안전상황실을 운영하고 있으며, 재난상황관리시스템을 활용하여 국가재난상황을 총괄 관리하고 있다〈그림 8-5〉.

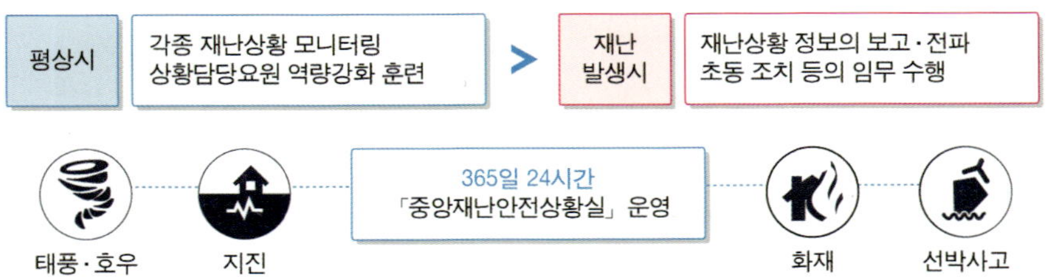

그림 8-5 중앙재난안전상황실 운영체계

(3) 주요 재난 관리 대책

① 자연재난

✻ 풍수해

가. 범위

- 자연재난의 풍수해(태풍, 홍수, 호우, 강풍, 풍랑 등) 대책

나. 주요대책

【주요과제】

- 재난예방을 위한 단계적 관리체계 구축
  - 사전재해영향성협의제도 운영, 재해위험지역 및 소하천 정비, 우수저류시설설치, 자연재해 예측 및 저감 연구개발, 풍수해저감 종합계획 수립 등
- 유관기관 간 연계체계 확립을 통한 효율적 재난대응 대책 추진
  - 지역자율방재역량 강화, 재해사전예측시스템 구축, 유형별 표준운영절차 개발 및 매뉴얼 개정, 자연재해 원인 조사·분석, 선진형 풍수해 피해예측시스템 개발, 재해상황 분석판단시스템 운영 등
- 신속한 복구의사 결정과 피해 재발 방지를 위한 복구체계 개선
  - 풍수해보험, 재난구호 및 재난심리안정 지원, 사유재산피해 재난지원금 통합지원시스템 운영 및 간접지원 원스톱 서비스 제공, 재난유형별 복구 계획 절차개발, 피해주민 간접지원 및 민관협업을 통한 이재민 구호서비스
- 수방방재대책 및 사전점검
  - 하수처리시설 침수방지 점검, 공공하수도의 우수 관리기능 강화, 식·용수분야매뉴얼 개정 등 지자체 및 유관기관 등 현장 대응체계의 실효성 확보
- 공공하수도 우수 배제·저류능력 확대
  - 하수 범람으로 침수피해가 발생하거나 발생할 우려가 있는 지역에 하수도 인프라 설치 등 침수예방대책 수립·추진
- 국립공원내 재난취약지구와 노후 예·경보시설 정비 등 선제적 예방사업, 위기대응 교육훈련, 산행안전지수 제공 및 탐방객 안전교육 확대 등
- 호우 대비 하천·하구나 수중에 침적되어 있는 쓰레기 사전수거, 중·하류유역의 부유쓰레기 수거시스템(차단막, 수거장비 등) 구축 등
- 풍수해·설해 및 충해·재선충병 등에 의한 문 화재피해 긴급보수

- 산사태취약지역의 사방사업, 사전점검·정비 및 주민대피체계 구축, 재해방지조림, 재해예방·관리를 위한 임도구조개량, 산사태예측 시스템 개선
- 내재해형 임산품종 및 냉해예방시설 지원, 임목도복 피해 최소화, 기상이변에 대비한 수목·시설물 관리 도로 및 보도 이용자의 안전 확보
- 노후 항만시설 보수·보강, 침수예상 항만지역 정비, 높은 파고에 안전성이 확보되지 않은 방파제 보강, 연안정비기본계획 수립 및 시행
- 농촌지역 재해분석 및 취약지역 관리시스템 등 농촌지역 맞춤형 재난 대피 기반 기술, 주민친화형 농촌지역 재난 복구 기술 개발
- 에너지시설 피해를 최소화 대책 수립 및 안정적 에너지 공급체계 유지
- 도로, 하천, 공항, 댐, 상수도에 대한 우기대비 취약시설 사점점검 및 우기전 보수·보강, 홍수기 위기경보 수준별 비상근무 실시 및 피해발생·확산 방지
- 태풍·풍랑에 따른 단계별 다중이용선박 통제 및 조업선 대피 유도

【예방대책】

- 재해취약성 사전조사, 재해 위험도 평가 후 재해 위험지구 정비계획 수립·시행 및 재해위험지구별 행동매뉴얼 마련 등 재해위험지구 체계적 관리
- 자연재해위험개선지구의 지정·관리, 급경사지 붕괴위험지역 지정·정비 등 재난취약시설의 점검·정비 강화
- 재난예방 및 환경개선과 수질보전 등을 위한 소하천정비종합계획 수립
- 도시계획과 연계하여 지역별 여건에 맞는 방재계획 및 풍수해 저감 종합대책의 수립, 시행을 위한 필요 인력, 예산, 장비의 확보
- 대규모 시설물에 대해 수방기준 및 내풍 설계기준 검토·보완, 우수유출 저감시설 설치, 지하공간의 침수 방지, 재난관리 책임기관별 비상대처(추진)계획수립 등 태풍 피해 저감을 위한 지속적인 제도 개선
- 재난대책본부–방송사간 사전협조로 효과적 재난방송실시, 공보창구의 단일화 등 재난발생시 실시간 정확한 정보 제공

【대비대책】

- 중앙부처·지자체·유관기관 간 비상소집체제 및 정보 수집·전달수단 확보, 응급대응을 위한 표준행동요령 작성, 정기적 훈련 등 응급대응체계 정비
- 정보의 수집·전달, 구원요청 등 기동력 있는 광역단위의 실천적 방재훈련

• 예·경보 시스템 작동상태 점검, 자연재난 취약지역 예·경보 시스템 확대·구축
• 상시현장정보 수집·분석을 위한 모니터링시스템을 구축하고 야간·휴일 등 행정사각시간대 대응체제 확립 및 피해현장 정보수집의 신속화·체계화

【대응대책】
• (재난발생 직전) 비상근무 및 재난대책본부 운영 등 대응체제, 기상·재난상황대국민 홍보, 침수·고립·산사태·저수지붕괴위험 등 재난위험지역에 대한 주민대피 조치 및 안전대책 강구, 홍수예상 시 댐, 배수펌프장 등의 사전조치
• (재난발생 직후) 지역본부의 현장의 신속한 상황파악, 현장상황관리관과 중앙수습지원단을 활용한 현장상황관리 등 중앙·지방간 상황 공동 관리제 운영
• (재난정보) 통신수단 확보, 피해상황 조치파악 활동
• (교통소통) 도로침수·낙석·토사유실 등 교통두절지역 응급복구, 도로관련 기관과 협조체제 유지 및 대규모 재난 시 군부대 지원요청, 사전 우회도로 지정

【복구대책】
• 공공시설관리자의 의견을 수렴하여 기능복원과 개선복구의 기본방향 결정, 지자체에서 주민 의견을 수렴하여 적절한 복구방안 강구(정부는 이를 지원)
• 중앙합동조사단의 피해조사 및 피해원인분석 재난복구계획(안) 마련, 재난원인분석조사단(민간)을 통해 재난원인분석·평가 기술 검토와 자문
• 재난발생으로 생활기반 상실 등 극심한 피해의 수습·복구를 위하여 국가적 차원의 특별한 조치가 필요하다고 인정되는 경우 특별재난지역의 선포
• 이재민 구호 및 재난복구사업 등 복구비 지원
• 선진기술을 접목한 피해조사장비 현대화, 피해조사 시 민원 청취제도 도입 등
• 국민 스스로가 개인이 소유한 보험가입 대상시설에 대해 위험관리를 실천하는 풍수해보험 제도 운영 활성화

* 해일

가. 범위

• 태풍이나 온대성 저기압 및 지진에 의해 발생되는 해일에 대한 대책

나. 주요대책

【주요과제】

- 과거 해일피해 등을 분석, 대국민 홍보, 민·관·군 합동 해일대비 종합훈련체계 구축, 신속한 상황관리체계 확립
- 경보사각지대 해소를 위한 민방위 경보단말 추가, 노후단말 교체사업 및 지진해일 예·경보 시스템의 운영실태 점검 등
- 지진해일로 인한 인명 및 재산피해 예측기술 개발하고 지진해일 대응시스템에 관련 기능을 탑재하는 등 신속한 주민대피 지원기능 강화
- 현행 지진해일 대비 주민대피계획 수립, 지진해일 주민대피지구 및 대피로 등의 관련 시설의 점검 및 관리 강화

【예방대책】

- 해일 취약시설물 점검·정비 등 예방대책 수립
- 해일 예측·정보전달체계 구축 및 교육·훈련·홍보
- 해일재난의 신속한 대응을 위한 표준대응절차 수립과 시설물 응급복구체계 확립
- 대규모 인명피해가 우려되는 다중이용시설, 해안지역 등에 대한 비상대처계획 수립

【대비대책】

- 선박으로부터 접수, 경계순찰 사전준비, 통신수단 정비 등 경계활동체제 확립
- 안전한 피난소·피난경로 사전정비, 즉시 피난 유도 등 피난조치활동체제 정비
- 정보 수집·전달체제 확보, 응급대응을 위한 표준행동요령 작성 및 정기적 훈련
- 방재훈련 실시, 재난 예·경보 전달체계 및 재난정보의 전달·분석체계 구축
- 침수방지를 위한 해안보존시설 점검 및 재난 우려 시 신속한 대피조치, 연안지역 침수에 따른 전기·감전사고 방지대책, 연안지역 침수피해 확대방지를 위한 이동식펌프 확보 등 2차 재난 방지대책 점검

【대응대책】

- (재난발생 직전) 비상근무 및 재난대책본부 운영 등 대응체제, 주민에 대한 재난 예·경보 신속 전파, 침수·고립예상지역과 산사태발생 예상지구 등 재난위험 지역에 대한 주민안전대책 강구, 태풍, 홍수 등 발생이 예상될 경우 댐, 보, 수문, 배수펌프장, 양·배수장 등 사전조치 사항을 관계기관에 통지

• (재난발생 직후) 지역본부의 현장의 신속한 상황파악, 현장상황관리관과 중앙수습지원단을 활용한 현장상황관리 등 중앙·지방간 상황 공동관리제 운영
• (2차 피해 방지) 침수피해 지역의 배수와 제방붕괴 등으로 인한 침수피해 확대방지, 토사재난 위험장소를 점검하고 위험성이 높은 장소에 대하여 응급조치 및 필요시 주민 대피 유도 등

* 설해·한파

가. 범위

- 설해(대설) 및 한파에 대한 대책

나. 주요대책

【주요과제】

• 지역자율방재단과 민간모니터위원을 활용, 신속한 상황관리 및 사전예방활동
• 산악지역, 고립예상지구 및 등반객 안전대책 강구
• 서울, 인천, 경기 등 자치단체 간 취약경계구간에 대하여 연계제설체계 구축
• 제설인력, 자재, 장비 및 각종 비축물자 확보
• 시설기준 적정여부, 규격품 사용, 관리실태 등 계도 강화
• 동파방지를 위한 계량기 보온, 동파방지 계량기 및 개량형 보호통 보급 확대, 취약지역 중점 관리, 동파방지대책 종합상황관리, 주민 행동요령 홍보(환경부)
• 국립공원 내 폭설 대비 탐방객 안전위해요소 관리, 설해대비 교육·훈련, 탐방객안전사고 예방을 위한 산행안전정보 제공 및 안전교육
• 제설제 등 자재·장비·인력 사전확보, 제설 창고 등 시설확충, 고갯길 등 취약구간 관리 강화, 교통마비 우려 시 '先제설 後통행'원칙에 따라 긴급통행제한 등

【예방대책】

• 제설, 동해방지 등에 관한 계획 추진, 눈사태방지를 위한 삼림조성·시설정비, 재난관리 책임 기관별 설해대비 조사·연구, 설해예방 조직정비·물자관리 및 장비확보, 도로별·지역별 교통 대책 및 농·수산시설 설해경감대책 강구
• 설해대책에 필요한 자료 집적, 시험 및 연구시설 확충, 방재기술개발 등 설해예방대책 연구 활성화
• 단계별 예방·대응 및 복구과정, 재난대응 조직의 구성 및 정비실태, 안전관리체계 및 안전 관리규정의 제정·운용 등 재난관리체계 등의 정비·평가 실시

【대비대책】

• 국민행동요령, 강설, 교통통제 및 차량 안전장구 휴대운행 등 설해방재 홍보
• 건축물소유자·관리자 등의 보도·이면도로 제설책임 홍보

【대응대책】

• 비상근무 및 재난대책본부 운영 등 설해 대응 활동체제 확립
• 언론매체를 통한 대국민 홍보 등 주민에 대한 재난 예·경보 신속 전파
• 상황발생시 즉시출동이 가능하도록 고립예상 지역별로 동원인력 및 장비 지정, 군·경·산림·소방 등과 인명구조용 헬기지원체제 등 고립예상지역 대책 추진

✽ 낙뢰

가. 주요대책

【주요과제】

• 낙뢰 피해 예방을 위한 자율안전 관리체제 구축 및 정보공유 강화
• 민·관 합동 안전관리체계 구축 및 네트워크화를 통한 전문성 제고
• 법제화 및 제도정비 등으로 피뢰시설 안전관리 및 설치기준 확대 개선, 낙뢰피해 예방 및 위험요인 근본적인 해소방안 강구

【예방·대비】

• (예방대책 수립) 비구름을 동반 기상상황 모니터링, 낙뢰 안전사고 예방을 위해 관계 기관별 역할을 분담하고 각각의 소관시설 안전관리대책 마련
  – 자치단체별로 안전관리대책 수립, 경보기·음성방송시설 등 낙뢰 피해 예방시설에 대한 안전 점검 실시
• (대국민 홍보·교육) 중앙 및 지자체의 대국민 홍보·교육 추진
  – 낙뢰 발생시 행동요령과 대처법 등 홍보·교육, 반상회 등의 주민 홍보를 통한 안전의식 고취, 유치원·초·중등 학생을 대상으로 대처법 교육 등

【대응·복구】

• 낙뢰사고 발생 시 교수·전문가 등으로 조사반 구성, 사고현장을 조사, 사고 원인을 파악하고 유사사고 재발방지대책을 마련하고 사례를 전파

❋ 가뭄

가. 주요대책

【주요과제】

- 가뭄대비 관계부처 합동지침 수립
- 부처별 가뭄 상황 정보지를 합동 발간, 정보공유
- 민간의 전문성을 활용, 가뭄피해 조사 기능(재해경감대책협의회) 수행
- 상습가뭄재해지역 일제조사 및 중장기 대책 마련
- 시설물간 연계운영을 통해 용수공급능력 증대, 지하수 기초조사 확충 및 가뭄대비 지하수 지원체계 구축, 취수원 이원화 등 비상용수 공급 방안 수립
- 지하수, 해수담수화, 빗물저류지 등 다양한 확보 방안 추진, 신규댐 건설 및 기존댐 재개발, 광역상수도 공급지역 확대 및 관로 복선화

【예방대책】

- 가뭄발생시기 예측과 경보발령기준을 정량화, 물 절약 프로그램의 개발, 시설물별 용수관리 시스템 개발, 가뭄의 평가와 예측 모형, 이수 및 절수관리 지침 등 가뭄 예방대책 관련 연구개발 추진
- 효율적 빗물관리 방안 강구, 댐 등 수자원 시설의 효율적 활용, 다양한 수자원(지하수, 해수담수화 등) 확보 등 상습가뭄지역 해소를 위한 중장기계획 마련
- 수계별 댐저수 현황 및 용수공급전망 검토, 가뭄관리시스템 개선

【대비대책】

- 재난관리책임기관의 가뭄방재를 위한 조사·연구개발과 가뭄대책에 관한 기초자료 집적, 연구 시설 확충 등 관련 연구와 조사 활성화
- 양수 장비 적정 보유량 확보, 기상분석 및 생육상황 관찰 등 가뭄예상지역 관리
- 가뭄 우려단계 시 용수원 개발 지원, 양수·절수재배 등 가뭄확산 단계 조치사항 시행 및 가뭄 대책 추진체제 전환 등 조치
- 가뭄상황 실시간 모니터링 및 대응계획 수립, 기관 간 공조체계 구축

【대응대책】

- 비상근무 및 재난대책본부 운영 등 가뭄 대응 활동체제 확립
- 언론매체를 통한 대국민 홍보 등 주민에 대한 재난 예·경보 신속 전파

• 유휴우물, 비상급수시설, 인근 정수장, 간이 상수도, 전용상수도 등의 활용 및 농업·공업·발전용수 등 다른 수리시설 일시 전용, 비상급수를 위한 시설장비·인력(군·소방) 확보, 먹는 샘물업체 긴급식수 공급 등 긴급대책 추진
• 지역실정에 따라 1단계(10~30% 감량공급)~4단계(급수 중단)로 구분 각급기관·지자체별로 단계별 급수대책 수립·추진
• 가뭄 상황 전파 및 피해 최소화를 위한 지원 대책 시행
• 경비함정 이용, 도서지역 긴급 식수 공급

【복구대책】

• 피해 농작물 복구비 지원, 가뭄대책용 양수기, 양수용 관정 설치 등 지원 등
• 가뭄 피해조사 및 복구 시행, 가뭄관리시스템 보완, 용수공급 대책 마련

❋ 지진

가. 주요대책

【주요과제】

• 내진설계 상위기준 설정
  - 국가차원의 내진성능목표 설정을 위한 지진위험 평가기술 및 설계지반운동 표시방법 고도화 기술 등 연구개발사업 추진, 시설물별 내진설계 공통적용사항정비, 국가 활성 단층 지도 제작 및 각종 지질 및 지반조사 DB 통합 관리 등
• 시설물 내진대책 추진
  - 제2차 기존 공공시설물 내진보강 기본계획 수립·추진, 민간건축물 지방세 감면혜택에 관한 홍보 강화, 국가내진성능목표 등의 상위기준 설정 시 부처별 소관 내진설계 기준 재설정
• 지진재해 대응 및 복구
  - 지반피해 예측시스템 개발 및 지진재해대응시스템과 연계, 관련 매뉴얼(표준, 실무, 행동 등) 보완, 지자체별 피해원인 조사 및 위험도 평가 추진, 지진재해에 대비한 이재민 수용 시설 지정·관리 및 구호물자 확보
• 지진방재 교육 및 훈련
  - 지진방재 분야 대국민 홍보계획 수립·전파, 어린이부터 성인까지 수요자의 눈높이를 고려한 교육교재 다양화, 훈련 프로그램 개발, 지자체·관계기관 훈련지원 및 훈련 시 도출된 개선 사항을 매뉴얼에 반영 등 결과 환류

- 환경기초시설(상수도·하수도)의 내진성 확보
- 문화재 지진 위험지도 데이터 구축, 목조· 석조 문화재 내진점검, 문화재의 진동 특성을 고려한 지진 피해 시뮬레이션 등 지진 방재 R & D추진
- 원전 안전정지 유지계통 및 용수공급시설 내진성능 개선, 침수 방호설비 보강, 화력발전소 기존시설물에 대해 내진성능을 평가하여 취약점을 보강

【예방·대비】

- 국가 내진성능목표 설정, 국가 활성단층지도 제작, 기존 시설물 내진보강 활성화, 지진해일 주민대피계획 개선, 지진방재훈련, 매뉴얼 보완 및 교육·홍보
- 문화재 주변(담장·못·수목 등)이 지진피해 우려 시 관계부서 협의·정비, 건조물 문화재 주변 지형의 안전성 확보를 위한 정비계획 수립·추진
- 법정 안전검사 및 내진성능 확보, 가스·유류·방사선 등 위험물질 누출방지대책 마련

【대응·복구】

- 지진 및 지진해일대응시스템 및 지진 피해시설물 위험도 평가방안 고도화, 재해복구계획 수립·시행
- 폭발 및 화재위험이 있는 시설의 2차 재난방지를 위한 점검, 추가 붕괴 위험 지역 응급조치, 피해복구비 지원
- 구급의약품·복구자재·장비 확보 및 유사시 긴급대응, 이재민 수용시설에 대한 에너지 공급, 에너지 설비 응급조치 및 복구대책 추진(산업부)

❋ 황사

가. 주요대책

- 황사 관측 장비 확충, 황사발생 확률예보 기술개발 등 예보능력 향상
- 황사 성분 관측항목 확대, 고농도 미세먼지 예·경보제 고도화, 황사 건강영향조사, 위해성 평가를 통한 건강보호 권고기준 제시 등 위해성 경보체계 구축
- 건강·산업·노동·교육·농업·항공·식품 등 분야별 대책 추진 및 황사발원·예비특보·특보발령 등 단계별 대응체계 구축
- 황사 대응 정책협의체 강화, 사막화지역 생태복원 공동연구, 사막화방지 협력사업, 황사발 원지 국가와 협력네트워크 강화 등 동북아 황사대응 협력
- 황사의 주요 발원지인 몽골지역과 중국지역을 대상으로 한 조림사업으로 국내 황사피해 저감 노력

❋ 녹조

가. 주요대책

• 농·어촌 마을하수도 확충, 하·폐수처리장의 총인처리시설 설치, 가축분뇨 공동처리시설 및 퇴비화 시설 확충 등 하천의 총인농도 관리강화(0.035mg/L 이하)

• "범부처 조류연구 협의체" 구성·운영, 녹조문제 해결을 위해 조류발생 메커니즘과 거동특성 및 정수장의 녹조처리 공정개선 등 연구

• 4대강 수계에 독소와 냄새 등을 처리할 수 있는 고도정수처리시설 확충

• 수계관리 자문협의회, 민관합동 수질 모니터단 등 수질관리정책에 민간이 참여하고 지역주민이 자발적으로 수질을 관리할 수 있는 여건(거버넌스) 조성

• 관계부처 합동 녹조대응 TF와 수계별 녹조대응 현장 TF를 운영, 녹조발생시 상류 댐·보·저수지의 저수량을 효율적으로 활용 등

• (예방) 4대강 본류구간 조류 경보제 시행, 하천·호수의 조류발생 상황 모니터링시스템 확대, 녹조발생 감시·제어기술 개발 및 실용화 R & D

• (대비) 녹조발생에 대비하여 상류 댐·보·저수지 저수량를 활용 관련 규정 정비, 녹조발생 대비 4대강 수계 고도처리시설 확충, 총인저감을 위해 환경기초시설확충, 지역주민이 참여하는 물 관리 거버넌스 구축 추진

• (대응) 관계부처 녹조대응 실무협의회 및 수계별 녹조대응 현장 TF 구축하여 녹조발생시 신속대응, 항공감시·환경지킴이 등 입체적 녹조감시, 녹조 대량 발생 시 녹조 제거선·물 순환 설비·제거물질살포기 등으로 신속제거

❋ 적조

가. 주요대책

• 남해안 적조 광역조사, 연근해 적조 모니터링 확대, 무인 관측 장비 활용 자동예찰 시스템 및 '적조종합정보시스템' 개발 운영

• 양식장 정화 및 적조방제, 적조 조기예보 및 모니터링 강화, 구제물질 개발, 적조 발생 메커니즘 등 관련 연구개발사업 추진

• 상습 피해어장 면허제한 등 양식면허 관리강화, 피해어장 구조개선

• (예방) 적조 예찰 및 예보 기능을 강화하여 적조대응을 위한 충분한 시간 확보
  – 적조 발생 1주전 예보를 2~3주전 예보가 가능하도록 발전

• (대비) 적조 발생 전 방제물질 확보, 공용 및 개인 장비 확충, 사전대비 훈련실시, 양식어장 현황 파악

- (대응) 이동식 가두리시설로 개선, 적조에 강한 품종전환, 임시대피지(안전해역)지정, 민간 적조대응 활동 지원
- (복구) 신속한 어업피해 조사 및 확정, 어업재해 지원금 지급, 양식수산물 재해보험 지급

❋ 폭염

가. 주요대책

- 응급 의료기관으로부터 폭염으로 인한 건강피해 현황정보 일간 집계
  - 관련기관, 홈페이지, 보도자료, 언론 인터뷰를 통해 폭염 건강피해 현황 정보제공 및 폭염으로 인한 온열질환 신고현황 연보 발간
- 폭염으로 인한 건강피해는 건강수칙 준수만으로도 예방이 가능하므로 국민인식제고를 위한 홍보활동 강화
- 폭염으로 인한 온열질환 감시체계 운영
- 폭염으로 인한 온열질환 감시체계 운영 강화, 폭염 건강피해 현황정보 신속 제공, 폭염 대비 건강피해 예방정보 제공을 통한 국민 인식 제고

② 사회재난

❋ 대형화재

가. 주요대책

- 전국 4개 권역별 「119특수구조대」 및 재난현장지휘 교육훈련센터 등 재난환경·소방행정 수요에 맞는 인력 확충 및 장비 개선·보강
- 현장대응능력 강화를 위한 훈련, 신고접수·출동조치 등 종합 상황관제능력 제고
- 중앙상황실 재난영상정보시스템, 지자체 CCTV 연계 119출동 길안내 서비스, 모바일 현장 지휘 시스템 등 모바일 재난현장관리 시스템 구축
- 신속하고 안전한 출동체계를 위한 교통시스템 개선, '소방차 길 터주기'의 생활화 및 홍보 콘텐츠 개발 등 소방차 5분내 현장도착율 향상
- (예방) 종합적 안전관리대책 수립·시행을 통한 선제적 예방관리
  - 화재위험평가, 소방점검공영제 도입 등 화재취약시설 중점관리와 지속 가능한 화재예방 제도개선 및 연구개발
- (대비) 초고층 화재진압장비 등 첨단 소방장비 지속보강과 다양한 커리큘럼 개발을 통한 소방대원 교육·훈련 강화
- (대응) 상황실 ↔ 현장 정보연계, 대원 위치확인 시스템 구축을 통한 Control tower 기능 제고 등 효율적인 소방 활동 전개

• (복구) 단계별 화재대응활동 평가 및 평가결과 환류, 철저한 화재원인 규명을 통한 유사 사고 재발 방지대책 강구

❋ 문화재 화재

가. 주요대책

• 문화재 재난방지시스템 구축

– 국가지정문화재와 등록문화재 방재설비 구축, 전기설비 등 방재설비 유지보수 및 고도화, ICT활용 문화재 재난안전관리 통합시스템 구축

• 문화재 종합관리체계 구축

– 주기적 순찰 및 방재설비 일상점검, 화재 지킴이 견(犬)을 현장 배치, 현장인력 방재 교육 및 훈련, 재난대응 매뉴얼 작성·활용

• 문화재 방재운용기반 강화

– 문화재 방재설비 감리기술기준 지침, 문화재 안전관리지도 개발, 동산문화재 전기설비 안전대책, 문화재 낙뢰 피해 현황조사 및 안전대책

• 궁능 방재시스템 구축

– 궁능 문화재 등 주요 건축물·시설물에 안전인력 배치, 소방 및 종합경비시스템

• 국보·보물 및 중요민속 문화재 등 국가지정 목조문화재의 방염사업 추진

• (예방) 문화재 담당자·관리자 대상 방재 교육, 문화재 재난 예방점검, 방재시설(방범, 경보, 소화시설) 및 안전경비인력 배치 등 재난예방 사업 추진

• (대비) 문화재 재난종합 상황실 운영, 문화재 재난안전 관련 연구기술개발, 위기관리 연습·훈련, 목조문화재 맞춤형 화재 대응 매뉴얼 마련 등

• (대응) 문화재 소산 및 보호조치, 중요 문화재 대피장소 확보 시행, 문화재 피해 우려 시 지조사단 구성·파견

• (복구) 추가 피해 방지를 위한 응급조치 실시, 피해복구현장 지휘·기술지원 및 국고 보수 정비 사업 추진

❋ 산불

가. 주요대책

• 원인별 산불요인 사전제거 및 대응체계 구축

– 매뉴얼에 의한 체계적인 산불예방 홍보, 빅데이터 수집·분석을 통해 기관 및 지역별 맞춤형 산불방지대책 수립을 지원

- 산불방지 기반시설 확충 및 산불취약지역 관리 강화
- '밀착형 산불무인감시카메라' 및 주요시설물 보호를 위한 '산불소화시설' 설치 확대, 취약지역 감시인력 집중배치 및 인화물질 제거사업 시행
- 진화 지휘체계 정착 및 유관기관별 임무 명확화
- 상황관리 및 진화자원 공유시스템 마련·활용, 유관기관 합동 진화훈련 확대
- 공중진화 향상을 위한 헬기 추가도입 및 승무원 안전교육 강화
- (예방) 국민 경각심 고취를 위한 다양한 홍보활동, 산불 취약지(주요사찰, 소각산불 등) 관리 사업, 지상과 공중의 입체적 산불감시·계도활동
- (대비) 봄·가을 산불방지대책본부 운영, 「산불상황관제시스템」 고도화, 산불방지 및 산불 진화 협정 등 국민 참여 확대, 산불원인 인자 검거능력 향상
- (대응) 산불상황 전파 및 산불현장 지휘(통합지휘본부), 산불확산 시 지역주민 긴급대피 및 주요 시설물·주민 보호
- (복구) 피해 유형별·임상별·지역별 특성에 맞는 생태적 복구기술 적용, 국민생활과 밀접한 가옥·축사·농림시설 등에 최우선 응급복구 지원

❋ 시설물 재난

가. 주요대책

- 선진적 안전관리체계 확립
- 1·2종 시설물 확대 조정 및 소규모 시설물 관리체계 도입, 안전점검·진단 기술자 전문성 강화, 안전점검 적기시행 및 노후 시설물 관리 강화
- 시설물 실태조사 제도화, 시장친화형 안전진단전문기관 육성 및 공정성 강화, 안전 및 유지 관리 기술자 요구 중심의 교육
- 국민과 함께 하는 안전관리 실현
  - 국민이 참여하는(안전신고, 안전감시단 등) 시설물 안전문화 확산, 생활기반시설물 등 취약 시설 안전관리 지원, 관리주체의 자발적 안전관리유도 및 민간 시설물 안전관리 시스템 강화
- 환경변화 선제 대응형 안전관리로 전환
  - 지진재해 대응체계구축 및 내진기준 정비, 이상기후 대응(내풍·내설) 안전관리 강화, 시설물 성능평가 개선을 통한 이용자 만족도 증진, 유지관리 취약요소 발굴 및 피드백(설계－시공－유지관리－기준 보완)

- 지능형 기술 촉진 및 효율화
  - ICT 기반 시설물 첨단 진단기술 확보, 보수·보강 등 유지관리 기술 선진화, FMS(시설물유지관리시스템) 성능개선 및 활용 확대, 유지관리 분야 BIM(Building information modeling) 도입·활용기반 마련

❋ 도로교통

가. 주요대책

- 소규모 교량(100m 미만)에 대한 정밀점검 확대, 유수의 원활한 흐름을 위한 통수단면 부족 교량 개선, 국도변 비탈면 정밀조사 및 보수·보강 등 정비
- 사고발생·위험구간 안전점검 및 시설보강, 교통사고 잦은 곳 안전시설 개선, 교통안전 캠페인, 교통약자 대상 교육·홍보
- 시기별·대상별·사고원인별 사고예방대책 시행, 교통수요 급증대비 특별교통관리, 교차로 소통 확보, 무인 단속 장비 확충, 비상상황 대비 유관기관 합동 모의훈련
- 사고 시 사상자 구호 및 도로통제 등 신속한 초기대응, 다양한 매체를 활용한 사고정보 전파, 대형 사고나 강설·폭우 등 자연재해로 교통두절시 교통통제 및 우회
- 대형교통사고 시 정확한 사고원인 신속규명, 뺑소니, 무보험 등 교통사고 피해자 치료비 지원 서비스
- 화물차 휴게소 및 공영차고지 건설지원, 화물운전자 복지사업 지속추진
- 안전한 교통 활동에 필요한 차세대 지능형 교통체계 시범사업 추진
- (예방) 취약시설 사전점검 및 미비사항 조치
- (대비) 우기 전 배수로 정비, 방재물자 비축
- (대응) 예찰활동을 강화, 기상특보 시 비상근무 실시 및 재해발생에 신속히 대처, 폭설 위험 예상 시 사고예방을 위한 '선(先)제설 후(後)통행' 원칙 적용
- (복구) 비탈면 붕괴나 도로유실시 신속히 우회도로 지정·안내 및 응급복구, 다음해 우기 전까지 항구복구, 폭설시 신속한 제설 및 교통소통 유지

❋ 해상교통

가. 주요대책

- 종사자와 일반국민 대상의 안전교육 실시 및 해양안전캠페인 전개, 인적요인관리기법의 발굴·전파, 해양안전문화지수 개발 및 안전도 향상도모
- 행정지도 강화를 위한 해사안전감독관제 운영, 해사분야의 안전경영 의식 고취를 위한

해사안전우수사업자 지정, 주요 선박 교통 항로 안전성 평가 추진

- 해양에서 대형 인명사고 시 '골든타임' 위기대응능력 제고를 위한 특수구조단 운영 내실화, 연안사고 구조역량 강화, 교육훈련 및 수색구조 매뉴얼 고도화
- 민간 구조 활성화를 위한 자생기반 조성, 해상수난구호대책위원회를 통한 유관기관 협조 체계 구축, 민간자율구조대 활성화 및 민간 구조자원
- 함정·헬기 등 구조장비 최신화, 해상 응급의료 인력·장비 확보, 사고 다발해역 및 주조업지 분석에 따른 경비함정 전진 배치로 효율적 안전관리
- 연근해 어선에 V-PASS시스템 설치 확대, 구명조끼착용 생활화 운동 및 법제화
- 지구 전 지역의 조난위치를 실시간으로 구현 등 해상 조난·안전 통신시스템구축, 국제적 수색구조 협력 강화
- 취약시기별 노후 선착장 개선명령 및 유·도선과 시설 점검, 선박검사 기관과 복원성 자료 등 정보공유, 해상안전 기동점검단 운영, 운항실태의 과학적 분석을 통한 점검체제 개선, 해상안전 위해사범 단속
- (예방) 해양안전교육 강화, 안전점검 강화, 연안 해역 안전성 평가
- (대비) 위험물컨테이너 점검제도(CIP) 운영 내실화, 항로표지 시설확충 및 기능 강화, VTS/AIS 인프라 정비 및 확대, 원격 해양응급의료시스템 보강, 러·일·중 등 주변국과 국제 수색구조 협력 강화, 해양선박사고 매뉴얼 개선·보완
- (대응) 중앙·지방 구조본부 및 사고수습본부 운영, 기관별 업무지정, 대형사고시 안전관리 비상대책 본부 운영, 사고선박 위치파악 및 정보사항 보고·전파, 위기 유형별 및 단계별 대응조치 시행(관심 → 주의 → 경계 → 심각)
- (복구) 복구지원팀 구성, 유가족 지원, 선체인양 등 사고수습

✻ 항공

가. 주요대책

- 항공안전업무의 전문성·효율성 제고를 위한 항공안전법 제정, 경영실적 악화 항공사에 대한 집중관리(전담감독관, 특별점검)
- 인센티브(상시점검횟수 감축)를 통한 안전책임 경영제 정착, 승무원 피로관리강화를 위해 승무시간 제한기준 개선 및 한국형 피로위험관리시스템(FRMS) 도입, 안전우려 외항사에 대한 취항금지 규정을 항공법령에 반영
- 재래식 비행절차(사천·포항·대구·광주공항)의 성능기반항행(PBN)절차로 전환, 항공교

통량 증가 대비 및 유사시 신속한 안전조치를 위한 「항공안전통제센터」 구축, 지방공항 항행 안전 시설(계기착륙시설, 예비레이더 등) 확충 및 현대화

- 운항정보를 확인하면서 비행할 수 있는 차세대 감시시스템 운항지원체계 구축, 헬기업체 교육기준을 마련하고 조종사 운항자격심사 확대 추진
- 항공사고 특성에 맞는 골든 타임제 운영, 시나리오 다양화를 통한 훈련 실효성제고 및 실질적 협조체계 구축, 주요공항에 사고대처 등 비상대응요령 교육을 위한 미니부스 설치 등 대국민 항공안전문화 확산
- (예방) 안전운영체계 준수여부 등을 정기 및 수시 감독, 국제표준안전을 국내규정에 반영하여 미비점 개선, 항공안전종합통제센터 구축, 관제시설 현대화
- (대비) 사고대응 시나리오 다양화 및 지속적인 항공기 사고수습 모의훈련 실시, 유사시 승객들이 신속히 대처할 수 있도록 대국민 항공안전 체험교육장 운영
- (대응) 매뉴얼에 따른 신속한 상황보고·전파, 중앙사고수습본부 및 항공사 사고대책반 등 기관별 대책기구를 설치·운영, 정부의 위기관리 활동을 적극 홍보
- (대응) 피해자·가족 지원시설 설치, 공항 내 사고 시 신속한 시설물 복구 및 공항운영 정상화 대책 추진, 철저한 사고원인 조사·평가 및 재발방지대책 시행

❋ 방사능

가. 주요대책

【주요과제】

- 설계·제작·구매·납품·설치·정비 등 원전 전분야에 안전관리체계 구축, 방사선 이용기관의 책임 강화를 통해 종사자 안전보장 및 방사능사고 사전예방, 국제 핵안보 환경변화를 반영한 효과적 방호체제 구축 및 핵투명성 유지
- 비상계획구역 설정 등 방사능방재 기반체계 확립, 비상시에 대비한 시설·장비· 물품 확충 및 체계적 관리, 훈련강화 등을 통해 유관기관 비상대응역량 제고, 방사능재난 비상대응 시설·장비 상시 가동태세 유지
- 원자력안전 정책 및 관련 정보 공개 및 주민 교육·홍보 등 원자력안전 소통체계 구축, 국제기구 및 주요 국가와의 원자력안전 협력확대, 원자력안전정책협의회, 사고대응·의료 등 방재유관 기관 간 국가차원의 유기적 방재체계 구축

【예방대책】

• 원자력시설에 대한 철저한 검사·점검 및 품질보증검사, 방사선투과검사 발주자에게 안전한 작업환경 제공 및 일일작업량 보고의무를 부여
• 방사성 오염 수입고철의 국내유입 감시, 한·IAEA 안전조치협정 이행, 핵물질 수출입 요건 확인 시스템 개선, 원자력 전용품목 관련 기술 통제 체제 강화

【대비대책】

• 군·경·소방기관 등이 참여하는 원자력시설 부지별 합동훈련 및 주민보호·환경탐사·비상 진료 등 분야별 집중훈련 실시
• 방사선 비상진료기관 및 비상진료 장비·시설 확충을 통한 신속한 의료대응체계 구축, 주민 보호시설·물품에 대한 점검 강화, 물리적 방호 협력체계 구축 등
• 긴급 경보시설을 기존 원전반경 2km에서 예방적 보호조치 구역으로 확대 설치, 비상계획 구역 확대에 따라 인구분포, 구호소 활용가능 시설수 등 지역상황을 고려하여 지자체별로 구호소를 확대지정
• 갑상선방호약품을 비상계획구역 전체로 점진적 확충, 대규모 사고로 현장지휘센터 설치 지역이 방사능에 오염되는 경우에 대비하여 주거성 강화 설비 설치

【대응대책】

• 방사능 재난대응 총괄조정 및 현장대응활동 지휘·통제
  - 환경방사능탐사 및 방사선영향평가 수행을 통해 대피, 소개(疏開), 음식물 섭취 제한, 방호 약품 배포 등 주민보호조치 결정
  - 연합정보센터 운영을 통한 통일되고 일원화된 대외정보 제공, 유언비어 대응
  - 사고현장 환경방사능감시활동 및 방사선 피폭 의료대응 총괄
  - IAEA 등 국제기구 방사능재난 상황 통보
  - 필요시 원전사고 수습 및 방사능오염 제거를 위한 관계기관 인력·장비 지원 요청

【복구대책】

• 원안위·사업자·지자체 등으로 구성된 재난조사위원회 구성, 사고원인 및 피해상황에 대한 조사
• 대피주민 복귀방안, 사고지역 제염·복구 등 중장기 방사능 재난 사후대책 시행
• 원자력사업자의 배상책임한도액 만큼 재정적 담보를 확보하고 원자력손해 발생 시 배상 책임 한도액까지 신속 보상

＊ 금융

가. 주요대책

- 업무연속성을 위한 금융전산 안전관리체계 및 위기대응 매뉴얼을 점검·보완, 금융전산 재해 복구센터 구축·운영, 금융전산 안전관리 전담인력 확충, 재난상황(자연재해 등) 24시간 감시 및 조기 탐지체계 구축
- 금융권 공동 백업전용센터 구축, 노후 IT설비 교체 등 IT 인프라 안전성 강화, 사이버위협 대응을 위한 보안인프라 확충, 국가기반시설 업무망과 인터넷망분리 확대, 출입통제, 인원 및 장비 등 물리적 보안을 강화
- 관련부처 및 전문기관이 참여하는 금융전산 국가기반시설 안전점검, 위험요인을 식별에 따른 대응대책과 이행여부 점검
- 금융전산분야 재난관리 전문 교육기관을 지정·운영, 현장중심 재난대응 훈련
- 사이버침해에 대한 금융전산분야 관제체계 구축 및 운영
  - 모의훈련, 취약점 진단, 전문교육 등을 통해 사고예방 및 대응능력 제고
- 정보자산 취약점 이력관리 강화
  - 정보자산 취약점을 관리·평가·개선하는 통합관리 DB구축, 우정정보시스템웹서비스 및 인프라 상시진단, 신규도입 및 변경되는 시스템 보안성 검토
- 기반망 구조 및 관제환경 고도화 설계 추진
  - 기반망 네트워크(전송망·교환망) 구조 재설계, 운영관리환경 아키텍처(소프트웨어·하드웨어) 수립 등 전송망 구성방식에 대한 전략 수립
- 기반망 백업체계 강화
  - 내용연수가 경과한 관내국 백업구성 노후장비를 적정성능의 신규장비로 교체 등 기반망 무중단 서비스를 위한 네트워크 관리
- (예방) 금융전산핵심시설 위기관리 예방계획 수립·시행, 위기징후 실시간 감시·정보수집·분석·전파·보고, 핵심시설의 취약점 개선·보안조치 등 위기발생 차단
- (대비) 실시간 정보공유시스템 운영 점검, 핵심시설 보안상태·경비체계 점검, 위기상황 대비 태세 및 대응체계 점검, 상황별 대비계획 주기적 교육·훈련 등
- (대응) 범정부차원 「합동대응팀」 운영, 상황 발생초기 핵심시설·설비 보호, 각 금융기관 긴급 대응반 지휘 및 대응활동 점검, 백업시스템 가동 및 대체인력·장비 투입 점검, 대국민 홍보 강화 및 관련 기관과의 협조체제 유지
  - 침해사고 대응단계별 경보발령 등 신속·효율적인 사고대응을 위한 통합보안 관제센

터 내에 실무협의회 운영, 통합보안 관제센터의 컨트롤타워 역할 수행

- (복구) 범정부 차원의 「위기복구팀」 운영 등 사태 이전 상태로 신속한 원상회복에 주력, 위기 발생 원인분석 및 차후 재발방지시스템 보완

2 재난간호

1) 재난간호의 이해

재난간호의 역사는 플로렌스 나이팅게일(Florence Nightingale, 1820～1910)의 크림전쟁에서 시작되었다고 본다. 크림전쟁(1854～1856년) 당시 나이팅게일은 스쿠타리(Scutari) 병원에서 춥고 어두운 병실을 밤마다 등불을 들고 돌면서 병사들의 상태를 확인하기 위해 병사들의 이마에 손을 얹어주던 '등불을 든 여인(The Lady with the Lamp)'인 간호사로서, 군 위생(軍衛生)의 개선과 중한 환자를 따로 격리하여 집중 관리하는 집중치료실의 개념을 간호에 처음으로 적용하는 등 획기적인 간호활동으로 환자의 사망률을 42%에서 2%로 낮추는 뛰어난 업적을 남겼다. 이러한 전쟁 상황에서 나이팅게일의 간호활동은 현재 재난간호의 시초로 볼 수 있다. 재난간호는 재난 상황에서 인간에게 야기되는 위험을 완화하기 위해 여러 전문 분야와 협력하고, 지식과 기술을 체계적이고 유연하게 적용하는 일련의 간호활동이다. 재난단계에서 발생하는 환자, 가족, 지역사회 등을 간호대상으로 하여 상황의 위험을 평가하고 재난 상황에 따른 예방, 대비, 대응, 복구의 개념까지 포함하는 단기, 중기, 장기간에 걸친 대응 방안을 제공하는 것이다.

전 세계적으로 재난발생과 대형사고의 빈번한 발생은 재난간호의 영역에 있어 재난관리의 공조체제 구축과 분명하고 다양한 간호사의 역할이 요구된다. 이러한 상황을 고려해 볼 때 재난간호의 특성을 살펴보면 다음과 같다.

- 재난으로 인하여 변화된 환경에서 스스로 문제를 해결할 수 없는 대상자를 돕기 위해 재난의 발달 단계별 간호를 제공한다.
- 피해를 입은 다수 또는 집단을 대상으로 최대의 생명을 구하는 것을 목표로 간호를 제공한다.
- 현장 또는 응급실에서 환자 중증도를 분류하고 위급한 문제가 해결되기까지 다양한 간호를 적용하며 이송, 상담 등의 업무를 수행한다.
- 재난간호의 대상자는 재난피해자, 피해자의 가족, 그리고 재난구호요원 모두를 포함한다.

- 재난간호 제공단위는 개인, 가족, 집단, 지역사회이고, 재난 상황에서 간호사에게 요구되는 능력은 한 영역에 국한되는 전문적인 간호보다는 일반적이고 다양한 요구를 수용할 수 있는 간호능력을 말한다.
- 재난발생을 예방하고 대비하는 업무에도 전문가적 지식과 기술을 가지고 있어야 한다.
- 재난상황이 종료된 후에도 공중보건, 위생, 정신심리 및 구호 등 여러 가지 발생하는 문제에 대해 다른 분야와의 협업을 통해 지속적인 관리를 수행한다.

재난간호를 제공하기 위해 간호사가 지켜야 할 수칙은 다음과 같다.

- 자신의 안전을 최우선으로 한다.
- 대상자의 건강요구의 우선순위를 안다.
- 의료관련법을 알고 그에 따른 기준에 맞추어 수행한다.
- 공조체계 내에서 지시에 따른다.
- 대다수를 위해 최선을 다한다.
- 경고신호의 의미를 알고 자신 및 대상자의 안전을 확보한다.
- 필요 시 리더십을 발휘한다.
- 필요 시 적절한 기관에 의뢰한다.
- 이용 가능한 의료자원과 인력을 활용한다.
- 건강의 위험을 감소시키기 위한 환경과 조직 활동의 변화를 관찰한다.

2) 재난간호의 역량

간호사는 재난간호를 수행하기 위해 다양한 재난 환경에 적용할 수 있는 건강요구 사정능력(assessment), 적응력(adaptability), 융통성(flexibility), 창의성(creativity) 등을 습득해야 하며, 재난 상황에 대한 통합적이고 상호협력적인 마인드와 재난간호를 제공할 지식 및 능력을 갖추고 리더로서의 자질을 발휘할 수 있는 능력을 갖추어야 한다. 재난간호 역량이란 재난상황에서 지식, 기술 및 판단력을 효과적으로 발휘하여 간호를 제공할 수 있는 능력을 의미한다. 세계보건기구(WHO)에서는 재난 상황에서 요구되는 간호사의 핵심 역량 8가지를 제시하고 있다.

- 윤리적·법적 쟁점에 대한 의사결정
- 치료원칙

- 간호제공
- 요구사정과 계획
- 안전과 보호
- 의사소통과 대인 관계
- 공중건강
- 응급상황에서의 건강관리 체계와 정책

또한 세계보건기구(WHO)는 재난이 더욱 복합적이고 광범위해짐에 따라 모든 국가가 이에 대응할 역량을 갖춘 인력을 확보하고, 전문 의료 인력에 대해 여러 환경에서의 다국적 업무능력을 증진시키기 위한 교육과 훈련을 지속하도록 권고하고 있으며, 구체적인 내용은 다음과 같다.

- 기본인명소생술
- 간호현장 구축과 관련된 체계 및 계획 수립
- 누구에게 무엇을 보고해야 하는지에 대한 이해를 포함한 의사소통 능력
- 장비와 물자가 손상된 상황에서의 근무
- 환자와 의료진의 안전
- 팀원으로서 각자의 역할과 책임의 이해
- 감염관리
- 정신·사회적 지지

국제간호협회(ICN, 2009)는 재난간호 역량을 그림과 같이 〈그림 8-6〉 예방·완화 역량, 대비 역량, 대응 역량, 복구·재활 역량으로 재난 단계별로 구분하여 제시하고 있다. 4개의 범주는 10개의 하위영역으로 구분되어 있으며, 구체적인 내용은 다음과 같다.

(1) 위험감소, 질병예방 및 건강증진
(2) 정책개발 및 계획
(3) 윤리적 실무, 법적 실무 및 책임감
(4) 의사소통 및 정보공유
(5) 교육 및 준비
(6) 지역사회간호
(7) 개인과 가족간호

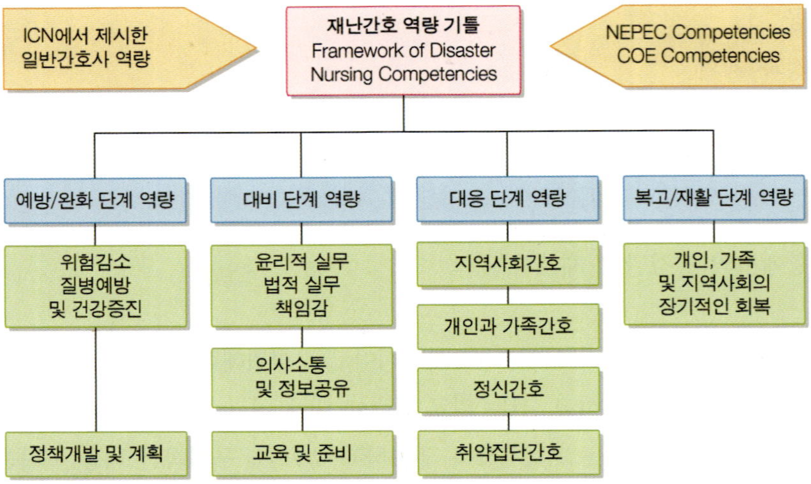

* NEPEC : Nursing Emergency Preparedness Education Coalition
* COE : Center of Excellence

출처 : 국군간호사관학교. 최신 재난간호의 실제(제3판). 서울; 수문사; 2017.

그림 8-6 국제간호협회(ICN)의 재난간호 역량기틀

(8) 정신간호
(9) 취약집단간호
(10) 개인, 가족, 지역사회의 장기적인 회복

ICN에서 제시한 재난간호 역량은 응급전문간호사, 소아전문간호사, 지역사회간호사와 같은 전문간호사가 아니라 일반간호사들이 ICN의 재난간호 역량의 핵심 역량을 수행할 수 있어야 하는데 재난현장에는 전문간호사 뿐만 아니라 모든 간호사들이 대상자를 돌보아야 하기 때문이다. 그리고 재난을 관리하는데 있어 간호사는 재난의 예방, 사상자의 최소화, 추가 사상자의 예방, 피해자 구조, 이송, 의료지원, 재건 재난관리 원칙과 같은 재난관리의 원칙을 따라야 한다.

- 국가안전관리기본계획. (2015).
- 국군간호사관학교. (2017). 최신 재난간호의 실제(제3판). 수문사.
- 김동옥 외. (2018). 사례를 통해 배우는 응급과 재난간호학. 퍼시픽북스.
- 김옥숙 외. (2017). 응급 및 재해간호. 수문사.
- 유명란 외. (2021). 재난 및 응급간호학. 은학사.
- Donald E White, Robert D Cardiff, Shoukat Dedhar & William J Muller. Mammary epithelial-specific expression of the integrin linked kinase (ILK) results in the induction of mammary gland hyperplasias and tumors in transgenic mice. *Oncogene* volume 20, 2001; 7064-7072
- International Council of Nurses. ICN Code of Ethics. Geneva, Switzerland: International Council of Nurses; 2006
- http://www.law.go.kr(국가법령정보센터)
- http://www.mois.go.kr(행정안전부)
- https://ko.wikipedia.org/wiki
- WHO & ICN, 2009

EMERGENCY & DISASTER NURSING

09
P·A·R·T

재난대응

학|습|목|표

- 재난대응을 위한 중증도 분류의 정의와 목적을 설명할 수 있다.
- 재난대응을 위한 중증도 분류 기준을 적용할 수 있다.
- 재난대응을 위한 응급환자 분류도구를 활용할 수 있다.
- 한국형 응급환자 분류도구(KTAS)를 활용할 수 있다.
- 재난대응 조직체계를 설명할 수 있다.
- 재난의료지원팀(DMAT)의 역할과 기능을 이해할 수 있다.

P·A·R·T 9 재난대응

1 재난 중증도 분류

1) 중증도 분류의 정의

중증도 분류는 대량 환자 발생 시 한정된 응급의료진으로 가능한 많은 환자에게 의료를 제공하기 위하여 응급처치와 환자 이송의 우선순위를 결정하고자 환자를 중증도별로 구분하는 것을 말한다. 중증도 분류의 의미를 가진 'Triage'는 '선택하다, 분류하다'를 의미하는 프랑스어 'triage'에서 유래되었다. 중증도 분류는 어떤 환자를 먼저 치료해야 하는가에 대한 우선순위를 정하는 과정이므로, 중증도 분류 업무를 수행하는 의료인은 환자에게 적시에 필요한 장소로 이동되어 적합한 치료가 신속하게 진행되도록 결정해야 한다.

중증도 분류는 환자 확인, 분류, 안정, 응급처치, 이송단계로 이루어져 있는데, 응급처치가 필요한 환자를 빠르게 대처하는 것이 생존율을 높여줄 수 있다. Triger 체계는 2단계, 3단계, 4단계, 5단계 분류법이 있으며, 대부분 4단계 분류법을 현장에 적용하고 있다 〈표 9-1〉.

2) 중증도 분류 기준

(1) 중증도 분류 방법

① START(Simple triage and rapid treatment)

START(Simple triage and rapid treatment) 중증도 분류는 오래전부터 가장 많이 사용되고 있는 분류방법으로 환자의 호흡 상태, 맥박, 의식 상태를 통한 환자의 중증도 분류방법이다. 이 방법은 교육이 용이하며, 재난 현장에서 한 명을 사정하는데 1분 이내의 시간이 소요되는 단순한 방법으로 이용될 수 있다. 생리적 변수에 대한 평가 기준이 명확하고 절차가 간단하여 의료인뿐만 아니라 일반인도 쉽게 적용할 수 있는 것이 장점이다.

START의 과정은 먼저 의식이 명료한 사람을 대상으로, 보행 가능한 환자들에게는 사고 현

표 9-1 응급환자 중증도 분류체계(triage systems)

구분	내 용
2단계 분류법	• 즉시(immediate) : 치명적인 상태로 현장에서 즉각적인 응급처치가 필요한 환자 • 지연(delayed) : 손상이 없거나, 경미하여 스스로 이동이 가능한 상태의 환자 응급처치를 해도 사망할 혹은 사망한 환자
3단계 분류법	• 치명적(life-threatening) : 즉각적인 응급처치가 요구되는 환자 • 긴급(urgent) : 1~2시간 내에는 치료되어야 할 환자 • 지연(delayed) : 손상이 없거나, 경미하여 스스로 이동이 가능한 상태의 환자
4단계 분류법	• 즉시(Immediate) : 상당히 생존기회가 있는 심각한 손상환자 • 지연(delayed) : 1차 응급처치 후 치료를 기다릴 수 있는 경미한 손상환자 • 기대(expectant) : 너무 위중해서 곧 사망할 수도 있는 환자 • 경미(minimal) : 1차 응급처치로 충분한 혹은 자가치료를 해도 기능손상이 없는 환자
5단계 분류법	• 치명적(life-threatening) : 즉각적인 응급처치가 요구되는 환자 • 긴급(urgent) : 1~2시간 내에는 치료되어야 할 환자 • 지연(delayed) : 손상이 경미하거나 스스로 이동 가능한 환자 • 무손상(no injury) : 손상이 없거나 치료가 불필요한 환자 • 사망/소생불가(dead or will be) : 이미 사망했거나 사망이 임박한 환자

출처 : 응급간호 및 재난간호, 고문사(2021)

장을 떠나 특정 장소로 이동해 줄 것을 부탁한다. 이러한 환자들의 경우 3순위 또는 경증(초록)이며 더 심각한 환자들이 평가된 이후에 평가 및 치료를 시행한다. 그 다음 남은 환자들이 평가를 받게 되며, 환자의 호흡, 맥박, 의식 상태를 평가 후 환자를 1순위(빨강), 2순위(노랑), 지연환자(검정)의 세 가지로 분류한다 〈그림 9-1〉.

START 분류법에서 사용할 수 있는 초기 처치는 기도폐쇄에 대한 처치와 외부 출혈에 대한 직접적인 압박만 시행한다. 긴급 환자에 대한 현장 응급처치는 의료기구를 사용하지 않고 손으로 직접 시행하는 방법만을 이용한다.

② SAVE(Secondary assessment of victim endpoint) 체계

SAVE 체계는 결정적인 처치까지 많은 시간이 소요되는 상황에서 START 방법과 같이 사용할 수 있는 분류체계이다. 한 지역 병원에 많은 환자가 집중되어 제대로 치료를 시행할 수 없는 경우나 다른 지역병원으로 이송이 수일 내에 불가능한 경우 사용할 수 있다. SAVE 체계는 환자 중증도 평가단계에서 다른 병원으로의 이송이 가능해진 경우 빠르게 이송할 수 있는 환자를 가장 먼저 이송하는 우선순위를 만들 수 있는 장점이 있다.

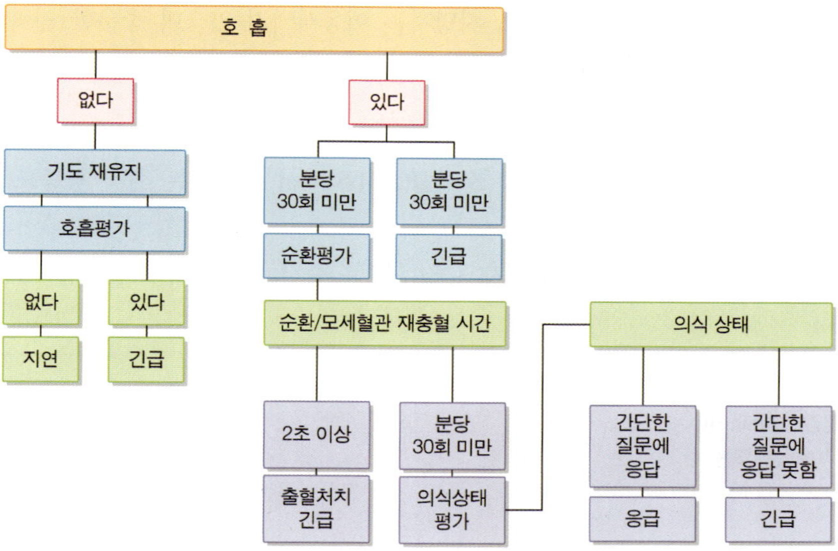

출처 : 임경수 외(2021), 재난의학, 군자출판사 p.30

그림 9-1 START 분류법 순서도

이 체계는 환자를 다음의 3가지로 분류한다.

- 적절한 처치를 시행함에도 불구하고 사망 가능성이 많은 경우
- 치료 여부에 관계없이 생존 가능성이 많은 경우
- 간단한 현장 처치로 환자에게 많은 도움을 줄 수 있는 경우

③ SALT(Sort, Assess, Lifesaving interventions, Treatment & transport)

SALT 분류 방법은 미국질병관리본부에서 개발되었으며, 국제적으로 권장되고 있는 분류 방법이다. 두 단계의 과정으로 이루어져있으며, 첫 번째 단계는 가장 위험한 환자를 신속하게 선별하여 우선순위를 결정하는 것이다. 두 번째 단계는 우선순위별로 환자를 개별평가하면서 필요시 인명구조 처치를 시행하고 우선순위를 결정하는 방법이다. 이 방법은 즉각적인 인명구조 처치를 통해 환자의 생존율을 높일 수 있는 장점이 있다.

SALT 분류 단계는 긴급, 응급, 비응급, 사망예상, 사망의 5가지로 분류된다.

긴급(immediate)은 가장 우선순위가 높은 환자로 생존을 위해 즉각적인 처치가 필요한 위급한 상황이며, 응급(delayed)은 치료가 지연되어도 생명에 큰 지장이 없다고 판단되는 경우이다. 비응급(minimal)은 경증상태로 처치를 받지 않아도 생존이 가능한 경우이며, 사망예상(expectant)은 현재 가용 자원으로는 생존이 어려운 경우이다. 사망(dead)은 기도 개방을 시행

했음에도 호흡이 없는 경우에 분류되며, 사망자는 이동시키지 않으며 충분한 인력자원이 있는 경우에만 심폐소생술을 시행할 수 있다.

④ 전문외상 소생술(ATLS) 분류

대량 재난 이외의 상황에서 전문외상 소생술(ATLS)에서 제시하는 환자 중증도 분류이다.

- Step 1 : 다음 환자에 해당하는 환자의 경우에는 즉시 외상센터로 환자를 이송한다.

- GCS<14
- 수축기 혈압<90mmHg
- 호흡수<10회/분 또는 >30회/분
- PTS (소아외상점수)<9에 해당하는 경우

- Step 2 : Step 1에 해당되지 않지만 다음의 경우에는 외상 센터로 환자를 이송한다. 이 단계에서 조금이라도 환자 상태가 좋지 않다고 판단되거나 확신이 없는 경우는 환자를 빨리 외상센터로 이송한다.

- 연가양 흉부(Flail chest)
- 사지마비
- 골반골 골절
- 화상과 동반된 외상
- 중증 화상
- 팔목 또는 발목 윗부분의 사지 절단
- 몸통을 관통하는 관통상
- 2개 이상의 장골 골절이 동반된 환자에 해당하는 경우

(2) 중증도 분류표(Triage tag)

중증도 분류는 분류표의 4가지 색상으로 표시된다. '적색'은 중증으로 긴급한 처치를 요하는 환자, '황색'은 비교적 중증이며 응급수술 등이 요구되는 환자, '녹색'은 경증 환자, '흑색'은 현장에서 이미 사망하였거나 생존이 거의 불가능하다고 판단될 때 표시한다〈표 9-2〉.

표 9-2 중증도 분류표

분류	분류색	환자 중증도
긴급 환자	적색 (빨강)	• 최우선 순위, 가장 위급함 • 생존율을 높이기 위해 즉각적인 치료가 필요한 환자 – 상기도 폐쇄, 심한 호흡곤란, 호흡정지 – 심장마비 순간의 인지된 심정지 – 개방성흉부열상, 긴장성기흉, 대량출혈 – 수축기 혈압 80mmHg 이하 쇼크 – 혼수상태의 중증 두부손상 – 개방성 복부열상, 골반골절을 동반한 복부손상 – 기도화상 동반 중증화상 또는 안면화상, 50% 이상의 2~3도 신체 화상 – 경추손상이 의심되는 경우 – 원위부에서 맥박이 촉지되지 않는 골절 – 기타 : 심장병, 저체온증, 지속적인 천식 혹은 경련, 인슐린 쇼크 저혈당
응급 환자	황색 (노랑)	• 이차 우선순위, 위급함 • 생존에 영향을 주지 않는 범위에서 치료가 지연되어도 안전한 환자 – 중증의 화상 – 경추 이외의 척추골절, 안구돌출성 외상, 중증의 출혈, 감전화상, 다발성 골절, 중증의 출혈
비응급 환자	녹색 (초록)	• 삼차 우선순위 • 치료가 필요한 손상이 있으나 치료여부와 상관없이 생존이 예상되는 환자, 손상이 국소적이며 긴급한 전신적 영향을 주지 않음. 최소 처치 시 일반적으로 수시간 동안 증상이 악화되지 않음 – 일반적으로 몇 시간 동안 증상이 악화되지 않음 – 소량의 출혈, 동상, 경증 열상 혹은 단순골절 – 탈골, 정신과적 장애, 경증의 화상 혹은 타박상
지연 환자	흑색 (검정)	• 사망 또는 예상되는 사망 • 생존이 거의 불가능하다고 판단되는 환자나 자발호흡의 증가가 전혀 없는 환자 – 두부나 몸체가 절단된 경우 – 심폐소생술을 시도하여도 효과가 없다고 판단되는 경우

(3) 응급환자 분류표

응급환자 분류표는 중증도 분류는 환자에 대한 정보를 한 눈에 알아볼 수 있도록 기록된 것으로 분류표 번호, 성별, 연령, 현장 출발시간, 이송시간, 이송구급차 차번호 등의 필수 정보를 포함한다. 우리나라의 경우 「긴급구조 대응활동 및 현장지휘에 관한 규칙 제22조 3항」을 기준으로 제작된 분류표를 사용하도록 권고하고 있으며, 병원이나 기관에서도 이 기준을 준수하여 자체 제작할 수 있다〈그림 9-2〉.

응급환자분류표(제22조제3항관련)

(앞 쪽)

응급환자분류표	No.
	#

이름 : 연령 : 성별 :
주소 및 전화 :
발견된 장소 :

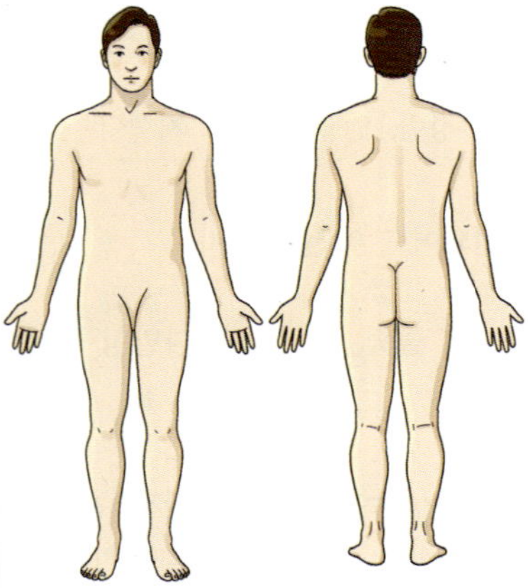

부상부위도

주요손상명	

구급대 · 대원명	
이송의료기관	
이송시간	
사망(흑색)	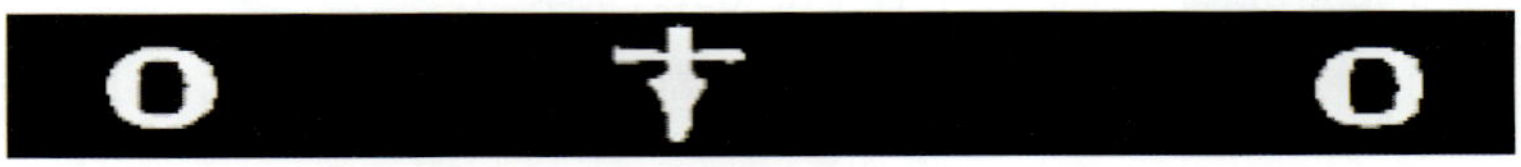
긴급(적색)	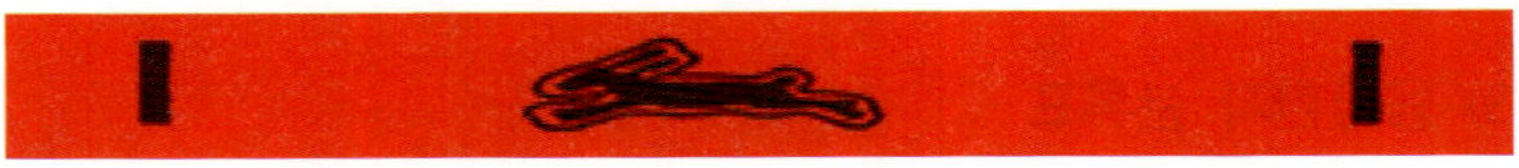
응급(황색)	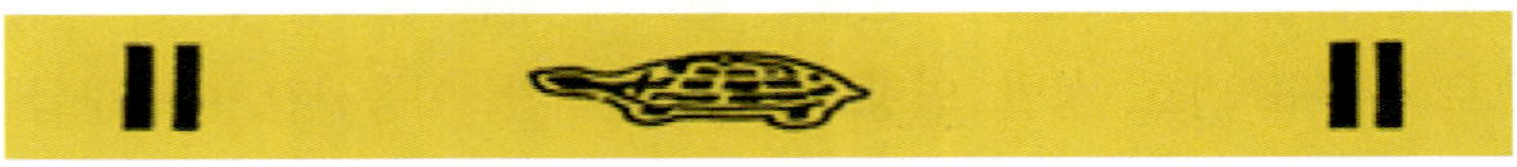
비응급 (녹색)	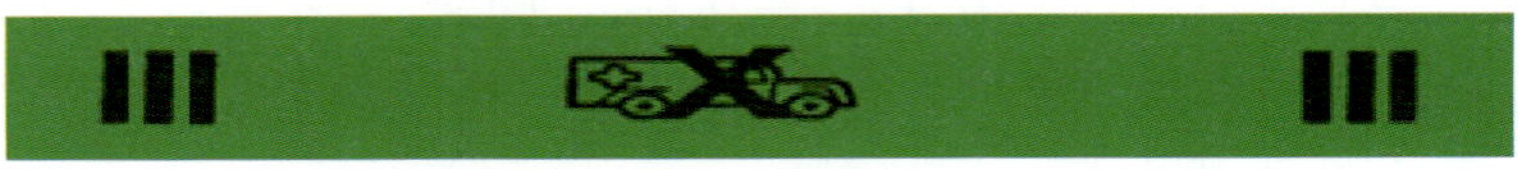

그림 9-2 중증도 분류표

(뒤 쪽)

생체징후 및 처치							
맥박		호흡		혈압		의식	
시간	처치내역						

사망(흑색)	사망 생존불능
긴급(적색)	기도, 호흡, 심장이상 조절안되는 출혈, 개방성 흉부 복부손상 심각한 두부손상, 쇼크, 기도화상 내과적 이상
응급(황색)	척추손상, 다발성 주요골절 중증의 화상, 단순 두부손상
비응급(녹색)	경상의 합병증없는 골절, 외상, 손상, 화상 정신과적인 문제

※ 제작방법
- 세장으로 만들되 각 장이 동시에 기록될 수 있도록 제작
- 일련번호는 연번으로
- 환자의 분류부분은 떼어 낼 수 있도록 제작

* 비고 : 구급대원은 이송반장 및 이송의료기관이 위 응급환자분류표를 각 1부씩 보관할 수 있도록 인계하여야 합니다.

출처 : 「긴급구조 대응활동 및 현장지휘에 관한 규칙 제22조 3항」

그림 9-2 중증도 분류표(계속)

3) 응급환자 분류 도구

(1) 응급환자 분류

응급환자 분류는 응급환자의 상태를 평가하여 진료의 우선순위를 결정하고 잠재적인 응급환자를 조기선별할 수 있도록 함으로써, 의학적 근거를 제공하고 환자 이송의 효율성을 높인다.

캐나다 응급간호사회(National emergency nurses association; NENA)는 응급환자 분류(triage)를 "경험이 풍부한 응급환자 분류담당자가 비판적인 사고를 통해 환자를 분류하는 과정"으로 정의하고, 응급환자 도착 시 수립해야 할 목표를 다음과 같이 제시 하였다.

응급환자 도착 시 목표 설정

1) 환자 주증상에 따른 중증도와 긴급도(두 개념을 합쳐서 '응급도'라 정의한다)를 평가하고 결정한다(응급환자 분류자는 응급실에 방문하는 모든 환자에 대해 필요한 주, 객관적인 정보와 병력을 수집한다).
2) 응급환자 분류범주에 맞춰 환자를 분류한다(환자에게는 KTAS 지침과 일치하는 응급환자 분류 단계가 부여된다).
3) 적절한 치료구역으로 환자를 안내한다.
4) 효과적이고 효율적으로 의료 인적 자원을 배정한다.

출처 : NECA Position Statement A-1-4, 2014. 13

(2) 응급환자 분류도구 개발

호주에서는 Fitzgerald와 Jelinek 등이 호주 응급환자 분류체계(Australian national triage scale)를 개발하였고, 캐나다의 Beveridge는 1995년 캐나다 응급 의학회(Canada association of emergency phisicians; CAEP)에서 5단계 응급도 분류체계를 발표하였다. 이후 캐나다 응급환자 분류도구(Canada triage and acurity scale; CTAS)가 관련 단체들과 캐나다 국가 전문가 그룹(National working group; NWG)의 검토와 논의를 거쳐서 국가적인 표준으로 인정받고, 1999년 실행 지침이 출판되었다. 우리나라는 CTAS를 근간으로, 2012년에 한국형 응급환자 분류도구(Korean triage and acurity scale; KTAS)를 개발하여 타당도 및 신뢰도를 검증하고, 교육자료 및 표준 교육시스템을 구축하였다. KTAS는 분류 단계별로 환자를 얼마나 오랜 시간 안전하게 대기시킬 수 있는가에 대해 지침을 제공한다.

(3) 한국형 응급환자 분류 도구(Korean triage and acurity scale; KTAS)

① 응급환자 분류 담당자

KTAS 분류는 현재 1년 이상의 응급실 근무 경력이 있고 필수교육과 시험을 통해 응급환자 분류담당자 역할을 제대로 수행할 수 있는 역량이 입증된 의사, 간호사, 1급 응급구조사가 수행할 수 있다. 응급환자 분류담당자의 역할은 다음의 요소가 중요하다.

응급환자 분류담당자의 역할

1) 환자 평가 및 응급환자 분류 결정 : 분류담당자는 환자의 증상과 응급도를 정확히 결정하기 위하여 충분한 정보를 얻어내야 하는데 이를 위해 환자 및 보호자와 치료적 의사소통 관계(rapport)를 형성해야 한다.
2) 전문 의료진들과 의사소통 : 분류담당자는 환자가 적절히 치료받도록 병원내 다양한 직종과 협력해야 한다. 예를 들면 책임 간호사, 일반 간호사, 응급의학과 의사, 응급구조사, 임상 간호사, 협진과 의사, 보안 요원, 원무과 직원 등과 의사소통해야 한다.
3) 대중과의 의사소통 : 분류담당자는 보통 응급실이나 경우에 따라 병원 전체를 대표하는 일반 대중을 응대하는 역할을 하게 된다. 대개 분류담당자는 대기실에서 환자와 접촉하게 되는 유일한 전문 의료인으로 그들의 행동과 자세가 그대로 일반 대중에 노출되기 때문에 높은 수준의 대처능력과 인내가 필요하다.
4) 치료구역 결정 : 분류담당자는 환자 상태를 평가하여, KTAS 단계를 부여하고 환자를 치료구역 또는 대기구역을 안내하며 필요에 따라 증상 완화 또는 의료 지시를 수행한다.
5) 치료 프로토콜/응급처치의 시작 : 각각의 의료기관은 분류담당자가 환자 증상을 완화시키고 제한된 초기 환자 평가를 시행하기 위해 의료지침이나 치료 프로토콜을 운영할 수 있다.
6) 감시와 재평가 : 분류담당자의 책임에는 대기실에서 기다리는 환자의 상태 변화를 감시하고 재평가하는 것이 포함된다.
7) 환자의 치료 과정 흐름(patients flow)에 참여
8) 의무기록 : 분류담당자는 병원이나 그 지역의 규정에 따라 환자와 연관된 모든 소견을 기록한다. 단, 기록을 하기 위해 위독한 환자나 심하게 다친 환자의 치료가 결코 지연되어서는 안 된다. 이런 상황에서는 환자가 적절하게 치료받게 된 후 기록을 완료한다.

출처 : KTAS 2nd Edition, 한국형 응급환자 분류도구 -제공자 교육 매뉴얼, 대한응급의학회, 2021.

② 응급환자 분류과정

응급환자 분류과정은 환자의 응급도 단계에 신속하게 평가하고 결정하는 과정이다 **〈그림 9-3〉**. 응급환자 분류의 모든 과정은 환자 중심으로 이루어져야 하며, 진료의 우선순위는 응급실 의료자원 등 물리적 제한이 근거가 아닌, 환자의 현재 상태를 기준으로 판단해야 한다.

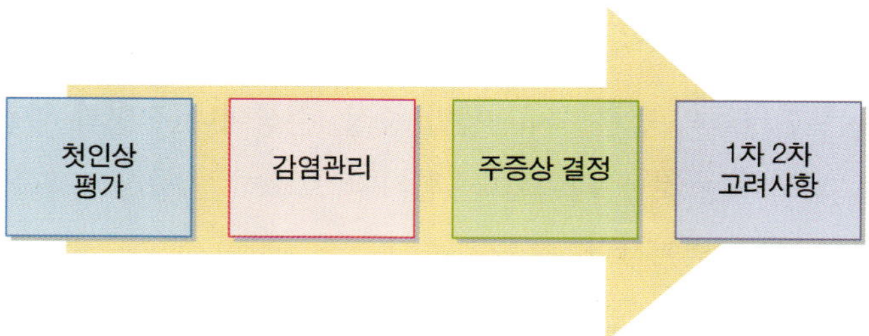

출처 : KTAS 2nd Edition, 한국형 응급환자 분류도구 -제공자 교육 매뉴얼, 대한응급의학회, 2021.

그림 9-3 응급환자 분류 과정

- **환자도착과 첫 인상 평가**(Critical look)
  - 첫 인상 평가는 응급환자에 대한 즉시 중재가 필요한지를 판단하는 과정이다. 신속한 응급처치가 필요한 경우, 환자를 우선 치료구역으로 옮기도록 지시하고, 첫인상 평가와 기타 정보를 기록한다. 이렇게 환자를 평가하는데 3~5초가 소요된다.
  - 성인 환자의 경우 즉시 'ABCD'를 확인하고 전체적인 첫 인상평가를 시행한다. 소아는 소아평가 삼각형(Pediatric assessment triangle)을 적용한다 〈표 9-3〉.

표 9-3 첫인상 평가 도구

성인	소아
A : 기도(Airway) B : 호흡(Breathing) C : 혈역학적 상채(Circulation/hemorrhage control) D : 신경학적 장애(Disability; neurological)	• 전반적인 의식상태(Appearance) • 호흡노력(Work of brathing) • 순환(Circulation)

출처 : KTAS 2nd Edition, 한국형 응급환자 분류도구-제공자 교육 매뉴얼, 대한응급의학회, 2021.

- **감염성 질환에 대한 선별검사**
  - 감염관리 과정에서는 유행성 발열 호흡기 질환 및 인플루엔자 유사 질환 여부 등을 질문하거나 자가 보고 방식을 사용하여 선별검사한다. 양성 판정 시, 보건복지부와 질병관리본부, 세계보건기구 등에서 제시하는 지침을 통해 보호 장치가 마련되어야 한다.
  - 감염관리를 위한 사전 선별검사는 환자의 응급도에 따라 첫인상 평가나 치료구역 배정과 동시에 이루어질 수 있으므로, 국가 혹은 병원 정책을 따르도록 주의한다.

- **응급환자 분류 평가(객관적, 주관적 평가)**
  - 객관적 평가는 환자의 응급도 결정에 도움을 준다. 객관적 평가의 기준은 상처, 발진, 출혈, 기침, 활력 징후, 통증에 대한 신체 반응, 사고 기전, 혈당과 같은 특수 고려사항 등 환자의 질병 또는 외상에서 겉으로 보이거나 측정할 수 있는 징후들이다.
  - 주관적 평가는 환자들의 방문 사유, 동반 증상, 손상이나 질병과 관련된 병력에 대해서 환자 스스로 보고하는 것을 의미한다. 환자가 호소하는 증상을 되물어서 환자의 말과 표현을 확실히 하고 넘어간다.

- **주호소 증상 확인**(KTAS 170개 **주증상 항목**)
  - 주증상은 보통 환자가 호소하는 증상과 일치하지만 최종적으로 분류담당자가 결정한다. 다양한 증상을 호소하거나 상반되는 증상을 호소한다면 가장 높은 KTAS 단계를 가지는 증상이 사용된다.

• **분류고려사항의 확인**

– 일부의 경우, 3∼5초의 첫인상 평가로 환자가 호소하는 증상과 KTAS 단계를 재빨리 결정할 수 있다. KTAS1－소생, KTAS2－긴급의 응급도가 높은 환자에게 적용되며 환자의 증상이 심각하고 생명이 위태로운 질환이나 손상으로 내원한 경우이다. 이러한 환자는 응급환자 분류를 위해 더 이상의 정보가 필요 없는 경우이다.

– 고려사항(modifiers) : 고려사항은 선택된 주증상에서 추가적인 응급도 정보를 제공하여, 적절한 분류 단계를 결정하게 하는 판단 기준을 의미한다.

◦ 1차 고려사항(first order modifier) : 활력징후 고려사항(호흡 곤란, 혈역학적 안정성, 의식 수준, 체온), 그 밖의 1차 고려사항(통증 점수, 출혈성 질환 여부, 사고기전 등)

◦ 2차 고려사항(second order modifier, special modifiers) : 응급환자 분류담당자가 판단하며 다음과 같은 두 가지 방법으로 적용 가능하다. 첫째, 일반적인 방법은 주증상과 1차 고려사항 또는 주증상과 2차 고려사항으로 모두 분류해보고, 둘 중에 더 높은 단계를 적용, 둘째, 어떤 주증상 사례에서는 응급도 단계를 정할 때 1차 고려사항을 적용할 수 없어서 처음부터 2차 고려사항 적용

– 환자가 1차 고려사항보다 높은 위험성을 나타내는 세부적 증상이 있는 경우는 up-triage 해야 한다.

• **KTAS 단계 부여(분류 단계, 응급도 단계 결정)**

– 분류담당자는 첫인상 평가와 주관적, 객관적 평가를 바탕으로 필요한 고려사항을 적용하여 응급도 단계를 배정한다. 응급도에 근거하여 환자를 분류하고 우선순위를 결정하며, 환자를 얼마나 빨리(예 : 15분 이내, 30분 이내 등) 진료해야 하는지 판단한다.

• **진료 또는 대기 구역 배치**

– 분류된 KTAS 단계에서도 동시에 여러 명의 환자가 대기할 수 있으므로 분류담당자는 각 단계 안에서도 가장 긴급하게 침상과 의료진이 필요한 환자를 찾아내어 우선순위를 부여할 수 있어야 한다.

• **증상조절 및 간호 프로토콜 시행**

– 응급환자 분류의 목표는 환자 도착 후 10∼15분 안에 응급도를 분류하는 것이다. 시간은 환자가 분류담당자를 만나기까지의 시간으로 측정한다.

– 응급환자 분류실의 대기자가 줄 지어 늘어선다면 위독한 환자가 심하게 다친 환자가 없는지 둘러보고 상황에 맞춰 우선순위를 배정한다.

- **대기환자 재평가**
  - 분류담당자는 대기실에서 환자를 분류 단계에 따라 지속적으로 재평가하는 것이 중요하므로, 모든 환자 및 보호자에게 환자의 상태가 변하면 바로 분류담당자에게 알려줄 것을 교육한다.
  - 환자와 보호자들에게 다음 진행 단계를 알려주고 기다리는 동안 정보를 제공한다.
  - 대기실의 환자는 KTAS 단계에 따라 진료 시작 권장 시간과 동일하게 재평가를 시행해야 한다. 아래와 같은 시간 간격을 두고 재평가한다.
    - ◦ Level 1 : 지속적인 검사
    - ◦ Level 2 : 15분 마다
    - ◦ Level 3 : 30분 마다
    - ◦ Level 4 : 60분 마다
    - ◦ Level 5 : 120분 마다
  - 초기 응급환자 분류 단계는 변하지 않는다. 응급도 재평가는 도착 시 평가된 초기 분류 단계를 수정하는 것이 아니라, 변경된 분류 단계를 추가 기록하는 형태로 이루어진다. 각각의 재평가와 함께 분류 담당자는 '이 환자가 얼마 동안 안전하게 기다릴 수 있는지'를 판단해야 한다.

③ KTAS 분류단계(성인)

KTAS 분류 단계는 1단계 소생, 2단계 긴급, 3단계 응급, 4단계 준응급, 5단계 비응급으로 분류되며, 이 단계는 응급도 단계에 신속하게 평가하고 결정하는 과정이다 〈그림 9-4〉. KTAS 단계(성인)은 아래의 표와 같다 〈표 9-4〉.

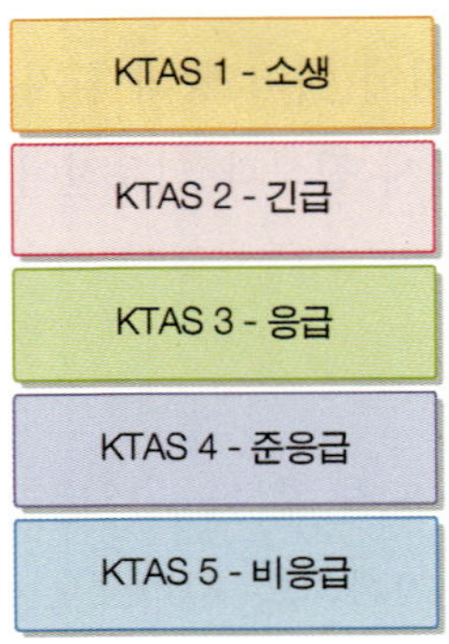
KTAS 1 - 소생
KTAS 2 - 긴급
KTAS 3 - 응급
KTAS 4 - 준응급
KTAS 5 - 비응급

출처 : KTAS 2nd Edition, 한국형 응급환자 분류도구 -제공자 교육 매뉴얼, 대한응급의학회, 2021.

그림 9-4 KTAS 분류단계(성인)

표 9-4 KTAS 분류과정(성인)

KTAS 분류단계	내용	환자 증상 및 예시 상황
1단계 소생	• 생명이나 사지를 소실할 정도의 위협이 있어 적극적인 처치를 필요로 하는 상황 • 즉각적이고 공격적인 치료가 필요한 위급한 상황	• 환자들은 아주 명백한 고통을 호소하며 불안정한 활력 징후를 보임 • 심장 질환으로 인한 심정지 • 호흡 부전으로 인한 심정지 • 중증 외상(쇼크) • 호흡곤란(중증의 호흡 부정) • 의식 장애(무의식 상태, GCS 3-8)
2단계 긴급	• 생명 혹은 사지를 소실할 정도의 잠재적인 위협이 있어 의사 혹은 의료 지시에 따라 빠른 처치가 필요한 상황 • 급격하게 악화되어 소생술이 필요할 수 있으므로 주의 깊게 관찰하는 것이 매우 중요	• 호흡곤란(중등도 호흡부정) • 토혈(앉아 있는 상태에서 어지러움) • 고혈압(증상을 동반한 수축기 혈압>220 혹은 이완기 혈압<130) • 의식장애(GCS 9~13) • 발열(체온>38℃, 감염 가능성에 관계없이 SIRS 기준 3가지를 만조하는 경우) • 흉통, 비심장성(찢어지는 듯한 심한 흉통) • 복통(8점 이상의 심한 통증) • 두통(처음 겪는 갑작스럽고 심한 통증) • 중증 외상–둔상, 명백한 손상은 보이지 않음(빠르게 주행 중인 차에 치인 보행자 사고)
3단계 응급	• 응급 처치가 필요하며 심각한 문제로 진행할 수 있는 잠재적 위험이 있는 상태 • 환자가 악화될 가능성이 있지만 응급실이 과밀화 되는 상황에서는 대기실로 배정	• 직장 또는 일상생활에 영향을 주거나 상당한 불편감을 유발할 수 있음 • 활력징후는 보통 정상이거나 정상 범위의 상한 또는 하한치를 보임 • 호흡곤란(경한 호흡부전) • 고혈압(증상이 없는 수축기 혈압>220 혹은 이완기 혈압>130) • 구토 또는 오심(경한 탈수) • 복통(4~7점의 중증도 통증) • 두통(4~7점의 중등도 통증) • 설사(조절되지 않는 혈성 설사)
4단계 준응급	• 환자의 나이, 불편한 정도, 악화될 가능성 등을 고려할 때 한 두 시간 안에 치료 혹은 재평가하면 되는 상태	• 착란(만성, 평상 시 상태와 차이 없음) • 요로감염 증상(경한 배뇨통) • 변비(4이하의 경한 통증)
5단계 비응급	• 급성 발병이지만 긴급하지는 않은 상황이며 악화된 또는 악화되지 않더라도 만성적인 문제의 일부분일 수 있는 상태 • 질환이나 손상에 대한 검사와 치료를 미룰 수 있고, 다른 지역의 병원이나 건강관리 시스템으로 전환할 수 있음	• 설사(경증, 탈수 없음) • 심하지 않은 물린 상처(경증의 급성 통증이 있을 수도 없을 수도 있음) • 상처 소독(합병증이 없는) • 약 처방

출처 : KTAS 2nd Edition, 한국형 응급환자 분류도구–제공자 교육 매뉴얼, 대한응급의학회, 2021.

2 재난대응 과정

1) 재난대응 단계

(1) 재난대응을 위한 재난 진행단계

재난대비설계, 연구, 재난 대응 등은 재난의 진행 단계와 연결되어 있으며, 재난 대응을 위한 재난 진행 단계는 다음과 같다.

① 전구기(Prodrome)

- 재난의 발생에 대한 예상과 대비가 가능한 시기

② 재난기(Impact)

- 실제 재난이 발생한 시기

③ 구조기(Rescue)

- 재난 발생 후 가장 신속한 반응 시기, 중증도 분류, 피해자에 대한 의료지원을 포함, 생존자에 대한 적절한 활동이 필요한 시기

④ 회복기(Recovery)

- 재난 발생 후 긴 시간에 걸쳐 정상적인 사회로 돌아오는 시기

⑤ 휴지기(Quiescent)

- 재난 상황에서 완전히 회복된 시기

재난대응의 다양한 측면들은 위와 같은 재난의 진행 단계에 적용하여 설명할 수 있으며, 적절한 재난 대응이란 각각의 시기를 부작용 없이 정상적으로 사회와 가깝게 회복시킬 수 있는 활동이었는가로 평가할 수 있다.

2) 재난대응을 위한 위기경보 단계

재난 발생 시 위기경보단계는 재난상황의 심각성, 시급성, 확대가능성, 전개속도, 지속시간, 파급효과 등에 따라 관심, 주의, 경계, 심각의 4단계로 구성하며 국가 재난단계별 판단기준과 활동은 다음과 같다 〈표 9-5〉.

표 9-5 위기경보 단계

단계	내용
관심(Blue)	• 위기징후와 관련된 현상이 나타나고 있으나 그 활동 수준이 낮아서 국가위기로 발전할 가능성이 낮은 상태 • 해외 신종 전염병 발생, 태풍 및 집중호우 발생 관련 기상 정보, 기상청의 이상기상 예보/특보 발령 등 • 주요활동 : 징후 감시활동, 비상연락망 등 관련 기관 간 협조체계 점검 등
주의(Yellow)	• 위기징후의 활동이 비교적 활발하여 국가위기로 발전할 수 있는 일정 수준의 경향이 나타나는 상태 • 해외 신종 전염병의 국내 유입, 국내 신종 전염병의 발생, 다중밀집시설 초기 화재 발생 신고, 태풍, 홍수, 산사태, 지진, 대설 등 특보 발령 발생, 태풍 및 집중호우 발생 관련 기상 정보, 이상기상 예보/특보 발령 등 • 주요활동 : 정보 수집, 정보 공유활동 강화 및 관련 기관과의 협조체계 가동 등
경계(Orange)	• 위기징후의 활동이 활발하여 국가위기로 발전할 가능성이 농후한 상태 • 해외 신종 전염병의 국내 유입 후 타 지역 전파, 다중밀집시설 초기화재가 대형화재로 연소 확대, 다중 밀집 건축물 붕괴 등 대형사고 발생 및 태풍, 호우 등의 기상정보가 발령되고 대규모 재난 발생 가능성이 농후한 상황 등 • 주요활동 : 재난대비태세 정비
심각(Red)	• 위기징후의 활동이 매우 활발하여 국가위기의 발생이 확실시 되는 상태 • 해외 신종 전염병의 전국적 확산 징후, 건물 내부에 다수 사상자 발생 및 대규모 인명, 재산피해 우려, 충돌·탈선·고립·화재·폭발사고 또는 침수된 경우, 10명 이상의 사망자가 발생하거나 24시간 이상의 열차운행 중단 예상 상황, 태풍, 호우 등의 기상경보 발령, 대규모 재난이 발생하였거나 발생 가능성이 확실한 상황 등 • 주요활동 : 즉각 위기경보 발령 및 위기대응 조치를 위하는 것

3 재난대응체계

1) 우리나라 재난대응 체계

(1) 재난대응 시 기관별 역할

우리나라의 재난 시 대응을 담당하는 기관의 대응활동은 다음과 같다.

표 9-6 재난 대응 기관별 대응활동

구분	대응활동
보건복지부	• 국가단위 재난의료지원 총괄 – 재난 발생현황 종합, 필요한 의료지원 규모 결정 등 부처간 협력
중앙응급의료센터	• 재난응급의료상황실 24시간 운영 – 초기 대응수준 결정, 상황전파 및 대응의 유도 – 유관기관 핫라인 가동, 대응 조치 확인 – 실시간 응급의료자원정보의 수집 및 제공 – 전국 재난의료 핫라인 구축 및 관리 – 재난의료 대응자원정보의 실시간 감시 • 재난의료물자의 지원 • 필요 시 중앙 DMAT 파견 • 현장의료에 관한 보건소, DMAT 업무 지원 (지역응급의료지원센터)
시·도	• 시·도 비상진료대응반 구성·운영(의약품, 혈액 등의 수급·지원, 인근 시·군·구간 부상자 이송·치료 조정, 영안실 마련) • 지역 DMAT 파견 결정
시·군·구(보건소)	• 의료기관 간 부상자 이송·치료 조정 • 사망자의 관리 • 신속대응반 출동 • 현장응급의료소 운영 • 부상자, 사망자 현황 정보 수집 및 관리
권역응급의료센터(재난거점병원)	• 재난현장의료(DMAT 파견) • 중증응급환자를 중심으로 진료 제공 및 환자 수용 • 기타 응급의료기관의 역할
응급의료기관 및 응급실 운영기관	• 재난 시 여유병상 확보 및 병상정보, 환자현황 등 실시간 정보의 제공 • 재난 시 부상자의 진료 • 요청 시 구급차, 응급의료전용헬기 등 이송수단 출동 • 현장 의료지원 요청 시 의료인력 파견(지역 DMAT 등)
민간이송업	• 요청 시 구급차 출동 • 현장응급의료소의 지시에 따른 이송

(2) 재난대응 단계별 기관별 주요 활동

표 9-7 재난 대응 단계별 주요활동

구 분	중앙응급의료센터	DMAT	보건소	응급의료 기관	이송업체
관심 (Blue)	• 상황감시 • 지역별 – 응급의료 – 자원확인	• 핫라인 유지	• 핫라인 유지	• 핫라인 유지	• 핫라인 유지
주의 (Yellow)	• 인근기관 – 상황전파 • 출동대기 – 요청 • 주기적 상황감시	• 필요시 출동대기 • 비상연락망 확인	• 필요시 출동대기 • 비상연락망 확인	• 비상연락망 확인	• 비상연락망 확인
경계 (Orange)	• 대응요청 • 현장 파견 • 응급자원정보수집/제공 • 인근병원 수용대비 요청 • 사상자 추적 • 조치사항통보 • 중앙DMAT 소집	• 출동 • 본진 소집 • 조치사항 보고	• 신속대응반 출동 • 비상소집 • 사상자 현황 조사 • 조치사항 보고	• 원내대응 개시 • 비상소집 • 수용환자 현황보고	• 출동대기
심각 (Red)	• 상황실확대편성 • 응급자원정보수집/제공 • 사상자 추적 • 조치사항통보 • 필요시 추가 의료진/구급차/헬기 추가 동원 • 필요시 중앙 DMAT 파견 • 인근지역 지원 확보 • 물품 지원	• 현장의료 • 본진 출동 • 필요시 지원 요청 • 조치사항 보고	• 현장응급 의료소 운영 • 현장지휘소 연락체계 유지 • 비상근무 체계 돌입 • 필요시 지원요청 • 사상자현황 조사 지속 • 조치사항 보고	• 비상근무 체계 돌입 • 수용환자 현황보고 지속	• 사상자 이송 • 조치사항 보고

(3) 재난대응 및 보고체계

평상 시 재난 대비 보고체계는 권역별 재난거점병원으로 권역 내 보건소, 병원, 소방서의 재난대응 관련 정보가 주기적으로 보고되고 있으며, 중앙응급의료센터의 재난응급의료상황실은 해당 정보를 권역별로 수집하여 보건복지부로 보고하고 있다. 재난 발생 시, 재난현장의 재난의료지원팀(DMAT)이 보건소로, 보건소는 현장응급의료소로 재난현장 상황과 환자현황을 보고하고, 이러한 현황을 중앙응급의료센터의 재난응급의료상황실에서 확인하여 재난거점병원과 병원의 병상정보를 공유하고 있다. 재난대응 단계별 각 기관별 주요 활동은 아래와 같다〈그림 9-5〉.

2) 재난의료지원팀(Disaster medical assistance team; DMAT)

(1) 재난의료지원팀(DMAT)의 역할

재난의료지원팀의 활동은 재난진행 단계 중 구조기에 주로 이루어진다. 재난의료지원팀은 재난의료지원이 전체 재난 대응체계의 한 부분이며, 재난 상황에서 위기에 처한 사람들을 돕고 재난 이전의 사회로 회복하기 위한 노력의 일환이라는 것을 인식 할 필요가 있다. 따라서 통제, 계획, 구조, 이송 등을 담당한 다른 기관과의 긴밀한 협조가 팀의 성공적인 활동을 위한 중요한 요소가 된다.

재난의료지원팀의 목표는 「빠른 의료지원, 피해자의 구출, 적절한 치료」이며, 이러한 목표를 이루기 위해 팀에게 주어진 임무는 다음과 같다.

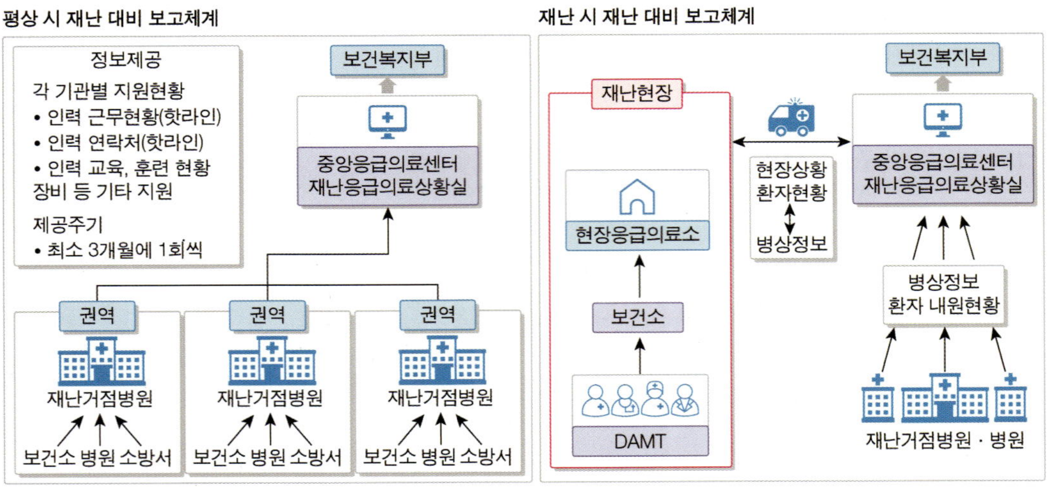

출처 : 중앙응급의료센터(https://www.e-gen.or.kr)

그림 9-5 재난대응 및 보고체계

① 수색과 구조
② 중증도 분류, 피해자의 안정화와 일차 의료 제공
③ 적절하고 확정적인 치료를 제공하여 배치된 지역의료기관의 짐을 덜어줌
④ 피해자 구출

(2) 재난의료지원팀(DMAT)의 구성과 배치

재난의료지원팀(DMAT)의 팀원들은 사전에 훈련이 되어 있어야 하고, 전문적으로 준비되며, 역할이 규정되어 있어야 한다. 그렇지 않으면 현장에서 적절한 의료지원을 할 수 없다. 각 팀원은 위험한 현장에서 스스로 생존할 수 있는 능력이 있어야 하며, 팀원으로서 재난현장에 투입되었을 때 그 지역사회에 짐이 되어서는 안된다.

재난의료지원팀(DMAT)의 구성은 기관별, 나라별로 다양하며, 재난 시에 필요한 의학적 기술들을 기초로 하여 재난의 종류, 배치시기나 배치기간, 현장 지역사회의 특별한 요구를 반영하여 조직된다. 크게 의료를 담당하는 의료진과 팀의 생존을 위한 지원팀으로 구성된다.

재난의료지원팀(DMAT)의 배치는 재난의 원인과 실제적인 팀의 대응 시간에 대한 명확한 이해를 바탕으로 이루어져야 한다. 팀은 자신의 능력을 정확히 인식하고 있어야 하며, 재난을 당한 지역이나 나라의 요구에 대응하여 반응해야 한다. 재난의료지원은 제공자의 준비상황이 아니라 재난을 당한 사람들의 요구에 호응하여 이루어져야 한다.

(3) 우리나라 재난의료지원팀(DMAT) 운영

① 재난의료지원팀(DMAT) 체계

중앙 재난의료지원팀(DMAT)은 중앙응급의료센터에서 2팀으로 구성되며, 권역 DMAT의 역량을 초과하는 대규모 재난 발생시 보건복지부 및 중앙응급의료센터가 출동 결정한다. 출동 인원은 의사, 간호사, 행정요원을 기본으로 하되, 사고 유형 및 규모에 따라 인원 및 직렬 구성 가능하다.

권역 재난의료지원팀(DMAT)는 재난거점병원마다 3팀씩으로 구성되며, 재난응급의료상황실에서 출동을 요청하고, 지자체, 소방에서도 출동 요청이 가능한다. 다수사상자 사고현장으로 출동 요청이 있을 경우 재난거점병원의 인력으로 편성된 권역 DMAT이 10분 이내 출동하는 것을 목표로 한다. 팀당 4～5명 이내로 의사 1～2명, 간호사 또는 응급구조사 2명, 행정보조인력 1명으로 구성하며, 재난거점병원 별로 총 3개팀을 구성해야 한다.

지역 재난의료지원팀(DMAT)는 재난거점병원 외 응급의료기관 등에서 운영하는 DMAT로

표 9-8 재난현장의 응급의료지원 인력 구성

구분	보건소 신속대응반	중앙 DMAT	권역 DMAT
출동기준	즉시	3시간 이내	1차팀 10분 이내 출동 2차팀 2시간 이내 3차팀 12시간 이내
출동요청	재난응급의료상황실, 소방, 지자체, 보건소장, 보건복지부	보건복지부	재난응급의료상황실, 소방, 지자체, 보건소, 재난의료책임자
인원 구성	의료인 2~3인, 행정요원 2인 이상	의사, 간호사, 행정요원이 기본으로 사고 유형 및 규모에 따라 구성	팀당 의사 1인, 간호사/응급구조사 2인, 행정요원 1인
운영	현장상황이 12시간 이상 길어지면 추가 1개팀 구성하여 파견(인근 보건소 인력 구성 가능)	중앙응급의료센터장이 판단하여 후발대 파견 가능	현장상황이 12시간 이상 길어지면 인력 교체를 위한 팀 파견
물품	신속대응반 물품	DMAT bag 현장응급의료소물품	1차팀 DMAT bag 2차팀 현장응급의료소물품
이동	긴급자동차	긴급자동차	1차팀 긴급자동차 2차팀 이동응급의료세트

보건복지부 구성 외에도 필요 시 시·도나 의료기관에서 자체로 구성할 수 있다. 평균 4팀으로 편성되고, 팀당 의료인 5~6명과 의료보조요원 2~3명으로 구성한다.

② 재난의료지원팀(DMAT)의 출동

재난의료지원팀(DMAT)의 출동은 Code Orange(경계 상황)에서 요청되며, 1차로 DMAT 핫라인을 통해 DMAT 1차팀이 모바일 상황실에 초대되며, 2차로 응급실 핫라인으로 직접 통화하여 알린다. 출동요청을 받은 DMAT은 출동대기 장소에 인력을 소집하고, 현장의료물품를 적재하는 등의 출동 준비를 마치고 준비 완료를 재난응급의료상황실에 통보한다(출동 목표시간은 출동요청 10분 이내). 출동기준은 다음과 같다.

- Code Orangee(경계 상황)에 의해 재난응급의료상황실의 요청
- 재난관리주관기관 및 재난관리책임기관의 요청
- 그 밖에 재난의료책임자의 판단

병원에서 근무 중인 인력으로 1차 DMAT을 구성하여 출동하며, 병원은 이를 위해 직렬당 1명 이상 24시간 출동이 가능하도록 근무를 배치해야 한다. 출동요청이 있는 경우 즉시 출동

이 가능하도록 비상연락망 체계를 갖추어야 하며, 지정된 물품보관소에 즉시 출동할 수 있도록 구성된 재난의료지원물품을 보관, 유지, 관리해야 한다.

출동요청을 받으면 즉시 목표 장소로 출동을 개시하고, 신속한 출동을 위해 긴급자동차(병원 구급차/민간이송업 등) 및 응급의료전용헬기를 이용할 수 있으며, 단, 이동 응급 의료세트의 경우 준비되는 대로 출동한다. 출동 시 재난응급의료상황실에 출발시각과 예상 도착시간, 출동인력 현황을 보고한다. 출동 시 복장은 미리 구비된 경우 착용하며, 구비되지 않은 경우 보건소에서 비축하고 있다가 현장에서 배포한다. 출동 시 긴급구조통제단장 명의의 재난현장 출입증을 반드시 착용하도록 한다.

③ 재난의료지원팀(DMAT)의 업무

- 재난의료지원팀(DMAT) 또는 보건소 신송대응반 중 가장 먼저 현장에 도착한 선착대는 '현장지휘체계의 확인 및 연계, 현장 안전 확보, 통신체계 구성, 현장 의료수요 파악, 필요 시 후발대 요청, 현장응급의료 시행장소 선정의 임무를 담당한다.
- 후발대로 참여하거나 인근 권역/지역 재난의료지원팀(DMAT)으로 합류하는 경우, 현장에 도착하여 가장 먼저 현장 응급의료지휘자에게 보고한다. 선착대는 합류하는 DMAT에게 현장 상황에 대한 정보를 제공해야 하며, 필요 시 재난의료지휘체계를 재정립하여 지휘권을 양도해야 한다. DMAT는 재난의료지휘자에게 임무를 부여받고 업무를 개시한다.

표 9-9 재난의료지원팀의 업무

DMAT 선착대	DMAT 합류팀
• 권역/지역 DMAT 혹은 보건소 신속대응반 중 가장 먼저 도착한 선착대는 현장지휘소에 도착을 알린 후, 선착대의 리더가 현장응급의료소장의 권한을 인계 받음	• 현장응급의료소장에 도착을 보고하고, 지휘권의 우선 순위에 따라 현장 응급의료소장의 담당자를 재조정
• 현장응급의료소장은 현장지휘체계의 확인 및 연계현장 안전 확보 • 통신체계 구성 • 현장 의료수요 파악 • 현장응급의료 시행장소 선정 • 추가 인력 요청 여부를 판단	• 합류팀도 다시 현장 안전 확보 • 통신체계 합류
• 분류반과 처치반, 이송반에 인력을 배치하되, 현장응급의료소 인력이 3인 이하인 경우에는 분류반과 처치반을 통합해 운영하고 분류반 활동에 좀 더 중점을 둠 • 이송반에 1인 이상을 배치하되 재난응급의료상황실과의 모바일 상황실과 통신하며 현장응급의료소장에 보고하는 역할을 겸함	• 현장응급의료소장은 현장의 상황에 따라 선착대와 합류팀을 포함하여 분류반, 이송반, 처치반의 인력을 재조정하여 배치

R.E.F.E.R.E.N.C.E

- 김옥숙 외. (2017) 응급 및 재해간호. 수문사.
- 김진희 외. (2021) 응급간호와 재난간호. 고문사.
- 유명란 외. (2021) 재난 및 응급간호학. 은학사.
- 임경수 외. (2021) 재난의학. 군자출판사.
- 재난응급의료_비상대응매뉴얼
- 중앙응급의료센터_재난대응체계
- KTAS 2nd Edition. (2021) 한국형 응급환자 분류도구–제공자 교육 매뉴얼. 대한응급의학회.
- http://www.easylaw.go.kr(찾기쉬운 생활법령정보)
- https://www.e-gen.or.kr(응급의료포털 E-Gen)
- https://www.mois.go.kr(행정안전부)

10
P·A·R·T

재난 심리적 간호

학|습|목|표

- 재난 국면에 따른 변화된 심리적 상태를 설명할 수 있다.
- 재난 국면에 따른 변화된 사회적 상태를 설명할 수 있다.
- 재난으로 인해 발생된 다양한 정신 장애에 대해서 설명할 수 있다.
- 재난을 경험한 사람들에 대해 심리·사회적 간호를 제공할 수 있다.

P·A·R·T 10 재난 심리적 간호

1 재난 국면에 따른 심리적 변화

인류는 오랜 역사 속에서 수많은 변화를 경험해 왔으며 그 가운데 직접적으로 인류 문명에 부정적인 영향을 미친 사건 중 하나는 재난이다. 이러한 재난에 의한 피해는 현대 사회로 진입하면서 규모는 점점 더 커지고 있고 그로 인한 피해도 기하급수적으로 증가하고 있다. 이렇게 재난은 예기치 못한 상황에 직면하게 되면서 발생하는 다양한 문제점들을 해결하기 위해 노력하는 과정 속에서 개인, 가족, 지역사회 및 국가에까지 악영향을 미치게 된다. 특히 스트레스가 많고 파괴적인 현상을 경험하게 되면서 정상적인 보호 지원이 약화 되고 추후 다양한 문제점들에 계속 직면하게 된다. 이렇게 발생한 변화는 단순히 재난 시에만 나타나는 것이 아니라 재난 이후에도 지속적으로 이어지면서 인생이 바뀔 수도 있다.

1) 재난에 대한 심리 변화 단계

갑작스럽게 발생한 재난은 인간에게 생명과 재산에 피해를 주게 된다. 그 결과 인간은 기존에 경험하지 못한 불편감과 상실감으로 인하여 발생 되는 다양한 문제점들로 인해 심리적 변화를 경험하게 된다.

(1) 일반적 반응

재난을 직면하게 되면서 경험하게 되는 일반적 반응들은 시간이 경과됨에 따라 점차 감정이 익숙해지고 완화되기도 한다. 하지만 이러한 일반적 반응들은 자연스럽게 해결될 수도 있지만 지속적으로 반응이 나타나게 될 경우에는 해결할 수 있도록 재난간호가 필요하다.

재난 시 나타나는 일반적인 반응은 다음과 같다.

- 믿을 수 없는 충격
- 공포와 미래에 대한 불안
- 지남력 장애(혼미)
- 무관심
- 감정적 마비
- 신경질적인 반응(과민성) 및 분노
- 슬픔
- 우울
- 무기력
- 극심한 배고픔 또는 식욕상실
- 의사결정의 어려움
- 명확한 이유가 없는 울음
- 두통 및 위장장애
- 수면장애
- 과도한 음주 혹은 약물의 사용

출처 : 국가트라우마센터(2022)

2) 재난에 대한 심리 변화

재난을 경험 하게 된 후 나타나는 심리적 변화는 크게 3단계를 거치게 된다. 각 대상자들이 재난 후 회복 단계에 도달할 수 있도록 많은 관심을 가져야 한다.

표 10-1 심리적 변화 3단계

단계	발생 시기	반응	
쇼크기	재난 발생 후 48시간 이내	• 부정 • 회피 • 자제력 상실 • 자신과 가족을 위한 도움 추구	• 공황 • 공포 • 불신
반응기	재난 발생 48시간 이후부터 2주	• 좌절 • 우울 • 자기비난 • 절망감	• 무력감 • 죄책감 • 의심 • 정서 불안
회복기	재난 발생 2주 이후부터 6개월 이내	• 자제력 회복 • 안정감, 새로운 희망	• 가족기능 회복

출처 : 김진희 외(2021). 응급간호 및 재난간호

3) 재난 후 심리 반응 단계

재난을 경험한 개인은 재난 이전의 심리적 상태로 돌아가기가 쉽지 않다. 현재 재난으로 인한 팬데믹 현상이 진행되면서 단순히 신체적 간호 뿐 아니라 심리적 간호가 점차 강조되고 있다. 재난 상황에서는 상황별로 다양하고 복잡한 변화가 진행되고 있지만 일반적인 시기별 심리적 반응을 이해하고 그들을 간호할 수 있도록 해야 한다.

(1) 재난 후 시기별 반응

일반적으로 재난 후 경험하는 심리적 반응은 급성기, 아급성기, 회복기를 거친다.

① 급성기 : 재난 발생 후 3~7일 이내

이 시기는 재난이 발생한 직후로써 먼저 신체적인 도움이 절대적으로 필요할 때이므로 심리적 피해나 반응은 아직 파악하기 어렵다. 또한 피해자에게 어떤 일이 발생하고 있는지 사태를 파악하기도 어렵다. 다만 기존에 경험하지 못한 상황에 직면하면서 망연자실하여 판단력이나 현실감을 잃는 등 급성 스트레스 반응을 나타내기도 한다. 이러한 상태를 자신을 보호하는 일종의 보호적 반응일 수 있으며 심한 외상적 충격에서 스스로를 보호하기 위해 마치 나쁜 꿈을 꾸고 있는 것 같다 거나 극단적인 경우에는 본인에게 아무일도 일어나지 않았다고 허위로 보고 하는 경우도 발생하기도 한다. 생존자가 침착한 행동을 하며 괜찮은 것처럼 보이기도 하지만 세심한 관찰과 간호가 필요하다.

② 아급성기 : 재난 발생 후 1~3개월 이내

이 시기는 재난 후 혼란이 안정되기 시작하고 본격적인 회복 작업을 시작하는 시기이다. 하지만 이 시기에 불안과 공포, 애도, 우울, 죄책감, 불신, 고립감, 인지능력의 변화, 신체증상, 물질남용 등 부정적인 반응에 주목해야 한다.

• 불안과 공포

외상 사건을 경험하게 되면서 자연스럽게 나타날 수 있는 반응일 수 있다. 재난이 발생하였다는 사실에 극도로 무서워하면서 불안해하고 또 다시 발생하지 않을까 두려워하면서 사고 장면이 자주 떠오르거나 악몽을 꾸기도 한다. 이런 상황이 지속 되면서 생존자들은 죽음에 대한 이미지가 자주 떠오르면서 악몽으로 나타나기도 한다. 특히 재난 상황에서 보았던 장면들이 플래시백으로 표현되면서 더 불안과 공포를 경험하게 된다.

• **애도 반응과 우울**

재난 현장에 함께 했던 친구, 가족의 죽음, 신체 손상 또는 재산의 손실 등으로 인해 나타나는 감정이다. 기분이 처지면서 모든 일에 의욕도 사라지고 불면증과 식욕 감소 현상이 동반되어 나타난다. 예상하지 못한 사고를 당한 대상자는 본인의 감정을 조절하지 못하고 특히 신체가 자유롭지 못하게 된 경우는 점점 무력감에 빠지게 된다. 그 결과 이전에 중요하게 생각하고 참여했던 많은 일들에 대해 흥미를 상실하고 전혀 관심을 갖지 않게 되면서 자연스럽게 사람들과 멀어지게 된다. 극단적인 경우에는 어떠한 정서도 표현하지 못하게 되거나 심한 감정 기복을 호소하는 경우도 있다.

• **죄책감**

재난 현장에서 본인만 살아 남게 된 생존자는 본인만 살아남은 죄책감과 함께 재난 현장에서 적절하게 행동하지 못한 자신의 행동에 죄책감을 느끼게 된다. 특히 자녀를 잃고 본인만 살아난 경우에는 죄책감을 더 크게 느끼게 된다. 보통 자신이 하지 않은 행동에 대해 더 큰 죄책감을 느끼게 되며 이는 만약 내가 어떻게 하기만 했더라면 상황이 달라졌을 것이라고 생각하면서 자신의 책임에 대해 과대 해석하고 불필요하게 자책하게 된다. 특히 본인이 사고를 막지 못했다고 생각하게 되면서 자기 비하에 시달리기도 한다. 이러한 감정에 대해서 표현을 해야 하지만 자신이 재난 현장에서 했던 행동에 대해 다른 사람들이 알게 되면 비난할지도 모른다는 두려움 때문에 죄책감을 계속 숨기게 되면서 증상이 심해지기도 한다. 생존자가 죄책감을 느끼는 경우 사람들로부터 자신을 고립시키게 되고 대처할 때에도 다른 사람의 도움을 거절하려는 경향이 생기고 외상 후 스트레스장애로 이어질 가능성이 더 크게 나타난다.

• **불신과 고립감**

재난을 경험한 사람들은 자신이 그 상황에 직면하게 되면서 비정상적인 부정적 믿음을 갖기도 한다. 세상을 너무 위험한 곳으로 인식하게 되고 그로 인해 모든 상황에 대해 극단적인 부정적인 감정을 갖게 된다. 자신의 경험에 대해 매우 특별하게 생각하면서 다른 사람들은 자신을 결코 이해하지 못할 것이라고 생각하거나 타인의 동정 어린 시선이 싫어서 스스로 혼자 있기를 원하기도 한다. 이러한 현상은 직장이나 학교 등에서 생존자에 대해 단순한 호기심이나 동정하는 태도로 대하면서 더 어려움을 경험하게 된다. 생존자가 사회 복귀에 대한 충분한 준비가 되어 있지 않은 상황에서 사회로 복귀하게 될 경우 더 큰 좌절감과 불신감을 조성할 수 있다.

• **인지능력의 변화**

본인이 경험한 재난 현장에 대해서 특정한 부분 또는 전체를 기억하지 못하면서 해리성 기억상실 현상을 경험할 수 있다. 이러한 증상은 의식, 기억, 주체성, 환경 지각의 통합적인 기능이 붕괴하는 증상으로 외상 사건 직후 많이 발생하게 된다. 시간이 굉장히 느리게 지나가는 듯한 느낌과 함께 사건의 순서가 혼동되면서 지각장애가 발생하기도 하며 전반적으로 심한 기억력 저하를 호소하기도 한다. 그 결과 집중력이 떨어져 업무 처리에 어려움을 경험할 뿐 아니라 단기 기억력도 떨어지면서 같은 일을 여러번 묻기도 한다.

• **신체증상**

재난 중 발생한 사고로 인해 부상이나 기존 신체 질환의 악화가 원인인 경우도 있고 재난 충격으로 인한 스트레스 반응이기도 하다. 흔히 나타나는 증상으로는 피로감, 두통, 위장관 증상, 불면증, 식욕 저하, 면역력 저하, 근골격계 증상 등이 있다. 신체 증상이 동반되면서 심리적 증상이 악화 되기도 할 뿐 아니라 사회 복귀가 늦어지기도 한다. 재난 초기부터 동반된 신체증상이 있는지 조사하고 적극적인 치료적 개입이 이루어져야 한다.

• **물질남용**

재난 현장에서 경험한 괴로운 기억을 잊기 위한 잘못된 믿음으로 사고 후 음주량이 늘거나 약물에 의존하는 경우가 발생하기도 한다. 하지만 이러한 반응은 개인의 건강에 악영향을 미칠 뿐 아니라 가족 및 사회의 문제가 가능성이 있기 때문에 반드시 주의 시켜야 한다.

③ 만성기 : 3개월 이후

• **심리적인 문제**

이 시기에 경험할 수 있는 심리적인 문제점은 초조와 불안 그리고 쉽게 화를 내는 증상이다. 이 단계에서 나타나는 심리적인 문제는 잘 조절이 되지 않을 뿐 아니라 자신과 타인에 대하여 이유 없는 불안과 초조함이 계속되면서 자살 또는 자포자기 행동이 늘어날 수 밖에 없다.

• **사회환경적 문제**

생존자의 심리적 또는 신체적 회복이 늦어지는 것에 대하여 타인의 이해와 관심이 저하되면서 생존자의 고립감과 불심감이 심해지게 된다. 형사 소송이나 민사 소송 등 법적 문제가 생길 수도 있으며 현재의 사법 제도에서 재판은 장기화할 수밖에 없어 피해자 간의 갈등이 심해지기도 한다.

(2) 재난 충격 이후 나타날 수 있는 스트레스

재난을 경험한 대부분의 사람들은 극심한 스트레스를 경험하게 된다. 이러한 반응은 정상적인 것이며 이상하거나 약한 것이 아님을 인지해야 한다. 이러한 반응들이 시간이 지나도 감소되지 않고 유지 또는 점점 증상이 심각해질 경우 문제가 발생할 수 있기 때문에 어떤 반응들이 있는지 미리 인지하고 그러한 감정들을 조절할 수 있도록 해야 한다.

① 증상

종류	증상	
정서적 증상	• 불안 • 불안한 정서 • 죄책감, 수치심 • 좌절에 대한 내성 부족 • 생존자들에 대한 동일시	• 우울 • 예민, 짜증 • 무감각 • 자아도취, 지나친 자신감
행동 증상	• 외상 사건을 연상시키는 상황 회피 • 활동 감소 • 잦은 지각, 업무 회피	• 위축된 대인관계 • 알코올 약물 사용 증가 • 분노 폭발, 잦은 다툼
인지적 증상	• 기억력 저하 • 판단력 저하 • 혼돈	• 집중력 저하 • 의사 결정 곤란 • 원치 않은 기억들의 반복적인 회상
신체 증상	• 메스꺼움 • 어지러움 • 식욕저하 • 떨림	• 현기증 • 위장장애 • 심장박동 증가 • 수면장애
영적 증상	• 자신감 상실 • 소외감	• 의미상실, 회의 • 가치관 변화

출처 : 한국재난심리연구소(2022)

② 대처 방법

재난은 인간이 경험하는 극도의 위기사건으로 광범위한 스트레스 증상을 나타나게 한다. 이러한 스트레스 증상은 정상적인 반응이며 3개월~6개월이 지나면 회복된다. 스트레스 반응이 나타날 때 어떠한 행동을 하는지에 따라 예후가 달라질 수 있다. 스트레스 반응이 나타날 때 도움이 되는 행동은 먼저 여러 사람들과 함께 어울려서 자신의 생각과 감정을 표현하는 것이 좋다. 혼자 갇혀 있기 보다는 자신의 감정을 표현하면서 자연스럽게 받아들일 수 있도록 해야 한다. 재난 이전의 생활과 비슷하게 규칙적인 일상생활을 지속하는 것도 좋으며 자신의 현재 마음을 부정하기 보다는 인정해야 한다. 본인 스스로를 위로하는 과정에서 마음이 편안해지는 음악듣기, 산책, 운동 등 평소에 자신이 좋아했던 일상활동을 유지하는 것도 좋다. 피해야 하는 행동으로는 혼자 있거나 불규칙한 수면이나 섭식활동을 하면 안된다. 또한 본인의 스트레스를 잊기 위해 과도한 술이나 담배 또는 약물을 사용하는 것도 피해야 한다. 자신의 감정을 자연스럽게 표현은 하되 폭력적으로 노출하는 것과 과거의 재난 사건에 너무 몰입하면서 자신 또는 누군가를 탓하는 것도 금해야 하는 행동이다. 재난은 경험한 주변 사람들이 스트레스를 경험하며 힘들어 할 때 주변 사람들은 이야기에 귀 기울여 주고 함께 있어 주는 것이 중요하다. 함께 시간을 보내면서 따뜻한 관심과 신체적 건강과 안전을 수시로 확인해 주어야 한다. 혹시 증상이 심해져서 전문적인 도움이 필요하다고 판단되며 이에 맞는 적적한 정보를 제공해주어야 한다. 재난 현장에서 살아 남은 사람들이 가장 많이 느끼는 부정적 감정 중 죄책감을 느끼지 않도록 주위에서 관심을 갖되 섣부른 충고나 사건에 대한 판단이나 논쟁은 피해야 한다.

(3) 정신과 치료가 필요한 증상

다음과 같은 증상은 정신과적 개입이 필요하며 정신건강의학과 의사의 진료가 필요하다.

- 해리증상(기억상실, 시공간 지남력 상실)을 보이는 경우
- 우울(무희망감, 절망, 사회적 철퇴) 증상을 보이는 경우
- 불안(절박감, 초초, 다른 재난이 닥칠 것이라는 강박적인 두려움)을 보이는 경우
- 정신질환(환청, 환시, 망상 등)이 있을 경우
- 자신을 돌볼 수 없는 경우(식사, 목욕, 옷 갈아입기 등의 일상생활 유지가 어려운 경우)
- 자살, 타살, 자해, 타해의 위험이 있는 경우
- 알코올이나 다른 약물을 과용하는 경우
- 가정폭력, 아동학대, 노인학대가 있는 경우

(4) 자가진단

① 외상후스트레스 증상

• 질문지

	살면서 두려웠던 경험, 끔찍했던 경험, 그 어떤 것이라도 있다면, 그것 때문에 지난 한 달 동안 다음을 경험한 적이 있습니까?	아니오	예
1	그 경험에 관한 악몽을 꾸거나 생각하고 싶지 않은데도 그 경험이 떠오른 적이 있었다.	□ 0	□ 1
2	그 경험에 대해 생각하지 않으려고 애쓰거나 그 경험을 떠오르게 하는 상황을 피하기 위해 특별히 노력하였다.	□ 0	□ 1
3	늘 주변을 살피고 경계하거나 쉽게 놀라게 되었다.	□ 0	□ 1
4	다른 사람, 일상활동 또는 주변 상황에 대해 가졌던 느낌이 없어지거나 그것에 대해 멀어진 느낌이 들었다.	□ 0	□ 1
5	그 사건이나 그 사건으로 인해 생긴 문제에 대해 죄책감을 느끼거나 자기 자신이나 다른 사람에 대한 원망을 멈출 수가 없었다.	□ 0	□ 1

• 검사결과

점수	해석
0~1점	• 정상 • 일상생활 적응에 지장을 초래할만한 외상 사건 경험이나 이와 관련된 인지적, 정서적, 행동문제를 거의 보고 하지 않는 단계이다.
2점	• 주의 요망 • 외상 사건이나 관련된 반응으로 불편감을 호소하고 있는 단계이다. • 평소보다 일상생활에 적응하는데 어려움을 느낀다면 추가적인 평가나 정신건강 전문가의 도움을 받아 보길 권한다.
3~5점	• 심한 수준 • 외상 사건과 관련된 반응으로 심한 불편감을 호소하고 있고 평소보다 일상생활에 적응하는데 어려움을 느낄 수 있는 단계이다. • 추가적인 평가나 정신건강 전문가의 도움을 받아 보길 권유하는 단계이다.

② 우울증상

• 질문지

	지난 2주동안 당신은 다음의 문제들로 인해서 얼마나 자주 방해를 받았습니까?	전혀 방해받지 않았다	며칠동안 방해받았다	7일이상 방해받았다	거의 매일 방해받았다
1	일 또는 여가활동을 하는데 흥미나 즐거움을 느끼지 못함	☐ 0	☐ 1	☐ 2	☐ 3
2	기분이 가라앉거나 우울하거나 희망이 없음	☐ 0	☐ 1	☐ 2	☐ 3
3	잠이 들거나 계속 잠을 자는 것이 어려움. 또는 잠을 너무 많이 잠	☐ 0	☐ 1	☐ 2	☐ 3
4	피곤하다고 느끼거나 기운이 거의 없음	☐ 0	☐ 1	☐ 2	☐ 3
5	입맛이 없거나 과식을 함	☐ 0	☐ 1	☐ 2	☐ 3
6	자신을 부정적으로 봄 혹은 자신이 실패자라고 느끼거나 자신 또는 가족을 실망 시킴	☐ 0	☐ 1	☐ 2	☐ 3
7	신문을 읽거나 보는 것과 같은 일에 집중하는 것이 어려움	☐ 0	☐ 1	☐ 2	☐ 3
8	다른 사람들이 주목할 정도로 너무 느리게 움직이거가 말을 함. 또는 반대로 평상시보다 많이 움직여서 너무 안절부절 못하거나 들떠 있음	☐ 0	☐ 1	☐ 2	☐ 3
9	자신이 죽는 것이 더 낫다고 생각하거나 어떤 식으로든 자신을 해칠 것이라고 생각함	☐ 0	☐ 1	☐ 2	☐ 3
10	만일 당신이 위의 문제 중 하나 이상 '예'라고 응답하셨으며 이러한 문제들로 인해서 당신은 일을 하거나 가정일을 돌보거나 다른 사람과 어울리는 것이 얼마나 어려웠습니까?	전혀 어렵지 않았다	약간 어려웠다.	많이 어려웠다.	매우 많이 어려웠다.
		☐ 0	☐ 1	☐ 2	☐ 3

• 검사결과

점수	해석
0~4점	• 정상 • 적응상의 지장을 초래할만한 우울 관련 증상을 거의 보고하지 않는 단계이다.
5~9점	• 경미한 수준 • 경미한 수준의 우울감이 있으나 일상생활에 지장을 줄 정도는 아니다.

(계속)

점수	해석
10~14점	• 중간 수준 • 중간 수준의 우울감은 비교적 자주 경험하는 단계이다. • 직업적, 사회적 적응에 일부 영향을 미칠 수 있어 주의 깊은 관심과 관찰이 필요한 단계이다.
15~19점	• 약간 심한 수준 • 자주 경험하는 우울 수준 단계이다. • 직업적, 사회적 적응에 일부 영향을 미칠 경우 정신건강 전문가의 도움을 받아 보기를 권하는 단계이다.
20~27점	• 심한 수준 • 일상생활의 다양한 영역에서 어려움이 초래될 경우 추가적인 평가나 정신건강 전문가의 도움을 받기를 권하는 단계이다.

③ 신체증상

• 질문지

지난 4주 동안 다음 나열되는 증상들에 얼마나 자주 시달렸습니까?		전혀 시달리지 않음	약간 시달림	대단히 시달림
1	위통	□ 0	□ 1	□ 2
2	허리통증	□ 0	□ 1	□ 2
3	팔, 다리, 관절(무릎, 고관절 등)의 통증	□ 0	□ 1	□ 2
4	생리 기간 동안 생리통의 문제	□ 0	□ 1	□ 2
5	두통	□ 0	□ 1	□ 2
6	가슴, 흉통	□ 0	□ 1	□ 2
7	어지러움	□ 0	□ 1	□ 2
8	기절할 것 같음	□ 0	□ 1	□ 2
9	심장이 빨리 뜀	□ 0	□ 1	□ 2
10	숨이 참	□ 0	□ 1	□ 2
11	성교 중 통증 등의 문제	□ 0	□ 1	□ 2
12	변비, 묽은 변이나 설사	□ 0	□ 1	□ 2
13	메슥거림, 방귀, 소화불량	□ 0	□ 1	□ 2
14	피로감, 기운 없음	□ 0	□ 1	□ 2
15	수면의 어려움	□ 0	□ 1	□ 2

• 검사결과

점수	해석
0~4점	• 정상 • 적응에 지장을 초래할만한 신체 증상을 보고하지 않는 단계이다.
5~9점	• 경미한 수준 • 다양한 신체적 불편감을 경미한 수준으로 보고하는 단계이다. • 신체적 불편감에 영향을 미칠 수 있는 스트레스를 관리할 필요가 있다.
10~14점	• 중간 수준 • 다양한 신체적 불편감을 중등도 수준으로 보고하는 단계이다. • 추가적인 평가나 정신건강 전문가의 도움을 받아 보게 하는 권유가 필요하다.
15~30점	• 심한 수준 • 광범위한 신체적 불편감을 매우 자주, 심한 수준으로 경험하는 단계이다. • 추가적인 평가나 정신건강 전문가의 도움을 받아 보게 하는 권유가 필요하다.

④ 자살위험성

• 질문지

당신 자신을 정말 해치겠다는 생각을 했던 적이 있습니까?		☐ 있다		☐ 없다
'있다'에 체크한 경우에만 아래 문항 1번~4-1번 문항까지 답변 하세요. '없다'에 체크한 분은 답변하지 않으셔도 됩니다.				
1	이전에 당신을 위험에 빠뜨리는 행동을 한 적이 있습니까?	☐ 있다		☐ 없다
2	당신 자신을 정말 해칠 방법에 대해 지금도 생각을 하고 있습니까?	☐ 있다		☐ 없다
2-1	있다면 어떤 식으로?			
3	생각하는 것과 생각을 행동에 옮기는 것은 큰 차이가 있습니다. 앞으로 한달 내에는 어느 때라도 당신 자신을 해치거나 당신의 삶을 끝내겠다는 그 생각을 행동으로 옮길 것 같습니까?	☐ 전혀 아니다	☐ 약간 그렇다	☐ 매우 그렇다
4	당신 자신을 해치려는 당신의 행동을 멈추게 하거나 하지 못하게 막는 것이 있습니까?	☐ 있다		☐ 없다
4-1	있다면 무엇입니까?			

- 검사결과

	해석
자살위험성 거의 없음	• '당신 자신을 정말 해치겠다는 생각을 했던 적이 있습니까?'라는 문항에 '없다'라고 응답한 경우 또는 아래 기준에 해당되지 않는 경우
자살위험성 낮음	• 1번, 2번 문항 중에 하나라도 '있다'라고 응답하고 3번, 4번 문항에는 해당 되지 않는 경우 • 자살 과거력이 있었거나 자살 계획에 대한 생각을 보고 하였지만 우발적인 자살 시도를 보일 가능성은 낮은 단계이다.
자살위험성 높음	• 3번 문항에 '약간' 혹은 '매우 그렇다'라고 응답하거나 4번 문항에 '없다'라고 응답한 경우 • 자살 가능성이 있다고 보고하였거나 자살 사고나 행동을 저지할 수 있는 보호 요인이 없다고 보고되는 단계이다. • 추가적인 평가나 정신건강 전문가의 도움을 받아 보기를 권하는 단계이다.

⑤ 불안증상

- 질문지

	지난 2주 동안 당신은 다음의 문제들로 인해서 얼마나 자주 방해를 받았습니까?	전혀 방해받지 않았다	며칠동안 방해 받았다	2주 중 절반 이상 방해 받았다	거의 매일 방해 받았다
1	초조하거나 불안하거나 조마조마하게 느낀다.	□ 0	□ 1	□ 2	□ 3
2	걱정하는 것을 멈추거나 조절할 수가 없다.	□ 0	□ 1	□ 2	□ 3
3	여러 가지 것들에 대해 걱정을 너무 많이 한다.	□ 0	□ 1	□ 2	□ 3
4	편하게 있기가 어렵다.	□ 0	□ 1	□ 2	□ 3
5	쉽게 짜증이 나거나 쉽게 성을 내게 된다.	□ 0	□ 1	□ 2	□ 3
6	너무 안절부절 못해서 가만히 있기가 힘들다	□ 0	□ 1	□ 2	□ 3
7	마치 끔찍한 일이 생길 것처럼 두렵게 느껴진다.	□ 0	□ 1	□ 2	□ 3

• 검사결과

점수	해석
0~4점	• 정상 • 주의가 필요할 정도의 과도한 걱정이나 불안을 보고하지 않는 단계이다.
5~9점	• 경미한 수준 • 주의 깊은 관찰과 관심이 필요한 단계이다.
10~14점	• 중간 수준 • 주의가 필요한 수준의 과도한 걱정과 불안을 호소하는 단계이다. • 추가적인 평가나 정신건강 전문가의 도움을 받아 보기를 권하는 단계이다.
15~21점	• 심한 수준 • 일상생활에 지장을 초래할 정도의 과도하고 심한 걱정과 불안을 호소하는 단계이다. • 추가적인 평가나 정신건강 전문가의 도움을 받아 보기를 권하는 단계이다.

2 재난 국면에 따른 사회적 변화

1) 재난 후 발생 되는 주요 문제점

재난은 정상적인 보호 지원을 악화 시키고 추후 발생이 예상되는 다양한 문제점에 대한 촉진 요소가 되면서 기존의 사회적 부정의와 불평등 문제를 증폭시키게 된다. 재난 후 발생하는 사회적 문제는 심리적 문제는 상호 연계성이 높다. 구체적인 사회적 특성을 띠는 중요 문제들은 다음과 같다.

- 기존의(재난 발생 전부터 존재해온) 사회적 문제(예 : 극심한 빈곤, 차별계층 또는 소외집단에 소속, 정치적 탄압)
- 재난으로 인한 사회적 문제(예 : 가족 이산, 사회 연결망의 붕괴, 지역사회 구조, 자원 및 신뢰 관계의 붕괴, 성차별 폭력 증가)
- 인도적 자원으로 인한 사회적 문제(예 : 지역사회 구조 또는 전통적인 지원 메커니즘의 약화)

2) 사회적 변화에 취약한 집단

모든 사회가 재난과 관련한 상황을 경험한 뒤 심각한 심리적 문제를 경험하거나 다양한 문제가 유발되는 것은 아니다. 사람들이 역경을 직면했을 때 사회적, 심리적, 생물학적 요인들의 상호작용이 어떻게 형성되느냐에 따라 심리적 문제가 발생하거나 회복력이 발휘되기도 한다. 재난의 상황에 특정 집단의 사람들은 사회적 문제를 더 심각하게 경험할 가능성이 있다. 일반적으로 재난 피해를 받은 사람들은 지원을 받을 수 있어야 하며 이상적인 지원 프로그램이 제공되어야 하지만 하위 집단은 위기 상황의 특성에 따라 잠재적으로 취약 집단이 될 수 있다. 다음 집단은 재난과 같은 비상상태에서 상대적으로 더 큰 취약성을 가질 수 있기 때문에 주의 깊은 관심이 필요하다. 하지만 취약한 집단이라고 해서 수동적인 희생자를 의미하는 것은 아니라는 것은 명심해야 한다.

- 여성(예 : 임산부, 어머니, 미혼모, 미망인, 일부 문화의 경우 미혼 성인 여성과 십대 소녀)
- 남성(예 : 가족을 부양할 수단을 상실한 실직 남성, 구금, 납치 또는 폭력의 위험에 놓인 젊은 남성)
- 아동(신생아에서부터 18세까지 청소년)
- 노령층(특히 독거노인)
- 극빈층
- 난민, 국내 이재민, 비정규 이주민
- 극심한 스트레스를 유발하는 사건 또는 정신적 외상 트라우마에 노출된 경험이 있는 사람
- 지역사회 구성원 중 기존에 심각한 신체, 신경 또는 정신질환이나 장애를 가진 사람
- 시설에 거주하는 사람(고아, 노인, 정신과 병동 입원 환자)
- 인권 침해의 특정한 위험에 놓인 사람들

3) 핵심 원칙

1992년 유엔총회에서는 재난에 의해 발생하는 정신건강 및 심리 사회적 문제를 해결하고 지원 관리하기 위한 IASC(Inter-agency standing committee)를 수립하였다. IASC에서는 인도적 지원 관계자들이 재난 시 사람들의 심리·사회적 삶의 질을 보호 하고 증진하기 위한 핵심 원칙을 다음과 같이 정리하였다.

(1) 인권 및 형평성

인도적 지원 관계자는 모든 피해 인구의 인권을 증진하고, 인권 침해의 위험이 높아진 개인과 집단을 보호해야 한다. 또한, 인도적 지원 관계자는 형평성과 비차별을 촉진해야 한다. 즉, 성별, 연령대, 언어권, 인종 집단 및 지역에 상관없이 그들의 필요에 따라 피해 인구가 정신

건강 및 심리·사회적 지원을 이용하고 접근하는 데 있어 공정성을 극대화하는 것을 목표로 해야 한다.

(2) 참여

인도적 대응 시 현지 피해 주민의 참여를 극대화해야 한다. 대부분의 재난 상황에서 많은 사람이 구호 및 재건 노력에 참여하기에 충분한 회복력을 보인다. 많은 핵심 정신건강 및 심리·사회적 지원이 외부 기관을 통해 전달되기 보다는 피해 지역사회 자체적으로 이루어진다. 피해 지역사회는 이재민과 수용 인구(host population)를 포함하며, 대개 서로 상충할 수 있는 다양한 집단으로 구성된다. 참여는 현지 주민 내 다양한 하위 집단들이 자신들의 삶에 영향을 미치는 의사 결정에 대한 통제력을 유지하거나 되찾을 수 있도록 하며, 프로그램의 질, 형평성 및 지속 가능성을 실현하는 데 중요한 현지 지역사회의 책임의식을 높일 수 있다. 비상사태 및 재난의 가장 초기 단계부터 현지 주민들은 지원의 현황 파악, 설계, 실행, 모니터링 및 평가에 최대한 많이 참여해야 한다.

(3) Do no harm(해가 되는 일을 하지 않는다)

인도적 지원은 재난 피해를 입은 사람들을 돕는 중요한 수단이지만, 이러한 구호 활동 역시 의도하지 않은 피해를 일으킬 수 있다(Anderson, 1999). 정신건강 및 심리·사회적 지원 활동은 매우 민감한 사안을 다루기 때문에 피해를 일으킬 만한 잠재성이 있다. 또한, 정신건강 및 심리·사회적 지원 활동은 일부 다른 분야가 보유하는 포괄적인 과학적 증거가 부족하다. 인도적 지원 관계자는 다음과 같은 다양한 방법으로 피해 위험을 줄일 수 있다.

- 조정단에 참여함으로써 타 기관/타인으로부터 배우고, 인도적 대응에서 중복과 격차를 최소화
- 충분한 정보에 근거한 개입 설계
- 평가를 중요시하며, 정밀조사 및 외부검토에 대한 수용적 태도
- 개입/업무 영역에서의 문화적 민감성 및 역량 개발
- 효과적인 관행에 대한 근거를 지속적으로 업데이트
- 보편적 인권, 외부인과 재난 피해 인구 간의 권력 관계, 그리고 참여형 접근법의 가치에 대한 이해를 증진 시키고 이를 지속적으로 숙고

(4) 가용 자원 및 역량 구축

모든 재난 피해 집단은 정신건강 및 심리·사회적 웰빙을 지원하는 자산 또는 자원을 보유하고 있다. 비상사태 및 재난 초기부터 유념해야 할 주요 원칙은 현지 역량을 구축하고, 자조를 지원하고, 기존의 자원을 강화하는 것이다. 외부에서 주도하여 실행된 프로그램은 부적절한 정신건강 및 심리·사회적 지원(Mental health and psychosocial support; MHPSS)으로 이어지게 되는 경우가 잦으며, 지속 가능성 측면에서 제한적인 경우가 많다. 가능한 경우, 정부와 시민 사회의 역량을 모두 구축하는 것이 중요하다. 피라미드 각 층에서의 주요 과제는 개인, 가족, 지역사회 및 사회의 기술과 역량을 파악, 동원 및 강화하는 것이다.

(5) 통합적 지원 시스템

지원 활동 및 프로그램 수립은 최대한 통합적으로 이루어져야 한다. 성폭행 생존자나 외상 후 스트레스 장애(Post traumatic stress disorder; PTSD)와 같이 특정 진단을 받은 사람들만을 대상으로 하는 단독 서비스의 확산은 매우 분열된 지원 시스템을 조성할 수 있다. 더욱 광범위한 시스템(예 : 기존의 지역사회 지원 메커니즘, 정규/비정규 학교 시스템, 일반 보건 서비스, 일반 정신건강 서비스, 사회 서비스 등)에 통합된 활동은 더 많은 사람들에게 전달되는 경향이 있고, 지속 가능성이 보다 높으며, 사회적 낙인을 덜 수반하는 경향이 있다.

(6) 다층적 지원

재난 시 사람들은 다양한 방식으로 피해를 입게 되고 그에 따라 필요로 하는 지원의 종류도 다르다. 정신건강 및 심리·사회적 지원을 조직하는 데 있어 중요한 점은 다층적 시스템을 구축하는 것인데, 이는 상호보완적 지원을 통해 다양한 집단의 필요를 충족할 수 있도록 한다. 이는 피라미드로 설명할 수 있다. 피라미드에 명시된 모든 층의 지원 활동이 중요하며 해당 활동들이 동시에 이행되는 것이 이상적이다.

① 기본 서비스 및 안전

모든 사람의 웰빙은 안전의 (재)정립, 적합한 거버넌스, 기본적인 물리적 필요(식량, 쉼터, 물, 기본적인 의료 서비스, 전염병의 통제)를 해결하는 서비스를 통해 보호되어야 한다. 대부분의 비상 사태 및 재난에서 식량 부문, 보건 부문, 쉘터 부문 등의 전문가들이 기본적인 서비스를 제공한다. 기본 서비스와 안전 관련 필요에 대한 정신건강 및 심리·사회적 지원(MHPSS) 대응은 다음 내용을 포함할 수 있다. 해당 서비스가 책임 있는 기관에 배정되도록 촉구; 해당 서비스가 정신건강 및 심리·사회적 웰빙에 미치는 영향을 문서 정리, 인도적 지원 관계자가

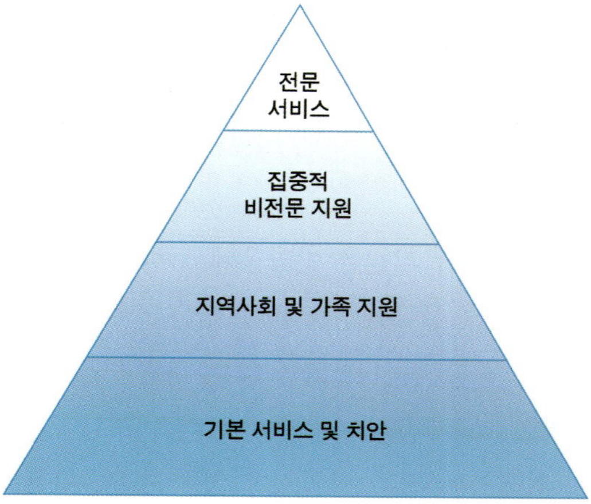

출처 : Inter-Agency Standing Committee(ISAC)(2007), ISAC Guidelines on Mental Health and Psychosocial Support in Emergency settings

그림 10-1 재난 시 정신건강 및 심리·사회적 지원에 관한 개입 피라미드

정신건강 및 심리·사회적 웰빙을 촉진할 수 있는 방식으로 서비스 전달.

이러한 기본 서비스는 안전하고, 사회적으로 적합한 방식으로 수립되어야 하며, 이를 통해 현지 사람들의 존엄성을 보호하고, 현지의 사회적 지원을 강화 할 수 있도록 지역 사회 연결망을 동원해야 한다.

② 지역사회 및 가족 지원

두 번째 층은 주요 지역사회 및 가족 지원을 받을 경우, 정신건강 및 심리·사회적 웰빙을 유지할 수 있는 소수의 사람을 위한 재난 대응을 의미한다. 대부분의 재난 상실, 이재이주, 가족 이산, 지역사회 내 두려움과 불신으로 인해 가족 및 지역사회 연결망에 상당한 분열이 발생한다. 또한, 가족 및 지역사회 연결망이 유지되더라도, 재난 시 더욱 광범위한 지역사회 및 가족 지원을 받을 수 있도록 지원한다면 피해 인구에게 유익할 것이다. 이 층에서 유용한 대응 활동에는 가족 찾기와 재결합, 애도 및 공동 치유 의식 지원, 건설적인 극복 및 대처 방법에 관한 대중 대상의 커뮤니케이션, 지지적인 보육 프로그램, 정규 및 비정규 교육 활동, 생계 활동, 여성단체와 청소년 동호회 등을 통한 사회 연결망의 활성화 등이 포함된다.

③ 집중적 비전문 지원

세 번째 층은 숙련된(하지만, 전문적 치료에 관한 다년간의 교육은 이수하지 않았을 수도 있는) 활동가들의 더욱 집중적인 개인, 가족 혹은 집단 개입이 추가로 필요한 소수의 사람을 위한 지원을 의미한다. 예를 들어, 성차별폭력 생존자들은 지역사회복지사의 정서적 지원과 생계 지원이 복합적으로 필요할 수 있다. 또한 본 층은 1차 의료 서비스 담당자가 제공하는 심리적 응급처치(Psychological first aid; PFA)와 기본적인 정신건강 치료를 포함한다.

④ 전문 서비스

피라미드의 최상층은 앞서 언급한 지원을 받았음에도 불구하고 견디기 힘든 수준의 정신적 고통과 기본적인 일상생활 영위에 상당한 어려움을 겪는 소수 인구가 필요로 하는 추가적 지원을 의미한다. 이러한 지원은 중증 정신 질환을 앓는 사람들의 필요가 기존의 일차적/일반적 의료 서비스의 역량을 초과할 때 제공될 수 있는 심리적 또는 정신의학적 지원을 포함해야 한다. 이러한 문제 해결을 위해서는 전문 서비스가 있을 경우 해당 서비스로의 위탁, 또는 일차/일반 의료 서비스 제공자를 대상으로 한 장기 교육 및 지도가 필요하다. 전체 인구 중 적은 비율의 사람들만이 전문 서비스를 필요로 하나, 대부분의 대규모 비상사태에서 전문 서비스가 필요한 사람들의 수는 수천 명에 달한다. 각 재난이 가지는 고유한 특성과 문화 및 사회·역사적 배경의 다양성 때문에 모범 사례에 대한 보편적인 규칙을 정의하기는 어렵다. 하지만, 다양한 비상사태 및 재난에서의 경험에 비추어 볼 때 일부 행동은 권장되나, 일부 행동은 지양해야 한다. 해당 내용을 아래와 같이 '해야 할 것(Dos)'과 '하지 말아야 할 것(Don'ts)'으로 각각 정리하면 다음과 같다.

해야 할 것(Dos)	하지 말아야 할 것(Don'ts)
• 정신건강 및 심리 사회적 지원을 위한 단일 총괄 조정단을 수립한다.	• 서로 대화하거나 조정하지 않는 정신건강 또는 심리 사회적 지원을 위한 개별 집단을 수립하지 않는다.
• 조정회의에 참석하고 다른 기관의 활동을 보완함으로써 부가가치를 만들어 조정된 대응을 지원한다.	• 고립되어 업무를 수행하거나 자신의 업무가 다른 사람들의 업무와 어떻게 조화를 이룰지에 대한 고민 없이 작업하지 않는다.
• 정보 수집 및 분석을 통해 대응의 필요성을 판단하고 필요 시 어떠한 종류의 대응을 취할 것인지를 판단한다.	• 현황 파악을 중복 수행하거나 사전 자료를 무비판적으로 수용하지 않는다.
• 현지 상황에 맞게 현황 파악 틀을 맞춤화 한다.	• 재난 피해를 입은 현지 정황에 검증되지 않은 현황 파악틀을 사용하지 않는다.
• 사람들이 비상사태 및 재난에 다양한 방식으로 영향을 받는 다는 점을 인지한다. 회복력이 높은 사람들은 잘 극복할 수 있으나 다른 사람들은 심각한 영향을 받아 전문적인 도움이 필요할 수 있다.	• 비상사태 및 재난 시 모든 사람이 트라우마를 입었다고 간주하거나 회복력이 있는 것으로 보이는 사람들은 도움이 필요하지 않다고 가정하지 않는다.

(계속)

해야 할 것(Dos)	하지 말아야 할 것(Don'ts)
• 현지 언어로 질문하고 개인의 정보 보호를 존중하는 안전하고 지지적인 방식으로 질문한다.	• 중복적으로 현황 파악을 하거나 후속 지원을 제공하지 않으면서 정신적 고통을 유발하는 질문을 하지 않는다.
• 성별의 차이를 고려한다.	• 남성과 여성이(또는 소년과 소녀) 비상사태 및 재난에 동일한 영향을 받을 것으로 생각하지 않는다. 또한 남성을 위해 고안된 프로그램이 여성에게 동일한 수준으로 도움이 되거나 동일한 접근성을 제공한다고 간주하지 않는다.
• 직원과 자원봉사자를 모집할 때 추천서를 확인하고 현지 및 또는 피해를 입은 지역사회 불갈한 새로운 인력의 역량을 구축한다.	• 기존의 현지 체계를 크게 악화하는 채용 방식을 사용하지 않는다.
• 정신건강 및 심리 사회적 지원 교육을 제공한 후 후속 지도와 모니터링을 제공하여 개입이 올바르게 이행되도록 한다.	• 복잡한 심리 사회적 개입을 수행할 수 있도록 사람들을 준비시킬 경우 일회성의 단독 교육 혹은 후속 조치가 없는 초단기 교육을 활용하지 않는다.
• 지역사회가 책임지고 관리 및 운영하는 프로그램 개발을 촉진한다.	• 지역사회 주민들을 주로 서비스의 수혜자로 취급하는 차선 모델을 활용하지 않는다.
• 현지 역량을 구축하여 자조를 지원하고 피해 집단이 이미 가지고 있는 자원을 보강한다.	• 현지의 책임 및 역량을 악화 혹은 무시하는 지원을 마련하지 않는다.
• 현지의 문화적 관습에 대해 배우고 적합한 경우 일을 활용해 현지 사람들일 지원한다.	• 모든 현지의 문화적 관습이 유용하다고 생각하거나 모든 현지 사람들이 이러한 관습에 대해 호의적일 것이라고 생각하지 않는다.
• 적합한 경우 타 문화의 방법을 활용한다.	• 해외에서 들어온 방법이 반드시 더 효과적일 것이라고 가정하거나 현지의 지원 관행과 신념을 무시하여 해외에서 들어온 방법을 현지 사람들에게 강요하지 않는다.
• 정부 역량을 강화하고 재난 생존자들을 위한 정신건강 치료를 일반 보건 서비스에 그리고 가능한 경우 지역정신건강 버시스에 통합한다. • 극단적인 스트레스 요인에 노출된 후 극심한 정신적 고통을 받는 사람들이 심리적 응급처치 등 다양한 지원에 접근할 수 있도록 한다.	• 특정 허위 인구를 위한 병행적 정신건강 서비스를 수립하지 않는다.
• 일차적/일반적 보건 요원들을 대상으로 모범적인 처방 관행 및 기본적 심리 지원에 관해 교육 및 지도한다.	• 교육과 지도 없이 향정신성 약물 또는 심리적 지원을 제공하지 않는다.

(계속)

해야 할 것(Dos)	하지 말아야 할 것(Don'ts)
• 해당 국가의 기본 약물 목록에 등록된 일반적인 약품을 사용한다.	• 새로운 상표와 약을 대중적으로 사용하지 않는 상황에서 해당 약물을 사용하지 않는다.
• 극심한 피해를 입은 사람들을 위탁하고 지원하기 위한 효과적인 시스템을 구축한다.	• 정신장애 판정을 받은 사람들을 위한 적절하고 접근 가능한 서비스를 갖추지 않은 상황에서 정신장애 여부를 판단하기 위한 검사를 실시하지 않는다.
• 정신보건시설에 수용될 가능성이 높은 사람들을 위해 현지에 적합한 간호법을 개발한다.	• 정신건강시설이 기본적인 치료 및 보호를 위한 임시적 이며 명백한 최후의 수단이 아닐 경우 사람들을 시설에 수용하지 않는다.
• 지원 기관의 커뮤니케이션 담당자들을 활용하여 피해 인구와 외부 세계와의 쌍방향 소통을 촉진한다.	• 지원 기관의 커뮤니케이션 담당자를 외부 세계와의 소통에만 활용하지 않는다.
• 대중매체와 같은 경로를 통해 정확한 정보를 제공하여 사람들의 스트레스를 줄이고 또한 인도적 서비스 접근을 가능케 한다.	• 사람들의 고통을 과장하거나 사람들을 위험에 처하게 하는 대중매체 이미지를 만들거나 보여주지 않는다.
• 관련된 심리 사회적 고려 사항을 인도적 지원의 모든 부분에 통합한다.	• 대응이 없는 상황에서 임상적 활동에만 집중하지 않는다.

출처 : 정신건강 및 심리 사회적 지원을 위한 IASC 자문단(2010)

3 재난 정신건강 간호

1) 외상 후 성장

재난 피해자 중에서는 재난 경험을 계기로 기존보다 더 성장하고 발전하는 사람들이 존재하기도 한다. 이를 외상 후 성장(Post traumatic growth; PTG)이라는 개념으로 설명하고 있다. 재난을 경험한 뒤 재난 경험 이전 수준의 회복을 단순히 넘어설 뿐 아니라 더 건강하고 긍정적인 심리적 변화를 경험하는 것을 의미한다. 극한 상황을 경험하고 극복한 사람들은 인생의 유한함을 체험하고 삶의 의미에 대해 통찰함으로써 모든 것들에 대해서 긍정적으로 지각하고 감사하게 된다. 그리고 인생의 목적을 새롭게 선정하고 자신의 강점을 발견하고 새로운 가능성을 찾으며 주변 사람들과 친밀한 관계를 유지할 수 있도록 노력하게 된다. 외상 후 성장을 이루기 위해서 중요한 개념은 주관성이다. 사건 자체의 객관적 특성보다는 개인의 지각, 그에 따른 부정적 심리 반응을 기반으로 외상을 정의하게 좀 더 폭 넓고 주관적인 개념을 갖게 된다. 외상 후 성장과 관련하여 다양한 모형 중 Calhoun과 Tedeschi(2006)의 모델은 외상 후 성장에 대해 가장 포괄적이고 상세한 설명을 제공한다고 평가된다. 그들의 이론에 따르면 외상 후 성장의 시작은 외상 사건을 경험하기 이전의 개인과 세상에 대한 기본 신념에서 시작한다. 개인이 외상 사건을 경험한 후 이전에 자신이 가지고 있던 세상에 대한 기본적인 신념이 위협받으면 가치관의 변화나 붕괴를 경험할만한 감정적 스트레스에 빠지게 된다. 그 영향으로 기존의 자신과 세상에 관한 도식에 도전을 받고 이로 인해 정서적 고통이 뒤따르게 되는 것이다. 처음에는 자신의 의지와 상관없이 자동적이고 반복적으로 사건이 떠오르는 침투적 반추를 하게 되지만 사건에 대한 이해를 위해 의식적으로 지나간 일들을 되새기는 의도적인 사고로 변화하게 되고, 이후에 긍정적인 변화를 가져오는 외상 후 성장을 이루게 된다. 이 과정에서 외상사건으로 인한 정서적 고통을 다루기 위하여 자기분석과 자기노출을 시도하며, 타인에게 자신이 겪고 있는 상황과 고통을 많이 노출(자기노출)하고, 주변 사람들로부터 긍정적인 피드백을 받게 되면, 이것이 의도적 반추에 도움을 주게 되고 외상 후 성장 가능성이 커진다. 외상 후 성장에 대한 개념을 이해하고 재난을 경험한 사람들이 부정적 경험을 감소하고 긍정적 결과를 예측할 수 있도록 노력해야 한다.

2) 위기상황 스트레스 관리

(1) CISM(The critical incidenet stress management)

CISM은 Jeffery Mitchell과 George S. Everly이 1997년에 개발한 위기개입 방법으로, 재난상황 및 위기사건이 발생했을 시 포괄적이고 통합적이며 효과적으로 대처하기 위한 위기개입 프로그램이다. 이 프로그램은 위기 전, 중, 후, 후속조치 등에 대하여 전반적인 접근을 시도하며 개인 및 소규모 집단, 대규모 집단, 가족, 기관, 지역사회 등에 접근할 수 있는 위기 개입을 통하여 스트레스를 관리하기 위해 구성된 프로그램이다.

① 7개의 핵심 단계

단계	개입 시기	목표	대상
사전준비 (Pre-crisis preparation)	위기 전 단계	• 스트레스 관리 교육 • 스트레스 내성 및 위기 완화 훈련 • 대처기술 향상 시키기	• 개인 • 기관
집단 필요시 상담 의뢰 및 위기관리 중심 브리핑 (Demobilization crisis management briefing, CMB)	위기 직후	• 스트레스 관리 교육 • 정보제공 및 복원을 위한 자문 • 학교 및 지역사회지지 프로그램을 통한 지원	• 대규모 집단 • 기관
분산(Defusing)	위기 이후 (12시간 이내)	• 급성증상 완화 • 훈련 및 평가 등에 목적을 두고 설명 제공	• 소규모 집단
위기상황 스트레스 해소 (Critical incident stress debriefing CISD)	위기 이후 (1~10일, 대형재난의 경우 3~4주 이내)	• 급성 증상을 완화 • 후속조치의 필요성 평가 • 종료 상황에 대한 개입자의 평가 제공	• 소규모 집단
1:1 위기 개입/상담 (One-on-one crisis intervention/counseling)	언제, 어디서든	• 증상완화 • 기능의 회복 • 필요한 경우 관련 기관에 의뢰	• 개인
가족 위기 개입 (Family crisis intervention) 기관 자문 (Organizational consultation)	언제든지	• 지지체계 구성 및 의사소통로 제공 • 증상완화 • 종료 상황에 대한 개입자의 평가 제공 • 필요한 경우 관련 기관에 의뢰	• 가족 • 기관
후속 조치 및 의뢰		• 정신상태 평가	• 개인
Follow up and referral		• 필요한 경우 관리 수준 평가	• 가족

출처 : 한국재난심리연구소(2022)

② 목적

- 즉각적인 개입
- 안정화
- 사건에 대한 이해
- 문제 해결에 초점
- 자기 탄력성(self-reliance) 만들기
- 급성 증상에 대한 예방

(2) CISD(The critical incident stress debriefing)

위에서 간단하게 언급한 CISD는 소규모 집단을 대상으로 하는 구조적인 위기 개입 절차이다. CISD는 외상사건에 집단이 저항할 수 있도록 일시적인 지지를 하는 것 뿐만 아니라 위기 및 재난에 노출된 개인 및 집단을 사건 이전으로 되돌리고 회복시키기 위해 그들의 능력으로써 집단 탄력성에 초점을 두는 것이다. 하지만 이것은 심리치료 및 상담이 아니라 위기개입을 위한 하나의 방법으로 같은 외상사건을 경험한 소규모의 동질집단을 대상으로 실시되는 것이다.

① 단계

단계	목적
소개	• 위기관리팀 및 절차 소개 • 기대 요구 설정
사실	• 참가자들의 인지적 수준을 고려해서 외상사건 설명
생각	• 인지적 반응 설명 • 정서적 반응의 변화 설명
반응	• 정서적 반응에 대한 식별 • 참가자들에게 사건의 외상적 측면 식별
증상	• 고통에 대한 개인들의 증상 식별 • 인지적 수준의 변화 식별
교육	• 사건에 대한 정상적인 반응에 대해 교육 • 적응적 대처 행동 교육 • 인지적으로 안정될 수 있도록 제공
재진입	• 애매모호함을 명확하게 정리 • 종료 준비 • 심리적 종료 설정

출처 : 한국재난심리연구소(2022)

② 목표

CISD의 목표는 첫째, 재난을 경험한 소규모 집단의 반응을 완화 또는 낮은 수준으로 낮추는 것이다. 둘째, 비정상적인 사건들에 대한 정상적인 반응들을 인식 시키고 빠른 회복 절차를 진행할 수 있도록 안내 하는 것이다. 마지막으로 회복을 위해 심리 치료가 필요한 대상자를 선별하여 적절한 치료를 받을 수 있도록 돕는 것이다. 필요한 경우 추가적인 심리치료를 필요로 하는 대상자 선별하는 것이다.

3) 재난 정신건강지원의 원칙

재난 현장에서 대상자들의 가장 큰 원칙은 인간 존중이라는 가치를 바탕으로 과학적 근거 기반의 개입을 실천하는 것이다. 이런 과정 속에서 서로의 신뢰감이 반영되는 언어로 접촉하여 개인과 사회의 공동체 회복을 촉진할 수 있도록 최선을 다해야 한다. 인간 존중의 가치는 재난정신건강지원 서비스 제공자가 지식, 가치, 태도 등 필요한 전반적인 역량을 강화함으로써 실현 가능하다. 또한 재난 발생 시에는 공동체 개념을 강조하며 지원 및 개입을 실시해야 한다. 왜냐하면 재난의 영향을 받은 개인, 가족, 지역사회 공동체의 자원 및 역량이 재난을 감당하기에 충분하지 않기 때문에 공동체의 협력이 중요하기 때문이다. 즉 개인을 지원하는 것과 동시에 지역사회 공동체의 지원을 함께 실시해야 한다.

4) 심리적 응급처치

심리적 응급처치란 고통에 처해 도움이 필요한 사람들에게 인도적인 도움을 주는 행위이다. 먼저 위기 상황을 파악하고, 이용 가능한 서비스와 지원, 안전과 보안 문제를 파악하면서 도움을 주는 행위를 말하고 있다. 심리적 응급처치는 다음과 같은 내용을 포함한다.

- 강제적이지 않은 실질적인 지원
- 필요 및 우려 사항에 대한 조사
- 기본적인 필요 사항(식량, 식수, 현 상황에 대한 정보 등) 지원
- 경청(단 이야기 하기를 강요 해서는 안된다)
- 평정심을 찾을 수 있도록 위로와 도움 제공
- 도움 관련 정보, 서비스, 사회적 지원 제공
- 추가적으로 발생할 수 있는 피해에 대한 예방 및 보고

(1) 행동 원칙

심리적 응급처치에는 3가지 행동 원칙이 있다. 첫째 확인과 관련된 원칙이다. 안전 상황을 확인하고 긴급하게 제공되어야만 하는 기본적인 욕구를 확인해야 한다. 그리고 사람들이 처한 고통스러운 상황과 반응을 정확하게 확인해야 한다. 두 번째 원칙은 경청과 관련된 원칙이다. 도움이 필요한 사람에게 먼저 다가가서 피해자들의 요구 사항과 근심을 경청해야 한다. 피해자들의 이야기를 잘 듣고 그들이 평정심을 찾을 수 있도록 도와주어야 한다. 이런 과정을 경험하면서 피해자들이 기본적으로 필요한 서비스를 받을 수 있도록 도와주어야 한다. 마지

막 행동 원칙은 연결하는 것이다. 피해자들이 스스로 위기 사항을 극복할 수 있도록 도와줄 때 정확한 정보를 제공하면서 피해자들이 사랑하는 사람들을 만나고 필요한 사회적인 지원을 받을 수 있도록 도와주어야 한다.

(2) 윤리 원칙

재난 피해자들에게 더 큰 상처를 주는 것을 방지하고 가장 최선의 지원을 적절하게 실시하기 위해 윤리적으로 해야 할 일들과 하지 말아야 할 행동들을 다음과 같다.

해야 할 일	하지 말아야 할 일
• 정직하고 믿음직스럽게 행동하라 • 피해자가 스스로 결정을 내릴 수 있는 권리를 존중하라 • 당신이 갖고 있는 편견을 버려라 • 지금은 도움을 거절했어도 필요할 때에는 언제든지 도움을 받을 수 있음을 명확히 알리라 • 피해자의 사생활을 존중하고 비밀을 지켜라 • 문화, 나이, 성별 등을 고려하여 적절하게 행동하라	• 도움을 주는 사람이라는 위치를 악용하지 말라 • 도움을 준 대가로 돈 또는 다른 보상을 요구하지 말라 • 지킬 수 없는 약속을 하지 말라 • 잘못된 정보를 제공하지 말라 • 당신의 능력을 과장하지 말라 • 도움을 받으라고 강요하지 말라 • 그들을 방해하거나 밀어붙이지 말라 • 사람들에게 이야기 하라고 강요하지 말라 • 피해자의 이야기를 다른 사람에게 전하지 말라 • 행동이나 감정으로 상대방을 판단하지 말라

출처 : 심리적 응급처치 : 현장실무자들을 위한 가이드

5) 심리적 도움을 받을 수 있는 기관

(1) 국립정신건강센터(국가트라우마센터)

기관명	연락처	주소	홈페이지
국립정신건강센터 (국가트라우마센터)	02-2204-1435,8	서울특별시 광진구 용마산로 127	www.ncmh.go.kr

(2) 광역정신건강복지센터

기관명	연락처	주소	홈페이지
서울시정신 건강복지센터	02-3444-9934	서울특별시 종로구 동숭3길 40 (일석기념관) 3, 4층	blutouch.net
부산광역정신 건강복지센터	051-242-2575	부산광역시 남구 수영로 299(대연동) 루미너스타워 12층	www.busaninmaum.com
대구광역정신 건강복지센터	053-256-0199	대구광역시 남구 두류공원로 17길 33 대구가톨릭대학교병원 라파엘관 5층	www.dgmhc.or.kr
인천광역정신 건강복지센터	032-468-9911	인천광역시 남동구 남동대로 774번길 24, 가천뇌과학연구원 5층	www.imhc.or.kr
광주광역정신 건강복지센터	062-600-1930	광주광역시 동구 제봉로 27 한일빌딩 5층	www.gmhc.kr
대전광역정신 건강복지센터	042-486-0005	대전광역시 중구 대종로 488번길 9 (은행동)	www.dipmhc.or.kr
경기도정신 건강복지센터	031-212-0435	경기도 수원시 장안구 수성로 245번길 69(정자동) 경기도의료원 2층	www.mentalhealth.or.kr
강원도광역정신 건강복지센터	033-251-1970	강원도 춘천시 춘천로 306-5, 유창프라자 3층	www.gwmh.or.kr
충청북도광역정신 건강복지센터	043-217-0597	충청북도 청주시 서원구 1순환로 771, 보덕빌딩 2층	www.cbmind.or.kr
충청남도광역정신 건강복지센터	041-633-9183	충청남도 홍성군 홍북읍 충남대로 21, 별관 301호	www.chmhc.or.kr
전라북도정신 건강복지센터	063-251-0650	전라북도 전주시 완산구 홍산북로 57번지 아이원빌딩 4층	www.jbmhc.or.kr
전라남도광역정신 건강복지센터	061-332-1090	전라남도 나주시 산포면 세남로 1328-31, 본관 2층	www.061mind.or.kr
울산광역정신 건강복지센터	052-716-7199	울산광역시 남구 화합로 105, 로하스빌딩 2층	www.usmind.or.kr
경상북도정신 건강복지센터	054-748-6400	경상북도 경주시 동대로 87. 복지동 3층	www.gbmhc.or.kr
경상남도광역정신 건강복지센터	055-239-1400	경상남도 창원시 의창구 동읍 동읍로 457번길 48	www.gnmhc.or.kr
제주특별자치도 광역정신건강복지센터	064-717-3000	제주특별자치도 제주시 아란 13길 15 (제주대학교 병원 내 별관)	www.jejumind.or.kr

출처 : 국가트라우마센터(2022)

- 국가트라우마센터. (2020) 몸과 마음의 회복을 위한 마음건강 안내서.
- 국가트라우마센터. (2020) 재난 정신건강 서비스 지원을 위한 현장대응 지침서.
- 국제이주기구(IOM) 한국 대표부. (2010) 재난 시 정신건강 및 심리 사회적 지원.
- 국제이주기구(IOM) 한국 대표부. (2016) 재난 시 정신건강 및 심리 사회적 지원에 관한 IASC 가이드라인.
- 김진희 외. (2021) 응급간호와 재난간호. 고문사.
- 오미성 외. (2021) 성과기반 지역사회간호학. 퍼시픽북스.
- 임경수 외. (2018) 재난의학. 군자출판사.
- 정신건강기술개발사업단. (2017) 정신건강전문가를 위한 한국 재난정신건강지우너 가이드라인 Version 1.5.
- 한국월드비젼. (2013) 심리적 응급처치; 현장실무자들을 위한 가이드.
- https://www.nct.go.kr/(국가트라우마센터)
- http://www.dmhi.org/(한국재난심리연구소)

11
P·A·R·T

특수재난간호

학|습|목|표

- 개인보호장비의 종류 및 등급에 따른 특성을 설명할 수 있다.
- 개인보호장비 착탈의 절차에 대해 설명할 수 있다.
- 제독 시 고려사항, 제독 방법, 구조자 제독 등에 대해 설명할 수 있다.
- 화학물질로 인한 재난 및 대응체계를 설명할 수 있다.
- 화학물질로 인한 재난 오염 환자처치에 대해 논할 수 있다.
- 생물작용제로 인한 재난 및 대응체계를 설명할 수 있다.
- 생물작용제로 인한 재난 병원체 특성을 설명할 수 있다.
- 생물작용제로 인한 재난 병원체에 감염된 환자 격리지침에 대해 논할 수 있다.
- 방사선 종류, 방사선량의 단위, 피폭과 오염을 설명할 수 있다.
- 방사선 방호원칙 및 제염의 절차에 대해 설명할 수 있다.
- 방사선의 인체영향에 설명할 수 있다.
- 국가 방사선 비상진료체계에 대해 논할 수 있다.

특수재난간호

1 개인보호장비 및 제독

1) 개인보호장비(Personal protective equipment; PPE)

화학, 생물, 방사선 무기로 사용될 수 있는 물질에 대한 빠른 진단 및 처치와 더불어 환자의 이송과 치료에 관여하는 응급의료진의 위험물질에 노출을 보호하기 위해 개인보호장비(PPE)가 중요한 개념으로 대두되었고, 이에 따라 PPE에 대한 이해 및 장비의 도입이 필요하게 되었다.

(1) PPE 선택의 기본원칙

화학, 생물, 방사선 오염이 의심되는 지역에서 활동하는 모든 사람들은 반드시 PPE를 착용해야 한다. PPE는 안전지역에서 착용해야 하고, 위험지역에서 입거나 벗으면 안되며, 활동 후에는 안전지역에서 PPE에 대한 제독을 실시한 후 벗어야 한다.

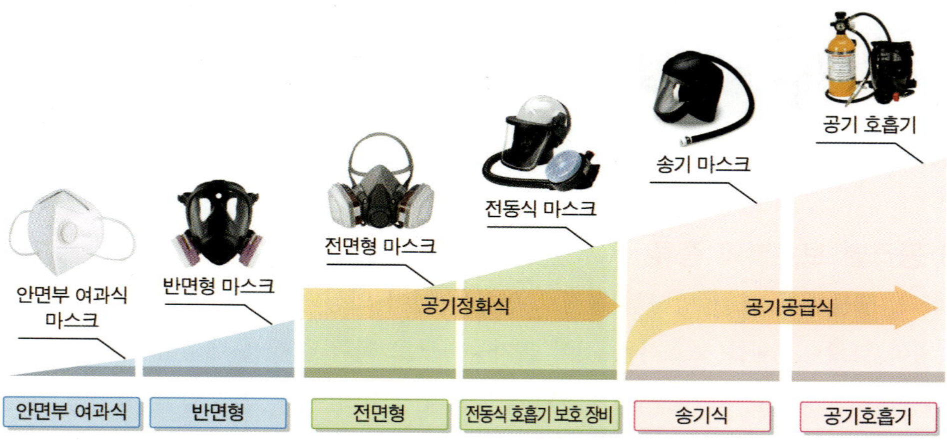

그림 11-1 호흡기 보호 장비의 종류 ①

표 11-1 호흡기 보호 장비의 종류

분류	공기정화식		공기공급식	
종류	비전동식	전동식	송기식	자급식
안면부 등의 형태	• 전면형 • 반면형 • 1 / 4형	• 전면형 • 반면형	• 전면형 • 반면형 • 페이스실드 • 후드	• 전면형
보호구명	• 방진마스크 • 방독마스크 • 겸용마스크(방진방독)	• 전동팬부착 • 방진마스크 • 방독마스크 • 겸용마스크(방진방독)	• 송기마스크 • 호스마스크	• 공기호흡기(개방식) • 산소호흡기(폐쇄식)

(2) 호흡기 보호 장비 종류

호흡기 보호 장비 선택 시 고려사항은 물질의 위험성, 물질의 종류와 농도, 물질의 화학적, 물리적 성질, 작업환경에서의 산소농도, 대응요원이 작업할 환경과 수행해야할 일 등이다 〈그림 11-1,2〉〈표 11-1〉.

• PAPR(Powered Air-Purifying Respirators)
- 전동식 공기정화 호흡기 보호구
- 에어로졸 생성처치 시 사용 : 기관삽관, 심폐소생술, 기도 분비물 흡인 등
- HEPA filter를 통해 0.3μm 에어로졸 입자를 99.97% 걸러낸 공기를 주입함
- 장시간의 간호 시 적합함

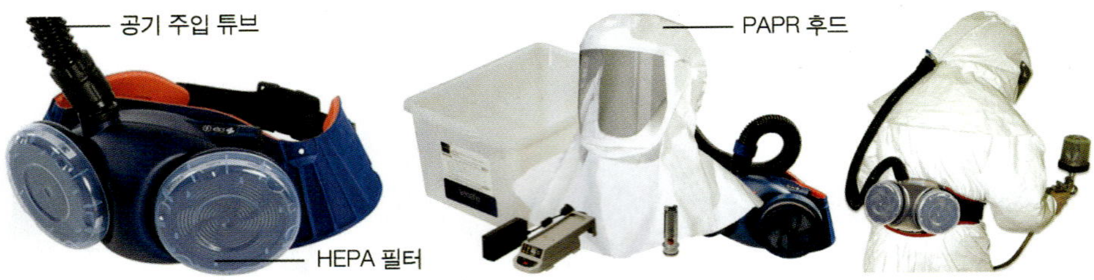

그림 11-2 호흡기 보호 장비의 종류 ②

(3) 등급별 보호복의 종류

화학적, 생물학적, 또는 방사성 물질로 인한 오염이 의심되거나 오염이 확인될 경우, 일반적인 의복으로는 신체를 보호하는 것이 불가능하므로 화학 물질에 내성을 지닌 보호복을 착용해야 한다. 보호복은 확인 또는 의심되는 물질의 성질에 따라 그 등급을 나누며 미국 환경보호청(Environmental protective agency; EPA)과 직업안전 위생관리국(Occupational safety and health administration; OSHA)에서 위험물질로부터의 보호 능력에 따른 호흡기 보호 장비와 보호복의 조합을 다음의 4가지 등급으로 분류하고 있다〈표 11-2〉.

표 11-2 개인보호장비(호흡기 보호 장비와 보호복)

등급	Level A	Level B	Level C	Level D
착용 예시	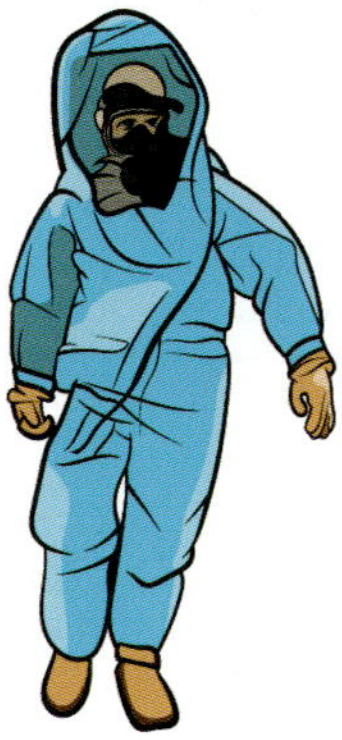	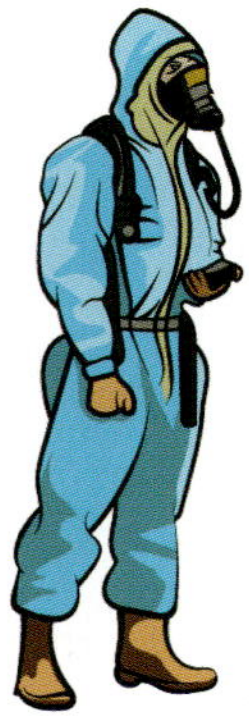	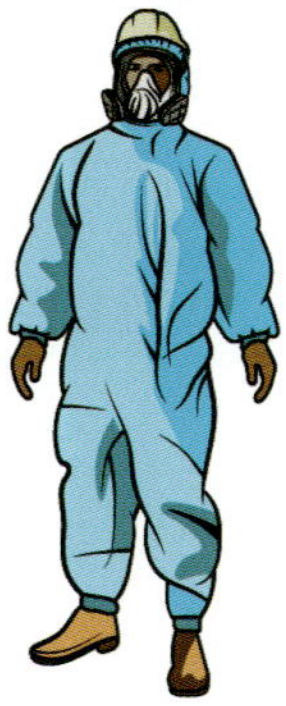	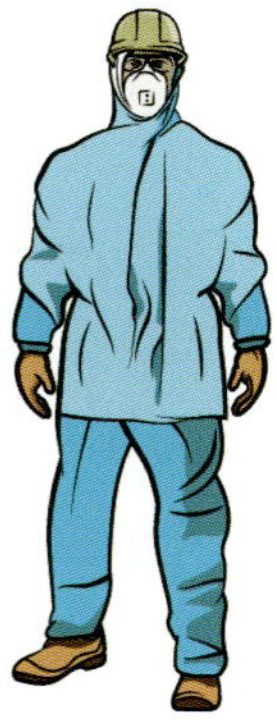
개인 보호장비 특징 및 구성	**가장 높은 수준의 호흡기, 피부 보호** • 완전밀폐형 보호복 • 내화학 장갑 • 내화학 안전화 일체형	**가장 높은 수준의 호흡기 보호** • 송기마스크 • 내화학 장갑 • 내화학 안전화	**피부, 호흡기 보호** • 내화학 보호복 • 공기정화통방식 호흡기 보호 장비 • 내화학 장갑 • 내화학 장화	**피부, 호흡기 보호** • 전신보호복 • N95 등급의 호흡기 보호 장비 • 장갑 • 보안경(또는 안면보호구) • 신발덮개
적용	고위험 병원체 오염 의심 시 (예 : 천연두, 페스트)		고위험 병원체 오염 의심 시 (예 : 바이러스성 출혈열 등)	고위험 병원체 오염 의심시 (SARS, MERS Cov 등)

※ 미국 OSHA(Occupational safety and health administration)의 산업안전 관련 개인보호장비 등급 기준

① Level A

가장 높은 수준의 호흡기 보호를 위해 보호복 내부에 공기 공급식 호흡기인 양압 자가호흡장치(Self-contained breathing apparatus; SCBA)를 착용하며, 동시에 피부 및 점막 등의 보호에 있어 최고수준을 필요로 하기 때문에 불침투성의 완전 밀폐형 보호복인 전신 화학물질-저항 피부 보호복(encapsulated chemical-resistant clothing)을 입는다. 천연두, 페스트와 같은 고위험 병원체 오염 의심 시 적용한다.

표 11-3 Level A의 구성물

호흡기 보호 장비	보호복 구성요소
양압 자가호흡장치	• 전신 화학물질-저항 피부 보호복 – 불침투성 완전 밀폐형 – 호흡기가 내부에 장착되고 외부로 부터 차단 될 수 있도록 고안 – 내화학 재질의 의복과 장갑, 장화로 구성된 보호복 • 손목 또는 발목까지 오는 면으로 된 긴 내의 • 상하의 합체 내화학 내부 작업복 • 내화학 속장갑 • 냉방 조끼 • 쌍방향 무전기

② Level B

호흡기 보호에 있어서는 가장 높은 수준이 요구되기 때문에 양압 자가호흡장치(SCBA) 혹은 송기식 호흡기(Supplied air respirator; SAR)를 착용하게 되고, 호흡기 보호 장비는 보호복 내부가 아닌 외부에 위치한다(non-encapsulated chemical-resistant clothing).

피부 및 눈 점막 등의 보호에 있어서는 보호수준이 낮아 가스 및 증기 침투가 가능한 수준의 내화학 보호복, 장갑, 장화를 착용하게 되며, 액체 등이 부주의로 인해 튈 우려가 있을 경우 선택한다. 화학작용제로 인해 형성된 위험구역에서의 긴급구조 및 작용제 식별, 환자치료 및 제독을 위해 경계구역에 투입되는 경우에 착용한다.

표 11-4 Level B의 구성물

호흡기 보호 장비	보호복 구성요소
• 양압 자가호흡장치 • 자가호흡장치가 결부된 양압 송기식 호흡기	• 안면보호구(face shield) • 가스 및 증기 침투가 가능한 내화학 보호복 • 상하의 합체 내부 작업복 • 내화학 의복에 부착 가능한 겉장갑 • 내화학 속장갑 • 내화학 장화 • 냉방 조끼 • 쌍방향 무전기

③ Level C

양압 자가호흡장치가 아닌 공기정화호흡기(Air purifying respirator; APR) 혹은 대피용 방독마스크(escape mask)와 내화학 보호복, 장갑, 장화를 착용하여 낮은 수준의 호흡기 및 피부보호를 하며, 바이러스성 출혈열 등의 고위험 병원체 오염 의심 시 적용한다.

표 11-5 Level C의 구성물

호흡기 보호 장비	보호복 구성요소
• 안면 전부를 덮을 수 있는 공기정화호흡기 • 대피용 방독마스크	• 안면보호구(face shield) • 보통의 내화학 보호복 • 상하의 합체 내화학 내부 작업복 • 내화학 의복에 부착 가능한 겉장갑 • 내화학 속장갑 • 내화학 장화 • 쌍방향 무전기

④ Level D

호흡 보조 장비 없이 마스크와 전신을 덮을 수 있는 작업복과 장갑을 착용하게 되어 피부를 보호하며, 주로 물품 지원 구역 등에서 착용하게 된다〈표 11-6〉. SARS(Serve acute respiratory syndrome, 중증 급성 호흡기 증후군), MERS(Middle east respiratopry syndrome, 중동 호흡기 증후군) 등의 고위험 병원체 오염 의심 시 적용한다.

표 11-6 Level D의 구성물

호흡기 보호 장비	보호복 구성요소
• 대피용 방독마스크 • N95 동급의 호흡기 보호 장비	• 보안경(safety glasses) 또는 안면보호구(face shield) • 방수가 되는 전신보호복(작업복) • 외과용 장갑(감염을 감소시키기 위해 두 겹으로 착용하여 겉장갑을 자주 교체하거나 속장갑 둘레를 테이핑 함) • 방수 신발 덮개(덧신)

(4) 개인보호장비(PPE) 착용

① 착탈의(Donning & Doffing)

PPE는 여러 부분으로 구성되어 있고 양압 자가호흡장치 등의 경우 무게가 많이 나가기 때문에 혼자 착탈의 하는 것은 힘들고, 착용했을 때 보호복 등의 완전밀폐 여부 등은 단독으로 점검하는 것보다는 2인 이상이 점검하는 것이 안전성 확보에 중요하다, 그러므로 착탈의 할 때 다른 사람의 도움을 받는 것이 좋다. 올바른 착용과 신속한 출동을 위해 주기적으로 착용 연습을 하는 것도 중요하다.

PPE 착용 후에는 본인의 신체에 잘 맞는지 확인해야 하는데 너무 작으면 움직임에 제한이 있고 너무 크면 옷이 걸려 찢어지거나 움직임을 둔하게 할 수 있기 때문이다. PPE를 착용 한 후에 보호복의 육안 손상, 호흡곤란, 피부 자극, 시야 제한, 의사소통 장애, 오심, 현기증 등이 발생하면 폭로지역을 즉각적으로 탈출하고 이 증상을 보고해야 한다.

PPE를 벗을 때 보호복을 착용한 사람은 다른 사람이나 주변 환경에 오염되지 않도록 보호복의 내부만을 만지고, 보호복 탈의를 도와주는 사람은 보호복 외부에 있는 위해물질이 착용자에게 오염되지 않도록 보호복의 외부만을 만져야 한다. 벗은 장비는 적절한 제독 과정과 재검사를 거쳐 재사용할 수도 있다.

② 밀착도 검사(Fit test)

밀착도 검사는 공기정화호흡기나 자가호흡장치 등의 호흡기 보호 장비가 안면 윤곽에 잘 맞아야 하기 때문에 호흡기 보호 장비의 안면 밀착 정도를 파악하기 위하여 시행하는 검사이다. 방법은 크게 양압 밀착도 검사(positive fit test)와 음압 밀착도 검사(negative fit test)로 나눌 수 있다.

호흡용 마스크 착용 시 매번 시행하고, 방법은 두 손으로 마스크를 부드럽게 감싼 후 숨을 들이마셨을 때 마스크가 약간 찌그러짐(음압 밀착도)이 있고, 반대로 숨을 내쉬었을 때 마스크가 약간 부풀어 오름(양압 밀착도)이 적절한 착용을 의미한다. 숨을 내쉬었을 때 공기가 새어나오면 마스크 착용을 재수행하여야 한다.

③ 보호복 착용으로 인한 신체적 영향

열피로가 발생하여 체온 상승에 의한 현기증 및 실신이 나타날 수 있다. 그리고 피로감으로 인해 행동 불편에 따른 육체적, 심리적 압박감을 경험할 수 있다. 또한 촉각, 청각, 시각 등의 감각이 둔화된다. 식사, 취침, 용변의 처리 등 기본적인 생리적 욕구 충족 장애 등으로 인해 보호복을 완벽하게 착용했을 경우 50%까지 업무 수행능력이 떨어질 수도 있다.

④ 보관방법

PPE는 먼지, 습기, 햇빛, 해충이 없는 서늘하고 건조한 곳에 보관하도록 하며 장비의 노화를 방지하기 위하여 직사광선, 오존, 고온을 피하고 하중에 의해 압착 되거나 날카로운 돌출부에 의해 장비가 상하지 않도록 주의를 기울여야 한다.

2) 제독(Decontamination)

응급의료진이 위험물질에 노출된 환자를 처치하기 시작하면서, 오염된 옷과 피부를 현장에서부터 제독하는 것이 중요한 개념으로 대두되었다.

제독은 사람이나 장비에 묻은 오염 물질을 제거하거나 무해 하도록 하는 과정이다. 제독은 이차적으로 오염이 확산되는 것을 방지하기 위해서 실시하며 화학, 생물, 방사선 작용제로 인해 조직이 손상되거나 전신독성이 발생하는 것을 방지하고 오염 부분을 최소화한다. 각종 유해 물질로 발생할 수 있는 건강 문제를 예방하고 최소화시키기 위해서는 사람과 장비에 묻어 있는 오염 물질을 최대한 제거해야 한다.

제독의 형태는 제독 대상, 규모, 종류에 따라 분류할 수 있다. 제독을 실시하는 대상에 따라 인원, 장비, 지역 제독으로 구분할 수 있고, 규모에 따라서는 소규모와 대규모 제독으로 나뉘며, 제독 종류에 따라서는 긴급과 정밀 제독으로 분류할 수 있다.

(1) 제독 시 고려사항

우선적으로 고려해야 할 사항은 오염 물질의 종류와 성질을 파악하는 것이다. 가령 오염 물질이 신경, 질식, 수포, 혈액 작용제인지, 폭동 진압용으로 사용된 무능화 작용제인지 판별하는 것은 제독의 방법을 결정짓는 필수 요소이고, 오염 물질에 노출된 경로와 노출 시간을 파악하는 것도 중요하다.

또한 오염 물질로 인하여 생명을 위협하는 긴급한 상황인지를 파악하여 응급처치를 먼저하고 제독을 실시할 것인지 제독 후에 응급처치를 할 것인지를 판단해야 한다. 마지막으로 제독의 필요성을 고려해야 한다.

① 제독 원칙

가장 중요한 원칙은 탈의 후 물로 씻는 것이다. 옷을 입은 상태에서는 오염물질이 피부를 손상시킬 수 있고 또한 효과적인 제독이 이루어지지 않지만, 탈의 후 물로 씻으면 상당수의 오염물질이 제거된다.

② 제독지역 선정

제독지역 선정 시 고려해야 할 요소는 다양한데, 첫 번째는 풍향으로, 위험지역으로 바람이 불어가는 지역에 제독지역을 선정하여 오염 물질이 확산되지 않도록 한다. 두 번째는 지대로, 위험지역보다 높은 지대에 제독지역을 설치하여, 비가 오거나 오염 물질이 액체일 경우 오염 물질이 제독지역을 오염시키지 않도록 한다. 세 번째로 제독지역은 물 공급이 유용하고 하수 처리능력이 용이한 곳에 설치되어야 한다. 제독 시 다량의 물을 사용해야 하고 사용한 만큼의 오염된 물을 처리해야 하는 문제가 있기 때문에 주변에 연못이나 저수지, 하수 처리장 등이 있는지 고려한다. 네 번째는 제독지역은 사고 지역으로부터 안전을 보장받으면서 위험지역까지 쉽게 접근 가능한 곳을 선정해야 한다.

(2) 제독 방법

① 긴급과 정밀 제독

긴급 제독이란 다수의 환자에게 즉각적인 제독을 시행하기 위한 방법으로 최소한의 제독으로 가능한 빨리 환자로부터 오염 물질을 제거하는 방법을 말한다.

정밀 제독이란 긴급 제독의 문제점을 보완하기 위해서 세밀하고 체계적인 제독을 실시하는 것을 말한다. 정밀 제독에서는 제독용액을 사용하고 문지르기 방법을 추가하여 오염물질을 좀 더 효과적으로 제거해야 하고, 샤워를 할 수 있는 별도의 특수 텐트와 제독 트레일러 등이 필요하다.

② 보행 환자와 비보행 환자 제독

보행이 가능한 환자는 구조자의 안내에 따라 위험지역에서 제독소로 스스로 이동하여 제독을 실시하게 되어 구조자의 도움이 최소한으로 필요하다.

보행이 불가능한 환자는 PPE를 착용한 제독 요원에 의해 제독을 받는다. 제독요원의 PPE 수준은 위험지역 구조자와 같은 Level 혹은 한 단계 낮은 Level의 보호복을 착용하게 된다. 제독요원은 들것에 의해 옮겨진 환자를 제독하기 위하여 환자의 옷을 자르고 부착물을 제거하며, 환자를 척추 고정판과 이동형 침대에 눕혀서 제독한다.

(3) 제독 용액과 폐수 처리

제독 시 물을 사용하는 것만으로 상당량의 오염원을 씻어낼 수 있고, 유기물과 혼합된 오염 물질의 경우에는 비누를 함께 사용하면 제독의 효과를 더 높일 수 있다. 특히 바디 샴푸나 아기 비누 같은 순한 비누를 사용하면 환자의 눈에 들어가도 심각한 손상을 유발하지 않기 때문에 활용도가 높다. 적절한 제독용액을 선택하여 제독을 실시할 때 그 효과가 향상되지만 무엇보다 중요한 것은 비누나 물을 사용하여 빨리 제독을 시작하는 것이다.

제독 과정 중에 발생되는 모든 물질은 위험성 폐기물로 간주하여 단독 처리해야 한다. 제독 과정 중에 사용된 물은 흘려버리지 말고 가능한 모아서 처리해야 하므로, 어린이 풀장이나 큰 수조 등을 이용하여 폐수를 모아 처리하는 것이 좋다.

(4) 구조자 제독

위험 지역 또는 준위험 지역에서 활동 후 그 지역을 벗어나는 모든 구조자는 제독을 받아야 하며, 사용한 장비도 제독을 실시해야 한다. 구조자는 보호복을 입거나 벗을 때 안전을 위해서 표준 절차를 준수해야 한다. 첫번째로 보호복을 입을 때는 오염 물질이 보호복 사이로 통과되지 않도록 지퍼나 단추를 모두 잠그고 보호 장갑을 이중으로 착용해야 한다. 제독을 실시하는 수준은 오염 물질의 위험 정도와 독성이 강할수록 완벽하게 이루어져야 한다. 구조자 제독을 실시하는 과정은 〈그림 11-3〉과 같다.

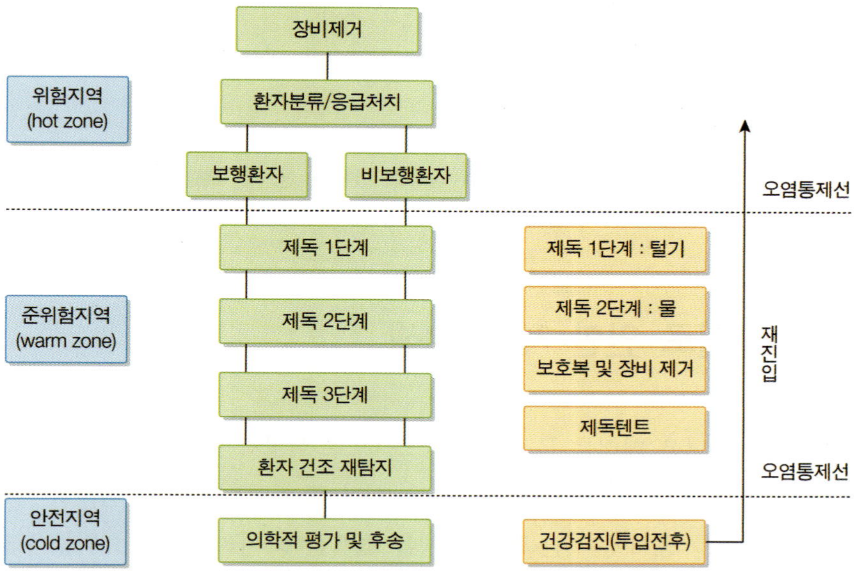

출처 : 유명란 외. 의료인을 위한 재난관리의 실제. 서울: 수문사; 2012.

그림 11-3 구조자 제독 과정

(5) 병원에서의 제독

실제로 대다수의 오염 환자들은 현장에서 기다리지 않고 스스로 병원으로 들어오는 경우가 많다. 제독 1단계인 털기를 마친 후에 병원으로 오는 환자들보다 오염 현장에서 아무런 조치를 받지 않고 바로 병원으로 오는 환자들은 훨씬 더 위험할 수 있다. 그리고 일반적으로 예상되는 오염 환자수보다 더 많은 사람이 병원으로 몰려드는 상황이 발생할 수 있다. 이러한 문제에 대비하여 병원에서는 제독에 관한 계획을 수립하고, 이를 토대로 훈련과 연습을 통해 실전대비능력을 향상시킬 필요가 있다.

위험 지역은 오염 상황이 발생한 지역 내에 설치되어 현장에서 신속하게 환자제독을 실시한다. 준위험 지역은 병원 응급실 근처에 별도의 제독 시설을 설치하여 운용할 수 있다. 안전지역은 병원 내에 위치할 수 있는데 보통 응급실이 이용된다. 더 이상의 오염은 없다고 예상되면 근무자들은 표준주의지침에 의거한 보호만이 필요하다. 다음은 지역에 따른 병원단계의 개인보호장비 구성내용이다 〈표 11-7〉.

표 11-7 병원단계 개인보호장비(PPE)

지역	개인보호장비
제독지역	• 병원단계 최초 개인보호장비(Level B) • 전동식 공기정화 호흡기(Powered air purifying respirator; PAPR) – HEPA(High efficiency particulate air filter) / 유기–증기 / 산–가스 여과기 • 화학물질–저항 이중 보호장갑, 보호복, 장화 • 보호복 모든 이음새에 테이프 봉합
제독후 지역	• 개인보호장비(Level C) • 감염방지 필요시 : 라텍스 장갑, 가운, 필요한 호흡기 보조 장비

출처 : 임경수, 황성오, 안무업, 안희철. 재난의학. 서울; 군자출판사; 2018

2 화학물질로 인한 재난 발생

화학물질로 인한 재난은 테러를 목적으로 의도적으로 화학작용제를 사용하여 다수의 인명 피해를 가져온 경우를 말한다. 화학작용제는 짧은 시간 내에 동일 증상의 환자를 다수 발생시키고 내·외과적 문제를 동시에 지닌 환자 발생을 초래한다. 따라서 대응요원들은 화학 물질의 상태 및 물리적 성질에 따라 손상의 유형 및 위험 가능성이 달라지므로 노출 양상 및 변화를 예측하는 것이 매우 중요하다.

그리고 환자들을 처치하는 대응요원들에게는 특별한 훈련이 필요하고, 눈을 보호할 수 있는 특수 안경, 수술 마스크, 가운, 수술 장갑 등이 충분히 마련되어야 한다. 화학물질에 감염된 환자로 인하여 대응요원에게 위험한 물질은 다음과 같다.

- 살충제(pesticides)
- 산이나 알칼리와 같은 농축된 부식제(caustic)
- 메트헤모글로빈혈증을 유발하는 질소함유 산화제(aniline, aryl amines, aromatic nitro-compounds, chlorates, etc)
- 청산염(cyanide salts) 및 합성물(synthetic)
- 도시가스 착취제(mercaptans)
- 많은 양의 가루로 된 석면(asbestos)
- 불화수소산(hydrofluoric acid)
- 폴리염화비페닐(polychlorinated biphenyls)

1) 화학작용제의 분류

화학작용제는 대부분 공기보다 무거워 낮은 곳으로 흐르며 공기가 유통되는 모든 지역에 침투하여 피부, 소화, 호흡계 등 다양한 경로를 통해 인체에 피해를 준다. 대표적인 화학작용제 종류는 신경, 수포, 질식, 혈액, 무능화 작용제가 있다.

(1) 신경 작용제(Nerve agents)

이 작용제는 가장 강한 작용제이고, 인체에 치명적인 물질이다. 최초에 살충제로 개발된 작용제는 유기인산화합물(organophosphates)이다. 대부분 피부 노출이나 코나 입의 흡입을 통해 인체에 침투한다.

신경 작용제의 독성은 신경·근 연접부(neuromuscular synapse)에 있는 아세틸콜린에스테라제(acetylcholinesterase)기능을 억제함으로써 아세틸콜린을 과도하게 축적시키고 장기를 과도하게 자극한다. 일반적으로 나타나는 콜린성 증상은 타액 분비 과다, 눈물, 요실금, 설사, 복통, 구토(Salivation, lacrimation, urinary incontinence, diarrhea, gastrointestinal pain, emesis; SLUDGE) 등이고, 중추신경계 증상인 불안, 진전, 두통, 현훈, 섬망, 환각, 경련, 혼수 등이 발생할 수 있으며, 호흡중추를 마비시켜 호흡성 심정지를 발생시키기도 한다.

제독제(antidote)는 아트로핀(atropine)과 2-PAM(pralidoxime)이다. 아트로핀은 아세틸콜린의 수용체에 길항적으로 결합하는 아세틸콜린 차단제로 분비물과 서맥을 교정한다. 그렇지만 호흡근 약화를 교정하지 못하므로 호흡보조가 필요할 수 있다. 성인 초기 용량으로 2~4mg을 가능한 정맥주사 하는 것을 원칙으로 한다. 대량 환자의 발생 시에는 근육주사로 반복 투여할 수 있다. 2-PAM은 신경 작용제에 노출 후 수분에서 수 시간 이내에 주입되어야 효과적이다. 성인은 1g, 소아에서는 20~40mg을 30분 정도에 걸쳐 생리식염수에 희석 후 천천히 정맥주사 한다. 1시간 이내에 반복 투여도 가능하다. 그리고 증상이나 징후가 지속적인 경우에는 회복 때까지 사용할 수 있다.

(2) 수포 작용제(Blister agents, Vesicants)

이 작용제는 피부나 접촉한 다른 신체부위에 화상을 입히고 물집을 형성한다. 그리고 피부와 눈뿐만 아니라 폐, 위장관계, 다른 내부 기관에 심각한 손상을 입힌다. 대표적인 작용제는 유황겨자(sulfur mustard), 루이사이트(Lewisite) 등이 있다.

상당한 양의 수포 작용제가 전신으로 흡수되면 골수와 위장관 점막과 같이 복제가 빠른 조직에 치명적 손상을 유발할 수 있다. 노출 후 3~5일 경에 백혈구 감소가 나타날 수 있고, 골수 손상이 심한 경우 적혈구 및 혈소판의 감소가 나타나 이로 인해 생명에 치명적인 감염이 발생할 수 있다. 피부손상의 경우는 화상처럼 치료를 실시하며, 항생제, 진통제를 투여하고 수액요법을 실시한다. 눈 손상의 경우는 즉각 물이나 생리식염수로 세척한다.

일반적으로 대증치료를 실시하며 통상 필요한 치료는 기도관리와 환부관리이다. 노출 30~60분 이내에는 증상을 거의 나타내지 않으므로 제독 후 기도 관련 증상을 보이는 경우 집중치료실에서 관찰한다. 그 외의 경우에도 최소 6시간 정도 관찰한다. 특별한 해독제가 없으며 제독제로는 차아염소산 칼슘, 가정용 표백제 등이 있다.

(3) 질식 작용제(Toxic gases)

이 작용제는 의학적 치료에 신경을 써야하며, 호흡기계 증상은 수 시간이 지나 늦게 발생하거나 빠르게 진행할 수도 있다. 대표적인 종류에는 질식 물질인 일산화탄소(CO), 수소(hydrogen)와 폐 확산을 방해하는 포스겐($COCl_2$, phosgene), 염소(CL, chlorates) 등이 있다.

포스겐은 갓 베어낸 건초 냄새가 나는 무색 가스로 휘발성이 매우 강한 비지속성 작용제고, 대개 저장이 불안정하며, 냉동된 상태로 유지된다. 염소는 강한 냄새가 나는 황녹색 가스로 매우 휘발성이 강한 작용제다.

호흡기 자극제는 공기보다 무겁기 때문에 지면과 가깝게 머물거나 엎드리지 않는다. 그리고 오염장소를 벗어나 맑은 공기가 있는 곳으로 대피하고, 오염제거는 옷을 벗고 물로 샤워를 하며, 안구세척을 한다.

호흡기계의 조직에 자극을 주는 화합물은 일차적으로 분비를 촉진시키고 부종과 후두경련을 일으켜 기도폐쇄를 유발한다. 만약 환자가 눈물과 콧물이 많고, 천명이 발생하면 적극적인 기도확보가 필요하다. 이러한 환자들은 화학적 폐렴과 비심인성 폐부종이 발생되므로, 기도삽관과 양압 기계호흡이 필요하다. 대증치료는 환자를 절대 안정시키고, 인공호흡, 산소공급, 저혈압 예방 및 치료를 위한 수액요법을 실시할 수 있다.

(4) 혈액 작용제(Blood agents)

이 작용제는 보통 가스나 증기 형태로 호흡을 통해 흡수되며 헤모글로빈의 산소운반과 미토콘드리아의 에너지 생산을 방해한다. 종류에는 시안화수소, 시아노겐 염화물과 같은 청산염(cyanide salts)계와 비소계열인 아르신(arsine)이 있다.

특히, 시안화물은 인쇄, 플라스틱이나 종이 생산과정, 농약 등에 흔히 사용되는 물질이다. 카펫이나 가구, 실내 장식품들이 연소되는 과정에서도 생성되므로 소방관이나 초기 대응자의 생명을 위협할 수 있는 위험한 독성물질이다. 그리고 쓴 아몬드 냄새와 비슷한 악취를 내고 상온에서 무색 또는 옅은 청색의 액체이고, 고온에서 무색의 가스 형태로 존재하며, 매우 휘발성이 높고 폭발 가능성이 있는 작용제이다.

이 작용제에 노출되면 급성 증상으로 중추신경계의 증상 및 징후가 빠르게 발생한다. 초기 증상의 경우 비특이적으로 흥분, 어지러움, 오심, 두통 등의 증상을 유발하며, 상태가 진전 될수록 경련, 환각, 의식 상실 등의 증상을 유발한다. 증상이 나타나는 환자는 먼저 신선한 공기가 있는 곳으로 환자를 옮기고, 24~48시간 정도 관찰이 필요하고, 기도를 유지하며 호흡을 돕는다. 젖은 옷이나 수건으로 호흡기계를 보호한다. 구조를 담당한 의료진의 경우에는 적절한 개인보호장비(PPE)를 반드시 착용한다.

제독은 옷을 벗어 이중 플라스틱 가방에 보관하며, 온몸의 세척과 더불어 안구세척도 중요한 치료 방법이다. 호흡기 손상이 있는 경우에는 전문심장소생술(Advanced cardiovascular life support; ACLS)에 따라 기도 유지 및 호흡 보조를 제공하고, 심한 산증 환자의 경우에는 탄산수소나트륨(sodium bicarbonate)을 1mEq/kg 정맥주사 할 수 있다.

(5) 무능화 작용제(Incapacitating agents)

이 작용제는 빠르고 일시적으로, 치명적이지 않게 인간의 활동을 제한하게 만드는 화학물질, 즉 폭동 진압 작용제로 클로벤(CS), 클로로아세트페논(CN), 캡사이신(capsaicin)이 있고, 약물 무능화 작용제로 3-퀴누클리디닐-벤질레이트(3-Quinuclidinyl-benzilate, QNB, BZ가스) 등이 있다.

무능화 작용제중 폭동 진압용은 눈, 코, 기도 자극 및 호흡곤란 등이 나타나고, 약물 BZ가스는 감정변화, 산동, 점막건조, 발한감소, 발음장애, 방향감각상실, 시야장애, 체온상승, 안면홍조 등이 유발될 수 있으며 치료는 파이소스티그민(physostigmine)으로 한다.

2) 화학재난 대응체계

환경부 소속 화학물질안전원은 2014년 1월에 개원하여 화학테러·사고 대응 전문기관으로 자리매김하였으며 특히, 24시간 전문인력이 근무하는 화학안전종합상황실은 전국에서 발생하는 화학테러·사고를 실시간으로 대응하고 있다 〈그림 11-4〉. 화학물질안전원은 개원 후 3년 동안 유해화학물질 취급시설의 안전관리를 위해 약 3,600건의 장외영향평가 및 위해관리계획서를 심사·평가하고 있다. 또한, 소방이나 유해화학물질 취급 사업장 종사자 등 연간 약 23만여 명을 대상으로 안전교육을 실시하는 한편, 화학사고 대비·수습에 필요한 연구를 수행하고 있다.

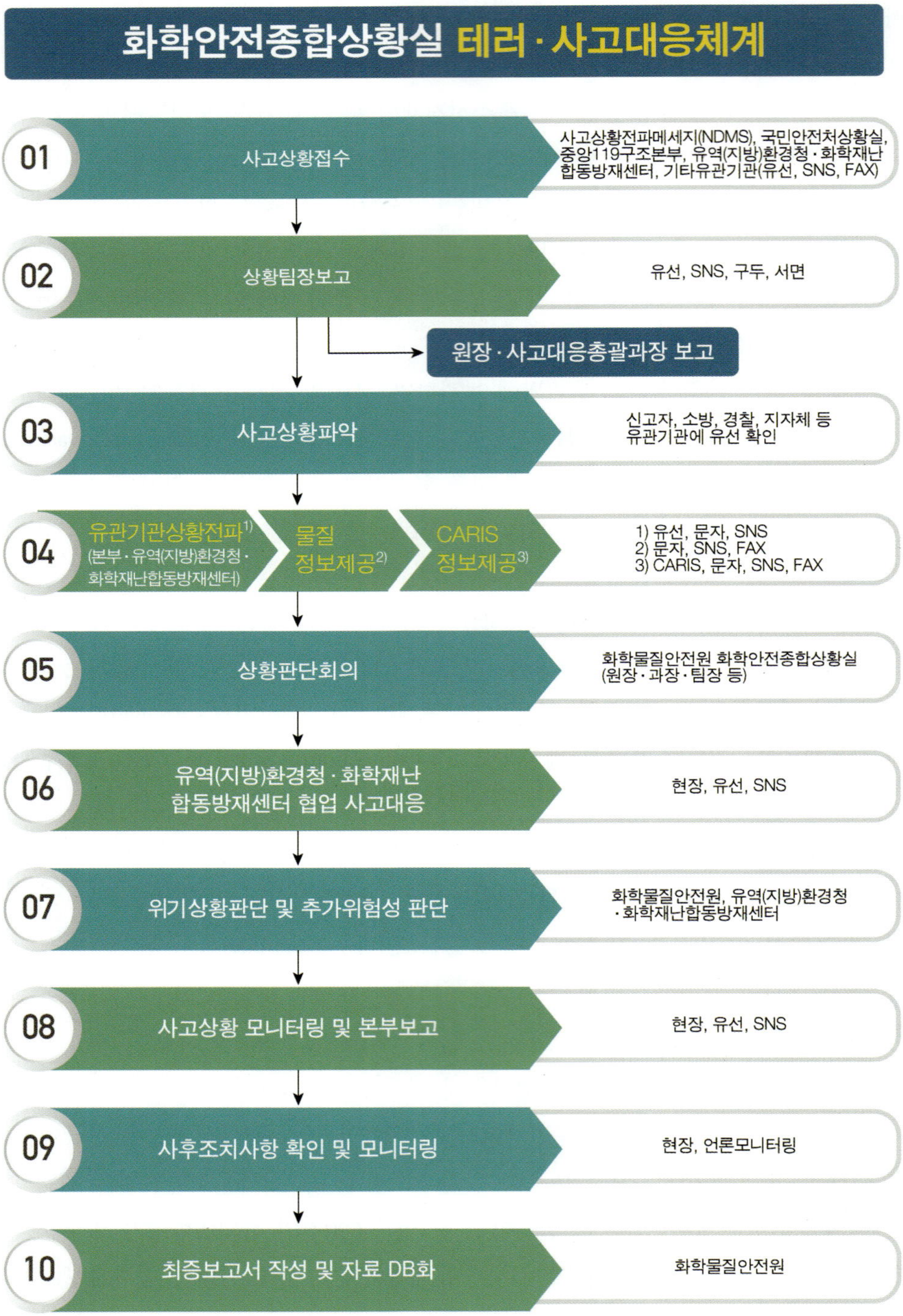

출처 : 환경부 화학물질안전원

그림 11-4 화학테러 · 사고 대응 체계도

3) 오염 환자처치

(1) 현장 대응 업무

중독 위험에 대한 주민들의 교육과 화학무기의 작용기전과 화학무기 방어법의 교육이 필수적이다. 방독면은 95% 중독을 피할 수 있는 효과적인 장비이다. 화학무기 방어용 의류는 비효과적이지만 사용할 수 있으면 사용하는 것도 좋다.

건물, 선박 및 차량의 내부 오염은 압력을 이용해 강제 배기해 내는 것이 효과적이다. 피난처 내에서는 습식 또는 건식 오염제거법(활성탄이나 중탄산염 같은 알칼리성 파우더)이 이용될 수 있으나, 습식 오염제거가 더 효과적이다. 대피소에는 깨끗한 마실 물과 의복, 식량, 점등기구, 장갑, 제독제, 마스크, 라디오 등이 갖추어져야 한다. 화학무기에 노출된 후에는 중독된 환자를 이송할 수 있도록 비상연락을 취해야 한다.

(2) 오염 통제구역 설정의 필요성

오염지역은 통제하고 허가되지 않은 개인은 출입하지 않도록 해야 한다. 안전지역은 사고지역으로 바람이 불어가는 높은 곳이어야 한다. 화학작용제의 대부분이 공기보다 무겁기 때문에 저지대는 피해야 한다. 만약 사고가 건물 안에서 발생했다면 건물의 환기구 주위로 피해야 한다〈그림 11-5〉.

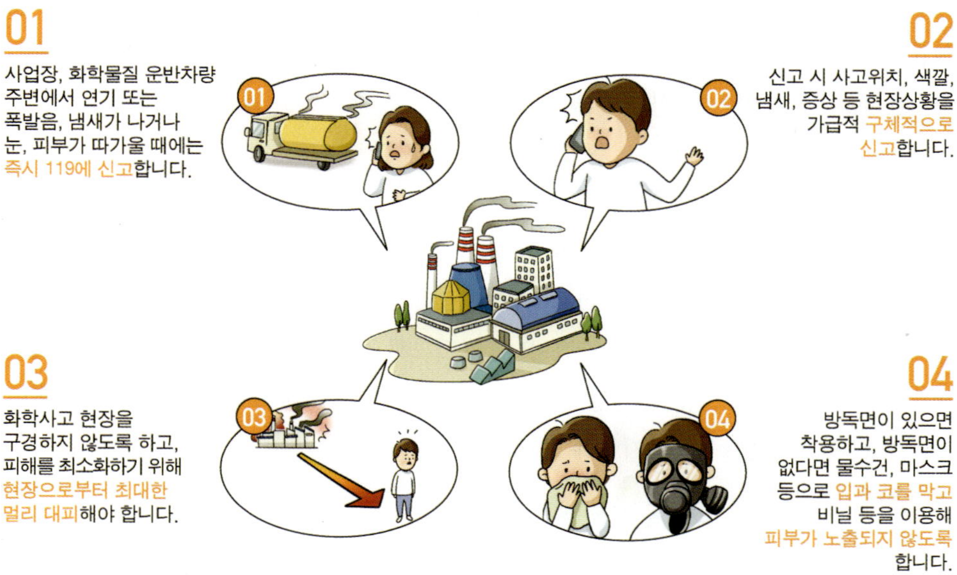
01
사업장, 화학물질 운반차량 주변에서 연기 또는 폭발음, 냄새가 나거나 눈, 피부가 따가울 때에는 즉시 119에 신고합니다.
02
신고 시 사고위치, 색깔, 냄새, 증상 등 현장상황을 가급적 구체적으로 신고합니다.
03
화학사고 현장을 구경하지 않도록 하고, 피해를 최소화하기 위해 현장으로부터 최대한 멀리 대피해야 합니다.
04
방독면이 있으면 착용하고, 방독면이 없다면 물수건, 마스크 등으로 입과 코를 막고 비닐 등을 이용해 피부가 노출되지 않도록 합니다.

출처 : 환경부 화학물질안전원

그림 11-5 화학사고 발견시 행동요령

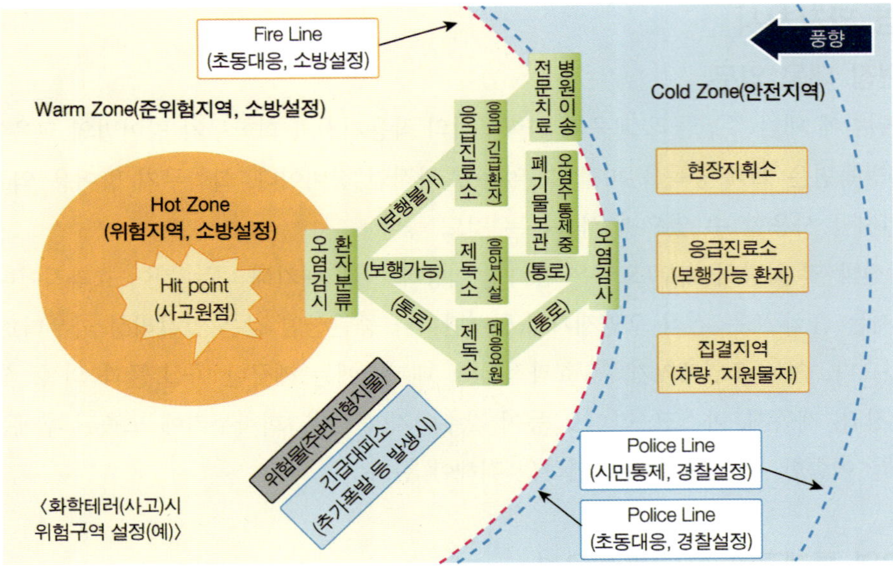

출처 : 전병한, 김현섭, 이현승, 박춘화 : 화학물질 사고·테러 대응을 위한 경계구역 선정 개선 방안 연구

그림 11-6 현장대응 오염통제구역 설정

화학작용제가 살포되면 위험물질로부터 구조자와 시민들을 보호하기 위해 통제구역이 설치되어진다. 통제구역은 위험 지역(Hot Zone), 준위험 지역(Warm Zone), 안전 지역(Cold Zone)의 3개 구역으로 구분되고 각각의 구역에서는 안전을 위해 해야 할 일들이 구분되어 있다 〈그림 11-6〉. 오염 환자 관리도 통제구역에 따라 상이하며 환자를 관리하는 초기 대응요원들은 이 사실을 알고 있어야 한다.

(3) 개인보호장구(PPE) 착용

화학작용제가 살포된 경우 초기대응과정 동안 그 사실을 모를 경우도 있어 초기 대응요원의 손상위험은 높을 수밖에 없다. 따라서 오염현장과 환자를 관리함에 있어서 가장 우선적으로 고려되어야 할 점이 대응요원의 안전이다. 그러므로 위험지역에서의 구조·구급활동은 화학물질이 밝혀진 상태에서 잘 훈련된 대응요원이 PPE를 착용하고 실시해야 한다. 훈련되지 않은 대응요원이 PPE 없이 위험지역에 들어간다면 이는 자살행위로 오히려 문제를 심각하게 만들 수 있다.

(4) 현장 오염통제 구역별 간호

① 위험 지역(Hot Zone)

이 지역은 오염농도가 현저하게 높아 피해자가 쓰러져 있거나 보호복을 입지 않으면 활동이 불가능하다. 일반적으로 오염물질 사고지역으로부터 30~100m 지점을 가리킨다. 이 지역 안에서는 현장파악, 환자구조, 완화활동을 하는 구조대원, 유관기관 전문가 등 사고대응 필수요원과 화학전문요원들만 활동한다. 이 지역에 들어가려면 밝혀진 위험물질과 의심되는 위험물질에 적합한 Level A 보호복을 착용해야 한다 〈표 11-8〉.

표 11-8 Hot Zone 개인보호장비(미연방방재협회, NFPA)

종류	개인보호장비(PPE)
신경작용제	• 자가호흡장치(Self-contained breathing apparatus; SCBA)+Level A 보호복 • 화학물질-저항 보호장갑, 보호복, 장화
수포작용제	• SCBA+Level A 보호복 • 화학물질-저항 보호장갑, 보호복, 장화
독성질식작용제	• SCBA, 보호안경
호흡기자극제	• SCBA, 보호장갑, 상하의 합체 보호복(rolling down sleeves coveralls) • 공기정화기(air purifying respirator)는 물질이 확인된 후
무능화작용제	• HEPA(High efficiency particular air) 여과 안면부 마스크, 화학물질-저항 보호복

일반적으로 응급의료 인력들은 안전 지역에 머무르게 되지만 준위험 지역까지는 의료지원을 하게 된다. 의료진으로서 위험 지역을 들어가게 된다면 위험지역에서 활동하는 전문가에게 훈련을 받아야만 하며 위험지역을 벗어나는 모든 인원 역시 제독을 받아야만 한다.

이 지역에서의 응급처치는 일단 환자를 신속하게 옮기는 것이다. 그러나 대규모의 사상자가 발생한 경우에는 위험지역에서 환자분류가 필요할 수 있다. 환자가 위험지역에서 즉각적인 이동이 불가한 상태라면 구출하는 동안 응급처치가 필요할 수 있다. 일단 환자를 이동시킨다면 신속하게 옮기되 척수손상에 주의해야 한다. 환자가 큰 구멍에 빠져 있거나 건물더미에 깔려 있다면 안정시키기 위한 치료가 필요하다. 외부공기를 차단시키거나 화학물질을 걸러내는 필터가 부착된 특수 마스크를 사용하여 환자의 호흡을 도와줄 수 있다. 이러한 처치를 수행하면서도 반드시 환자를 옮기는 것이 최우선임을 잊지 말아야 할 것이다.

PPE를 착용한 상태로 환자를 평가하고 치료하는 것은 매우 어렵고, 어떤 활동이든 사전계획과 훈련이 필요하며 PPE를 갖추어야 함을 명심해야 한다.

다음은 위험 지역에서 환자를 위해 할 수 있는 활동이다.

위험 지역에서의 환자처치

- 환자가 어디에 갇혀 있거나 깔려 있다면 의학적, 외상학적으로 환자를 안정시킴
- 의료처치는 자격 있는 인원에 의해 수행하고, 환경이 오염되어 있으므로 침습적 절차는 절대적으로 최소화
- 기도 유지
- 제독제 투여
- 자발호흡이 있다면 특수마스크를 이용하여 외부환기 차단
- 환자가 구출되면 신속하게 척수손상에 주의하면서 이동

② 준위험 지역(Warm Zone)

이 지역은 오염농도가 기준치 이하 혹은 생활오염농도 수준이어서 간단한 보호복으로 보호가 가능하다. 위험과 안전 지역의 중간지역으로 제독소가 운영되는 곳으로 오염물질 사고지역으로부터 100m이상인 지점이다. 잠재적으로 오염의 위험이 있으므로 허가된 최소한의 인원만 활동해야 하며 이 지역으로 들어가는 인원은 훈련을 받고 PPE를 착용해야만 한다. PPE의 보호수준은 위험물질에 따라 다르겠지만 오염지역보다는 한 단계 낮은 수준 혹은 동일한 수준의 Level A 혹은 Level B 보호복을 착용하게 된다. 준위험 지역을 벗어나는 인원도 제독을 실시해야 한다.

환자관리는 위험 지역과 마찬가지로 특수 준비가 필요하다. PPE를 착용한 상태로 환자를 처치해야 한다. 그리고 그에 따른 훈련을 사전에 받아야 하며 준비된 의료 인력은 제독하는 동안에도 환자상태에 따라 의료처치를 제공할 수 있도록 준비하고 있어야 한다.

대량 환자가 발생한 사고에서는 제독 우선순위를 고려하여 환자를 옮길 수 있으며, 기본인명구조술(Basic life support; BLS)을 포함한 일반적인 환자처치 활동이 이 지역에서 이루어진다. 기도 및 호흡유지, 순환확보, 경추고정, 제독, 독성평가 등이 우선적으로 고려되어야 할 사항들이다. 그리고 척추고정과 산소공급은 지속적으로 제공되어야 한다. 정맥주사와 기관내삽관과 같은 침습적 처치는 제독이 완전히 이루어질 때까지 미루는 것이 좋다. 제독 중 심폐소생술(CPR)이 필요 하다면 실시해야 한다. 이 지역에서 권장되는 응급처치 내용은 다음과 같다.

③ 안전 지역(Cold Zone)

이 지역은 현장지휘소, 환자이송 장비, 지원기관, 그리고 자원봉사자 활동 등 사고 대응을 위해 필요한 인력 및 장비가 설치 및 운영되는 안전한 곳이다. 화학물질 오염이 없는 깨끗한 지역으로 오염물질 사고지역으로부터 200m이상 떨어진 지역이다. 보호복은 Level C와 Level D와 같이 가장 낮은 단계를 착용하면 된다.

준위험 지역에서의 환자처치

- 제독 중 의학적 처치(ABC2DE)
  - 기도유지(Airway)
  - 호흡유지(Breathing)
  - 순환 확보(Circulation)
  - 경추고정(Cervical-spine stabilization)
  - 제독(Decontamination)
  - 전신 독성의 평가(Evaluate for systemic toxicity)
- 산소투여(Oxygen administration)
- 제한된 침습적 처치
- 필요할 경우 가능하다면 CPR 실시

오염물질이 완전히 제거된 환자들만 이 지역에서 처치 받게 될 것이며, 준위험 지역에서 사용된 비품 및 장비들은 모두 그 지역에 남겨두어야 한다. 환자의 제독이 끝난 상태이므로 전문심장소생술(Advanced cardiac life support; ACLS)을 포함한 모든 처치가 가능하다. 다음은 이 지역에서 수행 가능한 환자처치 내용이다.

안전 지역에서의 환자처치

- 제독이 적절하게 수행되었는지 확인
- 오염 확산을 방지하기 위해 제독요원으로부터 의료요원에게 환자 옮김
- 깨끗한 이동용 침대 또는 척추고정장치로 환자 옮김
- 필요하다면 BLS 그리고 ACLS 수행

(5) 오염 환자 중증도 분류

화학작용제에 오염된 환자가 다수 발생하면 환자분류를 실시해야 한다. 환자분류는 다양한 방법으로 실시되고 있다. 지금까지 현장에서 주로 많이 사용되는 환자분류법은 START (Simple triage and rapid treatment) 방법이다.

위험물질의 확산으로 발생한 대량 환자를 분류할 경우 3차에 걸쳐 실시한다면 효과적인 분류가 될 것이다. 환자분류 1차는 위험 지역에서 실시하는 것으로, 위험 지역에서 우선적으로 이동시킬 환자를 결정하기 위해서다. 2차는 어떤 환자를 우선적으로 제독할 것인가를 결정하기 위해서다. 3차는 환자의 제독과 처치를 종료한 후 이송 우선순위를 결정하기 위해서다.

재난상황에서의 환자분류는 제한된 자원과 인력 등 환경적 요인에 의해 매우 어려운 활동

이므로 경험이 풍부한 인원을 배치하여 환자분류를 수행하도록 한다. 대량 환자가 발생한 경우 우선적으로 심각한 손상을 입은 환자를 먼저 분류하기 위한 방법으로 START 방법이 개발되었다 〈표 11-9,10〉.

표 11-9 START 결과 4가지 분류(triage)

색깔	환자 분류	환자 상태
적색(red)	**긴급**	즉각적인 처치를 하지 않으면 사망할 수 있음
황색(orange)	**응급**	즉시 응급처치가 필요한 경우로 1시간 이내 처치와 이송
녹색(green)	**비응급**	위급하지 않아 3시간 정도 응급처치와 이송 기다림
흑색(black)	**사망**	의학적으로 판단할 때 살아날 가능성이 없는 경우

표 11-10 START의 3가지 환자상태 사정(assessment)

평가방법	색깔	환자상태 사정
호흡평가 (breathing)	적색	• 호흡이 분당 30회 보다 많으면 긴급
	흑색	• 호흡이 없으면 사망
	–	• 호흡이 분당 30회 보다 적으면, 다음 단계로 순환평가
순환평가 (circulation)	적색	• 모세혈관 충혈시간이 2초 이상 또는 요골맥박 없으면, 긴급
	–	• 모세혈관 충혈시간이 2초 이하 또는 요골맥박 촉지, 다음 단계로 의식평가
	–	• 심각한 충혈이 있다면 지혈
의식평가 (consciousness assessment)	적색	• 단순한 지시를 따라하지 못하면, 긴급
	황색	• 단순한 지시를 따라할 수 있다면, 응급

3 생물작용제로 인한 재난 발생

생물작용제로 인한 재난 대응에 있어 기본적인 감염관리는 매우 중요하다. 생물테러는 잠재적으로 사회붕괴를 의도하고 세균, 바이러스, 독소 등을 사용하여 살생을 하거나, 사람, 동물 혹은 식물에 질병을 일으키는 것을 목적으로 하는 행위이다. 생물테러에서 가장 중요하게 다뤄야 할 것은 생물무기로 인한 질병의 감염 및 전파이다.

생물테러 병원체는 「감염병의 예방 및 관리에 관한 법률」에 일부 소개 되어 있고, 주의 깊게 모니터링하고 있는 병원체는 탄저병, 페스트, 야토병, 천연두, 바이러스성 출혈열, 보툴리눔 중독 등이 있다.

생물작용제는 자연적으로 존재하거나 유전자를 변형하여 만들어져 인간이나 동식물에 사망 또는 질병, 영구적 또는 일시적 상해를 일으키는 미생물 또는 바이러스를 말한다.

생물작용제를 원인에 따라 의학적 분류를 해보면, 세균 종류는 탄저병, 페스트, 야토병이고, 바이러스 종류는 천연두, 바이러스성 출혈열이며, 독소는 보툴리눔 중독 등으로 분류한다. 질병경과에 따라 분류를 해보면, 치명적 작용제 종류는 탄저병, 페스트 야토병이고, 무능화 작용제 종류는 Q열, 천연두 등으로 분류한다〈표 11-11〉.

표 11-11 생물 작용제의 분류

구분		종류
의학적 분류	세균	탄저병(anthrax), 브루셀라증(brucellosis), 콜레라(cholera), 페스트(plague), 야토병(tuaremia), Q열(Q fever), 장티푸스(typhoid fever), 세균성 이질(shigellosis), 발진티푸스(epidemic typhus), 파라티푸스(para typhus) 등
	바이러스	천연두(smallpox), 베네수엘라 마뇌염(venezuelan equine encephalitis), 바이러스성 출혈열(viral hemorrhagic fevers : hantavirus, yellow, dengue, ebola, marburg, lassa)
	생물학적 독소	보툴리눔 중독(botulinum toxin), 리신(ricin), 포도상구균 장내독소 B(staphylococcal enterotoxin B), T-2 진균독소(T-2 mycotoxin)
질병경과	치명적 작용제	탄저병(anthrax), 페스트(plague), 야토병(tuaremia)
	무능화 작용제	Q열(Q fever), 천연두(smallpox), 베네수엘라 마뇌염(venezuelan equine encephalitis)

참고 : Phillip L. Currance. Medical response to weapons of mass destruction(재난의 의학적 대응). 서울 : 현문사, 2012.

미국 질병관리본부(Centers for disease control and prevention; CDC)도 생물테러에 이용 가능한 병원체를 크게 category A, B, C의 3군으로 구분하여 모니터링 하고 있다. category A는 사람 간 전파가 가능하고, 증기 형태로 쉽게 확산되며, 과거 생물무기로 사용된 바 있는 높은 병원성과 치명률을 가진 탄저병, 페스트, 야토병, 천연두, 바이러스성 출혈열, 보툴리눔 중독 등이 포함되며, 우선적으로 대비하도록 하고 있다. category B는 중증도의 이환율, 낮은 치명률을 가진 Q열 등이 포함되고, category C는 향후 유전자 조작으로 대량 살포가 가능한 병원체로 한타 바이러스, 진드기 뇌염 바이러스 등이 포함되며, 우선순위는 낮지만 생물학 테러의 가능성이 있는 것들이다.

1) 생물작용제로 인한 재난 대응체계

(1) 국가 감염병 대응체계

우리나라는 국가적인 차원에서 「감염병 재난」 위기관리체계를 갖추고 있다〈그림 11-7〉.

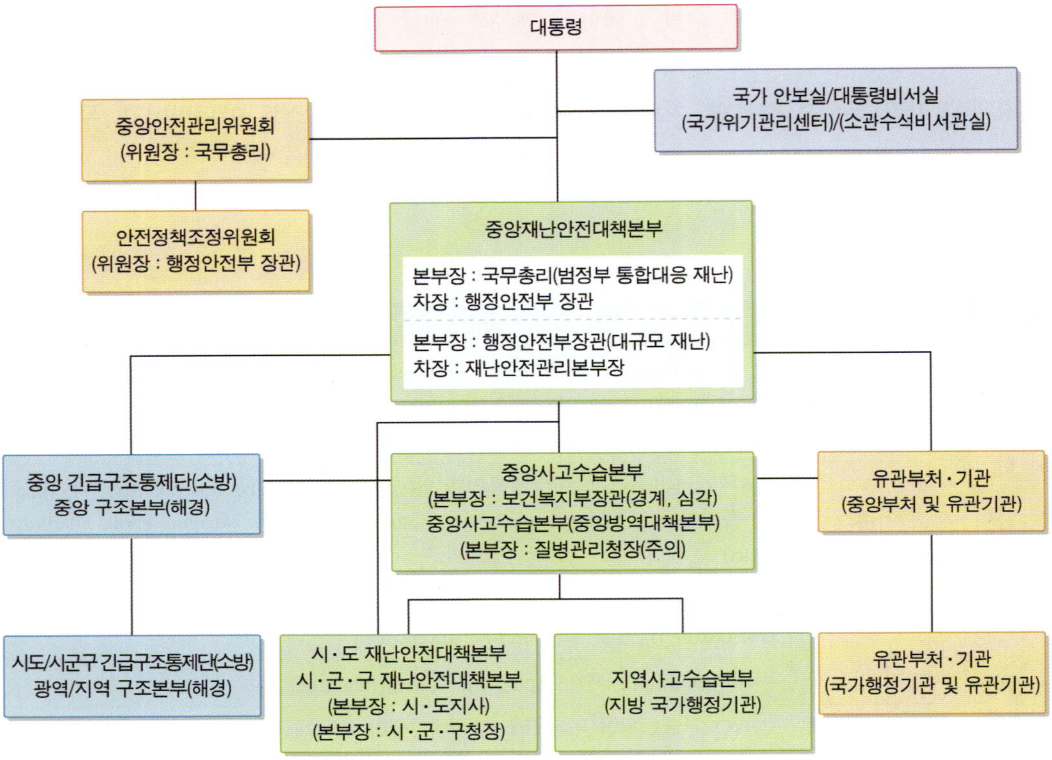

참고 : 감염병 재난 위기대응 실무매뉴얼(2021.6)

그림 11-7 감염병 재난 위기관리체계

(2) 감염병 대응

현재 우리나라의 질병관리청은 감염병위기대응국 내 위기대응총괄과에 생물테러대비팀을 두어 생물테러를 대비하고 있다. 생물테러대비팀은 생물테러 대비 및 대응 업무를 담당하는 총괄부서로서 생물테러 위기대응체계 구축, 생물테러 발생 조기인지 및 신속, 정확한 대응을 위한 감시체계(응급실 증후군 감시 체계) 운영, 필수 비축물자 확보(탄저병, 페스트, 천연두 예방 및 치료제인 항생제 비축)등 대응역량을 사전에 강화하는 업무를 담당하고 있다〈그림 11-8〉.

- 기능
  ① 감염병, 생물테러 위기시 대응 총괄 및 종합관리
  ② 감염병 위기대응 음압병상 관리 및 동원 계획의 수립 · 조정
  ③ 국가비축물자 관리체계 구축 및 총괄
  ④ 제1감염병(디프테리아제외) 현장대응 및 예방관리 지침 대응 매뉴얼 개발 · 보급
- 조직 소개

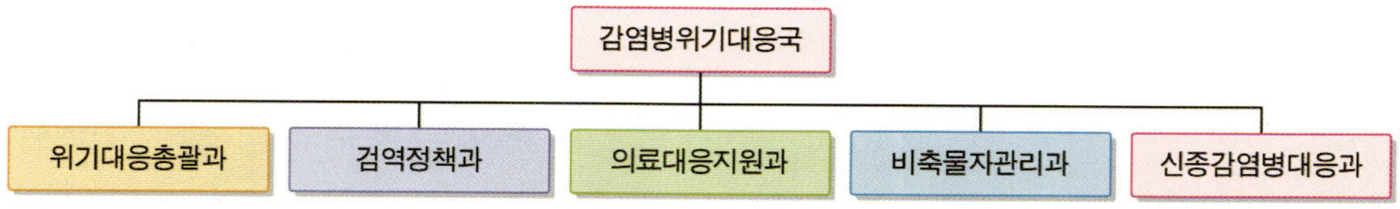

출처 : 질병관리청 https://kdca.go.kr/contents.es?mid=a20813010000

그림 11-8 감염병위기대응국의 조직 및 기능

(3) 위기징후 감시체계와 운용

「국가위기관리기본지침」 제 20조(징후감시체계 운용)에 재난관리주관기관은 위기징후 감시체계를 구축, 위기징후 활동 상태를 지속 감시하고, 징후포착 시 징후정보 수집활동을 강화한다. 질병관리청은 위기징후의 활동상태 등에 대해 주기적으로 감시 · 평가하고, 필요시 관련기관에 전파하고, 위기징후 감시 결과를 통해 위기 발생이 예상되는 경우, 위험 수준을 평가하기 위한 위기평가회의를 소집한다. 위기징후 감시결과는 필요시 국가재난관리시스템(NDMS)를 통해 공유 · 전파하거나 필요시 홈페이지 및 국민재난안전포털 등을 통해 국민에게 알린다.

감염병 위기경보는 색을 이용하여 관심, 주의, 경계, 심각의 수준으로 구분하고, 경보 수준에 따른 기관별 임무와 역할을 정하고 있다. 관심(Blue)은 위기징후와 관련된 현상이 나타나고 있으나 그 활동수준이 낮아서 국가 위기로 발전할 가능성이 적은 상태이며, 주의(Yellow)는 위기징후의 활동이 비교적 활발하여 국가위기로 발전할 수 있는 일정 수준의 경향이 나타나는 상태이다. 경계(Orange)는 위기징후의 활동이 활발하여 국가위기로 발전할 가능성이 농후한 상태이며, 심각(Red)은 위기징후의 활동이 매우 활발하여 국가위기의 발생이 확실시되는 상태이다 〈그림 11-9〉.

■ 긴급상황실 확대가동

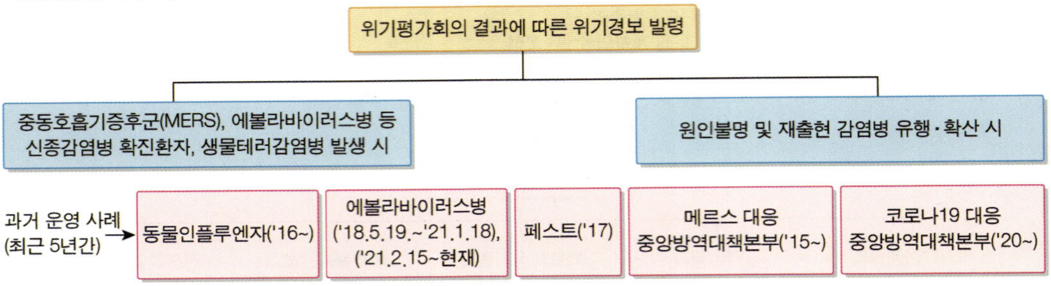

■ 위기경보 수준

○ 관심(Blue)
- 위기유형
  - 해외에서의 신종감염병의 발생 및 유행
  - 국내 원인불명·재출현 감염병의 발생
- 주요 대응 활동
  - 감염병별 대책반 운영(질병청)
  - 위기징후 모니터링 및 감시 대응 역량 정비
  - 필요 시 현장 방역 조치 및 방역 인프라 가동

○ 주의(Yellow)
- 위기유형
  - 해외에서의 신종감염병의 국내 유입
  - 국내 원인불명·재출현 감염병의 제한적 전파
- 주요 대응 활동
  - 중앙방역대책본부(질병) 설치·운영
  - 유관기관 협조체계 가동
  - 현장 방역 조치 및 방역 인프라 가동
  - 모니터링 및 감시 강화

○ 경계(Orange)
- 위기유형
  - 해외에서의 신종감염병의 국내 유입
  - 국내 원인불명·재출현 감염병의 제한적 전파
- 주요 대응 활동
  - 중앙방역대책본부(질병) 설치·운영
  - 유관기관 협조체계 가동
  - 현장 방역 조치 및 방역 인프라 가동
  - 모니터링 및 감시 강화

○ 심각(Red)
- 위기유형
  - 국내 유입된 해외 신종감염병의 지역사회 전파 또는 전국적 확산
- - 국내 원인불명·재출현 감염병의 전국적 확산
  주요 대응 활동
  - 범정부적 총력 대응
  - 필요시 중앙재난안전대책본부 운영

출처 : 질병관리청 https://kdca.go.kr/contents.es?mid=a20813010000

그림 11-9 감염병 위기경보 발령 및 수준

2) 생물작용제로 인한 재난 병원체 특성

(1) 탄저병(Anthrax)

이 질환은 아포를 형성하는 그람양성균인 탄저균(bacillus anthracis)에 의해 발생하고 동물원성 질환이지만 사람에게도 전염될 수 있는 인수공통 전염병이다.

탄저균은 포자 형태로 40년 이상 토양에 존재할 정도로 저항력이 강하여 철저한 소독과 격리가 필요하다. 탄저균은 대부분 병원균이 생존할 수 없는 환경에서도 아포로서 생존할 수 있기 때문에 생물학 무기로서 완벽한 조건을 갖추고 있다.

노출경로에 따라 호흡기, 피부, 위·장관 탄저병으로 세 가지 임상증상을 가진다. 노출 후 증상이 나타나기 전 즉시 항생제 치료를 시작함으로써 탄저병을 예방하고 생존 가능성을 높일 수 있다. 탄저균의 치료를 위해 사이플록사신(ciprofloxacin)과 독시사이클린(doxycycline)을 매 12시간마다 사용한다. 탄저균에 의한 병변은 〈그림 11-10〉과 같다.

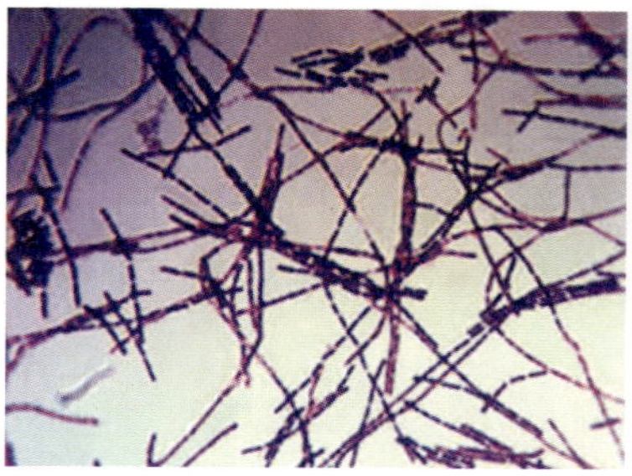

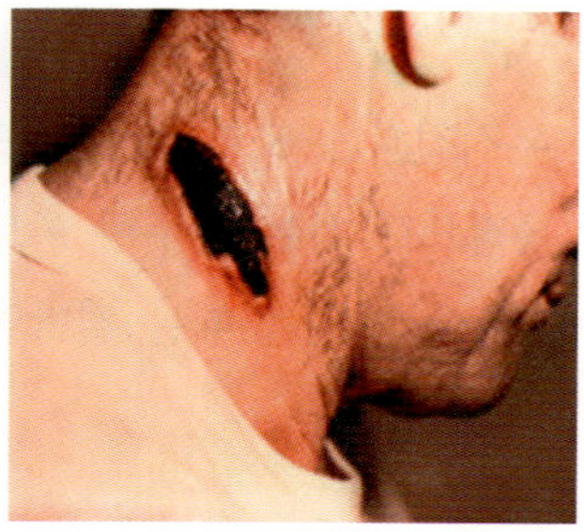

그림 11-10 탄저균과 병변

(2) 페스트(Plague, 흑사병)

이 질환은 그람음성 간균인 페스트균(yersinia pestis)에 의해 발생한다. 근래 수세기 동안 범세계적으로 유행했던 질환 중 수만 명을 죽게 만든 악명 높은 질환이다.

폐, 림프절, 패혈증의 3가지 페스트 유형이 있으며, 공통된 초기 증상은 열, 오한, 근육통, 허약감, 백혈구 상승, 두통 등이 있다. 폐 페스트의 경우 환자가 최소 48시간의 항생제 치료를 마칠 때까지는 비말 격리를 요하며, 환자의 증상이 임상적으로 호전되는지 관찰하고 환자의 격리 해제를 위해 균주의 감수성 검사를 시행한다.

림프절 혹은 패혈증 페스트의 감염 통제를 위해 표준주의지침을 적용하지만 림프절에서 배액이 되고 있는 중이라면 배액이 멈출 때까지 접촉전파주의지침을 적용해야 한다. 모든 유형의 페스트에서 부검과 같이 에어로졸을 발생시키는 외과적 처치는 피해야 한다. 예방적 방법으로 백신과 예방용 항생제로 독시사이클린(doxycycline)을 투여한다. 페스트에 의한 병변은 〈그림 11-11,12〉와 같다.

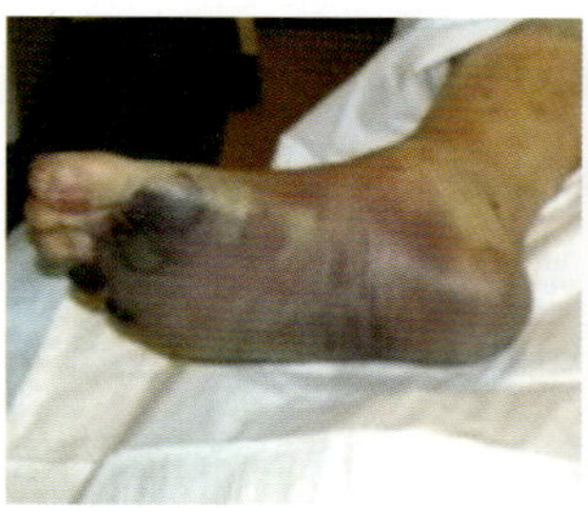

그림 11-11 패혈증 페스트

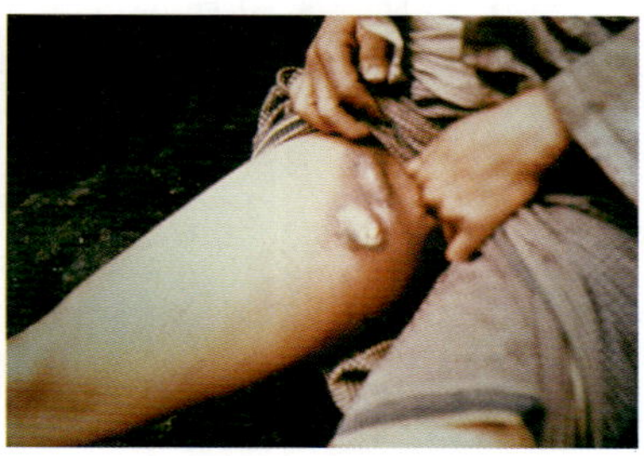

그림 11-12 페스트 병변

(3) 야토병(Tularemia, Rabbit or deer fly fever)

이 질환은 토끼나 설치류와 같이 감염된 작은 포유류에 의해 전파되며 진드기, 사슴파리, 또는 모기가 야토균(francisella tularensis)에 감염된 동물의 피를 먹고 난 다음 사람을 물었을 때도 종종 발생할 수 있다.

감염된 동물을 부적절하게 조리하거나 또는 오염된 음식이나 물을 섭취했을 경우 림프절 종대와 후두염을 특징으로 하는 인두형 야토병(oropharyngeal tularemia)을 유발한다. 눈에 직접적으로 들어와 접촉이 되었을 때는 결막염과 림프절 종대를 특징으로 한다. 야토병에 의한 병변은 〈그림 11-13,14〉와 같다.

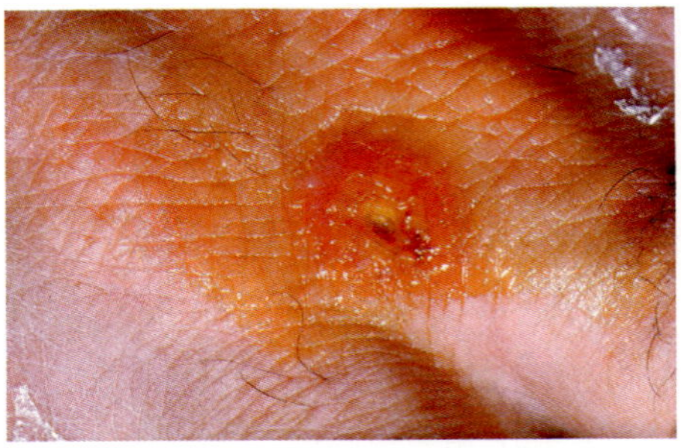

그림 11-13 야토병 피부병변

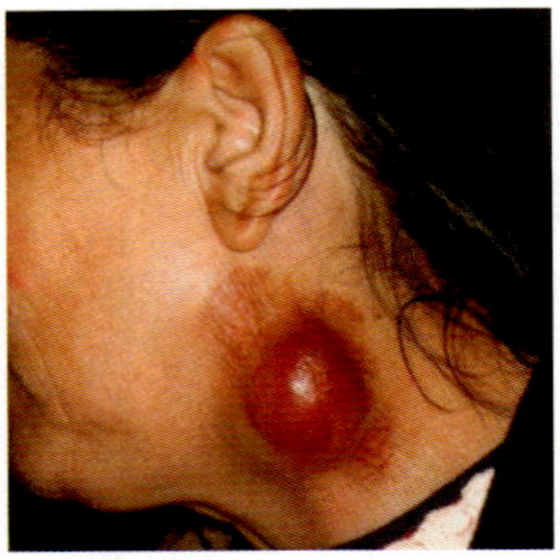

그림 11-14 호흡기를 통한 경피감염

(4) 천연두(Small pox, variola, 두창)

이 질환은 DNA orthopox 바이러스과에 속하는 variola 바이러스에 의해 발생한다. 역사상 가장 많은 인명피해를 발생시킨 질환이다. 천연두는 두 가지 유형이 있는데 각 유형은 서로 밀접하게 관련되어 있다. Variola major는 천연두를 유발하는 가장 전형적인 유기체로 생물무기로서 사용이 가능하다. 천연두 백신을 접종하지 않을 경우 대략 15~40%의 높은 치사율을 보인다. Variola minor는 흔하게 발생하지 않으며 치사율이 1% 이하로 덜 치명적이다.

감염은 바이러스 입자가 점막에 직접 접촉하거나 이를 흡입함으로써 발생하는 비말감염이며 노출 후 평균 12일의 무증상 잠복기를 거친다. 전구기 동안 고열, 불쾌감, 탈진, 구토 등이 나타나며 감염된 백혈구가 구강 점막을 먼저 침범하여 구강과 인후에 병소를 유발한다. 감염은 급격하게 안면과 사지의 피부로 퍼져 특징적인 발진을 초래한다. 이 발진은 1~2주에 걸쳐 수포, 농포, 가피로 진행되며 3주차에 가피가 떨어지면서 상흔과 우묵한 자국을 형성한다. 합병증은 뇌염, 이차적 박테리아 감염, 결막염, 실명이며, 천연두로 인한 사망은 보통 바이러스혈증이 원인이다. 천연두에 의한 증상은 〈그림 11-15〉와 같다.

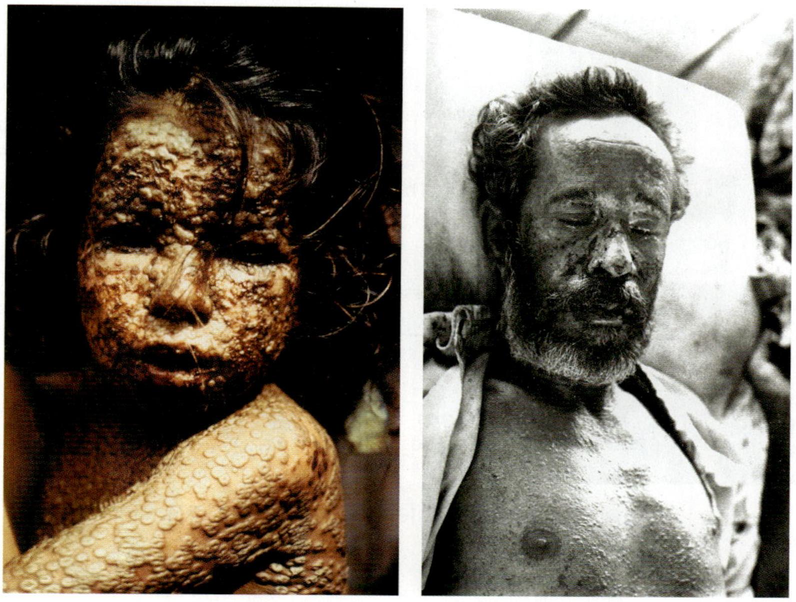

그림 11-15 천연두 피부병변과 출혈

(5) 바이러스성 출혈열(Viral hemorrhagic fevers; VHFs)

이 질환은 arenavirus(lassa), filovirus(ebola, marburg), bunyavirus(hantan), flavi virus(dengue, yellow, zica)군 중 한 가지에 의해 발생하며 이 군에 속한 유기체는 에볼라(ebola)열, 마버그(marburg)열, 라싸(lassa)열과 같은 질환을 유발한다.

바이러스성 출혈열은 에어로졸 형태의 극소량만으로도 감염을 유발할 수 있기 때문에 매우 위협적이다. 그러므로 의료진이 감염관리지침을 철저하게 준수해야 한다. 그리고 감염관리를 위한 보호구 착용, 음압시설에 환자 격리 등이 필요하다.

에볼라 바이러스(ebola virus)에 의한 출혈열(ebola hemorrhagic fevers)은 1976년에 알려진 감염병으로, 사람과 유인원에 감염 시 전신에 출혈을 동반하는 치사율이 매우 높은 급성열성 전염병으로 법정 전염병 제4군에 해당된다. 바이러스는 지금까지 에볼라-자이레(ebola-zaire), 수단(sudan), 아이보리(ivory), 레스톤(reston), 분디부교 바이러스(bundibugy) 등의 유형이 밝혀져 있다. 바이러스에 감염되면 잠복기간이 약 2~19일 정도 되며, 고열, 두통, 근육통, 심한 피로감, 설사, 흉부통증, 쇼크증상을 보이며, 발병 5~7일째에 피부가 박리되고 안구출혈과 같은 증상이 나타난다. 발병 후 10~12일부터 증상이 호전될 수 있으나, 치사율은 약 50%로 매우 높다. 에볼라 바이러스 출혈열에 의한 증상은 〈그림 11-16〉과 같다.

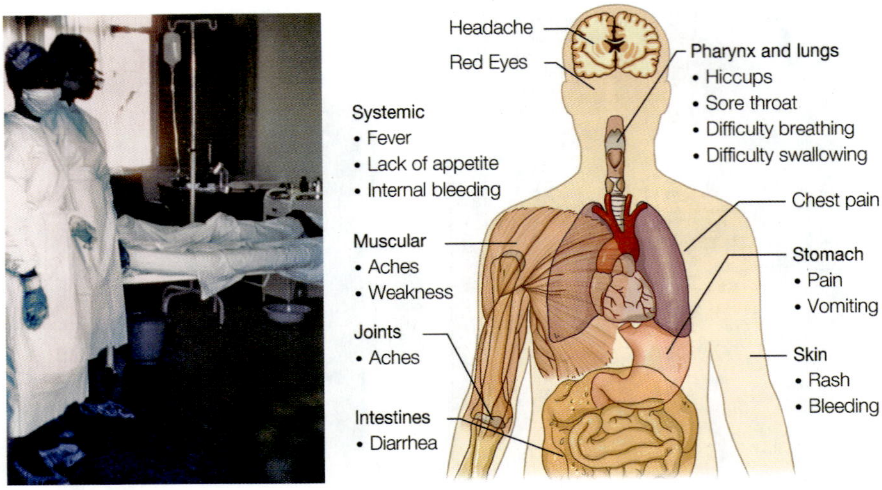

그림 11-16 에볼라 바이러스 출혈열 환자와 증상

마버그열(marburg hemorrhagic fever)은 RNA바이러스의 하나인 마버그 바이러스(marburg virus)가 병원체이다. Filovirus과에 속하며, 마버그열의 치명률은 25%라고 알려져 있지만 발병사례가 극히 적어서 정확하지는 않다. 증세는 고열, 복부통증, 섬망 등 에볼라와 비슷하나, 자연계에서의 감염원이 뚜렷하게 밝혀지지 않았고 또한 유효한 치료제가 없어 대증요법에 의존할 수밖에 없다. 최근의 연구 결과에서는 에볼라와 마찬가지로 과일 박쥐가 숙주라는 사실이 밝혀졌다〈그림 11-17〉.

라싸열(lassa fever)은 arenavirus과에 속하는 라싸 바이러스(lassa virus)에 감염되어 서서히 진행되는 질환으로, 서부 아프리카에서 주로 발생하고, 이 바이러스는 주로 쥐의 소변 등을 통해 옮겨진다. 사람 간에도 분비물, 소변 등 체액을 통해 감염될 수 있다. 이외에 혈액, 조직,

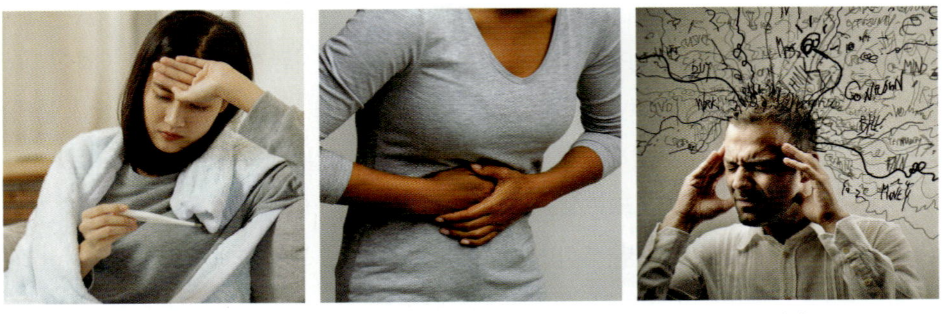

고열 복부통증 섬망

그림 11-17 마버그열 3대증상

분비물, 재활용된 주사바늘, 성행위 등을 통해서도 감염된다. 바이러스에 접촉된 후 6~21일 정도의 잠복기가 지나면, 발열, 흉부 통증, 두통, 근육통, 복통, 인후통, 기침, 구토, 설사 등의 증상이 나타난다. 중증 라싸열의 경우 저혈압, 경련, 부종, 신부전 등의 증상이 발생하고, 결막염, 안면 부종, 단백뇨, 점막 출혈, 청각 손실, 진전, 뇌염 등과 같은 신경학적 이상이 생기기도 한다〈그림 11-18〉. 이처럼 라싸열의 증상은 다양하며 비특이적이기 때문에 임상적으로 라싸열을 진단하기 어려운데, 가장 흔한 부작용은 청각손실로 환자의 1/3 정도가 이 증상을 경험하며 영구적인 청각 손실이 나타날 수 있다.

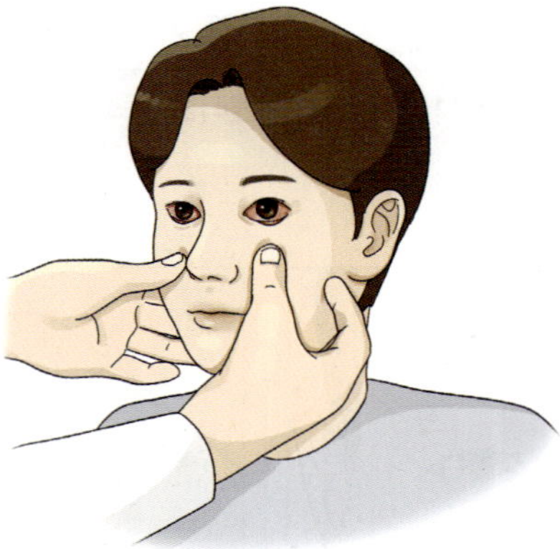

그림 11-18 라싸열의 결막염

(6) 보툴리눔 중독(Botulism)

이 질환은 클로스트리디움 보툴리눔(clostridium botulinum) 혐기성 세균의 하나 혹은 몇 가지 신경독소에 의해 발생하는 증후군이다. 보툴리눔 독소(botulinum toxin)는 독소 중 가장 강력하고 노출되면 심각한 마비성 질환이 발생한다. 보툴리눔 독소는 음식 매개, 위장관계, 상처부, 흡인성의 4가지 유형이 있다.

노출 후 보툴리눔 중독 증상의 발현은 노출 양과 기간에 의해 결정된다. 초기 증상으로 소량 노출되었을 경우 복시와 구강 건조감이 있으며, 대량 노출되었을 경우에는 입 주변 근육마비로 인한 불명확한 말, 연하곤란이 있고, 심하면 하행성 말초 허약감으로 진행되고, 심각하면 호흡근을 침범하여 호흡부전으로 사망을 초래한다〈그림 11-19〉.

치료는 신속한 항독소 투여, 호흡기계 모니터링 및 호흡기 보조 등이 포함된다. 보툴리눔 중독은 감염성 유기체가 아니라 독소이기 때문에 사람 간 전파는 발생하지 않으며 표준주의 지침만 적용하면 된다. 예방법으로는 항독소 주사가 효과적인 것으로 보고되고 있다. 보툴리눔 중독에 의한 병변은 〈그림 11-20〉과 같다.

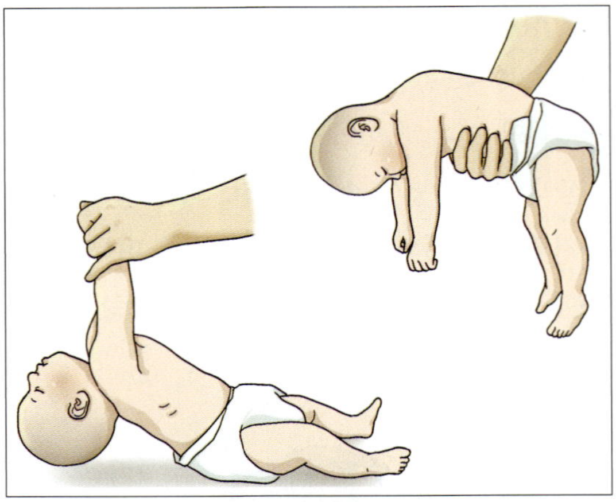

그림 11-19 영아 보툴리눔 독소증

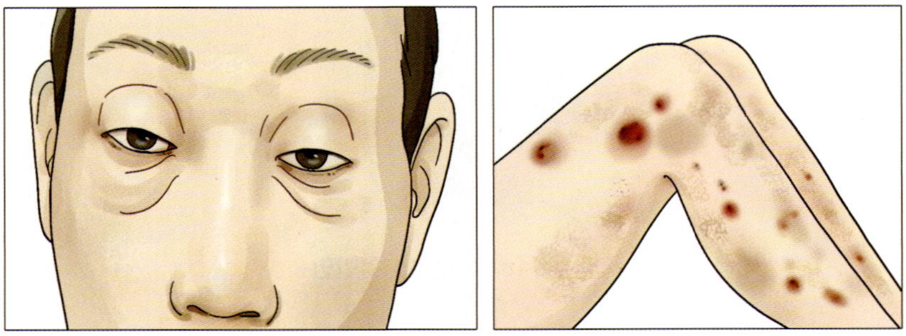

그림 11-20 창상성 보툴리눔 독소증

(7) 인플루엔자(Influenza)

인플루엔자 바이러스에 의한 급성호흡기전염병으로서 A형, B형, C형으로 구분한다. A형은 사람, 돼지, 말, 가금, 야생 조류, 거위, 강변에 사는 새, B형과 C형은 사람에게서만 발생하는 것으로 알려졌으나, B형은 말과 물개, C형은 돼지에서 분리되었다는 보고가 있다. A형은 다시 H항원(15종), N항원(9종)으로 구분하는데, A형 바이러스 중 H1N1(1918년 스페인 독감, 4000만명 사망), H2N2(1957년 아시아 독감, 200만명 사망), H3N2(1968년 홍콩독감, 100만명 사망) 등 3종류가 질병을 유발하였다. 2009년 멕시코에서 시작된 H1N1 신종인플루엔자는 WHO에서 2010년 1월을 기해 H1N1 대유행이 급성기를 빠져 나왔다고 판단하고 공식 사망자수는 14,711만명으로 집계 발표하였다.

인플루엔자 또는 유행성감기 또는 단순 독감(flu)은 RNA 바이러스의 한 과인 Orthomixo virus

과의 인플루엔자 바이러스가 유발하는 감염성 질환을 뜻한다. 인플루엔자라는 이름은 라틴어로 '영향을 끼치다'라는 뜻의 'Influenza'에서 유래됐다. 초기에 '돼지 독감'으로 불린 이 바이러스성 질환은 멕시코에서 등장하여 미국으로 퍼진 후 전 세계로 확산되었다. 보통 감염자의 기침이나 재채기를 통해 공기 중으로 나오는 바이러스가 함유된 연무질을 흡입함으로써 신종 인플루엔자에 감염된다. 조류의 배설물, 침, 콧물, 대변과 혈액으로도 전염될 수 있다.

신종인플루엔자 바이러스의 잠복기는 1~3일 정도이며, 38°C 이상의 갑작스러운 발열, 두통, 근육통, 피로감 등의 전신증상과 기침, 인후통, 객담 등의 호흡기 증상을 보인다. 신종인플루엔자는 계절 인플루엔자와 비슷하여, 비특이적 증상의 정도가 몸살감기보다 심한 정도일 뿐, 치명적인 경우는 드물다. 그렇지만, 전격성 폐렴이나 라이증후군(reye syndrome) 같은 치명적인 합병증을 종종 일으키기도 한다. 신종인플루엔자 예방접종은 어린이, 성인, 천식환자, 당뇨병, 심장병, 면역반응이 제대로 일어나지 않는 사람에게 권장된다.

(8) 중증급성호흡증후군(Severe acute respiratory syndrome; SARS)

SARS coronavirus(SARS-CoV)가 단일 가닥 RNA(single-stranded RNA) 코로나바이러스로서 인간의 호흡기에 감염되면서 나타나는 급격한 호흡기 증상을 동반하는 질환을 SARS라고 한다. 이 질환은 2002년 처음 동남아시아 지역에서 발생한 새로운 양상의 폐렴증세로 보고되기 시작했다. 이어서 2003년 동물에서 나타나는 Coronavirus가 인간에서도 감염이 가능하다고 보고되었고, 또한 인간에서 인간으로의 SARS-CoV가 전파되는 것이 증명되었다.

SARS 환자와 대화 또는 SARS 환자가 기침할 때 발생하는 비말에 의해 눈, 코, 입 등의 점막을 통하여 전파된다. SARS-CoV는 외부 환경에서 3시간 정도 생존이 가능하므로, 환자가 만졌던 물체나 체액을 통해서도 전달이 가능하다. 감염의 남녀 차이는 없고 젊은 성인에서 발생이 가장 많고 노인과 소아에서는 잘 감염되지 않는다.

증상은 우선 가벼운 감기 증세로 시작된다. 열, 근육통, 전신통증, 두통 등의 가벼운 감기 증세로 시작되어 다른 질환과 잘 구분되지 않는다. 1주 정도 경과 후에 기침과 호흡곤란이 나타난다. 급격히 악화되는 양상으로 호흡기능 저하와 저산소증이 나타난다. 대량의 물성 설사가 70% 정도에서 보고되고, 90%의 환자는 2주 정도 경과 후에 증세가 호전되며, 병원균의 전파는 주로 2주째에 나타난다. SARS에 의한 전파경로는 〈그림 11-21〉과 같다.

(9) 중동호흡기증후군(Middle east respiratory syndrome; MERS)

MERS coronavirus(MERS-CoV)에 속한 양성극성의 RNA바이러스로 2012년 사우디아라비아에서 처음 보고되었고 낙타가 숙주로 의심되고 있으며, 낙타에서 사람으로 감염된 후 사람

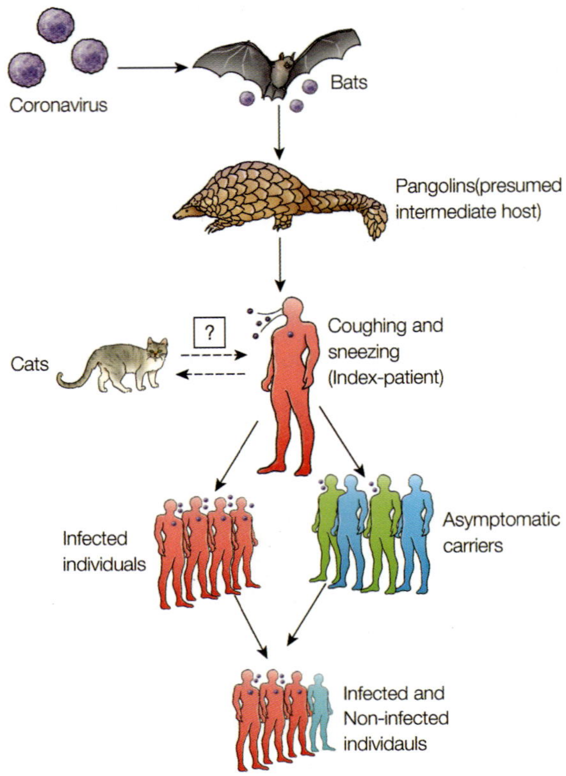

그림 11-21 SARS에 의한 전파경로

간 감염이 일어날 수 있는 것으로 알려져 있지만 정확한 경로는 충분히 연구되어 있지 않아 바이러스의 전파양상에 대한 정보가 매우 부족하다. MERS는 40%에 달하는 높은 치명률을 보임에도 불구하고 아직 효과가 검증된 치료제와 백신은 개발되어 있지 않다.

MERS에 의한 전파경로는 〈그림 11-22〉와 같다.

(10) 코로나바이러스감염증-19(COVID-19, 코로나19, Coronavirus disease 2019)

코로나19는 SARS-CoV-2 : Coronaviridae에 속하는 RNA바이러스가 일으키는 중증 호흡기 증후군이다. 코로나바이러스(CoV)는 사람과 다양한 동물에 감염될 수 있는 바이러스로 유전자 크기 27~32kb의 RNA바이러스로 2019년 12월에 첫 사례가 보고되었고 전 세계적으로 퍼져나가면서 유행병으로 자리 잡았다.

바이러스의 형태는 코로나바이러스의 명명과 같이 전자현미경 관찰 시 구형이며 외부 spike단백질이 특징적인 크라운 형태이다. 사람 감염 코로나바이러스는 현재까지 6종류가 알

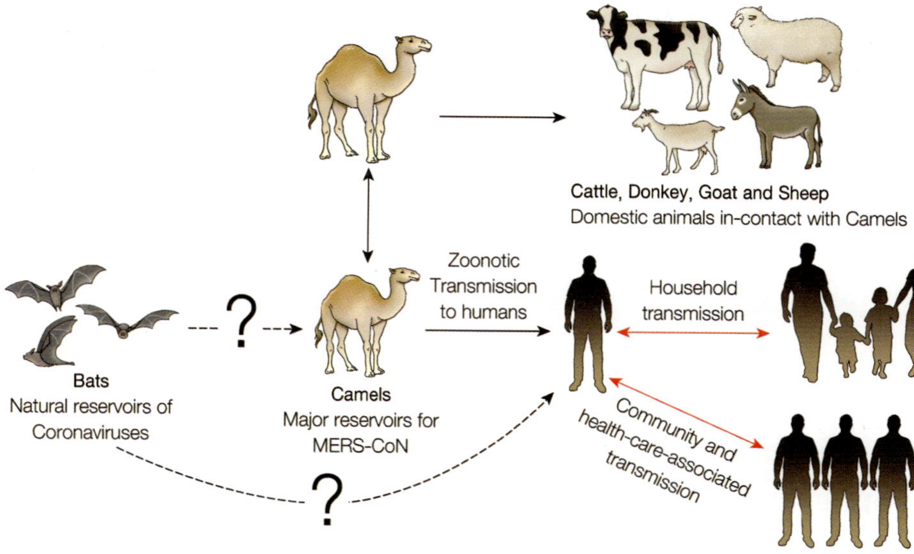

그림 11-22 MERS에 의한 전파경로

려져 있으며, 감기를 일으키는 유형(229E, OC43, N63, HKU1)과 중증 폐렴을 일으킬 수 있는 유형(SARS-CoV, MERS-CoV)이 있다.

코로나19가 전 세계로 확산되면서 지역에 따라 유전자 염기서열이 변경된 다양한 변이형이 나타남에 따라, WHO는 변이형을 '관심변이' 바이러스와 '우려변이' 바이러스로 구분했다. 관심변이 바이러스는 아직 우려할 정도는 아니지만 지속적인 출현과 확산세를 통해 세계 공중보건에 위협이 될 가능성이 있어 관심을 갖고 관찰해야 하는 바이러스이며, 우려변이 바이러스는 전파된 국가가 많거나 전파 속도가 빠르고, 감염성이 증가하거나 중증도에 변화가 있는 경우, 백신이나 치료제의 유효성이 저하되는 것이 확인된 바이러스를 의미한다 〈표 11-12〉.

코로나19의 증상은 다양하지만 발열, 기침, 두통, 피로, 호흡 곤란, 후각 및 미각 상실 등이 있다. 증상은 바이러스에 감염 된지 1~14일 안에 나타난다. 특히 감염된 사람 중 3분의 1은 무증상 감염자로 눈에 띄는 증상이 나타나지 않는다. 환자로 분류될 만큼 눈에 띄는 81%의 사람들은 경증에서 중증의 증상이 발생하며, 14%의 사람들은 호흡 곤란, 저산소증 등 증상이 발생하며, 5%의 사람들은 호흡기 부전, 쇼크 등 심각한 증상이 발생한다. 고령자는 심각한 증상이 발생할 확률이 더 높으며, 일부 사람들은 회복 후 긴 시간동안 접촉한 코로나19 때문에 장기 손상이 관찰되었다. 질병의 장기적인 영향을 더 조사하기 위해 오랜 기간 동안 조사가 이루어지고 있다.

표 11-12 세계보건기구(WHO)가 지정한 주요 변이 바이러스

WHO명칭	WHO분류	발견 지역	최초 발견 시기	분류 체계	특성
알파 변이	우려변이	영국	2020년 9월	B.1.1.7	• 감염력 최대 1.7배 • 치명률 높음
베타 변이	우려변이	남아프리카공화국	2020년 8월	B.1.351	• 감염력 높음 • 면역 회피로 • 백신과 치료제 • 유효성 저하
감마 변이	우려변이	브라질	2020년 12월	B.1.1.28.1	• 면역 회피로 • 백신과 치료제 • 유효성 저하
델타 변이	우려변이	인도	2020년 10월	B.1.617	• 감염력 높음 • 면역 회피로 • 백신과 치료제 • 유효성 저하
에타 변이	관심변이	여러국가	2020년 12월	B.1.525	• 감염력 높음 • 백신과 치료제 • 유효성 저하
이오타 변이	관심변이	미국	2020년 11월	B.1.526	• 감염력 높음 • 백신과 치료제 • 유효성 저하
카파 변이	관심변이	인도	2020년 10월	B.1.617.1	• 감염력 높음 • 백신과 치료제 • 유효성 저하
람다 변이	관심변이	페루	2020년 12월	C.37	• 감염력 높음 • 중화항체 • 감소시켜 • 백신과 치료제 • 유효성 저하
뮤 변이	관심변이	콜롬비아	2021년 1월	B.1.621	• 감염력 높음 • 백신과 치료제 • 유효성 저하
오미크론 변이	우려변이	보츠와나	2021년 11월	B.1.1.529	• 감염력 높음 • 백신과 치료제 • 유효성 저하

참고 : 다음백과 코로나바이러스감염증-19

표 11-13 사회적 거리두기 단계별 기준 및 방역조치

구분	1단계	1.5단계	2단계	2.5단계	3단계
	생활방역	지역적 유행 단계		전국적 유행 단계	
개념	생활 속 거리두기	지역적 유행개시	지역 유행 급속 전파, 전국적 확산 개시	전국적 유행 본격화	전국적 대유행
상황	통상적인 방역 및 의료체계의 감당 가능한 범위 내에서 유행 통제 중	특정 권역에서 의료체계의 통상 대응 범위를 위협하는 수준으로 1주 이상 유행 지속	1.5단계 조치 후에도 지속적 유행 증가양상을 보이며, 유행이 전국적으로 확산되는 조짐 관찰	의료체계의 통상 대응 범위를 초과하는 수준으로 전국적 유행이 1주 이상 지속 또는 확대	전국적으로 급격하게 환자가 증가하여 의료체계 붕괴 위험에 직면
기준	• 주 평균 일일 국내발생 확진자 수 – 수도권 100명, 충청·호남·경북·경남권 30명, 강원·제주 10명 미만	• 주 평균 일일 국내발생 확진자 수 – 수도권 100명, 충청·호남·경북·경남권 30명, 강원·제주 10명 이상 • 60대 이상 주 평균 일일 확진자 수 – 수도권 40명, 충청·호남·경북·경남권 10명, 강원·제주 4명 이상	• 다음과 같은 세 가지 중 하나 충족 ① 유행권역에서 1.5단계 조치 1주 경과 후, 확진자 수가 1.5단계 기준의 2배 이상 지속 ② 2개 이상 권역에서 1,5단계 유행이 1주 이상 지속 ③ 전국 확진자 수 300명 초과 상황 1주 이상 지속	• 전국 주 평균 확진자 400~500명 이상이거나, 전국 2단계 상황에서 더블링 등 급격한 환자 증가 상황 ※ 격상 시 60대 이상 신규 확진자 비율, 중증환자병상 수용능력 등 중요하게 고려	• 전국 주 평균 확진자 800~1,000명 이상이거나, 2.5단계 상황에서 더블링 등 급격한 환자 증가 ※ 격상 시 60대 이상 신규 확진자 비율, 중증환자병상 수용능력 등 중요하게 고려
핵심 메세지	일상생활과 사회경제적 활동을 유지하면서, 코로나19 예방을 위해 방역수칙 준수	지역유행 시작, 위험지역은 철저한 생활방역	지역유행 본격화, 위험지역은 불필요한 외출과 모임 자제, 사람이 많이 모이는 다중이용시설 이용 자제	전국 유행 확산, 가급적 집에 머무르며 외출·모임과 다중이용시설 이용을 최대한 자제	전국적 대유행, 원칙적으로 집에 머무르며 다른 사람과 접촉 최소화

주된 전파경로는 호흡기 침방울(비말)에 의한 전파이고, 사람 간에 전파되며, 대부분의 감염은 감염자가 기침, 재채기, 말하기, 노래 등을 할 때 발생한 호흡기 침방울을 다른 사람이 밀접접촉(주로 2m이내)하여 발생한다. 감염된 사람은 증상이 나타나기 최대 2일전에 바이러스를 전파할 수 있다. 보통 증상은 10일 동안, 중증의 경우에는 20일 동안 증상이 계속될 수

있다. 예방 조치에는 신체적 또는 사회적 거리두기, 격리, 실내 공간 환기, 손 씻기, 마스크 쓰기 등이 있으며, 백신 예방접종을 권장한다.

그중 사회적 거리두기는 감염 관리의 종류 중 하나이며. 목표는 감염이 걸린 사람과 감염되지 않은 사람 사이의 접촉 가능성을 감소시켜 질병의 전파를 늦추고 궁극적으로 사망률을 최소화 하는 것이다. 또한 사회적 거리 두기는 개인 또는 집단 간 접촉을 최소화하여 감염병의 전파를 감소시키는 공중보건학적 감염병 통제 전략이다.

사회적 거리두기는 기침이나 재채기 등의 비말감염의 경우에 가장 효과적이다. 성적 접촉을 포함한 직접적인 신체적 접촉에 의한 감염이나 간접적인 물리적 접촉에 의한 감염이나 공기 감염의 경우에도 효과적이다.

세계보건기구(WHO)는 사회적으로는 연결되어 있지만 물리적으로만 거리두기 하는 것을 강조하는 의미로 '사회적 거리두기'라는 표현 대신 '물리적 거리두기'라는 표현을 권장하고 있다. 우리나라는 질병관리청에서 2020년에 작성하여 「공공누리 제1유형으로 개방한 '코로나 바이러스감염증－19', '거리두기체계 개요'」에 따라 사회적 거리두기 5단계에 따라 방역조치를 시행한다 〈표 11-13〉.

(11) 생물테러 감시대상 증후군

급성발진, 급성신경, 급성출혈열, 급성호흡기 증후군은 생물테러로 발생할 수 있는 감시대상 증후군들이다. 천연두와 같은 급성발진 증후군은 38.3℃이상의 갑작스러운 발열과 함께 발한, 두통, 오한 중 1개 이상의 증상이 있으면서 발진 소견이 1가지 이상 나타난다. 보툴리눔 중독과 같은 급성신경 증후군은 대칭성 또는 하행성 마비 증상을 보이면서 복시, 시력저하, 연하곤란 등의 입주변 얼굴근육마비 소견을 나타낸다. 바이러스성 출혈열과 같은 급성출혈열 증후군은 38.3℃ 이상의 고열이 3일 이상 있고, 피로 및 무기력을 동반한 병색이 있으면서 점막과 피부, 결막 등에 출혈 소견을 나타나고, 저혈압과 빈맥 등의 쇼크 증상이 나타날 수도 있다. 탄저병, 페스트, 야토병과 같은 급성호흡기 증후군은 1주 이내의 급성으로 발생하여 발열 또는 오한 증상과 함께 기침, 객혈, 호흡곤란 등의 급성호흡기 증상이 함께 나타난다. 증후군별 감시대상 질병의 종류는 〈표 11-14〉와 같다.

표 11-14 생물테러 감시대상 증후군별 감시대상 질병

감시대상 증후군	감시대상 질병	
	생물테러 감염병	일반 감염병
급성발진 증후군	천연두	–
급성신경 증후군	보툴리누스 중독	–
급성출혈열 증후군	바이러스성 출혈열 (에볼라열, 라싸열, 마버그열)	
급성호흡기 증후군	탄저병, 페스트, 야토병	인플루엔자, SARS, MERS, 코로나19 등
급성설사 증후군	–	식품매개 수인성 감염병

3) 생물재난 병원체에 감염된 환자 격리지침

(1) 격리지침

① 표준 주의 지침

이 지침은 의료기관에 입원하는 모든 환자를 대상으로 해야 한다. 기본적인 감염관리 및 격리지침은 손 씻기, 적절한 보호 장구 사용, 상황에 따른 병실격리, 필요시 환자 이동 제한, 기구 및 주사바늘 관리, 린넨 세탁, 식기류 관리, 환경 청결 등이 포함된다.

② 공기 전파 예방 지침

이 지침은 5μm 이하의 미생물이 공기 흐름에 의해 전파되는 것을 방지하는 것이다. 독방에서 격리와 음압 유지, 시간당 6~12회의 공기교환, HEPA(High efficiency particulate air) filtering, 방문 닫아 두기 등의 격리지침이 포함된다. 또한 호흡보호장비로 N95 마스크를 착용하고, 환자이동을 제한한다.

③ 비말 전파 예방지침

이 지침은 5μm 보다 큰 입자가 전파되는 것을 방지하는 것이다. 독방이 추천되나 제한되는 경우 코호트 격리(cohort isolation)가 가능하며, 코호트 격리가 불가한 경우 다른 사람과의 거리를 1m 이상 격리시킨다. 환자 병실 내 공기 조절은 필요 없으며 방문을 열어둘 수 있다. 환자와 1m 이내로 접근할 경우 마스크를 착용하며 환자이동을 제한한다.

④ 접촉 전파 예방 지침

이 지침은 가능한 환자를 독방으로 배치하되 만약 제한되는 경우 코호트 격리가 가능하다. 환자 접촉 전·후로 장갑 사용 및 손 씻기가 특히 강조된다. 필요 시 가운을 착용하고 환자 물품을 별도로 사용해야 하며 환자 이동은 제한한다.

(2) 의료기관 감염관리 전략

생물 재난이 발생하면, 다수의 환자가 지역사회 병원으로 몰려들 가능성이 높다. 이에 대비하기 위해 의료기관은 적절한 감염관리 전략을 수립해야 한다. 그리고 환자 및 지역사회 주민 간 교차감염이 발생하지 않도록 주의해야 한다.

4 방사선으로 인한 재난 발생

1) 방사선의 종류

방사선(radiation)이란 에너지가 높아 불안정한 원소가 좀 더 안정된 원소로 변환될 때 외부로 방출되는 전자파 또는 입자 형태의 에너지를 말한다. 방사선은 분자에서 입자를 분리시켜 전리(이온화)작용을 유발하는 전리방사선(ionizing radiation)을 의미하며 알파(α)선, 베타(β)선, 감마(γ)선, 중성자(n)선, 엑스(X)선이 있으며 방사선의 종류에 따라 인체에 미치는 위험성 정도가 다르다.

전리방사선의 종류 및 특성은 다음과 같다 〈표 11-15〉〈그림11-23,24〉.

방사선과 관련된 용어로 방사성, 방사능, 방사성 물질 등이 있다. 방사성(radioactive)은 원자핵이 붕괴되면서 여러 가지 방사선을 내보내는 성질이고, 방사능(radioactivity)은 방사선을 방출하는 능력, 즉 어떤 물질중의 어떤 방사성핵종이 단위 시간 내에 몇 번 붕괴를 일으키는 가를 나타내는 것으로, 국제도량형총회의 결의에 따라 방사능량의 단위는 Bq(베크렐, Becquerel)을 사용한다. 방사성 물질(radioactive material)은 방사능을 가진 물질, 즉 방사성 동위원소 및 이를 함유한 물질을 통칭하여 이르는 말이다.

2) 방사선량의 단위

방사선량의 단위는 조사선량과 피폭선량으로 구분한다.

조사선량(radiation exposure)은 공간상의 어떤 위치에서 파장형태로 흐르는 방사선의 세기를 나타내므로, 공기를 전리하는 능력으로 표시한 X선 또는 γ선의 양이며, SI단위(The international system of units, 국제단위계)는 C/kg(Coulomb/kg)이고, 구단위계는 R(Roentgen)으로 표시해 왔고 1R＝2.58×10-4C/kg의 관계가 있다.

표 11-15 방사선의 종류 및 특성

종류	특성
알파선(α)	• 방사선 원소의 알파붕괴와 함께 나오는 알파입자의 흐름으로써 양성자 2개와 중성자 2개가 결합한 헬륨원자핵(He)으로 안정한 입자 • 투과력은 매우 약하며 신문지만으로도 알파선 막음 • 낮은 투과율(0.1mm 미만)로 피부를 통과하지 못하지만 방사선원이 체내에 다량 유입(상처 난 피부, 호흡, 경구섭취 등)하면 인체 손상
베타선(β)	• 불안정한 원자핵으로부터 방출되는 고에너지 전자(예 : Cs-137, I-131) • 피부를 투과할 수 있으나 알루미늄은 투과하지 못함 • 에너지가 클 경우 피부조직 손상
감마선(γ)	• α, β, γ선 중 투과력이 가장 강하고 파장이 짧고 에너지가 높음(Co-60 / Ni-60) • 투과력이 커서 밀도가 높은 납 혹은 콘크리트의 1m 이상의 벽으로 막음 • X선으로 투과할 수 없는 영역(건물 등) 탐구에 사용
중성자선 (n)	• 원자의 중성자가 빛처럼 나아가는 방사선 종류 중 하나 • 핵반응 시에 나오므로, 원자로를 가동할 때나 중성자폭탄이 폭발할 때 발생 • 무거운 질량을 가진 입자형으로 두께가 수 m인 콘크리트 통과
엑스선(X)	• 전자파로 투과성이 강하여 물체 내부를 볼 수 있음 • 의료 분야 및 비파괴 검사 등에 널리 쓰이고 납으로 된 판을 이용하여 차폐가능 • 의료분야 X선은 일반영상(X-Ray)검사, 투시검사, 혈관조영검사, CT검사 등으로 이용

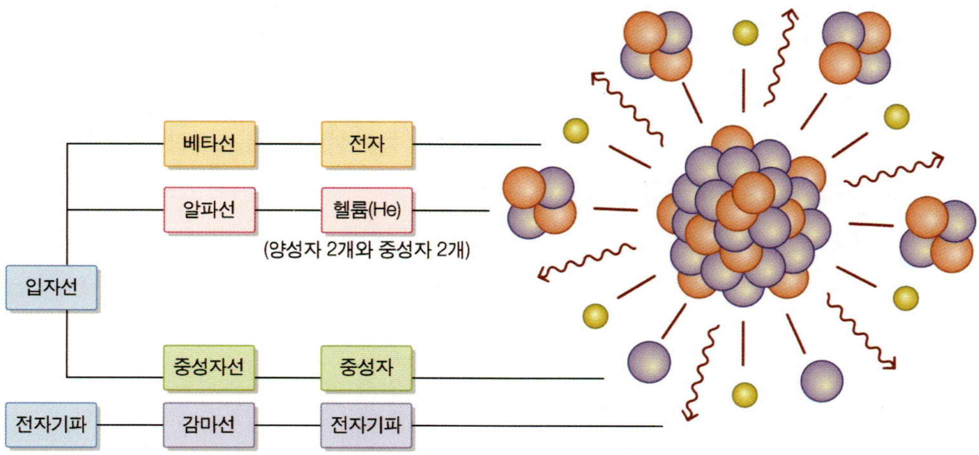

참고 : https://www.kaeri.re.kr/board?menuId=MENU00455(한국원자력연구원)

그림 11-23 방사선의 종류와 투과능력

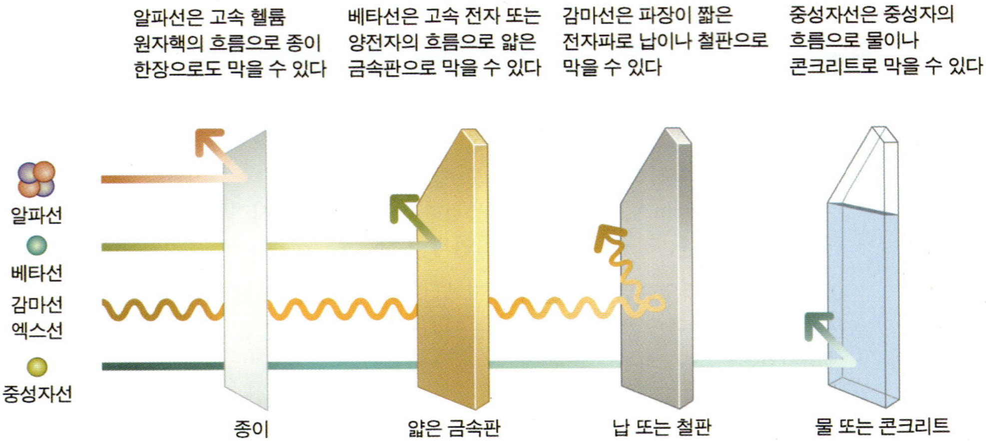

참고 : https://www.kaeri.re.kr/board?menuId=MENU00455(한국원자력연구원)

그림 11-24 방사선의 투과능력

피폭선량(exposure dose)은 방사선의 경로에 놓인 물체(인체)의 단위 질량당 전달된 에너지의 양으로, 흡수선량과 생체실효선량으로 나눌 수 있다. 보통 흡수선량의 단위는 Gy(gray), 생체실효선량인 등가선량과 유효선량은 Sv(sievert)로 표시한다.

첫 번째, 흡수선량(absorbed dose)은 어떤 장소에서 어떤 물질 중에 흡수된 방사선 에너지양을 말하며, 1Gy는 1Kg의 물질에 1J(약 0.24cal)의 에너지가 흡수된 것을 의미한다. 구단위계에서는 방사선의 통과에 의하여 주목 물질 1g중에 100erg가 흡수되는 것을 1rad로 표시해 왔으나, 현재는 SI단위인 Gy를 사용하고 있고, 1Gy는 10rads의 관계가 있다.

두 번째, 생체실효선량(biological effective dose)은 등가선량과 유효선량으로 구분한다. 등가선량(equivalent dose)은 방사선의 종류나 성질에 따른 상대적 효과를 고려한 것으로 흡수선량에 방사선가중치를 곱한 것이다. 유효선량(effective dose)은 인체 내 조직에 따라 나타나는 증상과 위험도를 고려한 것으로 등가선량에 가중치를 곱한 것이다. 이것은 그 장기에 대한 방사선의 생물학적 영향을 나타내는 지표로서 방사선 방호분야에서 사용되고 있는 개념이다. 등가선량과 유효선량 모두 구단위는 rem으로 표시해 왔으나 현재는 SI단위인 Sv를 사용하고 있고, 1Sv는 100rems의 관계가 있다.

방사선량의 단위는 다음과 같다 〈표 11-16〉.

표 11-16 방사선량의 단위

<table>
<tr><th colspan="3">구분</th><th>CGS단위*</th><th>SI단위**</th><th>전환율</th></tr>
<tr><td colspan="3">조사선량</td><td>Roentgen</td><td>Coulomb/Kg air</td><td>1C/kg air=3,876R</td></tr>
<tr><td rowspan="3">피폭선량</td><td colspan="2">흡수선량
(피조사체 흡수량)</td><td>rad=100ergs/g</td><td>Gray(1J/Kg)</td><td>1Gy=10rads</td></tr>
<tr><td rowspan="2">생체 실효선량</td><td>등가선량</td><td rowspan="2">rem</td><td rowspan="2">Sievert</td><td rowspan="2">1Sv=100rems</td></tr>
<tr><td>유효선량</td></tr>
</table>

* CGS 단위(센티미터, 그램, 초를 기본단위로 삼는 단위계)
** SI단위(미터, 킬로그램, 초, 암페어, 캘빈, 칸델라, 몰 등 7개의 단위로 이루어진 국제단위계, The international system of units)

3) 방사선 피폭과 오염

방사성 물질에 노출되었을 때 피폭 또는 오염이라는 용어를 사용한다. 피폭(exposure)이란 에너지 흐름인 방사선의 이동경로에 물체가 있을 경우 방사선의 에너지가 그 물체에 흡수되거나 전달되는 현상을 의미한다. 오염(contamination)은 원치 않은 방사성 물질이 체내·외에 있는 경우를 의미한다. 즉 피폭은 단순히 방사선에 조사되었을 경우를 말하고, 오염은 방사선을 방출하는 물질이 인체 내·외부에 묻었을 경우를 말한다.

4) 방사선 방호원칙 및 제염

방사선 재난발생시 방사선 피폭에 의한 피해를 예방하거나 최소화하기 위한 노력과 방사성 물질 오염에 신속히 대처하기 위해서는 방사선 방호원칙과 제염은 매우 중요하다.

(1) 방사선 방호원칙(Radiation protection principle)

방사선 외부피폭은 시간, 거리, 차폐 정도에 영향을 받는다. 방사선 피폭에 의한 피해 정도는 피폭된 시간에 비례하고, 방사선원과 피폭자 간 거리의 제곱에 반비례하며, 방사선 종류에 따른 차폐물 두께의 지수에 반비례한다. 즉, 방사선의 노출시간을 최소화하고, 방사선 발생원으로부터 거리를 최대한 멀리하며, 방사선 종류에 따라 적절한 보호판 등을 적용하는 차폐를 실시하면 피폭을 최소화할 수 있는 것이다. 이처럼 시간, 거리, 차폐를 방사선 외부피폭방어 3원칙이라고 한다.

방사선 내부피폭은 방사성 물질의 내부오염을 의미한다. 따라서 내부피폭 방어의 원칙은 내부 오염을 막기 위한 조치와 관련된다고 볼 수 있으며, 격납, 희석, 차단이 대표적이다. 격납은 방사성 물질 취급을 밀폐된 격납 공간에서 수행함으로써 방사성 물질의 오염이 작업자의 흡입 또는 섭취하는 공간으로 전파되지 않도록 하는 것이고, 희석은 격납이 완전하지 못하거나 취급 공정상 불가피하게 방사성 물질의 누설이 일어나 작업환경이 오염되는 경우 희석시켜 내부 흡입의 가능성을 감소시키는 것이다. 차단은 작업자 개인이 방호복이나 방독면을 착용하여 흡입을 차단하는 것이다 〈그림 11-25〉.

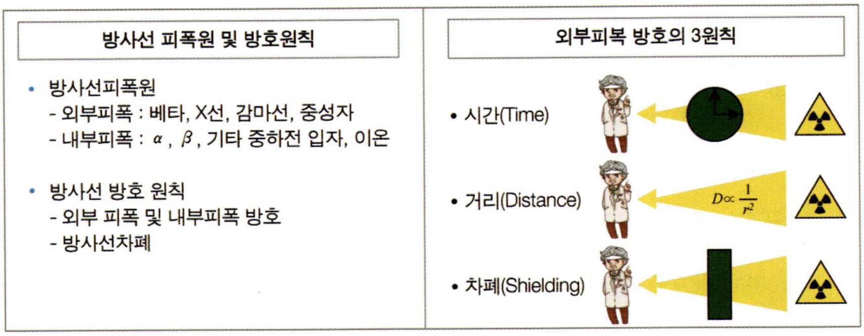

그림 11-25 방사선 피폭원 및 방호의 원칙

(2) 제염(Decontamination)

방사성 물질 오염 시 오염을 제거하는 것이 가장 중요하다. 신속한 제염을 통해 내부 오염의 가능성을 줄이고 방사선의 피해를 최소화시킬 수 있다. 제염에는 전제조건과 기본원칙이 있다. 전제조건은 제염에 참여하는 모든 인원은 제염을 시작하기에 앞서 적절한 보호장구를 갖추어야 한다는 것이고, 기본원칙은 제염의 절차 및 원칙을 준수하는 것이다.

① 제염법 기본 원칙

- 의복 제거
- 방사선학적 측량과 기록, 환자제염을 위한 모니터링 후 오염부위, 오염준위, 어떤 물질에 의한 오염인지 조사
- 시료 채집
- 제염의 우선순위는 개방된 상처, 신체의 개구부, 정상적인 피부 순서로 시행
- 제염과정 분류 및 기록을 하고, 제염작업 시 환자의 오염이 확산되지 않도록 주의
- 방사선학적 재평가 및 기록

② 오염제거 시 기술검토

- 환자처치가 가능하도록 통제구역 확보

- 바닥을 덮어 오염물질이 남지 않도록 함
- 통제구역의 접근 제한
- 통제구역을 떠나는 모든 것에 대해 모니터링
- 엄격하게 격리(방호)
- 완충구역 확보
- 크고, 비닐로 덧씌워진 컨테이너를 이용해 폐기물관리 엄격히
- 환기 통제
- 오염된 기구나 장갑, 덮개 등 즉시 교환
- 방수 천을 사용하여 오염 확산 방지

③ 외부 표면의 제염

- 손상이 없는 피부의 제염
  - 우선 비누와 따듯한 물로 세척하고 필요시 부드러운 수술실용 부드러운 솔 사용 2~3회 반복하고 물로 닦아내고 피부가 마른 후 오염 측정
  - 이상의 방법으로 효과가 없을 경우 다음 제재 사용
    - 수용성 약품인 수술실의 베타딘 비누, Clorox(작은 부위에는 원액 사용하고 넓은 부위는 1 : 4로 희석하여 사용 후 물로 완전히 헹굼), 식초, 면도용 크림, 샴푸, 과산화수소액, 다소 강한 비누(lava), Tide 50%와 옥수수 가루 50% 혼합물을 물로 개어서 사용
    - 비수용성 약품으로 비수용성 세정 크림 사용
    - 대부분의 경우 이상의 방법으로 충분한 효과를 기대할 수 있으나 이상의 방법을 여러 번 반복하여도 효과가 없거나 피부에 손상이 생길 위험이 있으면 중단하고, 오염이 남아 있을 경우 의사의 지시 하에 다른 방법을 시도
- 특수한 방법
  - 광범위한 또는 전신 오염
    - 환자의 상태에 문제가 없으면 자극성이 없는 비누를 사용하여 샤워를 하고 잘 헹군 후 수건으로 물기를 닦고 나서 오염 검사를 시행하고 필요시 반복
    - 움직이지 못하는 환자의 경우에는 특수 제작된 치료대에서 샤워시킴
    - 샤워 시 코, 입, 눈, 귀, 회음부 및 체모가 있는 부위의 오염을 방지하기 위하여 물이 흘러 들어가지 않도록 함

- 국소적 오염 〈그림 11-26〉
  - ◦ 방수지와 접착테이프를 이용하여 오염되지 않은 인접부위로 오염이 확산되는 것 방지
  - ◦ 자극성이 없는 비누와 물을 사용하여 세척하고 필요시 반복
  - ◦ 비누와 물로 세척하는 것이 효과가 없으면 위에 열거된 제재 사용
  - ◦ 제염이 효과적으로 되지 않을 경우 깨끗하게 드레싱하고 다른 오염 구역으로 보냄
- 신체 개구부 : 입구 주위 피부를 우선 제염한 후 적신 거즈로 닦거나 소독수 또는 생리 식염수로 씻고 필요시 반복하되 점막을 손상시켜서는 안됨
  - ◦ 눈의 오염
    - ▹ 다량의 소독수나 생리식염수로 세척하되 눈의 내측에서 외측을 향하여 세척(내측의 비루관을 통하여 코로 흘러 들어가는 것을 방지하기 위함)
    - ▹ 거즈로 닦음
    - ▹ 눈과 세척액의 오염을 검사하고 필요시 반복
  - ◦ 귀의 오염
    - ▹ 주사기를 사용하여 씻어냄(고막 천공된 경우에는 세정할 수 없고 중이 및 내이의 점막에 흡수되고 이관을 통하여 목으로 흘러들어 갈 수 있기 때문)
    - ▹ 거즈로 닦아냄
    - ▹ 라이트를 비추고 물에 적신 면봉으로 닦아 냄
  - ◦ 코의 오염
    - ▹ 환자로 하여금 코를 풀게 함
    - ▹ 면봉을 물에 적셔 점막이 손상되지 않게 닦아 냄
  - ◦ 입의 오염
    - ▹ 입 주변은 닦아내고 물로 입안을 헹구게 함
    - ▹ 의식이 없는 경우는 적신 거즈로 닦아 냄
- 두피 또는 체모의 오염
  - ◦ 샴푸를 2회 반복하고 방사선 오염 여부를 측정하고 필요시 반복
  - ◦ 체모를 자르고 머리카락은 필요한 경우를 제외하고는 깍지 않고, 피부에 손상이 가면 심한 내부오염을 일으킬 가능성이 있는 부위는 면도를 하지 않음
  - ◦ 오염된 물이 귀나 눈에 들어가지 않도록 함

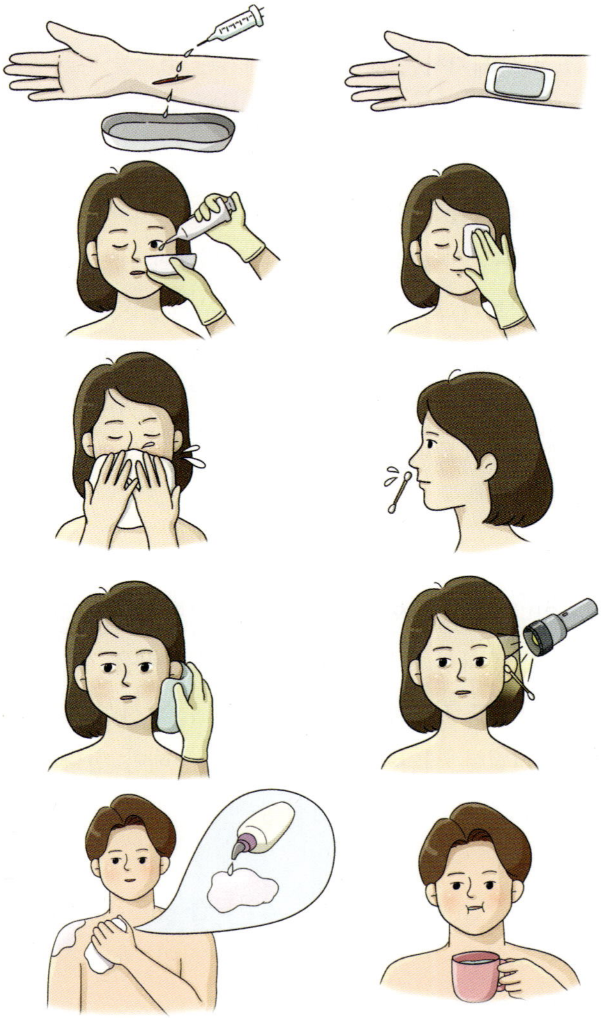

참고 : 실험안전의 길잡이(서울대학교 환경안전원 개정 3판)

그림 11-26 신체 부위별 제염법

- 오염된 상처
  - 소독수, 생리식염수, 3% 과산화수소수, 베타딘 용액 및 기타 상처 세정제로 씻어냄
  - 거즈로 닦아냄
  - 필요시 반복
  - 소독된 방수 재질로 덮음
  - 상처 주위의 오염부위 제염
  - 상처에 높은 준위의 오염이 남는 경우 보건물리요원의 조언을 받아 의사가 오염된

조직을 수술적으로 제거할지 여부 결정

- 수술적으로 조직을 제거하는 경우 모든 제거된 조직을 방사성물질 검사를 위해 보관
- 방사능을 가진 물체가 피부를 통하여 들어간 경우, 특히 손가락의 경우, 피부 생검용 기구(punch)를 이용하여 제염

– 오염된 화상 또는 화학물질에 의한 화상

- 표준의 화상치료법을 사용하되 오염이 확산되거나 내부 오염으로 되는 것을 최소화
- 주위의 피부 오염보다 화상부위의 제염을 우선 시행
- 주위의 오염되지 않은 피부로 오염이 확산되는 것 방지
- 화상부위의 제염이 끝나면 주위 피부 제염 시 화상 부위가 다시 오염되지 않도록 함
- 수술적으로 제거하거나 떨어져 나온 조직은 방사능 검사를 위하여 보관

④ 내부 오염의 제염

내부 오염의 흔한 경로는 흡입에 의한 호흡기계 오염과 섭취에 의한 위장관계 오염이며 상처를 통해 유입될 수도 있다. 내부 오염의 치료는 신속하면서 특이적으로 진행해야 가장 효과적이므로 내부 오염 경로와 방사성 핵종의 종류, 체내 섭취량을 결정하여 치료의 필요성 여부와 치료방법을 신속히 결정하고 진행해야 한다. 그러므로 방사성 핵종의 종류와 유입경로, 섭취량에 따라 제염방법과 적절한 제염제를 선택하여 사용해야 한다.

내부 오염 경로에 따른 즉각적인 처치와 방사성 핵종에 따른 특이적 제염제에 대해 알아보고자 한다.

- 호흡기계 오염은 먼저 스왑(swab)을 통해 오염도를 평가하고 세척 및 흡인을 실시하며 기침, 가래 배출을 유도한다. 방사성 핵종이 매우 작아 폐 실질에 침착된 경우에는 실제적으로 이에 대한 제염은 불가능하다.
- 위장관계 오염은 즉각적인 처치로 구강제염을 실시하고, 섭취한 지 얼마 안 된 경우에는 위세척이나 구토제를 투여한다. 하제를 투여하여 장운동을 증가시키거나 관장을 할 수도 있으며 대량의 비방사성 동위원소를 투여하여 방사성 동위원소와 흡수 경쟁을 유도할 수도 있다. 또한, 활성탄, 제산제 등을 투여하여 흡수를 방해할 수도 있다. 제산제의 경우, 알루미늄 함유제는 스트론튬의 장내 흡수를 감소시키고 바륨제는 라듐, 스트론튬의 장내 흡수를 감소시킨다.
- 푸루시안 블루(Prussian blue; PB) 제염제는 세슘, 탈륨, 루비디움의 위장관 오염 시 사용된다. 이 제염제는 방사성 핵종의 대변배설을 촉진시키는데 1g을 물에 녹여 하루 2~3회, 최대 3주까지 투여할 수 있다.

- 옥소화 칼륨(KI, potassium iodide) 제염제는 방사성 요오드의 내부 오염 시 사용된다. 이는 섭취와 호흡에 의해 신체에 들어온 방사성 요오드가 갑상선에 모이는 것을 차단시킬 수 있다. 흡수 경쟁을 유도하는 것으로 오염 후 수분 내 즉시 투여한다면 90%까지 차단시킬 수 있다. KI는 포화용액 형태와 정재 형태로 나와 있으며 경구 투여 한다.
- DTPA(Diethylenetriamine pentacetic acid) 제염제는 착화제로 사용된다. DTPA는 플루토늄, 캘리포늄, 아메리슘, 쿠리움 등의 핵종의 내부 오염 시 사용되며, 이들의 조직 섭취를 감소시키고 생물학적 배출 속도를 증가시키는 약물로 정맥 주입용으로 제품화되어 있다.
- 우라늄 핵종의 치료에 있어서 기본적인 원칙은 이뇨촉진과 소변의 알칼리화에 의한 배출 증가이므로 수분공급과 이뇨제 투여, $NaHCO_3$주입을 시행하며 DTPA사용은 제한한다.

5) 방사선의 인체 영향

방사선은 직·간접적인 DNA손상을 통해 인체에 영향을 미친다. 일정 수준이상의 방사선량을 피폭 받았거나 장시간 피폭 받아 다량의 DNA가 손상을 입었다면 세포의 사멸이나 기능마비, 돌연변이가 유발될 수 있다.

대표적인 영향으로 암, 백혈병, 유전적 결함이 있을 수 있는데 이들 질환은 잠복기가 존재하므로 방사선 피폭 외 다른 원인의 영향을 배제할 수 없다. 높은 수준의 이온화 방사선으로부터 전신 또는 60% 이상의 신체가 피폭되는 경우 조혈계와 위장관계, 뇌혈관계 장애가 나타나는 급성방사선증후군이 발생된다. 급성방사선증후군의 종류에 따른 임상증상은 〈그림 11-27〉과 같다.

(1) 급성 방사선 증후군의 종류

① 조혈계 증후군

피폭 후 1~6시간 후에 약한 증상이 시작되고 24~48시간까지 지속되며, 골수줄기세포의 크기가 크게 줄어든다. 또한 방사능에 노출된 후 수 시간에서 하루 내에 림프구 감소증(lymphopenia)이 나타나며, 백혈구 감소증(neutropenia)으로 감염의 위험이 증가한다 또한 혈소판 감소로 점상출혈과 점막 출혈이 3~4주 내로 발현하고 한 달 동안 지속될 수 있다. 빈혈증은 적혈구가 백혈구와 혈소판보다 수명이 더 길기 때문에 천천히 나타난다.

② 위장관계 증후군

방사선이 전신에 피폭된 후 가장 많이 나타나는 증상이다. 증상은 1시간 내로 나타나고 2일 내로 사라진다. 4~5일 정도 잠복기 동안, 위점막 세포들이 죽고, 심한 메스꺼움, 구토, 설사로 인해 심한 탈수와 전해질의 불균형을 일으키고, 세포 사망으로 이어진다.

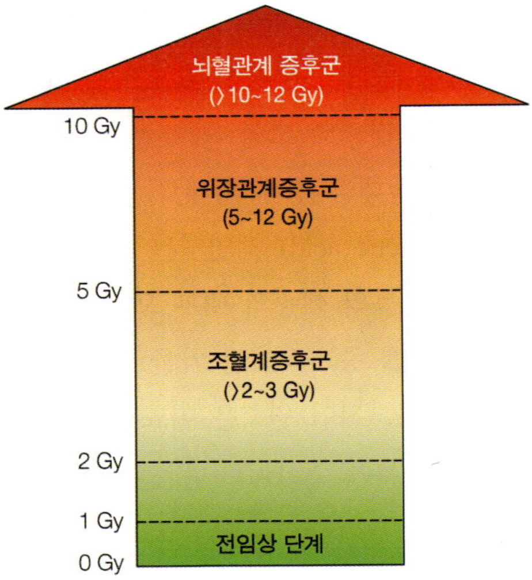

출처 : http://www.bosa.co.kr/news/articleView.html?idxno=2055342(의학신문)

그림 11-27 급성방사선증후군의 종류에 따른 임상증상

③ 뇌혈관계 증후군

많은 양의 방사선에 전신이 피폭 될 때 나타나는 증상이다. 진행 과정은 피폭 된 지 수분에서 1시간 내로 증상이 나타나고, 잠복기가 거의 없다. 피폭자는 몸이 떨리고, 발작, 운동장애를 일으키며 수 시간에서 1, 2일 내로 대뇌부종에서 사망으로 이어진다.

6) 국가 방사선 비상진료체계

(1) 국가 방사능방재체계

우리나라는 국가적인 차원에서 「국가 방사능방재체계」를 갖추고 있다 〈그림 11-28〉.

(2) 국가 방사선비상진료체계

국가 방사선비상진료체계는 평시와 재난발생 시로 구분된다. 평시에는 원자력안전위원회의 통제 아래 한국원자력의학원은 국가방사선비상진료센터가 1, 2차 방사선 비상진료기관과 연계하여 연구 활동 및 교육 훈련을 유지하고, 재난발생 시에는 중앙 방사능방재대책본부의 통제 아래 방사선비상의료지원본부가 구성되어 현장 방사선비상의료지원반이 역할을 수행한다. 이때 현장 방사선비상의료지원반은 국가방사선비상진료센터에서 투입되거나 1, 2차 방사선 비상진료기관에서 지원될 수 있다 〈그림 11-29〉.

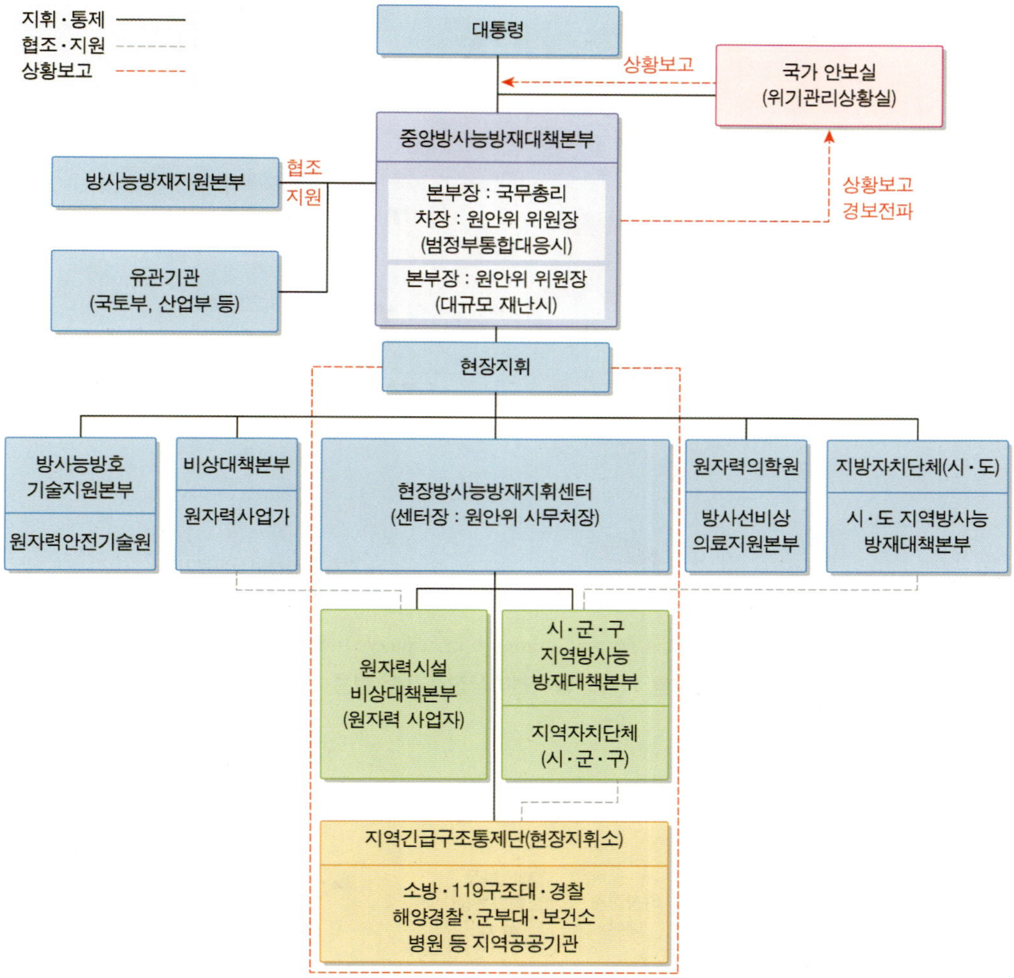

출처 : https://www.kirams.re.kr/nremc/careSystem/countryInstitutionStateA.do(한국원자력의학원)

그림 11-28 국가 방사능방재체계

(3) 오염 환자 중증도 분류 및 응급처치

사고현장에서 상해자의 1차 방사선 측정을 한다. 보건물리요원의 방사선 측정을 토대로 방사선학적 분류를 시행한다 〈그림 11-30〉.

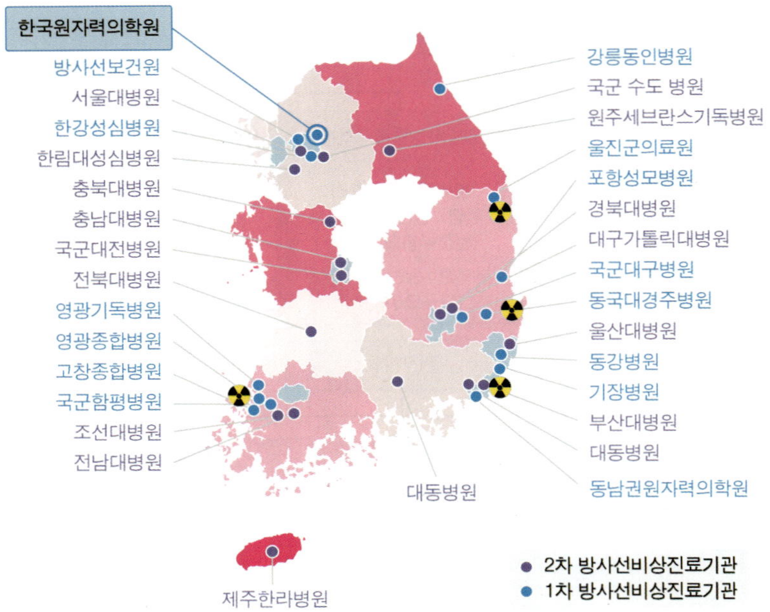

출처 : 한국원자력의학원 https://www.kirams.re.kr/nremc/careSystem/countryInstitutionStateA.do

그림 11-29 방사선비상진료기관 현황

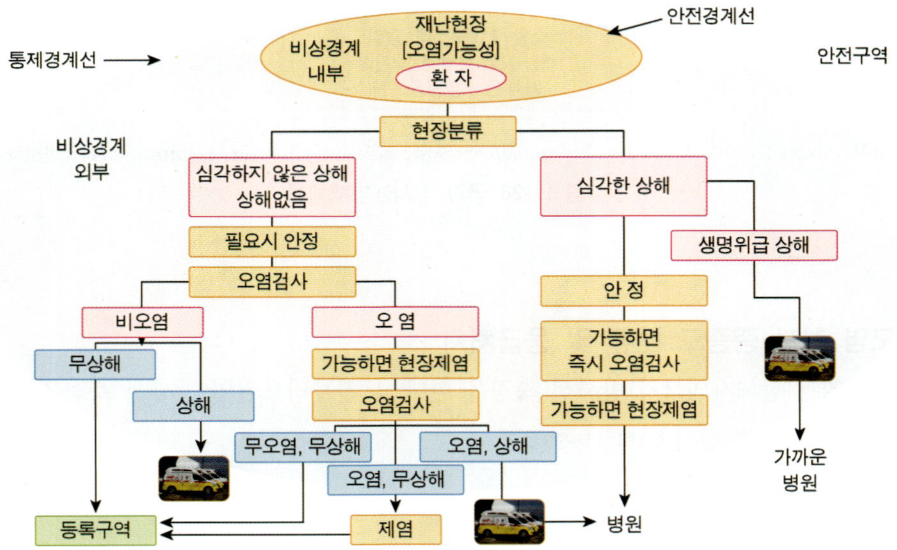

출처 : 한국원자력의학원 https://www.kirams.re.kr/nremc/careSystem/countryInstitutionStateA.do

그림 11-30 현장에서의 상해자 분류

표 11-17 의학적 및 방사선학적 분류

순위	의학적 및 방사선학적 분류
1순위	방사선이나 방사성 물질에 의한 피폭 및 오염으로 인한 증상·징후를 보이는 상해자(예 : 급성방사선증후군의 증상·징후), 또는 심한 개방성 외상에 방사성 오염이 동반된 상해자
2순위	저수준의 방사능 노출로 인하여 현존하는 건강상 영향은 없으나 지연적 영향(예 : 암 발생)이 보일 가능성이 있는 상해자
3순위	잠재적인 대다수의 사람들로 건강상 영향이 거의 나타나지 않을 정도의 방사선 피폭을 받았거나 방사선 피폭을 의심하는 사람들과 오염된 범주를 확인하기 어려운 외상을 입은 상해자(격리)

의학적 및 방사선학적 분류〈표 11-17〉 시행 후에 적절한 의학적 처치와 다른 필요한 처치를 시행한다. 의학적으로 금기가 아니라면 오염이 확인된 의복을 벗긴다. 추운 환경인 상황에서는 후송하기 직전에 오염된 의복을 벗긴다. 보건물리요원은 방사선 계측기(surveymeter)로 즉시 방사성 오염측정을 한다. 측정 결과를 토대로 장기간 추후관리등록이 필요한 사람들을 분류한다. 의복, 신발, 개인소지품 등은 이중 비닐백에 넣어 밀봉한다. 만일 고의적 행위가 의심된다면, 모든 물품을 법의학적 검사를 위해 유지한다. 반드시 상해자의 측정 결과 기록을 남겨, 그 기록을 병원 내 선량평가팀에 제공한다. 추후 조사를 위해 관련된 사람들의 이름과 주소를 확인하고, 후송 병원에 상해자와 관련된 정보를 제공한다. 만일 방사성 물질과 관련된 것이 파악되었다면 방사성 물질에 대해 확인하도록 한다.

방사능 물질에 의한 사상자는 외상뿐만 아니라 방사능에 의한 손상이 추가적으로 있을 수 있다. 방사능 오염과 관련 있는 외상은 응급상황이며, 내부 오염을 최소화하기 위해 제염이 필요하다. 제염을 하면서 상처가 오염되는 것을 예방하기 위해 주의해야 한다. 상처관리의 원칙을 유념하면서 상처는 깨끗하게 드레싱을 하여 제염절차를 마치도록 한다.

- 감염병 재난 위기대응 실무매뉴얼(2021.6)
- 국군간호사관학교. (2017) 제3판 최신 재난간호의 실제. 수문사.
- 김옥숙 외. (2017) 응급 및 재해간호. 수문사.
- 김진희 외. (2021) 응급간호와 재난간호. 고문사.
- 서울대학교 환경안전원. (2005) 실험안전의 길잡이 개정 3판(신체 부위별 제염법).
- 유명란 외. (2012) 의료인을 위한 재난관리의 실제. 수문사.
- 유명란 외. (2021) 재난 및 응급간호학. 은학사.
- 임경수 외. (2018) 재난의학. 군자출판사.
- 전병한 외. 화학물질 사고·테러 대응을 위한 경계구역 선정 개선 방안 연구(현장대응 오염통제 구역 설정) https://www.koreascience.or.kr/article/JAKO202025164427561.pdf
- 중앙방역대책본부, 중앙사고수습본부. (2020) 코로나바이러스감염증-19 대응지침(의료기관용) 1-2판. 질병관리본부.
- 질병관리본부. (2019) 바이러스성출혈열 대응지침 제1판. 질병관리본부.
- 질병관리본부. (2021) 한국생물안전안내서 제2판. 질병관리본부.
- Phillip L. Currance. (2012) Medical response to weapons of mass destruction(재난의 의학적 대응). 현문사.
- http://www.bosa.co.kr(의학신문)
- https://kdca.go.kr(질병관리청)
- https://ko.wikipedia.org/wiki/(위키백과)
- https://nics.me.go.kr(환경부 화학물질안전원)
- https://respiratory-research.biomedcentral.com/articles/10.1186/s12931-020-01581-z(SARS)
- https://steemit.com/ourselves/@goodcontent4u/5csaci(탄저병 Steemit)
- https://www.kaeri.re.kr(한국원자력연구원)
- https://www.mdpi.com/2076-2607/8/7/991(MERS)

가

I/N/D/E/X

나

다

라

마

바

사

아

자

차

카

타

파

하

A

B

F

G

H

I

J

K

L

M

N

O

P

R

Y

기타

응급 및 재난간호

EMERGENCY & DISASTER NURSING

발 행 2022년 8월 12일
저 자 고봉연, 김태경, 남호희, 부윤정, 윤수지
윤영숙, 이나경, 정경숙, 정은영, 조은희
발행인 이웅현
발행처 **퍼시픽북스**
서울시 중구 충무로 29 아시아미디어타워 501호
TEL. 02-2272-7766(代) / FAX. 02-2272-7166
E-mail: papu77@daum.net

ISBN 979-11-6375-363-6

정가 33,000원